「十三五」国家重点出版物出版规划项目

「儿科疾病诊疗规范」丛书

儿科诊疗技术操作规范

GUIDELINE

中华医学会儿科学分会 编著

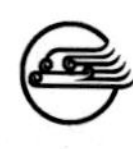

人民卫生出版社

图书在版编目（CIP）数据

儿科诊疗技术操作规范/中华医学会儿科学分会编著. —北京：人民卫生出版社，2019

ISBN 978-7-117-28420-2

Ⅰ.①儿… Ⅱ.①中… Ⅲ.①小儿疾病-诊疗-技术操作规程 Ⅳ.①R72-65

中国版本图书馆 CIP 数据核字(2019)第 072072 号

人卫智网	www.ipmph.com	医学教育、学术、考试、健康，购书智慧智能综合服务平台
人卫官网	www.pmph.com	人卫官方资讯发布平台

儿科诊疗技术操作规范

编　　著：中华医学会儿科学分会
出版发行：人民卫生出版社（中继线 010-59780011）
地　　址：北京市朝阳区潘家园南里 19 号
邮　　编：100021
E - mail：pmph @ pmph.com
购书热线：010-59787592　010-59787584　010-65264830
印　　刷：三河市宏达印刷有限公司（胜利）
经　　销：新华书店
开　　本：889×1194　1/32　　印张：16.5
字　　数：456 千字
版　　次：2019 年 6 月第 1 版　2019 年 6 月第 1 版第 1 次印刷
标准书号：ISBN 978-7-117-28420-2
定　　价：69.00 元

编写委员会

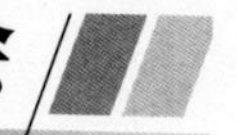

总 主 编 桂永浩

副总主编 申昆玲 毛 萌 赵正言 秦 炯

主　　编 陈 超

副 主 编 姜玉武 沈树红 许 峰

编　　者（以姓氏笔画为序）

石文静 上海交通大学附属第六人民医院

许 峰 重庆医科大学附属儿童医院

孙 梅 中国医科大学附属盛京医院

孙淑娜 复旦大学附属儿科医院

李 奋 上海交通大学医学院附属上海儿童医学中心

沈树红 上海交通大学医学院附属上海儿童医学中心

张明智 复旦大学附属儿科医院

陈 超 复旦大学附属儿科医院

陈志敏 浙江大学医学院附属儿童医院

俞 蕙 复旦大学附属儿科医院

姜玉武 北京大学第一医院

钱素云 首都医科大学附属北京儿童医院

黄 瑛 复旦大学附属儿科医院

蒋小云 中山大学附属第一医院

傅君芬 浙江大学医学院附属儿童医院

曾华松 广州市妇女儿童医疗中心

序

随着我国医疗卫生事业的快速发展，进一步降低新生儿和五岁以下儿童死亡率，不断提高儿童健康状况和生存质量是我国儿科学界面临的新任务和新挑战。

《卫生部贯彻 2011-2020 年中国妇女儿童发展纲要实施方案》要求将妇幼卫生知识与技能培训纳入基层卫生人员培训规划，开展以儿童健康管理、儿童常见病防治以及出生缺陷三级防治措施等为主要内容的专项培训。当前，我国儿科医疗资源特别是高水平儿科医护人员数量不足，且有限资源分布不均，农村和基层地区短缺尤为明显，儿科诊治水平方面也存在显著的城乡、地区和人群差异。

由人民卫生出版社和中华医学会儿科学分会共同策划和组织编写的“儿科疾病诊疗规范”丛书在此背景下出版了。此书的目的是为广大儿科临床工作者提供一套“可信、可读、可行、可证”的行业诊疗规范，起到规范诊疗行为，改变临床医师的医疗行为，减少不同医疗机构和不同临床医师间由于素质不同而造成的医疗水平差异，提高临床服务质量和降低诊疗费用的目的；同时，诊疗规范也可作为卫生主管部门组织的培训课程的教材，成为岗位胜任能力培训的重要内容。

本书以丛书形式出版，涉及儿科临床 14 个领域。每本书均有 20 名左右该领域权威的专家参与和编写。在编写过程中，专家们对疾病诊断和治疗规范的确定不仅仅依靠临床医生经验所决定，而是具有经过系统评价的科学证据的支持，以循证医学为基础，将规范化医疗与个体化医疗相结合，希望对提高儿科临床的行为规范有积极的推动作用。编写过程中难免存在不足和错误，恳请读者提出宝贵的意见。

丛书总主编　桂永浩

前 言

随着医学技术的快速发展，诊疗操作技术的日新月异，并不断应用于临床，使疾病的诊断和治疗更加准确和有效。近年儿科诊疗操作技术也有了新的进展，在儿科疾病的诊断和治疗过程中，越来越多地使用了各种操作技术。为了满足儿科各专业对诊疗操作技术的新知识、新技术、新方法的渴求，以及儿科临床医师实际工作的需要，中华医学会儿科学分会组织了儿科各专业领域具有丰富理论及临床经验的资深专家共同撰写了该书，以进一步规范儿科诊疗技术的操作流程。

本书涵盖了儿科各专业临床常用的各种诊断和治疗操作技术，对每种操作技术，按照概述、适应证、禁忌证、操作前准备、操作方法、并发症及处理、操作后观察、注意事项等统一撰写方式，使读者更容易学习、理解和掌握。每项操作技术简洁明了、方便实用，便于读者快速掌握操作方法和流程。

本书在融入了撰写专家多年临床经验的基础上，充分结合国内外最新研究及临床应用进展，结合国内外教科书、权威专业机构或学术组织的诊疗指南及专家诊疗建议或共识等。在着重阐述各种操作技术的新知识、新理论、新进展的同时，更强调操作技术的临床应用，具有先进性、时效性、实用性和规范性。通过规范各种诊疗操作技术的应用，期望对提高我国儿科疾病诊疗操作技术的水平有所帮助。本书适用于各级儿科医生，特别是在临床第一线工作的儿科医生阅读参考。

在编写过程中，各位编者高度重视，积极查阅文献、认真撰写、反复修改、仔细推敲，付出了大量的劳动和心血，在此谨表示衷心感谢！虽然编者尽了最大的努力，但由于水平局限，书中存在某些不足和缺陷在所难免，欢迎读者发送邮件至邮箱renweifuer@pmph.com，或扫描封底二维码，关注“人卫儿科学”，对我们的工作予以批评指正，以便再版时修正。

陈 超

2019年3月

目　录

第一章 儿科基本诊疗技术操作规范

第一节 儿科体格测量方法

儿科体格测量(physical examination)常用指标有体重(weight)、身高(height)、头围(head circumference)、胸围(chest circumference)。体重是各系统、器官、体液的总和,是用于评价儿童营养状况的常用指标。身高(身长)是指头顶至足底的长度,用于评价营养发育及骨骼发育状况。3岁以下,仰卧位测量,称为身长,3岁以后,立位测量,称为身高,立位与仰卧位测量相差1~2cm。头围是指经眉弓上方,绕经枕后粗隆一周的长度,反映脑和颅骨的发育程度。胸围是指人体胸部外圈的周长,反映胸背肌肉、肺、胸廓、皮下脂肪的发育状况。

【适应证】

体格测量是儿科体格检查的常规指标。

1. **体重** 用于评价营养状况,计算静脉补液量、药量等。
2. **身高(身长)** 用于评价营养及骨骼发育状况。
3. **头围** 用于评价2岁以内儿童头颅及脑部发育状况。
4. **胸围** 用于评价营养、肺部发育状况。

【禁忌证】

一般无禁忌证。

【操作前准备】

(一) 体重测量

1. **患儿准备** 空腹、排大小便后,穿背心、短裤。
2. **器械准备** 磅秤,磅秤需归零位。
3. **操作者资质** 医护人员。

（二）身高（身长）测量

1. **患儿准备**　脱帽、鞋、袜子。

2. **器械准备**　3岁以下用测量床，3岁以上用身高测量仪。

3. **操作者资质**　医护人员。

（三）头围测量

1. **患儿准备**　脱帽，坐位或立位。

2. **器械准备**　软尺。

3. **操作者资质**　医护人员。

（四）胸围测量

1. **患儿准备**　穿背心、短裤。

2. **器械准备**　软尺。

3. **操作者资质**　医护人员。

【操作方法】

（一）体重测量

1. **患儿体位**　1~3岁可卧位或坐位，2岁以上立位。

2. **磅秤**　小婴儿用载重15kg的磅秤称重，误差不超过10g；2岁以上的患儿用载重50kg的磅秤称重，误差不超过50g；7岁以上的患儿用载重100kg的磅秤称重，误差不超过100g。

（二）身高（身长）测量

1. **患儿体位**　1~3岁可卧位或坐位，3岁以上立位。

2. **3岁以内**　3岁以内的患儿脱鞋、袜子、帽子，仰卧于量床中线上，助手将其头扶正，头顶接触量床顶板。测量者位于儿童右侧，左手握住患儿双膝、右手移动足板，使其接触患儿双足跟，并读出身长读数。误差不超过0.1cm。

3. **3岁以上**　3岁以上患儿测身高，取立正姿势，双眼平视，胸部微挺、腹部略收，两手自然下垂，足跟靠拢，足跟、臀部、肩胛同时靠立柱，颈部正直，顶板靠住头顶，然后读数，误差不超过0.1cm。

（三）头围测量

测量者位于患儿右侧或头位。软尺紧贴患儿皮肤，从患儿右侧眉弓上缘绕至枕骨粗隆，再经左侧眉弓上缘绕至右侧原点，读出读数。误差不超过0.1cm。

（四）胸围测量

1. **体位**　1~3岁可卧位或坐位，3岁以上立位，患儿平静呼吸。

2. **测量**　测量者位于患儿右侧或前方，左手拇指固定软尺零点于右乳头下缘，右手将软尺从患儿右侧经背部两肩胛骨下缘和左乳头下缘，绕回零点，取平静呼气时，读取读数。

（张明智）

第二节　儿科体温测量方法

体温是指机体内部的平均温度，有深部温度（胸腹腔、脏器及脑的温度）和表层温度（体表温度）之分。体温是反映人体健康状况的重要指标之一，体温测量（measurement of body temperature）的准确性直接影响到疾病的诊断、治疗。体温测量方法有口腔测温、腋窝测温、直肠内测温、颈下测温、外耳道测温法。

【适应证】

疾病常规观察指标。

【禁忌证】

无禁忌证。

【操作前准备】

1. **患儿准备**　平静，休息半小时，饭后、运动后不宜立即测量。

2. **器械准备**　消毒电子体温计、鼓膜温度计、水银温度计（已逐渐淘汰）。

3. **操作者资质**　医护人员。

【操作方法】

1. **口腔测温**　需要患儿高度合作，不适用于婴幼儿、精神异常及意识不清的患儿。测量时将消毒好的体温计头端置于患儿舌系带旁，紧闭其口腔，口腔测温时间为5分钟，读取体温计读数。

2. **腋窝测温**　测量时要先擦干患儿腋下汗液，再将体温计头端置于其腋窝紧贴皮肤，屈臂过胸夹紧，腋窝测温时间为7分钟，读取体温计读数。

3. **直肠内测温** 直肠内测温不受室温影响，被认为是临床体温测量的标准。测量时用手分开患儿臀部，将肛温表头端用油类润滑，旋转并缓慢插入其肛门内3~4cm，测温时间为3分钟，读取体温计读数。

4. **颈下测温** 患儿取侧卧或仰卧位，用消毒后的体温计横放于其颈下皮肤皱褶处，测温3分钟即可，适用于1岁以内较胖的患儿。

5. **外耳道测温** 测量时向后上方轻拉患儿耳廓，使其外耳道伸直便于暴露，在牵拉耳廓的同时将测温头插入患儿耳道并向下压使之完全贴合，按下测温钮，1秒内即可读取体温数据。

【注意事项】

1. 用手甩水银体温计时，勿触及他物，以免撞碎。

2. 凡婴幼儿、不能合作的患儿，不宜测口腔温度。

3. 凡消瘦不能夹紧体温计、腋窝出汗较多，以及腋窝有炎症或手术史的患儿不宜使用腋窝测温。

4. 凡直肠或肛门手术、腹泻，以及心律失常的患儿不宜使用直肠测温法。

5. 进食、运动后，须隔半小时后测体温。

（张明智）

第三节 儿科物理降温方法

物理降温(physical cooling method)是指通过物理方法促进皮肤散热来达到降低机体温度的方法，是目前临床最简便、安全的降温方法，主要有乙醇擦浴（不推荐）、冰敷、温水浴、冷盐水灌肠（不推荐）等。

【适应证】

用于发热的患儿。

【禁忌证】

1. 外周血液循环差的患儿（绝对禁忌）。

2. 冷敏感的患儿（绝对禁忌）。

3. 对有出血倾向皮疹、皮下出血点及伴有皮肤性损害的患儿禁用酒精擦浴（绝对禁忌）。

【操作前准备】

1. **患儿准备**　穿单衣、单裤。

2. **器械准备**　冰袋、温水、25%～35%的乙醇、小毛巾、纱布。

3. **操作者资质**　医护人员、看护人员。

【操作方法】

1. **患儿体位**　卧位或坐位。

2. **乙醇擦浴**　用25%～35%的乙醇200ml，温度27～37℃，采用拍拭的手法拍拭乙醇于患儿后枕部、前额部或者腋窝、颈部、腹股沟等大血管经过的地方，5分钟左右。降低室内温度，维持在20～22℃，同时减少患儿的被褥覆盖。

3. **冰敷**　定期用冰袋进行降温，用毛巾包裹冰袋后置于患儿后枕部、前额部或者腋窝、颈部、腹股沟等大血管经过的地方，5～10分钟换1次。

4. **温水浴**　1岁以上患儿温水浴水温要略高于平时，约40℃，将患儿浸入水中，并抚搓。

5. **冷盐水灌肠**　对于无低血压、意识清楚的中枢性高热的患儿可用冷生理盐水灌肠。生理盐水的温度为28～32℃，婴儿约需100～300ml，儿童约需300～500ml，按普通灌肠法进行。

【注意事项】

1. 擦浴时禁擦后背、胸前区、腹部和足底等处。

2. 密切观察患儿的血压、脉搏、呼吸及神态变化。

3. 使用冰袋降温的患儿要经常更换部位，防止冻伤。

（张明智）

第四节　儿科氧疗方法

氧疗（oxygen therapy）是指通过不同吸氧方法治疗各种原因导致的缺氧。氧疗方法包括鼻导管吸氧、面罩吸氧、头罩吸氧、无创通气和机械通气等。鼻导管吸氧法是最常用的低流量给氧法，适用于轻度低氧血症患儿，不能用于呼吸道完全梗阻的患儿，因其可能引起头痛或黏膜干燥，容易移位。氧疗的目的是降低呼吸功，缓解慢性缺氧的临床症状，预防或减轻心、肺负荷。

【适应证】

各种原因导致的缺氧，包括：

1. 肺活量减少。

2. 心功能不全。

3. 各种中毒引起的呼吸困难。

4. 昏迷。

5. 创伤或其他急性病。

6. 围手术期。

7. 吸入空气时，动脉血氧分压（partial pressure of oxygen in arterial blood，PaO_2）<60mmHg 或动脉血氧饱和度（arterial oxygen saturation，SaO_2）<90%。

【禁忌证】

无禁忌证。

【操作前准备】

1. **患儿准备** 清除鼻腔内分泌物。

2. **器械准备** 直径 2mm 的塑料吸氧软管、面罩、头罩。

3. **操作者资质** 医护人员。

【操作方法】

1. **患儿体位** 卧位或坐位。

2. **鼻导管吸氧** 一般氧流量为 0.5～1L/min，氧浓度约为 30%～40%，鼻导管置于患儿鼻腔内 1cm，两侧可挂在其耳朵上或用胶布固定于其头部。高流量氧可能引起患儿不适，导致患儿鼻腔黏膜干燥。鼻导管应每 12 小时更换 1 次。

3. **面罩吸氧** 面罩大小应以能罩住患儿口、鼻为宜，两边以带子固定于其头部，可连接于湿化器，一般氧流量为 1～3L/min，氧浓度约为 45%～46%，适用于中度低氧血症者。

4. **储氧面罩吸氧** 使用方法与面罩吸氧相同。面罩上有单向活瓣，可呼气，且吸气时空气不易进入，故可以提高吸入气氧浓度（fractional concentration of inspired oxygen，FiO_2），非插管及机械通气条件下提供最高的 FiO_2，短期应用有效，不会导致黏膜干燥。

5. **头罩吸氧**　对于婴幼儿及不合作的患儿，宜采用头罩吸氧。自患儿颈部上方将头罩罩入，勿触及患儿下颌及面部。罩顶有氧气通入插孔及多个气孔，头罩内的温度、湿度及氧气流量均可按需求调节，氧流量4L/min，头部不需固定，可自由转动，可用于各种不同程度的低氧血症。

【并发症及处理】

1. **高碳酸血症**　处理方法：加强通气。

2. **氧中毒**　包括高氧性肺损害、晶状体后纤维组织形成等。处理方法：避免长时间（超过24小时）高浓度吸氧（氧浓度>60%）。

3. **黏膜纤毛活动减弱**　处理方法：加强湿化。

【注意事项】

1. 观察患儿的呼吸状态、呼吸节律、心率变化、精神状态，及是否发绀等情况。

2. 氧气均需湿化，防止气道黏膜炎症反应及坏死。

3. 避免固定过紧，避免鼻塞、鼻罩、面罩与皮肤黏膜接触压迫太紧，以免皮肤组织损伤及坏死。

4. 储氧面罩吸氧时需注意，任何时候储气囊必须保持充满状态，如果吸气时储气囊塌陷超过一半，需要增加吸入氧流量至观察到时有少量放气，避免气囊打折，确保气囊与面部贴合良好，单向活瓣工作正常。

5. 氧气治疗需注意安全，平时注意检查氧气开关，防止漏气。

（张明智）

第五节　儿科外周采血方法

外周采血方法（peripheral blood sample collection）是指通过外周静脉、动脉或毛细血管采取血液标本。外周采血方法有静脉采血、动脉采血、毛细血管采血。静脉采血是最常用的采血方法,毛细血管采血主要用于儿童,血气分析多使用动脉血。

【适应证】

适用于需要采取血液标本的各种情况。

【禁忌证】

1. 局部皮肤感染处不能作为穿刺点。

2. 有凝血功能障碍的患儿不能做深静脉穿刺。

3. 不能耐受操作的患儿。

【操作前准备】

1. **患儿准备** 肘静脉采血;患儿暴露手背部或手腕部;幼儿可采用颈外静脉采血,暴露一侧颈部;毛细血管采血选用左手无名指。采血之前,应避免剧烈运动。

2. **采血器材** 一次性注射器、真空定量采血装置、止血带、采血针、吸管、一次性治疗巾。

3. **操作者资质** 医护人员。

【操作方法】

1. **患儿体位** 卧位或坐位,有晕针史的患儿采用卧位。

2. **毛细血管采血法** 取患儿中指或无名指尖内侧,半岁以下患儿取拇指或足部,消毒,待干燥后穿刺,采血中不可用力挤压,以免组织液混入血液。

3. **静脉采血法** 选择合适的静脉,避免血肿、水肿、瘢痕部位,取一次性治疗巾铺于患儿穿刺部位下,扎止血带,对穿刺部位皮肤消毒,绷紧穿刺部位的皮肤,针头斜面向上,以20°角进针,刺入静脉,见回血后,取标本试管连接采血针,松止血带,取干棉花置于穿刺部位,迅速拔出针头,嘱患儿或家长按压穿刺部位1~2分钟,分离试管及针头。

4. **动脉采血法** 肱动脉、股动脉、桡动脉以及其他任何部位的动脉都可以作为采血点,但多选择肱动脉和桡动脉。摸到明显动脉搏动处,按常规消毒,左手固定搏动处,右手持注射器,针头成20°角进针,血液将自动进入注射器内。

【注意事项】

1. 采静脉血时避免止血带结扎过久,否则可引起误差。

2. 采血不能在输液的同侧进行，更应杜绝在输液管内采血。

（张明智）

第六节　青霉素皮试方法

青霉素皮试是指在使用青霉素或含青霉素成分抗生素前进行的青霉素药物皮内试验，又称青霉素过敏试验，用以判断临床是否能应用青霉素类药物。

【适应证】

1. 首次使用青霉素者。

2. 3天内未使用青霉素者，在使用青霉素前需行青霉素皮试。

【禁忌证】

1. 有青霉素药物过敏史者。

2. 过敏性体质者。

【操作前准备】

1. **病情评估**　了解患儿既往的药物过敏史、药物使用史及注射局部皮肤情况。

2. **告知患儿家长**　操作的目的、方法、操作后观察及注意事项。

3. **操作者**　操作护士洗手，戴口罩。

4. **操作用品准备**　青霉素皮试液配制，1ml一次性注射器、酒精、棉签、治疗盘等。

【操作方法】

1. 核对医嘱及患儿姓名、性别、年龄、病历号等信息。

2. 用注射器抽取青霉素皮试液0.1ml（含20U）放于治疗盘中。

3. 患儿取舒适体位，暴露前臂注射部位（前臂屈侧中下1/3），酒精消毒皮肤。

4. 再次核对药物和患儿，排出注射器内空气。

5. 左手绷紧注射部位皮肤，右手持注射器，针头斜面向上，与皮肤成5°角刺入皮内，待针头斜面进入皮内后，平放注射器，左手拇指固定针栓，右手推药液，使局部形成一圆形隆起的皮丘，注射完毕，迅速拔出针头。

6. 记录注射时间，20 分钟后观察结果。

【并发症及处理】

1. 注射局部皮肤红肿。

2. 青霉素过敏性休克。

3. 处理　青霉素过敏性休克的抢救要迅速、及时、就地抢救。①生命体征监护；②平卧、吸氧；③即刻 0.1% 肾上腺素皮下注射，如症状未缓解，每 20~30 分钟皮下或静脉给药；④地塞米松静脉注射或滴注；⑤扩充血容量，必要时用升压药；⑥心肺衰竭者行心肺复苏，气管插管，机械通气。

【操作后观察】

1. 皮试后 20 分钟观察皮试结果　①皮丘无改变，周围无红肿和红晕，无自觉不适，提示青霉素皮试阴性反应；②局部皮丘隆起，并出现红晕和硬块，直径>1cm，或红晕周围有伪足和痒感，提示青霉素皮试阳性反应。严重者可出现过敏性休克。

2. 患儿一般情况。

【注意事项】

1. 皮试前必须仔细核对医嘱和患儿信息、青霉素皮试药物。

2. 青霉素皮试液应为注射用青霉素液的同一批号产品，新鲜配制，或存放在 4℃，但不得超过 7 天。

3. 皮试前用酒精消毒皮肤，并须待酒精干后再行皮试注射。

4. 皮试液剂量准确，一次注射成功。

5. 应做好抢救药物和器械准备，以应对可能发生的过敏性休克。

6. 观察皮试结果期间，门诊患儿需告知其家长在此期间不要远离病室，以确保按时观察结果。

7. 皮试结果为阳性者，应在病历上做好醒目标记，并通知医生和患儿家长。

（俞　蕙）

参考文献

1. 王艺.中国0至5岁儿童病因不明的急性发热诊断处理指南(解读版):发热的定义和体温的测量.中国循证儿科杂志,2009,4(1):60-62.
2. 江载芳,申昆玲,沈颖.诸福棠实用儿科学.第8版.北京:人民卫生出版社,2015.
3. 中华医学会.临床技术操作规范儿科学分册.北京:人民军医出版社,2009.
4. 胡仪吉.儿科基本技能.北京:科学出版社,2002.
5. 北京儿童医院.儿科临床操作手册.北京:人民卫生出版社,2010.

第二章 新生儿科诊疗技术操作规范

第一节 新生儿胎龄评估方法

胎龄是指胎儿在宫内生长发育的周龄或日龄，新生儿胎龄评估(assessment of gestational age)是指根据新生儿出生后48小时内的外表特征和神经系统检查估计新生儿的胎龄。新生儿胎龄评估有多种方法，最准确的方法是胎儿超声检查，但在许多情况下并不能做得到。如果孕妇月经周期规则，以最后一次月经的第一天算起至出生时的一段时间作为胎龄比较准确；也可采用家庭日历表法准确记录月经时间，但如果母亲月经周期不规则或因其他原因则计算亦不准确。新生儿出生后需通过胎龄评估进行确定。

【适应证】

不同胎龄新生儿发育成熟度、生理状态、患病情况都明显不同，需要采取不同的医疗护理措施。早产儿、足月儿和过期产儿是根据出生时的胎龄而定，小于胎龄儿、适于胎龄儿和大于胎龄儿是根据胎龄与体重的关系而定，宫内生长迟缓也需要知道胎龄。胎龄评估非常重要，新生儿出生后48小时内应进行胎龄评估。

【操作方法】

1. 评估时间 新生儿胎龄评估应在出生后12~48小时进行，刚出生时易受母亲用药的影响，足底水肿，足纹较少，由于产程的影响，头不容易竖立，这些因素会影响胎龄评分的准确性，需要一定时间才能恢复稳定。另外，如过了48小时，新生儿发育较快，评分结果可发生误差。有研究显示，生后32小时左右评分最准确。

2. **新生儿状态** 应在新生儿清醒、安静、不烦躁时检查，最好在喂奶后2小时进行，要注意保暖。

3. **体位** 将新生儿放在检查台上，取仰卧位，保持安静观察新生儿体位。

4. **方窗** 检查者用拇指将新生儿的手向前臂屈曲，测定小鱼际与前臂侧所成的角度，操作时勿旋转新生儿手腕。

5. **踝背曲** 将新生儿足向小腿背侧屈曲，检查者拇指放在足后跟，其余手指放在小腿背后，测量足背与小腿之间的角度。

6. **上肢退缩** 将上臂贴胸，检查者用双手将新生儿两前臂压向上臂，使肘部弯曲，5秒钟后拉回前臂，使之伸直，随即放手，按新生儿前臂弹回的位置评分。

7. **下肢退缩** 将髋与膝充分屈曲5秒钟后，牵引两足使伸直，随即放手，按髋与膝弹回的位置评分。

8. **腘窝成角** 检查者在新生儿右侧以左手拇指和示指抵住其膝部，使之与身体成60°角，然后检查者以右手拇指和示指抬起新生儿踝后方，使其小腿充分伸展，测量在腘窝处所形成的角度。

9. **足跟至耳** 将新生儿足拉至头部，测量足与头之间的距离，肌张力极低者足可拉至耳部。

10. **围巾征** 将新生儿一侧手牵引至对侧肩部，尽可能放在对侧肩后方，观察肘部的位置，是否超过躯干中心线（胸骨中线）。

11. **头部后退** 检查者抓住新生儿双手或上臂，慢慢拉至坐位，注意头与躯干位置的关系。

12. **腹部悬吊** 置新生儿于胸腹卧位即俯卧位，检查者用一只手伸入新生儿下腹部将新生儿抬起离开检查台，观察新生儿：①背部弯曲程度：肌张力强者背部较平，弱者背部弯曲；②下肢屈曲度：肌张力强者下肢稍向背部伸直，弱者荡向下方；③头与躯干的关系：肌张力强者头向上抬起，稍高于躯干，弱者头向下弯曲。

【胎龄评估常用量表】

胎龄评估主要根据新生儿外表特征及神经系统检查。外表特征包括皮肤、胎毛、足底纹、乳头乳房、耳廓和外生殖器等;神经系统主要检查新生儿的肌肉张力,与胎龄相关性比较密切。

胎龄评估量表比较多,有 Dubowitz 量表、Finnstrom 量表和简易评估量表。评估时按新生儿的发育程度逐项评分,合计总分后查相应表格或直线图得出胎龄。

1. **Dubowitz 胎龄评估量表** 采用 11 个体表特征和 10 个神经肌肉成熟度指标相结合判断胎龄,是比较全面的胎龄评估量表,但是需要检查 21 项体征,比较复杂,不易执行,评分操作时对新生儿干扰比较大。因该量表比较可靠准确,仍被一些医院采用,北美地区的医院大多采用该量表(表 2-1,表 2-2)。

外表体征评分和神经估计分都合计在一起,根据表 2-3 可查出胎龄。

2. **Finnstrom 评估量表** 采用 7 个体表体征评估胎龄,比 Dubowitz 量表简化,评分操作对新生儿干扰较少,欧洲国家多采用该量表。该量表准确性不如 Dubowitz 量表,对小胎龄早产儿的评分结果可能比实际胎龄要高,而对过期产新生儿的评分可能比实际胎龄小(表 2-4,表 2-5)。

3. **简易评估量表** 检查项目少,操作简便。该量表为参考国外几种量表,经过 4000 多例新生儿实践后,采用逐步回归分析,筛选出足底纹理、乳头形成、指甲、皮肤组织 4 项体征最重要,使之变成极为方便的简易评估量表,即总分加上常数 27 就是该新生儿的胎龄周数,不必查表。评估的胎龄与 Dubowitz 法相仿,而较国外几种简易评估量表为优。其误差多数在 1 周以内,仅少数会达到 2 周以上。该评估量表只要 2~3 分钟即可完成,不受检查者用力大小和婴儿重度窒息、颅内外伤等疾病的影响,也不受保暖等条件限制,便于推广(表 2-6)。

表 2-1　Dubowitz 胎龄评估量表外表特征评分表

外观表现	评分				
	0	1	2	3	4
水肿	手足明显水肿(胫骨压痕)	手足无明显水肿(胫骨压痕)	无水肿	—	—
皮肤结构	很薄,滑黏感	薄而光滑	光滑,中等厚度皮肤或表皮脱屑	轻度增厚,表皮皱裂及脱屑,以手足部位为著	厚,羊皮纸样,伴皱裂深浅不一
皮肤色泽(婴儿安静不哭时观察)	暗红	粉红色,全身一样	浅粉红色,全身深浅不一	灰色,仅在耳、唇、手掌及足跟部位呈粉红色	—
皮肤透亮度(躯干)	静脉及毛细血管清晰可见,尤其在腹部	可见静脉及其分支	在腹部可见少数大静脉	少数大静脉隐约可见(腹部)	看不到静脉
胎毛(背部)	—	整个背部覆满长而密的胎毛	胎毛稀疏分布,尤其在下背部	有少量胎毛,间以光亮区	大部分无胎毛
足底纹	无皮肤皱褶	足掌前半部可见浅红色皱褶	足掌前<3/4 区域可见较明显的红色折痕	>3/4 足掌前区可见折痕	>3/4 足掌区可见明显深折痕

续表

外观表现		评分				
		0	1	2	3	4
乳头发育		乳头隐约可见，无乳晕	乳头清晰，乳晕淡而平，直径<0. 75cm	乳晕清晰，边缘部高起，直径<0. 75cm	乳晕清晰，边缘不高起，直径>0. 75cm	—
乳房大小		扪不到乳腺组织	在一侧或两侧扪到乳腺组织，直径<0. 5cm	两侧乳腺组织皆可扪到，直径0.5~1cm	两侧乳腺组织皆可扪到，直径>1cm	—
耳廓		平如翼，无固定形状，边缘轻度或无卷折	部分边缘卷曲	耳廓发育较好，上半边缘卷曲		—
耳的稳定性		耳翼柔软，易于弯折，不易复位	耳翼柔软，易于弯折，缓慢回位	耳翼边缘软骨已发育，但柔软，易回位	耳廓发育良好，边缘软骨形成，回位快速	—
生殖器	男性	阴囊内无睾丸	至少有一侧睾丸位于阴囊高位	至少有一侧睾丸降至阴囊中	—	—
	女性	大阴唇明显分开，小阴唇突出	大阴唇大部分覆盖小阴唇	大阴唇完全覆盖小阴唇	—	—

表 2-2　Dubowitz 胎龄评估量表神经系统评分表

神经系体征	得分					
	0	1	2	3	4	5
体位	软,伸直	软,稍屈	稍有张力,屈	有张力,屈	更有张力,屈	—
方窗	90°	60°	45°	30°	0	—
踝背曲	90°	75°	45°	20°	0	—
上肢退缩反射	180°	90°～180°	<90°	—	—	—
下肢退缩反射	180°	90°～180°	<90°	—	—	—
腘窝成角	180°	160°	130°	110°	90°	<90°
足跟至耳	至耳	接近耳	稍近耳	不至耳	远离耳	—
围巾征	肘至前腋线外	肘至前腋线和中线之间	肘在中线上	肘不至中线	—	—
头部后退	头软后退	头呈水平位	头稍向前	头向前	—	—
腹部悬吊	头软下垂	头稍高但在水平位下	头呈水平位	头稍抬起	头抬起	—

表 2-3　Dubowitz 量表总分与胎龄的关系查对表

总分	胎龄(日)	胎龄(周+日)
10	191	27+2
15	202	28+6
20	210	30
25	221	31+4
30	230	32+6
35	240	34+2
40	248	35+3
45	259	37
50	267	38+1
55	277	39+4
60	287	41
65	296	42+2
70	306	43+5

表 2-4　Finnstrom 胎龄评估量表

表现	1分	2分	3分	4分
皮肤	静脉多,腹部小静脉清楚可见	静脉及其支流可见	腹部大血管清楚可见	腹部少数大血管可见或看不见血管
耳廓	耳屏无软骨	耳屏有软骨感	耳轮有软骨	软骨发育已完成
足底纹	无	仅见前横沟	足底前 2/3 有纹	足底至足跟部有纹
乳房大小	<5mm	5~10mm	>10mm	—
乳头	无乳头,无乳晕	有乳头和乳晕,但晕不高起	有乳头,乳晕高起	—
指甲	未达到指尖	已达指尖	指甲顶较硬	—
头发	细软,不易分清	粗,易分清	—	—

表 2-5　Finnstrom 胎龄评估量表总分与胎龄的关系查对表

分数	胎龄（日）	胎龄（周+日）	分数	胎龄（日）	胎龄（周+日）
7	191	27+2	16	250	35+5
8	198	28+2	17	256	36+4
9	204	29+1	18	263	37+4
10	211	30+1	19	269	38+3
11	217	31	20	276	39+3
12	224	32	21	282	40+2
13	230	32+6	22	289	41+2
14	237	33+6	23	295	42+1
15	243	34+5			

将评分分数加在一起，根据该表查出胎龄

表 2-6　简易胎龄评估量表（胎龄周数=总分+27）

体征	0分	1分	2分	3分	4分
足底纹理	无	前半部红痕不明显	红痕>前半部褶痕<前1/3	褶痕>前2/3	明显深的褶痕>前2/3
乳头	难认，无乳晕	明显可见，乳晕淡、平，直径<0.75cm	乳晕呈点状，边缘突起，直径<0.75cm	乳晕呈点状，边缘突起，直径>0.75cm	—
指甲	—	未达指尖	已达指尖	超过指尖	—
皮肤组织	很薄，胶冻状	薄而光滑	光滑，中等厚度，皮疹或表皮翘起	稍厚，表皮皱裂翘起，以手足最为明显	厚，羊皮纸样，皱裂深浅不一

各体征的评分如介于两者之间，可用其均数

（陈　超）

第二节　新生儿复苏术

新生儿复苏(resuscitation)是指新生儿出生时恢复呼吸循环功能的技术,是产房急救处理的关键技术。根据世界卫生组织统计,约有10%的新生儿在出生时需要帮助才能开始呼吸,约有1%的新生儿需要各种复苏技术才能存活。每个新生儿科和儿科医师都应熟练掌握新生儿复苏技术,使这些新生儿在出生时得以及时抢救。随着新生儿复苏技术的推广,大力开展新生儿复苏培训,在城市和发达地区,新生儿医师参与产房复苏,新生儿复苏做得比较好;在农村和边远地区的基层医院,新生儿复苏仍存在较多问题,须加强复苏培训。

【适应证】

主要适用于出生时或生后发生窒息或需要呼吸循环支持的新生儿。

【操作前准备】

1. **人员**　新生儿复苏需要团队合作,由熟练掌握复苏技术的新生儿科和产科医师共同讨论复苏方案,在新生儿出生前就做好相关准备。

2. **仪器**　喉镜、气管插管、复苏囊、T-Piece复苏器、吸引器、吸痰管等。

3. **药物**　肾上腺素、纳洛酮、生理盐水等。

【复苏步骤】

1. **复苏基本原则**　采用ABCDE的复苏技术(表2-7),在新生儿头娩出后,应立即吸净口鼻、咽部的分泌物,清理呼吸道,防止吸入,保持气道通畅。禁止在未彻底清理呼吸道之前,刺激呼吸或正压通气。要保证正常心输出量和循环功能,可适当应用药物,如肾上腺素等。

2. **复苏流程**　要熟练掌握新生儿复苏流程(图2-1)中的每个环节,从出生开始,一边评估一边复苏处理。

(1)第一步:保持气道通畅(A),30秒内完成。

表2-7 新生儿复苏基本原则

步骤	具体措施
A(airway) 保持气道通畅	清除口鼻和咽部的分泌物,清理呼吸道,保持气道通畅
B(breath) 建立有效通气	在彻底清理呼吸道后,自主呼吸较弱,可行气管插管,机械通气,建立有效通气
C(circulation) 保证循环功能	要保证正常心输出量和循环功能,如心率低于60次/min,应行胸外按压
D(drugs) 适当应用药物	适当应用药物,如肾上腺素,但不能用洛贝林等呼吸中枢兴奋剂
E(evaluation) 评价复苏效果	评估复苏效果和病情发展,监护患儿病情变化

先快速进行3项最初评估:是否足月?有无呼吸或哭声?肌张力好吗?

如3项都回答"是",不需复苏,观察。

如3项中有1项或多项回答"否",就开始复苏:①保暖;②清理呼吸道(必要时);③擦干,刺激呼吸。

评价:评估心率和呼吸。

评价结果:①有自主呼吸、心率>100次/min、肤色红,观察;②有自主呼吸、心率>100次/min、发绀,吸氧;③有呼吸、不规则(呼吸暂停或喘息)或心率<100次/min,进入第二步复苏。

(2)第二步:建立呼吸(B),30秒内完成。

复苏过程中的持续评估项目是呼吸、心率和氧合状态,氧合状态通过监测右上肢的经皮血氧饱和度来反映。

如发生呼吸不规则(呼吸暂停或喘息)或心率<100次/min,进行面罩正压人工通气。仅有青紫,则给氧。在30秒人工正压呼吸或给氧后,再评价,如果复苏效果不理想,采用MRSOPA步骤纠正正压通气步骤[调整面罩位置(mask adjustment),摆正体位(reposition),吸引口鼻(sucktion),张开口腔(open mouth),增加压力(pressure increase),替代气道(alternative airway),给予气管插管]。如心率<60次/min,进入第三步复苏。

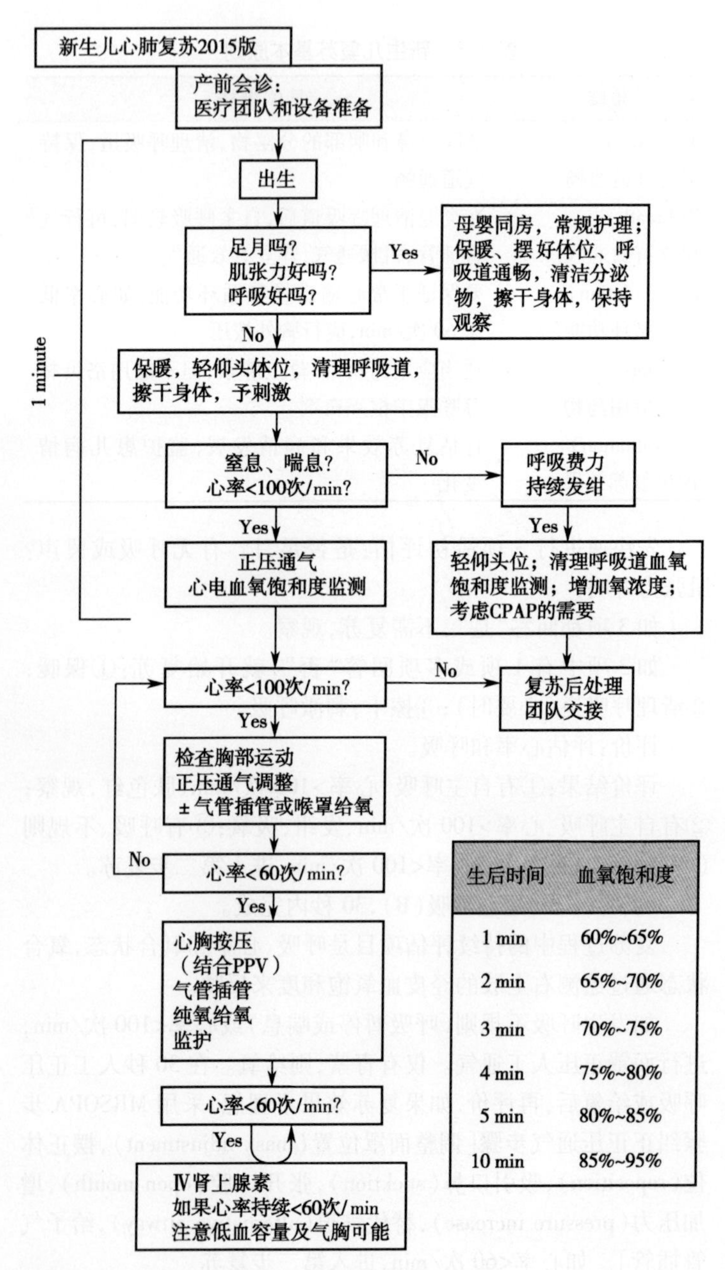

图 2-1　新生儿复苏流程图

(3)第三步:保持循环功能(C),30 秒内完成。

在进行有效人工正压通气 30 秒后,如心率仍低于 60 次/min,则开始进行胸外按压支持循环功能。

再评价:在 45~60 秒胸外按压(图 2-2)和人工正压通气后,再评价。如心率仍<60 次/min,进入第四步复苏。

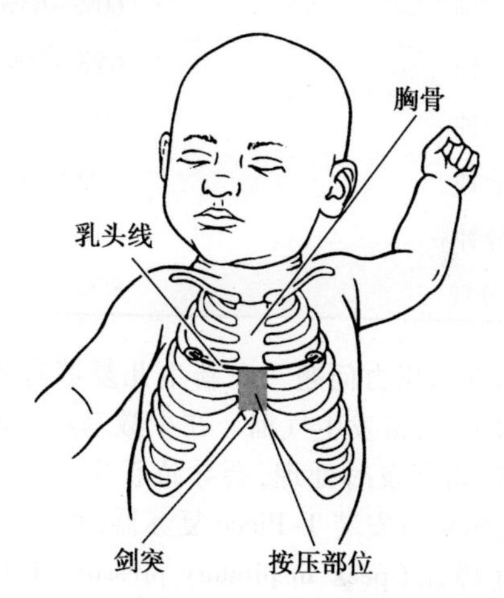

图 2-2　新生儿复苏心外按压位置示意图

(4)第四步:药物(D)。

在继续做胸外按压和人工正压通气的同时,使用 1∶10 000 肾上腺素,经气管插管给药剂量为 0.05~0.1mg/kg,经静脉给药剂量为 0.01~0.03mg/kg。如果有明确的容量丢失病史,给予生理盐水扩容,一般为每次 10ml/kg。母亲分娩前 4 小时内用过全身麻醉剂的,可以考虑给予纳洛酮,剂量为 0.1mg/kg,静脉推注或肌注;如果母亲吸毒或持续使用美沙酮者,新生儿禁用纳洛酮,否则可能引起惊厥。

【注意事项】

1. **气管插管**　要熟练掌握气管插管技术,动作迅速、准确。

2. **吸氧浓度**　新生儿复苏用氧应根据需求原则,以最低氧浓度达到经皮血氧饱和度在正常范围。产房和新生儿病房应安装空氧混合仪,推荐开始复苏时,吸入氧浓度选用 30%,然后参照正常健康足月儿生后不同时间的血氧饱和度调节吸入氧浓度,具体见表 2-8。

表 2-8 健康足月儿出生后右上肢血氧饱和度

生后时间	右上肢血氧饱和度
1 分钟	60%~65%
2 分钟	65%~70%
3 分钟	70%~75%
4 分钟	75%~80%
5 分钟	80%~85%
10 分钟	85%~95%

3. **正压通气的压力问题** 在新生儿复苏过程中,如不注意正压通气的压力,常发生气漏。在少数基层医院,复苏后气漏发生率较高,如不及时处理,会导致新生儿死亡。因此,在产房和新生儿病房应安装 T-Piece 复苏器,在正压通气时要调节适当的吸气峰压(peak inspiratory pressure,PIP)和呼气末正压(positive end-expiratory pressure,PEEP),达到最佳复苏效果。

4. **复苏监护** 复苏后应进行密切监护,主要监测呼吸、心率、神志、脉搏、血压、血气分析、血糖、电解质、尿量等。缺氧时间短、程度轻者,监护 3~4 天,病情多逐渐恢复。严重缺氧者常发生多脏器功能损害,应严密监测各脏器功能状况及内环境稳定情况,及时采取保护措施。

【不良反应的判断及处理】

1. **插管困难** 可能原因有喉痉挛、咽喉和气管先天畸形、局部严重水肿、胎龄很小的超早产儿等。

2. **心肌缺氧** 常出现心率减慢、心肌收缩力差、血压低,可用多巴胺 3~10μg/(kg·min),或加用多巴酚丁胺 5~10μg/(kg·min)静脉维持,如心率较快、脉搏弱要考虑是否存在血容量不足。

3. **急性肾衰竭** 应注意保证有效血容量,同时应用呋塞米和多巴胺,保持水电解质平衡,严重病例可考虑腹膜透析。

4. **其他**　可能发生代谢紊乱如低钠血症、低血糖等，应及时纠正。

（陈　超）

第三节　新生儿气管插管术

气管插管（intubation）是指通过将导管插入气管建立人工气道的方法。危重新生儿抢救、呼吸管理、窒息复苏等情况时，须紧急气管插管，保持呼吸道通畅。

【适应证】

1. 呼吸、心搏骤停的抢救。
2. 解除危重上气道梗阻。
3. 呼吸衰竭需要机械通气。
4. 新生儿窒息复苏。
5. 大量呼吸道内分泌物需插管作气管内吸引。
6. 膈疝抢救。
7. 需气管内应用药物。
8. 气管内取分泌物做微生物检查。

【禁忌证】

气道先天畸形，急性喉炎，喉部严重水肿、血管瘤、囊肿，颈部损伤。

【操作前准备】

进行气管插管所需的用品及设备应放在同一急救车或同一插管盘中。每一个新生儿病房、产房、育婴室及急救室均应备有下列一整套物品。

1. **喉镜**　备有额外一套电池及灯泡。使用前装上叶片，检查电池及灯泡功能是否正常，灯泡是否旋紧，以免插入时松动或脱落。足月儿用1号Miller叶片，早产儿用0号、00号Miller叶片。Magill镊子，用于鼻-气管插管。

2. **气管导管**　包括内径为2.5mm、3.0mm、3.5mm及4.0mm的气管内导管。根据患儿大小选择合适的导管直径及插管深度（表2-9）。

表2-9 不同体重新生儿气管插管内径及吸痰管规格

体重(g)	插管内径(mm)	从上唇到管端距离(cm)	吸痰管规格(Fr)
<750	2.0	5	4
750~1000	2.5	6	5
1000~2000	3.0	7	6
2000~3000	3.5	8	7
3000~4000	4.0	9	8

3. **其他** 听诊器、手套、剪刀、粘胶带、无菌通管丝。

4. **复苏装置** 包括复苏气囊和面罩,氧气管,湿化的氧气/空气、混合器。

5. **监护设备** 包括心脏、呼吸监护仪,经皮氧或氧饱和度监测仪。

6. **吸引装置** 包括负压吸引器,各种型号吸痰管。

【操作方法】

(一) 口-气管插管

新生儿更适用于口-气管插管,操作更为容易和快捷(见文末彩图2-3)。

1. 操作者保持放松体位,站在患儿头部,将床抬高到与眼平位。

2. 戴上手套。

3. 将患儿置于平卧位,头在中线位置,颈部轻度仰伸,在肩胛后垫一卷纱布有利于保持颈部的仰伸。

4. 柔和吸引清理咽部。

5. 根据临床情况可先用气囊及面罩通气改善患儿氧合。

6. 打开喉镜灯,操作者左手拇指和前3个手指持镜,背向喉镜叶片。将拇指放在喉镜叶片的平末端。用右手固定患儿的头部。接通喉镜电源,左手持喉镜,夹在拇指与前2~3个手指间,叶片朝外。应有1~2个手指空闲,靠在新生儿面部提供稳定性。不论是左势还是右势者都只能用左手握镜。若用右手握镜则叶片的弯度要遮挡视线,声门不能暴露,套管无法插入。

7. 打开患儿的口腔,用右手示指将舌头推向左侧,用右手的其余部分稳定头部。避免用叶片打开口腔。

8. 在直视下插入喉镜,叶片沿舌面右边滑入,直到叶片顶端到达会厌谷部(舌根与会厌之间的部位)。

9. 抬起喉镜叶片以使口腔进一步打开,同时稍稍倾斜叶片顶端以抬起会厌,看到声门。若暴露不清楚,可用操作者自己的小指或由助手协助下压环状软骨。必要时可进行吸引。

10. 右手持管,弯曲的凹面向前,直视下沿口腔右侧、叶片的外边将导管下入。

11. 当看到声道和气管,在患儿吸气时使气管内导管通过声带恰好达气管内约2cm,或直到感觉到导管顶端通过胸骨上凹。如果导管太大或不容易通过时,可通过减低颈部伸张的角度、在外部对喉轻轻施加压力、等待自主吸气以打开声带等方法解决。

12. 确定气管内导管在气管内的正确位置:①当用急救气囊轻轻通气时,每次通气胸廓有起伏,听诊双侧肺均能听到相等呼吸音;②听不到气体进入胃部,没有胃扩张;③呼气时,有雾气凝结在套管内壁。

13. 以无菌管自插管内吸引。

14. 将导管固定于患儿的脸上,连接适当的机械通气装置。

15. 摄片定位,调整插管的位置。

(二)鼻-气管插管

鼻-气管插管适用于非常躁动的患儿,口腔中有大量分泌物,很难用胶带将导管固定。应用琥珀胆碱和阿托品可使插管时间缩短,减少对全身的不良效应。

1. 用无菌气管内导管。如果用管心针来弯曲导管,则在鼻插管前去除管心针。

2. 沿着鼻咽部的自然弯曲通过鼻孔插入导管,让导管通过咽部,使其末端到达气管入口的中央,然后可借助Magill钳将导管通过声道。余操作步骤同口-气管插管。插管深度:按6+公斤体重计算,如:体重1kg,气管插管深度为7cm,2kg为8cm,3kg

为9cm,4kg为10cm。

【注意事项】

1. 进行插管前应将所有物品备好。在可能有插管需要的患儿床旁应备有插管所需物品。保证导管和接头与各固定装置的连接点稳固。

2. 所有紧急插管或有出血倾向时均选择经口途径。除非口部解剖预先排除了经口插管的可能,否则经鼻插管仅作为备用程序。

3. 选择气管插管的粗细及插入深度要适宜。

4. 为尽量减轻缺氧,每次插管时间应限于20秒。若一次不成功,应以气囊和面罩通气使婴儿稳定后再尝试第二次。

5. 不要加压或用力造成创伤。避免将上颌骨作为喉镜叶片的支撑点。避免对抗阻力推进导管。

【并发症及处理】

1. **局部损伤**　新生儿气管狭小,组织娇嫩,淋巴组织丰富,局部易损伤;鼻插管可发生鼻中隔糜烂、鼻前庭狭窄等。

2. **喉部水肿**　稍有不慎可发生插管后声门及喉头水肿。

3. **气道狭窄**　长期气管插管可发生声门和(或)声门下狭窄、声门下囊肿形成。

4. **感染**　长时间气管插管常导致感染。

5. **气漏**　气管插管损伤,插管太深,会导致气漏。

6. **心血管反应**　气管插管会导致迷走神经反应,出现心动过缓、呼吸暂停。

整个操作要求动作熟练、轻柔,避免多次插管,减少损伤,同时加强护理,避免意外脱管。

(陈　超)

第四节　新生儿氧疗技术

氧疗(oxygen therapy)是指通过吸入高于海平面空气氧浓度的氧气,纠正低氧血症,减少呼吸功,避免缺氧的方法。氧疗是抢救危重新生儿所必需的，但新生儿氧疗也会有许多不良反应和并发症，应严格规范氧疗技术。氧疗技术包括一般吸氧和特殊给氧（无创通气、有创机械通气、体外膜氧合等）。

【适应证】

1. 各种原因导致的低氧血症 吸空气氧时，PaO_2<50mmHg或经皮动脉血氧饱和度（percutaneous arterial oxygen saturation，SpO_2）<88%。

2. 窒息复苏。

3. 循环功能障碍 心力衰竭、休克。

4. 反复呼吸暂停 可给予间隙吸氧，不必持续吸氧，同时要针对病因治疗。

5. 贫血 严重贫血时，血红蛋白减少，导致携氧能力下降，需要吸氧。

【禁忌证】

动脉导管依赖的先天性心脏病。

【操作前准备】

1. **氧疗装置** 包括各种规格大小的头罩、面罩、氧气管、鼻塞等。

2. **湿化加温装置** 新生儿吸氧需要比较好的湿化加温装置，湿化可以避免呼吸道干燥，加温可以减少散热，增加保暖。

3. **空氧混合仪** 新生儿吸氧必须严格控制吸入氧浓度，空氧混合仪可以有效调节吸入氧浓度，根据SpO_2随时调整。

4. **监护设备** 新生儿吸氧必须实时监测SpO_2及心肺功能，需要心脏、呼吸、经皮血氧饱和度监测仪。

【操作方法】

新生儿常用无创给氧方法，通常采用以下方法解决无通气障碍的低氧。

1. **头罩吸氧** 是新生儿最常用的吸氧方式。头罩内的温度、湿度及FiO_2均可按要求调节，即按不同的氧气、空气比例调节所需的FiO_2。加温湿化后使吸氧舒适，头部不需固定能自由转动，由于湿化可稀释气道分泌物以利排出，可用于不同程度低氧血症的新生儿。罩内空气、氧气混合气流量至少为6L，否则

会使罩内 CO_2 积聚浓度太高，重新吸入。头罩与颈部要保留适当空隙，头罩上面的小孔不能遮住，防止 CO_2 潴留及重复吸入。同时必须在罩内近口、鼻处置 FiO_2 监测仪。

2. **鼻导管吸氧**　鼻导管吸氧简单、方便、舒适，适用于轻度低氧血症患儿。一般氧流量为 0.5L/min，但实际吸入 FiO_2 变化很大，如果患儿每分通气量增大，因吸入空气较多，FiO_2 将降低，反之通气量降低，FiO_2 将增高。同时对重症患儿则供氧不够充分。

鼻导管吸氧法分为单鼻导管、双鼻导管、鼻前庭给氧法。鼻前庭给氧法是以橡胶或乳胶导管置鼻前庭，导管插入鼻中约 2~3cm，加以固定。双侧鼻塞吸氧是将通于总管的乳胶双鼻塞置于鼻前庭，总管一端与空氧混合仪及加温湿化器相连，接受调定氧浓度的持续气流，总管的另一端开放（或接调压阀，即 CPAP），持续排出呼出气，防止 CO_2 重复吸入。

3. **箱式吸氧**　是较为常用的低流量给氧方法，适用于轻度低氧血症患儿，或作为撤氧前的过渡。一端以橡胶或乳胶导管置于暖箱中，另一端与空氧混合仪及加温湿化器相连，接受调定氧浓度的持续气流。部分暖箱带有箱式供氧设备，可调节 FiO_2，适用于早产儿。

4. **面罩吸氧法**

（1）简易面罩：由塑料制成，大小应以能罩住口、鼻为宜，两边以带子固定于头部，可连接于湿化加温器，一般用氧流量为 0.5~1L/min，当增大至 3~4L/min 时，FiO_2 可达到 0.4 左右，适用于中度低氧血症者。将其置于口鼻前，略加固定，周围并不密闭，有的面罩上有排气孔，可以通气。氧气由下端输入，呼气从面罩周围排出。双鼻孔与口均可吸入氧气，比较舒适，适于较重的低氧血症患儿。

（2）带储氧袋的面罩：在面罩下端部位加一储氧袋，与输氧导管相连，氧气通过储氧袋输入面罩，可提供高体积分数氧气吸入，应用时要求氧流量 4~8L/min，保持氧袋呈持续半充满状态。

（3）Venturi 面罩：基本原理为在面罩下端装有一开孔的氧

射流装置,利用氧射流产生的负压吸入空气以控制氧浓度。用时调节不同氧流量可达到定量的 FiO_2,例如当氧流量为 4~6L/min 时,FiO_2可达 0.24~0.28。由于高气流速故不容易发生CO_2滞留,同时高流量 FiO_2不受患儿通气变化影响,可用于中等度以上缺氧儿。但由于流量太大冷空气不断吹入易致新生儿面部降温,故不适用于早产儿。

【注意事项】

1. **严格掌握吸氧指征** 尤其是早产儿,要减少氧疗机会,早产儿易发生各种并发症,如肺部感染等,需要吸氧,在早产儿管理中,要及时处理各种并发症,尽可能使患儿平稳度过危重期,这样可以减少氧疗机会。对于频发呼吸暂停的低出生体重儿要更加密切观察,积极去除各种继发呼吸暂停的原因,减少呼吸暂停的发生,在处理呼吸暂停时也需观察血氧饱和度,尽量避免大幅波动。

2. **严格控制吸入氧浓度** 所有早产儿在氧疗过程中,必须密切监测 FiO_2、PaO_2或 SpO_2。在不同的呼吸支持水平,都应以最低的吸入氧浓度维持 PaO_2 在 50~80mmHg,SpO_2 在 88%~95%,不宜超过 95%。机械通气时,当患儿病情好转、血气改善后,应及时降低 FiO_2。调整氧浓度应逐步进行,以免波动过大。新生儿重症监护室(neonatal intensive care unit,NICU)应采用空氧混合装置,避免吸入纯氧,可以使吸入氧浓度明显降低。

3. **缩短吸氧时间** 对必须吸氧者要尽可能缩短吸氧时间,要积极治疗各种并发症,及时下调吸氧浓度,及时撤离辅助通气,使吸氧时间缩短。

4. **密切监测** 氧疗时必须密切加强监护,主要包括血气、循环和呼吸系统状态;血压、心率、组织灌注状态(皮色、毛细血管再充盈时间、尿量、意识状态)。至少每 1~2 小时检查一次 FiO_2,实时监测 SpO_2,如不具备氧疗监测条件,应将患儿转到具备监测条件的医院。

5. **完善加温湿化** 面罩、头罩给氧时必须加温、湿化。吸入干冷氧气会造成气道干燥,影响气管黏膜纤毛清除功能,使痰液不能排出,并可造成气道黏膜炎症反应及坏死。

6. **注意头罩内情况**　头罩吸氧时头罩内流量过低可引起罩内 CO_2 重吸收。同时头罩内湿化不能过度，一般以罩内有少量均匀轻雾状感觉即可。如罩内存在大量冷凝水提示湿化过度，若长期吸入可导致体内水潴留、气道细胞肿胀、气道阻力增加及肺表面活性物质损伤。

7. **鼻塞、面罩给氧不能与皮肤黏膜接触压迫太紧**　一般每2小时检查1次，以免组织损伤及坏死。

【并发症及处理】

1. **急性肺损伤**　新生儿肺发育未成熟，长时间高浓度吸氧会导致急性肺损伤，发生肺充血、水肿、渗出，严重者发生急性呼吸窘迫综合征（respiratory distress syndrome，RDS），$FiO_2>0.4$ 被认为对肺泡有毒性。

2. **慢性肺损伤**　长时间吸氧（即使是较低浓度）会导致慢性肺损伤，气道和肺泡发生充血、水肿、中性粒细胞渗出、炎性因子释放、成纤维细胞增生，最终发生支气管肺发育不良（bronchopulmonary dysplasia，BPD），肺功能严重损害。

3. **早产儿视网膜病**　早产儿视网膜发育未成熟，长时间高浓度吸氧会增加视网膜病的发生率。

新生儿氧疗应严格掌握氧疗指征、严格控制吸入氧浓度、密切监测血氧饱和度，减少不良反应和并发症。尽管采取严格的合理用氧措施，早产儿吸氧仍然是有风险的，应告知家长早产儿吸氧的风险。

（陈　超）

第五节　新生儿持续气道正压通气

持续气道正压通气（continuous positive airway pressure，CPAP）是指对有自主呼吸者在呼吸周期的吸气相和呼气相均提供一定的正压，以保持气道和肺泡处于一定扩张状态的无创通气技术。CPAP 能增加跨肺压力，扩张肺泡，增加功能残气量，防止肺泡发生萎陷，改善肺顺应性和通气/血流比值（V/Q），减少肺表面活性物质的消耗。无创 CPAP 可避免气管插管，减少机械通气的应用。

【适应证】

主要适用于新生儿呼气性呼吸困难，凡符合以下条件者可应用 CPAP：①呼吸困难、三凹征、呻吟；②在 $FiO_2>0.4\sim0.5$ 的情况下，$PaO_2<50mmHg$；③胸部 X 线表现为弥漫性透亮度降低，细颗粒阴影、肺不张、支气管充气征、肺水肿、毛玻璃样改变和肺膨胀不全等。CPAP 主要用于以下病症：

1. **新生儿呼吸窘迫综合征（RDS）**　RDS 患儿肺顺应性降低，肺泡萎陷，功能残气量下降，不能维持正常动脉血氧分压。CPAP 使肺泡稳定扩张，增加肺功能残气量，改善氧合。轻度和中度 RDS 通常先使用 CPAP。

2. **早产儿呼吸暂停**　CPAP 可显著减少呼吸暂停发作次数，其作用机制目前尚不清楚，可能与以下几方面有关：①减少肋间—膈间神经抑制反射，维持胸壁稳定性；②增加功能残气量，稳定动脉血氧含量；③增加肺的顺应性，使肺牵张感受器的敏感性及其对呼吸中枢的抑制反射减轻。

3. **新生儿湿肺**　CPAP 可使湿肺患儿度过呼吸困难期，避免机械通气。

4. **肺水肿**　应用 CPAP 治疗肺水肿可明显提高动脉血氧分压，改善患儿病情。CPAP 使肺泡内压力增加，阻止肺泡内液体的渗出；CPAP 可增加功能残气量，使肺容积得到稳定，改善氧合，消除了缺氧、酸中毒对肺小血管壁的损害，从而降低血管壁的通透性，减轻肺水肿。

5. **气管插管拔管后的应用**　经过气管内导管给予间歇正压机械通气治疗一段时间后拔管的早产儿，仍然存在发生呼吸衰竭的危险因素，存在暂时的自主呼吸微弱或暂停，以及由于有肺泡塌陷倾向和呼吸中枢相对的抑制，需逐渐成熟。无创 CPAP 可保证上呼吸道通畅和增加功能残气量，从而减少呼吸暂停。

【禁忌证】

1. **严重肺气肿**　肺气肿患儿肺泡已明显扩张，如再增加气道正压，有使肺泡破裂的危险。

2. **气胸**　应用 CPAP 可使肺泡破裂处加大或不易闭合。

3. **腹胀**　CPAP 可抑制胃肠蠕动，使胃肠胀气，气道正压可将气体压向胃内，严重者可引起穿孔。未经治疗的先天性膈疝，应用无创 CPAP 可出现腹胀，进一步压迫胸部脏器。

4. **局部损伤**　面部、口腔、食管和颅骨近期做过外科手术或受过外伤；急性鼻窦炎、鼻出血；已知或怀疑有鼓膜破裂或其他中度的耳部疾病。

【主要方式】

1. **水封瓶 CPAP**　呼出气进入水封瓶水中，在呼气末产生阻力。该方法简便易行，尤其适用于基层医院。

2. **专用 CPAP 仪**　主要部件包括：①气源：为高压空气和氧气，两种气流压力相等方能保证氧气混合器输出气体氧浓度准确；②空气氧气混合器：用于空气和氧气的混合，控制氧气浓度；③加温湿化器：加热并湿化吸入氧气，保证吸入气体湿度在 0.8~1.0，温度在 30~35℃，以防止气道分泌物干结堵塞；④压力表：可用水封瓶代替；⑤排气调压阀：调节水封瓶中玻璃管在水面下的深度，使压力表读数达所需压力；⑥连接管道：可选用乳胶管、螺旋管等高顺应性管道。

3. **呼吸机 CPAP 功能**　利用呼吸机上的 CPAP 功能，可以通过鼻塞与患儿连接。

【使用方法】

1. **准备 CPAP 仪器**　将 CPAP 装置安装好，检查管道连接、气源连接、加温湿化。

2. **预调参数**　将最初压力调到 4~6cmH_2O，供气流量应大于通气量的 3 倍，即（6~8ml/kg）×（呼吸次数/min）×3，一般供气流量为 5~7L/min，FiO_2可与给予 CPAP 以前相同。10~15 分钟后测定血气，同时监测生命体征及观察病情变化，再调节参数。

3. **调节方法**　用 CPAP 后 PaO_2仍低，可逐渐增加压力，每次以 1~2cmH_2O 的梯度提高，最高压力不宜超过 8cmH_2O，同时可按 0.05 的幅度提高 FiO_2，使 PaO_2达到 50~80mmHg。若 PaO_2

仍不能维持在50mmHg以上，需改用机械通气。若PaO_2持续稳定，应逐渐降低FiO_2，每次递减0.05。当$FiO_2<0.40$，PaO_2仍维持在50~80mmHg，可按每次1cmH_2O的梯度递减压力，直至降低到4cmH_2O。

4. **撤离CPAP** 当CPAP压力为4cmH_2O，病情稳定及血气保持正常时，可撤离CPAP，改用头罩吸氧，FiO_2调高0.05~0.10，以维持正常功能残气量和防止PaO_2降低。然后根据患儿病情及血气情况，缓慢降低FiO_2直至呼吸空气后，撤去头罩。

【并发症及处理】

1. **气压伤** 气压伤包括气胸、纵隔气肿、间质性肺气肿和皮下气肿。一般情况下，机械通气发生气胸是CPAP的3倍，CPAP相对比机械通气安全。但是如CPAP压力过高，肺泡过度膨胀，导致肺泡破裂，使气体沿着血管周围间隙扩散到肺间质、纵隔、胸腔、心包腔或皮下等部位，可发生气压伤。肺气压伤的发生既与CPAP压力直接相关，也与患儿基础疾病的病理特点密切相关。因此，在应用CPAP时，应动态监测患儿病情变化，根据患儿肺部病变情况及肺顺应性变化，及时调整CPAP压力，以预防和减少气压伤的发生。

2. **腹胀** 经鼻塞或鼻咽CPAP治疗的新生儿，由于容易吞入空气而引起腹胀，严重者可阻碍膈肌运动而对呼吸造成影响。腹胀在出生体重较轻的早产儿中尤为多见，可能与早产儿肠蠕动功能不成熟有关。为防止出现腹胀，可置胃管排气。

3. **鼻黏膜损伤** 因鼻塞固定过紧，可压迫鼻黏膜而引起局部黏膜和皮肤损伤。应精心护理，注意鼻塞不要固定过紧，并定时检查鼻塞位置是否正常。

4. **二氧化碳潴留** 由于CPAP可增加气道阻力，使CO_2排出困难，可能会发生CO_2潴留。

5. **对心血管功能的影响** 一些CPAP系统是依赖高呼出阻力的阀门来提高正压，尽管这样可以提高动脉血氧，但也可发生“气体陷闭”和降低肺的顺应性。如CPAP压力过高，胸腔内的压力也随之增加，可使血流淤积在肺的毛细血管床中；肺过度膨胀也可以使肺血回流到右心室减少，肺血管阻力增加，引起心输出量减少，血流通过卵圆孔发生右向左分流。

6. **对肾功能的影响**　若 CPAP 压力过大，可导致胸内压增加而使心输出量减少，循环血液发生重新分配，使肾脏血流量减少，对肾功能造成影响。

（陈　超）

第六节　新生儿机械通气

新生儿机械通气（mechanical ventilation）是指通过气管插管等人工气道进行正压通气的呼吸支持技术，主要用于严重呼吸衰竭的患儿。机械通气包括常频机械通气和高频机械通气。

【指征】

1. **PaO_2下降**　在无创通气时 PaO_2仍<50mmHg，应改用机械通气。在临床工作中常以经皮血氧饱和度（SpO_2）为实时监测指标，如在无创通气时，患儿出现青紫，SpO_2<89%，应给予机械通气。

2. **$PaCO_2$升高**　动脉血二氧化碳分压（partial pressure of carbon dioxide in arterial blood，$PaCO_2$）超过多少使用机械通气仍有不同意见。一般认为 $PaCO_2$>60mmHg 需要机械通气，但重要的是根据患儿实际情况来决定。如患儿一般情况比较差，$PaCO_2$>60mmHg，需改为机械通气；如一般情况和自主呼吸尚可，可以先观察，1～2 小时后复查血气，如 $PaCO_2$继续升高，则行机械通气。

【适应证】

1. **严重通气障碍**　包括呼吸系统疾病和中枢疾病导致的呼吸衰竭，如严重胎粪吸入综合征、肺部感染、气道阻塞等，中枢性呼吸衰竭主要有缺氧缺性血脑病、颅内出血、中枢感染等。

2. **严重换气障碍**　如呼吸窘迫综合征（RDS）、肺出血、肺水肿等。早期 RDS 患儿一般先用无创通气，如病情加重改用机械通气。新生儿一旦发生肺出血，应立即气管插管，机械通气。

3. **反复呼吸暂停**　如使用药物和 CPAP 后仍反复呼吸暂停者，应改用机械通气。

4. **神经肌肉麻痹**　各种原因导致的神经肌肉麻痹，应使用机械通气维持。

5. **外科术后**　新生儿因心肺、腹部等重要疾病手术后，通常需要机械通气支持呼吸。

6. **心肺复苏**　如患儿呼吸、心搏骤停，在复苏过程中应尽快行气管插管、机械通气。

【禁忌证】

新生儿机械通气没有绝对禁忌证，但有些疾病机械通气后病情可能会加重，如肺大疱、肺气肿、气胸、大量胸腔积液等，须控制机械通气的参数。

【操作前准备】

1. **机器准备**　在 NICU 呼吸机应随时处于备用状态。在前一次使用呼吸机结束后，应将呼吸机进行清洁消毒，管道和湿化器要严格清洗消毒，对各部件要进行检查调试。

2. **通气模式选择**　一般先用常频通气。如常频通气效果不理想，可改用高频通气，也可一开始就使用高频通气。选择何种机械通气方式要考虑患儿疾病情况、呼吸机性能、医师对呼吸机的熟练程度等多种因素。

【参数调节】

1. **压力调节**

(1)吸气峰压(PIP)：是气道和肺泡扩张的主要力量，设置水平取决于气道阻力(airway resistance，Raw)和呼吸系统顺应性(compliance of the respiratory system，Crs)，PIP 设置的目标是能获得正常或接近正常生理需要的每分通气量、PaO_2、$PaCO_2$水平。正常情况下，Raw 和 Crs 良好，PIP 只需 10~15cmH_2O；呼吸功能不全、肺炎 15~20cmH_2O；重度肺炎、呼吸衰竭 20~25cmH_2O。但 PIP 太高会导致气压伤，甚至气漏。

（2）呼气末正压（PEEP）：为维持肺泡及小气道在呼气相适度扩张，一般采用4~5cmH_2O为低水平，6~7cmH_2O为中等水平，7~8cmH_2O为高水平。多数情况下用中、低水平，特殊情况下用高水平。如果在低浓度氧（<30%）通气足以维持正常血气，用低水平PEEP；早期RDS一般先用中等水平PEEP；如出现白肺伴严重支气管充气征、有严重通气—灌流失调，应用高PEEP。

（3）平均气道压（mean airway pressure，MAP）：MAP是根据PIP、PEEP、呼吸频率、吸气时间计算出来的，这4个参数调高了，MAP也随之升高。一般情况下MAP为6~8cmH_2O比较安全，如肺部病变严重，气道阻力增加，调高PIP和PEEP等参数，MAP随之升高，如>10~12cmH_2O，要密切注意发生气压伤。

2. **潮气量**　目前多采用小潮气量（tidal volume，V_T）通气，一般为4~6ml/kg。大潮气量容易导致容量损伤。

3. **呼吸机频率**　先从30~40次/min开始，如通气不足，$PaCO_2$>60mmHg，需逐渐调高频率，可以提高到60次/min；如通气效果良好，$PaCO_2$<35mmHg，应尽快下调频率，避免发生过度通气。

4. **吸气时间**　一般吸气时间（inhalation time，Ti）设置为0.35~0.4秒。如Ti太长会导致过度通气，如Ti太短通气不足。由于呼吸周期与频率呈反比关系，随频率加快，呼吸周期缩短，相应的Ti及呼气时间（expiratory time，Te）也应调节。如果Ti不变，随频率上调，Te缩短，吸/呼比变大；如欲维持吸/呼比不变，则Ti应调短。

5. **PaO_2和$PaCO_2$异常的呼吸机参数调节**

（1）PaO_2过低或过高：如PaO_2<50mmHg或SpO_2<88%，先提高FiO_2，如FiO_2已在较高水平，则提高PIP或潮气量，延长Ti。使SpO_2达到90%~95%，早产儿在88%~93%水平。如PaO_2>80mmHg或SpO_2>95%，先下调FiO_2；如FiO_2已比较低，则下调PIP或潮气量。

（2）$PaCO_2$过高或过低：如$PaCO_2$>60mmHg，先提高频率，如

效果不理想再提高 PIP 或潮气量；如 $PaCO_2$<35mmHg，先下调频率，然后下调 PIP 或潮气量。

（3）PaO_2过低和 $PaCO_2$过高：提高 FiO_2，加快频率，提高 PIP 或潮气量。

6. **针对疾病特点的设置与调节方法**

（1）新生儿呼吸窘迫综合征（RDS）：RDS 患儿肺泡不成熟，肺顺应性低，功能残气量（FRC）低。在机械通气后，首先设置 FiO_2=0.4，PIP=20cmH_2O，PEEP 6~7cmH_2O，Ti 0.3~0.4 秒，频率 40~50 次/min，设定 V_T保证测定的呼出气 V_T在 5~6ml/kg，保持 MV 在 0.25~0.3L/（kg·min）。通气 1~2 小时测定血气后，根据 PaO_2、$PaCO_2$水平，调节 PIP、FiO_2、Ti 和频率，随后 3~6 小时使血气值进一步改善，以后可以间隔 6~12 小时测血气，进一步调节呼吸机参数，使患儿进入稳定通气阶段。呼吸机参数调节特点：PIP 由低至高，以呼出气 V_T达到生理需要量，Ti 由短渐长，一般最长 0.5 秒，在调节中观察 MAP 变化，原则上在达到有效通气时以较低 MAP 为宜。

（2）胎粪吸入综合征（meconium aspiration syndrome，MAS）：胎粪颗粒可以完全或部分堵塞小气道，使部分肺段不张或气潴留。在行气道插管机械通气后，首先设置 FiO_2为 50%，PIP 为 20cmH_2O，PEEP 为 4~5cmH_2O，Ti 为 0.3~0.4 秒，频率为 30~40 次/min，以后根据血气结果调节参数。

【效果判断】

1. **临床表现**　密切观察患儿，如面色、四肢温度、自主呼吸、两肺呼吸音、血压、尿量等，观察原发病的恢复情况，需每小时记录 1 次。

2. **SpO_2监测**　对机械通气患儿须 24 小时实时监测，如 SpO_2<88%，提示机械通气效果不理想，须调节参数。

3. **血气分析**　需每天测 2~3 次血气分析，在撤离机械通气过程中，每天测 1~2 次，如血气结果保持在正常范围，pH 为 7.35~7.45，PaO_2为 60~80mmHg，$PaCO_2$为 35~45mmHg，碱剩余（base excess，BE）为±3mmol，提示机械通气效果良好。由于 SpO_2已实时监测，在血气分析指标中 $PaCO_2$非常重要，尤其是在改变呼吸机参数后、夜间和节假日，需及时监测。

4. **X线胸片** 及时随访X线胸片检查，根据肺部病变判断机械通气效果。

5. **氧合指数** 氧合指数(partial pressure of oxygen in arterial blood, OI) = FiO_2×100×MAP(cmH_2O)/PaO_2(mmHg)，是目前临床最常用的指标，用于判断呼吸机治疗参数设置强度和患儿反应。OI正常值<5，如OI为5~10，需要辅助通气治疗，OI为10~15是中重度呼吸困难，OI为15~20是中度呼吸困难，OI为20~30是严重呼吸衰竭。

6. **动脉/肺泡氧分压比(a/APO_2)** P_AO_2=[FiO_2×(760-47)]-($PaCO_2$/R)，无单位，760为标准大气压，47为水蒸发压，R为呼吸熵=0.8。a/A正常值在0.8~1.0，严重呼吸衰竭时小于0.5，严重低氧血症时一般在0.2~0.3。a/APO_2是判断氧合改善的重要指标，其局限性为没有考虑呼吸机通气参数的影响，或限于假设呼吸机参数设置没有显著改变时。

7. **动脉血氧分压/吸入氧浓度(PaO_2/FiO_2)** 正常值>400mmHg，<300mmHg是判断急性肺损伤的主要指标之一，提示肺泡水平出现严重气体交换功能障碍，<200mmHg作为ARDS诊断指标之一，表明必须立刻进行有效机械通气方可避免严重呼吸衰竭病情恶化。

【机械通气的撤离】

1. **撤离过程** 首先将压力或潮气量下调到安全位置，然后逐渐下调呼吸机频率。在机械通气撤离过程中常使用同步间隙指令通气(synchronized intermittent mandatory ventilation, SIMV)、容量保证通气(volume guaranteed ventilation, VGV)、压力支持通气(pressure support ventilation, PSV)、成比例通气(proportional ventilation, PAV)等通气模式。

2. **持续正压气道通气(CPAP)** 在气管插管拔除后，常采用CPAP过渡数天，尤其是早产儿撤离机械通气后呼吸功能的恢复还不稳定，鼻塞CPAP为非侵入式。CPAP可保持气道正压，防止呼气末肺泡萎陷，使用CPAP可减少再次插管的发生率、呼吸暂停的发作次数、CLD的发生以及降低死亡率。

【并发症及处理】

机械通气作为辅助呼吸支持可提供基本生命支持,但机械通气也导致了许多并发症。呼吸机相关性肺损伤包括由于压力过高导致的气压伤、容量过大导致的气容伤、使闭合的肺泡反复开闭导致的萎陷性肺损伤和氧应激及炎症反应促炎症介质释放导致的生物性肺损伤。

1. **气漏**　如机械通气压力(PIP、PEEP、MAP)和潮气量过高,常发生气漏,尤其在肺顺应性改善的时候,更容易发生。

2. **氧损伤**　长时间高浓度吸氧会导致肺损伤,发生氧应激及炎症反应促炎症介质释放导致的生物性肺损伤。

3. **感染**　机械通气由于气道直接接触外界,各种操作比较多,容易发生感染,是机械通气最重要的并发症之一。

4. **支气管肺发育不良症**　早产儿机械通气时由于肺发育未成熟、气压损伤、容量损伤、感染、肺充血水肿等多种因素,常发生支气管肺发育不良症。

机械通气时应使用恰当的通气模式,尽可能低的参数,尽可能短的时间,严格的无菌消毒操作,以尽可能减少上述并发症的发生。

(陈　超)

第七节　新生儿脐动脉和脐静脉插管术

脐动脉插管(umbilical artery catheterization,UAC)常用于持续监测动脉血压,采取动脉血样本、换血等。脐静脉插管(umbilical vein catheterization,UVC)是新生儿常用的置管操作术,用于迅速建立静脉通路、通过脐静脉给药、监测中心静脉压力、换血等。

【适应证】

1. **脐动脉插管适应证**　①危重新生儿需要持续监测动脉

血压者；②危重新生儿或早产儿需要多次采动脉血者；③快速同步换血者。

2. **脐静脉插管适应证**　①产房复苏急救或危重抢救需要迅速建立静脉通道者；②危重患儿或极低出生体重儿需要多重静脉通路者；③特殊患儿需要监测中心静脉压力者；④需要换血者。

【禁忌证】

1. 脐部感染。

2. 坏死性小肠结肠炎。

3. 腹膜炎。

4. 下肢或臀部局部血管受损。

【操作前准备】

1. 操作器具　脐动脉导管（体重<1500g 用 3.5Fr，体重≥1500g 用 5.0Fr），T 型接管，5ml 注射器，眼科镊，弯头镊，血管钳，剪刀，外科刀，卵圆钳，脐带结扎线，持针器，缝针，缝线，肝素生理盐水（1U/ml），无菌铺巾，消毒用品。

2. 操作前测量　测量患儿肩（锁骨外侧端上缘）至脐根部的距离，估计插管深度；使用公式根据出生体重来估算插入长度：脐动脉插管长度（cm）= 2.5×BW（kg）+9.7，脐静脉插管长度（cm）= 1.5×BW（kg）+5.6。一般来说，脐动脉高位应插到 T_6～T_{10}，低位应插到 L_4～L_5。脐静脉插管需放置于下腔静脉中（横膈上和左心房之间）。

3. 将脐动脉插管、静脉插管尾端依次接上 T 型接管和装有肝素生理盐水的 5ml 注射器，将肝素生理盐水充满插管系统，不能有任何气泡。

【操作方法】

1. 将患儿置于辐射保温台下，仰卧，固定四肢。操作者严格遵循无菌操作原则。

2. 采用无痛碘溶液严格消毒脐部及其周围皮肤。需要注意的是，对于极低出生体重儿，由于皮肤未发育成熟，容易造成化学灼伤，所以在消毒后需要用无菌注射用水清洗干净。消毒结束后铺巾（见文末彩图 2-4）。

3. 先在脐带根部皮肤上缘用脐带绳结扎用以防止出血。然后在距离脐带根部约 1cm 处整齐切断脐带。根据解剖特点辨认脐动脉和脐静脉(见文末彩图 2-5):脐静脉管腔粗,壁薄,常位于脐残端的 12 点处;脐动脉管腔小,壁厚而色白。插管前应将脐静脉腔内小血块清除干净。

4. 使用血管钳固定好脐带,然后将眼科镊轻轻插入脐动脉约 0.5cm,缓慢扩张脐动脉约 1 分钟以避免脐动脉痉挛。然后将脐静脉插管插入脐静脉。可将脐带向尾侧牵拉以助插入。

5. 将脐动脉插管缓慢插入脐动脉。当插管通过脐带根部进入髂动脉分支处往往会感到有阻力,可将插管退出 1~2cm,静置 1~2 分钟后再缓慢旋转推进,直到估测插管深度。

6. 如果脐静脉插管在未达到预先计算的插入深度前遇到阻力,通常是插管进入了门脉系统或肝内静脉的分支内。将插管退至皮下,轻轻转动后再次插入。

7. 达到估测插管深度后,回抽注射器,如果回血通畅,表明在动脉中,可使用缝扎和胶布桥式法双重固定脐动脉插管。

8. 如果用于急救复苏给药或换血,脐静脉只需放在低位(通常 2~5cm)并可顺利回抽血即可。如果是用作监测中心静脉压或长期给药,脐静脉需放置于下腔静脉中(横膈上和左心房之间,T_9~T_{10}之间)。可用缝扎和胶布桥式法双重固定脐动脉插管。

9. 操作结束后,立即做床旁 X 线定位。

10. 当出现以下情况可考虑拔除脐动脉插管:①如果患儿病情好转,无需再持续监测血压或频繁采血;②出现插管有关并发症;③脐动脉放置时间超过 7 天。拔管时应缓慢拔出脐动脉插管,以使脐动脉有足够的时间收缩而避免出血。

【注意事项】

1. 严格无菌操作,预防感染。

2. 脐动脉插管时动作要轻柔,以免损伤血管,若插入时有阻挡感可暂停片刻,然后再缓慢进入,还可适当旋转插管以利推进。若确实不能顺利进入预定位置者,可从另一根脐动脉插入。

【并发症及处理】

1. **血管破裂**　操作轻柔，切忌暴力操作。

2. **血管痉挛**　由于插管引起的血管痉挛造成下肢变色是最常见的并发症。可表现为插管中或插管后出现一侧大腿发白或发紫。可暂停插管并将插管退出一定长度，热敷对侧大腿直至痉挛侧大腿颜色恢复正常，然后再继续插管。如果上述处理30分钟后症状无明显缓解，需拔出脐动脉插管，从另一根脐动脉插入。

3. **血栓形成**　血栓形成会影响重要脏器如肾、肠道或下肢的血液供应。可表现为高血压，血尿，NEC征象，背部、臀部或下肢的皮肤变色。一旦怀疑有血栓存在时，需行超声检查。如果超声检查提示血栓较小，只有高血压存在时，需拔除插管，然后根据血压情况做相应治疗。如果有栓塞形成、动脉搏动减弱或凝血功能异常（无颅内出血），在拔除插管的同时要考虑肝素化治疗使部分凝血酶原时间（PTT）维持在正常值的2倍之间。如果血栓很大，造成了循环障碍，可使用纤溶疗法。新生儿期很少采用外科取栓治疗。

4. **血栓栓塞**　静脉插管引起的血栓分布可以很广泛，这些血栓可以继发感染，可能会引起全身广泛性脓肿。

5. **感染**　置管操作时要严格遵循无菌原则。置管后无需预防性使用抗生素。置管后临床一旦怀疑导管相关性感染，要立即拔除插管，留取相关培养后开始抗感染治疗。

6. **心律失常**　是由于插管插入太深进入心脏所致。只需将插管退出到下腔静脉中，观察心律情况，无需特殊治疗。

7. **肝细胞坏死**　是由于插管插入门静脉并输入高渗液体或药物所致。在X线片定位前只能通过脐静脉插管输入等渗液体。

8. **其他**　如导管破裂、肠坏死、难治性低血糖、空气栓塞或充血性心力衰竭等均少见；如心包渗液、心脏压塞、胸腔积液、坏死性小肠结肠炎或腹膜穿孔等均少见。

（陈　超）

第八节　新生儿桡动脉穿刺置管术

桡动脉穿刺置管术(radial artery cannulation)是指经桡动脉穿刺并留置置管取动脉血样本,用于血气等项目的检查。在不能进行脐动脉插管时,常用桡动脉穿刺置管持续监测动脉血压和采血。

【适应证】

1. 需要采集动脉血样本者。

2. 需要持续监测动脉血压者。

【禁忌证】

1. 手腕部感染。

2. 手掌侧支循环不良。

【操作前准备】

1. **操作器具**　头皮针,2ml 注射器,22FG 或 23FG 留置套管针,三通开关,肝素生理盐水(1U/ml),常规消毒用品,敷贴,胶布。

2. **Allen 试验**　了解手掌尺动脉的血供情况。先抬高患儿的手,然后用手指压迫患儿腕部桡动脉和尺动脉阻断手掌血流。当手掌变白后,放松对尺动脉的压迫,同时保持对桡动脉的压迫。如果患儿手掌在 15 秒内变红,方能行桡动脉穿刺或置管。

【操作方法】

1. 使患儿腕部伸展,触摸桡动脉最大搏动点定位。

2. 局部皮肤消毒后,持针(针斜面向上)在近腕横纹处与皮肤呈 30°~45°角刺入。体重越轻,进针角度越小。缓慢进针,轻轻抽取,直到有血液回流或遇到明显阻力。

3. 采血完毕后,拔针,局部按压止血 5 分钟或直到完全止血。

4. 如果要放置置管,基本操作程序同上。使用套管针穿刺,穿入桡动脉后取出针芯,将套管完全推入,然后连接三通,注射肝素生理盐水保持管道通畅。

5. 置管后,以敷贴和胶布固定。必要时前臂可以托板固定。

6. 拔除置管后局部按压止血 5 分钟或直到完全止血。

【并发症及处理】

1. **血管破裂** 操作轻柔,切忌暴力操作。

2. **血管痉挛** 是由于置管引起的血管痉挛造成手掌末端变色。置管后可造成暂时性血管痉挛,此时需要密切观察手掌末端循环情况。如果不能缓解,需拔除置管。

3. **血栓或血肿形成** 拔除置管。

4. **感染** 拔除置管,加用抗生素治疗。

5. **周围神经损伤** 拔除置管。

【注意事项】

1. 操作结束后保证止血。

2. 穿刺或置管后要注意观察手掌末端循环情况。

(陈 超)

第九节 新生儿经外周穿刺中心静脉置管术

经外周穿刺中心静脉置管术(peripherally inserted central catheter,PICC)是指经外周静脉穿刺进入中心静脉(上腔静脉或下腔静脉)置管。PICC是很常用的静脉通道,建立稳定的静脉通道是长时间静脉营养的基本条件。危重新生儿(尤其是早产儿)常因各种原因不能肠内喂养,需要长时间静脉营养,一些药物不宜外周静脉给予,也需要通过中心静脉给药。

【适应证】

1. 需要停用肠内营养超过2周 常为患胃肠道外科疾病的患儿,如坏死性小肠结肠炎、短肠综合征、胎粪性肠梗阻等。

2. 需要长时间静脉输液或给药 如超低或极低出生体重儿、难治性腹泻等。

3. 需要经中心静脉给药 如高渗透性液体、黏稠度较高的药物或刺激性药物,如高糖、脂肪乳、氨基酸、钙剂等。

4. 需要使用压力或加压泵快速输液 如输液泵。

5. 需要反复输入血液制品 如全血、血浆、血小板等。

6. 需要每日多次静脉抽血检查。

【禁忌证】

1. 严重感染。

2. 全身状况较差,不能耐受置管操作,如凝血功能障碍、免疫抑制等。

3. 已知或怀疑患儿对导管所含成分过敏。

4. 在预定置管部位有静脉炎和静脉血栓形成史。

5. 局部组织因素,影响导管稳定性或通畅。

【操作前准备】

1. **患儿准备** 签署PICC置管知情同意书,确保患儿家长得到充分的知情同意权。置管前全面评估患儿,使患儿生命体征保持基本稳定,无明显出、凝血功能障碍,局部皮肤无明显感染、损伤,纠正可能的水电解质平衡紊乱。对入院后有明确PICC置管指征的患儿建议提前保护好拟穿刺的血管,避免在这些血管抽血、输液等。

2. **操作器具** PICC穿刺包(包括PICC导管和穿刺针,可根据体重选择不同尺寸的PICC导管,新生儿首选1.9Fr管径的导管),无菌剪刀,输液管路双通道,20ml注射器,眼科无齿镊,肝素生理盐水(1U/ml),无菌止血带,敷贴,免缝胶带,无菌治疗巾,无菌纱布,无菌手套(无粉),一次性手术衣、消毒用品及纸尺。

3. **选择合适的静脉** 新生儿可选择上肢或下肢静脉进行穿刺。上肢静脉选择有贵要静脉、头静脉、肘正中静脉或腋静脉;下肢静脉则有隐静脉、腘窝静脉或腹股沟静脉等。

4. **测量评估需要插入的深度** ①上腔静脉测量法:将患儿手臂外展呈90°,从预穿刺点沿静脉走行到右胸锁关节再向下至第3肋间隙;②下腔静脉测量法:将患儿下肢外展45°,从预穿刺点沿静脉走行到腹股沟中点再向上至脐部至剑突尖端。

【操作方法】

1. **体位安置** 将患儿置于辐射保温台,仰卧,固定四肢。注意对患儿持续心电监护。

2. **穿刺部位和血管选择** 理论上头部静脉如颞静脉或耳后静脉,四肢静脉如腋静脉等均可施行,但以右侧上肢肘部静脉为首选，其中贵要静脉管径较粗，是导管尖端到达理想位置最短的途径。肘正中静脉粗直，但静脉瓣较多。头静脉前粗后细，有小分支与颈外静脉或锁骨下静脉相连，易遇置管困难。

3. **建立无菌区域和穿刺点消毒**　操作者严格遵循无菌操作原则。消毒时从导管置入部位向外做大范围的同心圆形消毒，待干后铺治疗巾(见文末彩图2-6)。

4. **实施静脉穿刺**　扎止血带使静脉充盈后，将穿刺导管针刺入所选择的静脉，针与皮肤呈15°~20°进针，见到回血后，水平位进针少许以保证针头在静脉内，确保套管在血管内后松止血带，抽出引导针，留下引导鞘，见到有血液从鞘尾流出则表示穿刺成功。

5. **置入PICC导管**　按压穿刺部位，用无齿的眼科虹膜镊轻夹住PICC导管送入导管鞘中，缓慢将导管送至预先测量好的长度(见文末彩图2-7)。

6. **初步确定导管位置**　送入到预定长度后，将导管与预先装有肝素化生理盐水的注射器连接，回抽至见血液回流，然后再推入肝素化生理盐水。若抽回血不畅可能是导管尖端位置不理想，需重新调整导管长度。

7. **分离引导鞘**　轻轻按压穿刺处上方附近的静脉以固定导管，从静脉内退出引导鞘，使其远离穿刺部位。分离引导鞘，小心地从导管上撕裂并剥下引导鞘。操作中要注意保持导管的位置。

8. **清理穿刺点和固定**　用蘸有无菌注射用水或生理盐水的无菌纱布清洁穿刺处血迹，将导管适当做弧形弯曲，注意不要过分弯曲导管以免阻塞，圆盘置皮肤平整处，避开骨突关节处，以免影响患儿肢体活动。圆盘用两条免缝胶带交叉固定，另一条固定在圆盘和导管接口处，另外两条固定在盘曲好的导管上。敷贴采用“无张力粘贴法”将穿刺部位包括导管和圆盘全覆盖，注意不能将肢体全包裹。早产儿臂围较小时，可用无菌剪刀适当修剪敷贴至合适大小，避免过分压迫影响血液循环，导致回流不畅。最后将外露的延长管固定好。记录下置管深度。

9. **摄片确认导管位置**　操作结束后用5%的葡萄糖3ml/h

横泵维持，至X线定位后（图2-8）。PICC摄片定位时，患儿置管处的肢端姿势应为内收和屈曲的自然功能位。理想的导管尖端位置应在上腔静脉—右心房连接处，位于T_4水平，不进入右心房；或在横膈水平的下腔静脉中，理想位置位于T_9水平，不进入右心室。

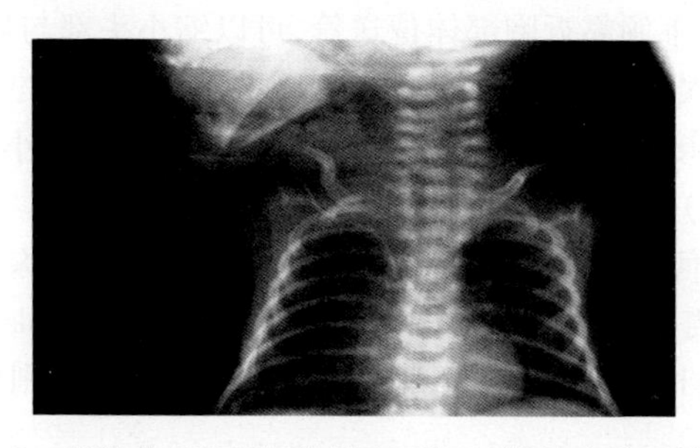

图2-8　新生儿PICC操作结束后摄X线片确认导管位置

10. **记录**　操作完成后，认真做好记录。在PICC置管记录单上注明PICC置管的型号、批号，无菌穿刺过程，所穿刺的静脉名称，穿刺点情况，PICC导管置入长度（内管和外管）及X线示导管走向和导管尖端位置等。

11. **拔管**　当出现以下情况可考虑拔除PICC置管：①患儿病情好转，达足量喂养时，则无需再保留置管；②出现置管相关并发症。拔管时注意动作轻柔缓慢，若遇拔管困难者，严禁暴力拔管，以免导管断裂。导管完全拔除后要核对导管的长度，并做好拔管记录，内容包括拔管是否顺利、PICC置管长度是否完整、穿刺点渗血情况等。

12. **更换敷料**　穿刺后第一个24小时应更换敷料并观察穿刺点是否出血、有无感染现象。对更换敷料的间隔时间可根据不同医院规定而异。出现肉眼可见的污物、卷边、松动或潮湿时要及时更换敷料。操作时应遵循无菌原则，注意保持导管位置，发现导管脱出时不可重新送回血管。

【注意事项】

1. 在PICC置管及维护过程中，必须严格无菌操作，预防感染。

2. 置管前给予非营养性吸吮安慰患儿,减轻疼痛。送管时需缓慢,以免刺激和损伤血管,如果遇到阻力,则表明导管位置错误。当肯定导管在静脉中而仍有阻力时,可以在穿刺点上方顺血流方向按摩静脉,或变动肢体或头部的位置以助导管进入。上肢静脉穿刺时,当导管送至患儿腋下时,应将患儿头转向穿刺侧肢体,取下颌靠近胸部体位送管,可以缩小头部与肩的角度,防止导管误入颈内静脉。

3. 连接的注射器应使用20ml以上的注射器,小管注射器(5ml以下)可能会产生比较大的压力而致导管破裂。

4. 任何输入PICC导管的液体均需使用微量泵推注。此外,PICC需要连续静脉液体输注,输液速度至少1ml/h,当输液速度<3ml/h时,应加入肝素1U/ml入补液中,否则导管容易阻塞。

5. 由于新生儿PICC导管管径较细,故不能用PICC进行采血。

6. 避免用PICC导管进行输血,因为可能会阻塞导管或由于管径小而发生溶血。

7. 每班观察患儿置管处皮肤情况,尤其是穿刺点处有无感染或渗血迹象。按规定更换PICC敷料,遵守无菌操作。

8. 每班观察导管刻度,及时发现导管移位,一旦发现应及时摄X线片定位。

【并发症及处理】

1. **感染** 导管相关性血流感染是最常见的并发症。置管操作以及更换敷料时要严格遵循无菌原则。置管超过5天者,每天评估是否要继续留置。置管后无需预防性使用抗生素。置管后临床一旦怀疑导管相关性感染,要立即行血培养等相关检查并予抗感染治疗。对于凝固酶阴性葡萄球菌败血症,可以暂时保留置管而继续抗感染治疗,但如果重复培养出阳性结果或临床上感染控制不佳则必须拔管。对于金黄色葡萄球菌、革兰氏阴性菌或真菌感染,必须立即拔管。

2. **静脉炎** 多发生于置管后7天内,可能与同一部位穿刺次数过多或患儿静脉过细、送管过程中损伤血管内膜和机体免疫反应有关。轻度静脉炎可用按摩及湿热敷穿刺点上方交替进行，并同时将穿刺部位肢体抬高，加强活动，利于血液循环。如果静脉炎加重或出现导管相关性感染则需拔管。

3. **导管位置异常**　导管位置异常可能引起心律失常、心脏穿孔、心包渗液、胸腔渗液、组织外渗、血栓形成等。置管后要立即摄 X 线片定位，及时调整置管位置。但由于导管异位可发生在置管后的任意时间且常引起较为严重的并发症，临床应注意观察或随访 X 线片，一旦 PICC 置管外渗时，需即刻拔除导管。

4. **导管阻塞**　可表现为无法输入液体或回抽不出血液。原因可能为导管位置错位、导管折叠、血栓形成、药物引起的沉淀或脂质沉淀所致。可拍片检查导管的位置，更换敷料以解除可能存在的导管折叠。血栓形成引起的阻塞，应在 6 小时内处理，可考虑使用尿激酶紧急局部溶栓治疗。注意溶栓治疗时，只能回抽，禁忌强行冲管，否则可将血栓推入体内。溶栓治疗失败后，则需拔除导管。

5. **导管破裂或断裂**　禁忌液体快速冲洗，或使用 5ml 以下注射器推注；遇到拔管困难时，一定要轻柔操作，避免暴力。如果发生导管破裂，立刻固定导管的血管外部分以免发生导管移位。如果导管进入患儿体内，需立即用力按压插入处上方以免导管前进，同时摄片了解导管位置。必要时行外科手术取管。

6. **心律失常**　当导管深度达右心房时，可因刺激窦房结而诱发心律改变，发生心律失常。置管时要注意导管到达深度，避免发生心律失常。

（陈　超）

第十节　新生儿经鼻十二指肠置管术

新生儿经鼻十二指肠置管术（nasal duodenal tube insertion）是指经鼻插管至十二指肠进行肠内喂养的技术。

【适应证】

1. 上消化道畸形。
2. 胃动力不足　不能耐受胃内喂养。

3. 严重胃食管反流 频繁呕吐或反流。

4. 吸入高风险 喂养后发生呼吸暂停。

【禁忌证】

1. 食管狭窄。

2. 严重心、肺功能不全。

3. 严重食管静脉曲张。

4. 食管和胃腐蚀性损伤。

【操作前准备】

1. **患儿准备** 助手轻扶患儿头部和躯干，避免过度哭闹，适度制动。

2. **器械准备** 5Fr 鼻腔肠管，5~10ml 注射器，无菌液状石蜡，pH 试纸，胶布。

3. **操作者资质** 多为外科医生或新生儿科高年资医生。

4. **消毒准备** 戴无菌手套，用无菌液状石蜡湿润插管前端。

5. **测量置管深度** 患儿取仰卧位，下肢伸展，测量鼻尖至踝部距离为置管深度，做好标记（表 2-10），一般比胃管长8~10cm。

表 2-10 经鼻幽门/十二指肠置管深度

体重(g)	置管深度(cm)
<1000	13~21
1000~1499	21~26
1500~3500	26~34

【操作方法】

1. 检查患儿生命体征。

2. 患儿体位 先仰卧位，经鼻进管，插至胃内，再将患儿转至右侧卧位。

3. 用手指轻揉患儿腹部，促使导管随胃蠕动波进入十二指肠。同时缓慢送管，每 10 分钟推进 1cm 左右，直到标记处到达鼻孔处。用胶布固定于面部。

4. 验证方法　抽取少许消化液，用试纸测定 pH。若 pH>5，证明导管已在十二指肠内。若导管内抽不出液体，可向导管内注入 1~2ml 温开水再回抽。也可通过腹部 X 线片来确定置管是否成功。导管顶端的正确位置应在第 1~3 腰椎之间，即过幽门 2cm 左右。

5. 置管成功后，可用持续输注法经幽门进行管饲喂养。每 4~6 小时回抽一次导管内液体，复查 pH。若回抽残留液较多，或液体 pH≤5，说明导管已退入胃内，此时需重新置管。

6. 导管应每周更换一次。

【并发症及处理】

1. **乳汁反流至胃内**　可能由于肠道梗阻、奶量过多或导管移位所致。应减少奶量或减慢输注速度，并检查置管位置。必要时可暂停喂养。

2. **坏死性小肠结肠炎**　应注意腹胀情况，并定时检查大便潜血、摄 X 线片等。

【操作后观察】

1. 观察操作局部出血情况。

2. 观察患儿呼吸、心率和血压变化。

【注意事项】

1. 勿用多聚乙烯管，因其变硬后可引起肠穿孔。

2. 手套应无滑石粉沾染。

（石文静）

第十一节　新生儿光疗

新生儿光疗（photograph therapy）是指采用光照疗法降低新生儿血清未结合胆红素，治疗新生儿黄疸的方法。未结合胆红素在光照下转变为水溶性的异构体胆红素和光红素，从胆汁和尿液中排泄，使未结合胆红素水平下降。对以未结合胆红素增高为主的黄疸，应先给予积极光疗，同时进行各项检查，确定诊断，评价病情，严重者做好换血疗法的准备；对一些重症病例可将光疗与换血结合应用。

【适应证】

1. 胎龄≥35周的晚期早产儿和足月儿，各种原因所致高未结合胆红素血症达光疗指征（图2-9）。

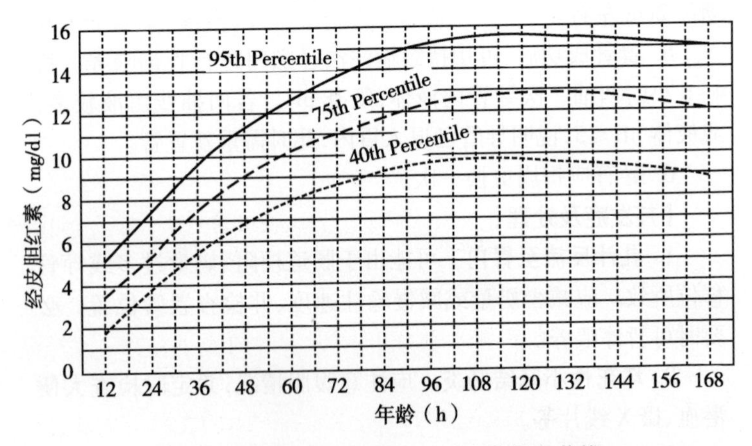

图2-9　胎龄≥35周新生儿的光疗参考曲线

2. 出生体重<2500g的早产儿，血脑屏障功能相对不完善，光疗标准宜适当放宽（表2-11）。

表2-11　出生体重<2500g早产儿黄疸光疗和换血血清总胆红素参考指标

出生体重(g)	<24h		24~48h		48~72h		72~96h		96~120h		≥120h	
	光疗	换血	光疗	换血	光疗	换血	光疗	换血	光疗	换血	光疗	换血
<1000	4	8	5	10	6	12	7	12	8	15	8	15
1000~1249	5	10	6	12	7	15	9	15	10	18	10	18
1250~1999	6	10	7	12	9	15	10	15	12	18	12	18
2000~2299	7	12	8	15	10	18	12	20	13	20	14	20
2300~2499	9	12	12	18	14	20	16	22	17	23	18	23

单位：mg/dl

3. 高危新生儿有窒息、呼吸窘迫综合征、酸中毒、低蛋白血症等，可放宽光疗指征。

4. 尚未具备密切监测胆红素水平的医疗机构，可适当放宽光疗标准。

5. 极低出生体重儿或皮肤挤压后存在淤斑、血肿的新生儿，可预防性光疗。

【禁忌证】

无。

【操作前准备】

1. **患儿准备**　先洗澡以清洁皮肤、减少感染，洗澡后不应扑粉，以免阻碍光线照射皮肤。需要用黑布、厚布或光疗眼罩保护眼睛，减少结膜充血、角膜溃疡、视网膜损伤。需要用尿布遮盖生殖腺，减少生殖腺 DNA 损伤可能性；尿布面积尽可能小，尽量舒展四肢，尽可能暴露皮肤，使之与光源有较大接触面积。剪短指甲，防止双手舞动抓破皮肤；戴手套、穿袜子，防止蹭破皮肤，拉扯针头、各种置管、监护线等。必须行心电血氧饱和度监护。

2. **器械准备**　检查各类光疗仪的灯管是否全亮，擦去灰尘。双面光疗箱的有机玻璃床板需透明，如被患儿呕吐物、泪水、出汗、大小便等污染，应及时清除以免影响疗效。光疗箱外罩屏障，以保护工作人员免受光的影响而产生头痛、头晕、恶心等不适。

3. **光源选择**　有荧光灯管、卤素灯、光纤毯或光疗毯、发光二极管(LED)供选择。

【操作方法】

1. 检查患儿生命体征。

2. 患儿体位　仰卧位。

3. 单面光疗　用 20W 或 40W 蓝色或绿色荧光灯 6~8 支，呈弧形排列，灯管间距约 2.5cm，光疗装置置于患儿上方，灯管距患儿 25~35cm。多用于不宜入双面光疗箱的患儿。如胆红素水平高，除上方单面光疗外，可在患儿躯体两侧增加单面光疗加强疗效。

4. 双面光疗　患儿置于双面光疗箱的上、下两排光源中，上方灯管与玻璃板之间距离以 35cm 为佳，便于护理操作，下方灯管与玻璃板间距可缩短至 20~25cm，以适当增加辐射强度。因被照射面积大，疗效优于单面光疗。箱温可根据需要设定，能保证相对恒定的温度。

5. 光疗照射时间　连续或间断照射疗效相同，后者可减少副作用，视病情而定。

【并发症及处理】

1. **发热**　体温可达 38~39℃，增加不显性失水，因此光疗装置设计时要考虑到通风问题。相反，在冬季或低出生体重儿，光疗时保暖不够，可致体温偏低。一般每 4 小时测一次体温，超过 38℃需降温。光疗时患儿易哭闹和出汗，显性失水亦增加。故光疗时需适当增加液体摄入量，一般单面光疗增加 10ml/(kg・d)，双面光疗增加 20ml/(kg・d)。

2. **腹泻**　光疗时胆红素分解产物经肠道排出，刺激肠壁引起肠蠕动增加，可致大便稀薄呈绿色，每天 4~5 次。最早可于光疗 3~4 小时即出现，光疗结束后不久即停止。应适当补充水分。

3. **皮疹**　光疗的光可产生极微量紫外线，有时会出现红斑或淤点，可持续到光疗结束，常分布于面部、下肢、躯干，消退后不留痕迹。无需做特殊处理。

4. **青铜症**　结合胆红素水平较高的高胆红素血症患儿光疗后皮肤、血清和尿可呈青铜色，光疗停止后，青铜症可逐渐消退，通常很少有不良后果。结合胆红素水平较高的高胆红素血症，光疗并非禁忌证，但因为胆汁淤积，影响光疗产物经胆汁排泄，会降低光疗疗效。

5. **DNA 损伤**　光疗可使体外培养的细胞 DNA 断裂，但在人体或动物中并未得到证实。通常建议光疗期间用尿布遮盖生殖腺。

6. **眼**　强光照射可导致视网膜损伤、结膜充血、角膜溃疡等，光疗期间必须用黑布或厚布保护眼睛，做好保护则无影响。

7. **其他**　可出现血清核黄素水平降低、早产儿低钙血症等，对症处理。

【操作后观察】

1. 监测患儿体温、呼吸和心率。

2. 观察患儿全身情况，有抽搐、呼吸暂停、青紫者，应及时采取措施。

3. 勤换尿布，防止腹泻所致尿布皮炎。

4. 喂养后注意溢乳、呕吐，防止误吸致窒息。

【注意事项】

1. 光疗灯管勿距离患儿过近，以免烫伤。

2. 双面光疗箱要关紧箱门，以免患儿坠落。

（石文静）

第十二节 新生儿换血疗法

新生儿换血疗法（exchange transfusion）是指通过交换输血技术，快速降低血清未结合胆红素，以治疗新生儿严重高未结合胆红素血症的有效方法，尤其是对母婴血型不合溶血病。通过换血可达到置换出致敏红细胞和血清中免疫抗体，阻止继续溶血；降低胆红素，防止核黄疸发生；纠正溶血导致的贫血，防止缺氧及心功能不全。

【适应证】

1. 产前诊断基本明确为新生儿溶血病，且出生时脐带血血红蛋白低于120g/L，伴水肿、肝大、心力衰竭者。

2. 早期新生儿血清胆红素超过指南中的换血标准，且主要是未结合胆红素升高者。

3. 凡有早期胆红素脑病症状者，不论血清胆红素浓度高低，均应考虑换血。

4. 早产儿及前一胎有死胎、全身水肿、严重贫血等病史者，应酌情降低换血标准。

5. 足月儿生后1周以上、情况良好，即使血清胆红素已达25mg/dl，也可先用其他方法治疗。

【禁忌证】

循环、呼吸不稳定者。

【操作前准备】

1. **房间准备** 操作应在严格消毒后的房间进行，具备远红外辐射床、心电血氧血压监护仪、心肺复苏仪器、数个输液泵、血气分析仪、体温表等。

2. **操作人员准备** 至少3~4名,包括手术者、助手、记录者、检验者、巡回护士。

3. **药物准备** 500ml生理盐水2袋、配制1U/ml肝素生理盐水、10%葡萄糖酸钙3支、10ml生理盐水、新生儿急救复苏药物。

4. **器械准备** 脐静脉导管2根,无菌剪刀,无菌容器1个(盛放肝素盐水抽洗空针),无菌碗1个,10cm的棉绳1根,消毒纱布若干,消毒布巾5块,止血钳若干,无菌手术衣2件,无菌手套若干,注射器若干(2ml、20ml),22~28号套管针2~3个,三通管4个,输血器2套,血液加温器,血糖仪和试纸,血清管,电极片,碘伏1瓶。

5. **换血的血液选择** Rh血型不合时,应选用Rh血型同母亲、ABO血型同患儿的血源,应选用新鲜全血。ABO血型不合时,应选用AB型血浆和O型红细胞悬液混合后的合成血,一般红细胞悬液与血浆之比为2∶1,但对明显贫血和心力衰竭的患儿,可将血浆减半。若无法得到上述血液,可根据表2-12选择血源,原则是换血用的血液应与母亲血清无凝集反应。

表2-12 新生儿溶血病换血的血源选择

新生儿	换血的血源
Rh溶血病有抗D者	1. Rh阴性,ABO型同患儿 2. Rh阴性,O型血 3. 无抗D-IgG的Rh阳性,ABO型同患儿 4. 无抗D-IgG的Rh阳性,O型血
Rh溶血病有抗C、E者	1. Rh型同母,ABO型同患儿 2. Rh型同母,O型血 3. 无抗C、E-IgG的任何Rh型,ABO型同患儿 4. 无抗C、E-IgG的任何Rh型,O型血
ABO溶血病	1. O型红细胞,AB型血浆 2. O型血 3. 同型血
不明原因的高胆红素血症	1. 同型血 2. O型血

6. **计算换血量**　通常为新生儿血容量的2倍，新生儿血容量一般为80ml/kg，故换血量为150～180ml/kg。

7. **血管准备**　①外周动静脉双管同步抽注法：外周动脉通常选用桡动脉或颞浅动脉，静脉通常选用大隐静脉、腋静脉或股静脉；②外周静脉—静脉同步换血：脐静脉、股静脉或颈内静脉抽血，外周静脉输血；③全自动双管末梢血管换血法：采用2部输液泵，使换血过程在封闭回路中全自动进行，操作变得更简单、无污染、并发症少、效果好。套管针穿刺进入血管后，连接三通管，固定，连接充满肝素生理盐水的注射器，抽注润滑。

8. **患儿准备**　术前停喂奶一次，并抽出胃内容物以防呕吐。持续光疗，等待所有准备工作完善。

【操作方法】

1. 检查患儿生命体征。

2. 患儿体位　仰卧于远红外辐射床上，固定好四肢，安置心肺监护。

3. 操作　从动脉端抽血，静脉端输血。抽与输同时进行，同步、等量、等时。若选用脐静脉抽血，需常规无菌消毒铺巾，剪去脐带残端，脐静脉导管置入3～4cm，回抽有血即可。抽血所用导管和注射器均需肝素生理盐水反复抽注，防止血液凝结。

4. 换血速度　可根据新生儿体重确定换血每次抽出和输注的血量（表2-13），一般控制整个换血过程在90～120分钟内。

表2-13　新生儿换血每次抽出和输注的血量

新生儿体重(g)	每次抽出/输注的血量(ml)
>3000	20
2000～3000	15
1000～2000	10
850～1000	5
<850	1～3

5. 实验室检查　换血前中后需查：Hb、HCT、PLT计数、WBC计数和分类、血Ca^{2+}、Na^{+}、K^{+}、Cl^{-}、血气分析、血糖、胆红素等。

6. 补钙　换血前后各补一次钙剂，防止低钙惊厥。

7. 换血后处理 ①用脐血管换血者,脐带包以无菌纱布,用1∶500呋喃西林保持湿润,以备再用。②继续光疗,在换血后2、4、6小时以及每隔6小时监测血清胆红素水平,密切观察黄疸进展,有无嗜睡、拒食等。少数患儿可能需要再次换血。黄疸减轻后,每天送检一次。③应用抗生素防治感染3天。④应用止血药防止出血。⑤禁食6~8小时,如无呕吐等异常情况,可正常喂养。⑥监测血常规、血糖、电解质、血气分析等。

【并发症及处理】

1. **心功能障碍** 可由于库血未经复温、血袋外加温的水超过37℃、陈旧血含钾高等导致。处理方法:把库血逐步复温,保持在27~37℃,加温水<37℃防止溶血,尽量不用陈旧血。

2. **脐静脉穿孔** 脐静脉置管时导管致脐静脉穿孔,引起出血入腹腔和肝脏。当导管插入太深时,其顶端与心肌接触,或由于快速直接向心脏灌注血液,可致反复心律不齐。

3. **心力衰竭** 换血同时有持续静脉补液者,可因输液过多致心力衰竭。应尽量减慢滴速。

4. **栓塞** 空气或凝血块随血液泵入体内。处理方法:忌将空气和凝血块注入,静脉导管不可开口放置在空气中,防止患儿哭闹或深喘气致空气栓子吸入。

5. **坏死性小肠结肠炎(NEC)和肠穿孔** 按NEC和肠穿孔的处理方法处理。

6. **感染** 严格无菌操作,防止感染。

【操作后观察】

1. 观察操作局部出血情况。
2. 观察患儿呼吸、心率和血压变化。
3. 观察黄疸和贫血有无进展。

【注意事项】

1. 勿用深低温保存的冷冻全血。
2. 血型要准确测定,换血血源的选择要双人核对。
3. 换血速度不能太快,以免致血压波动影响全身脏器血供。

(石文静)

第十三节 新生儿听力筛查

新生儿听力筛查(neonatal hearing screening)是用快速、简便、精准的方法,对所有新生儿进行听力检查,以早期发现听力障碍的技术。听力筛查是早期发现新生儿听力障碍、开展早期诊断和早期干预的有效措施,是减少听力障碍对语言发育和其他神经精神发育的影响、促进儿童健康发展的有力保障。

【适应证】

1. **正常新生儿** 所有正常出生新生儿都必须接受听力筛查。

2. **听力损失高危因素新生儿** ①NICU 住院超过 5 天,出生体重<1500g;②存在永久性听力障碍家族史,存在或怀疑有与听力障碍有关的综合征或遗传病;③颅面形态畸形,包括耳廓和耳道畸形等;④巨细胞病毒、风疹病毒、疱疹病毒、梅毒螺旋体、弓形体等引起的宫内感染,病毒性或细菌性脑膜炎;⑤母亲孕期曾使用过耳毒性药物或袢利尿剂、滥用药物和酒精;⑥新生儿窒息:Apgar 评分 1 分钟 0~4 分或 5 分钟 0~6 分;⑦高胆红素血症达到换血要求;⑧新生儿呼吸窘迫综合征;⑨应用过体外膜肺(ECMO),机械通气超过 48 小时。

【禁忌证】

无禁忌证。

【筛查时间】

1. 正常新生儿 实行二阶段筛查,即生后 48 小时至出院前完成初筛;未通过者及漏筛者于 42 天内行双耳复筛。

2. NICU 新生儿 出院前。

3. 在尚不具备条件开展新生儿听力筛查的医疗机构,应告知新生儿监护人在 3 个月龄内将新生儿转诊到有条件的筛查机构完成听力筛查。

【操作前准备】

1. **新生儿准备** 清洁外耳道;安静状态。

2. **器械准备**　筛查型耳声发射(OAE)仪和(或)自动听性脑干诱发电位(AABR)仪。

3. **操作者资质**　具有与医学相关的中专以上学历,接受过省级以上卫生行政部门组织的新生儿听力筛查相关知识和技能培训并取得技术合格证书。

4. **消毒准备**　酒精擦拭仪器头端。

【听力筛查流程】

听力筛查流程,见图 2-10。

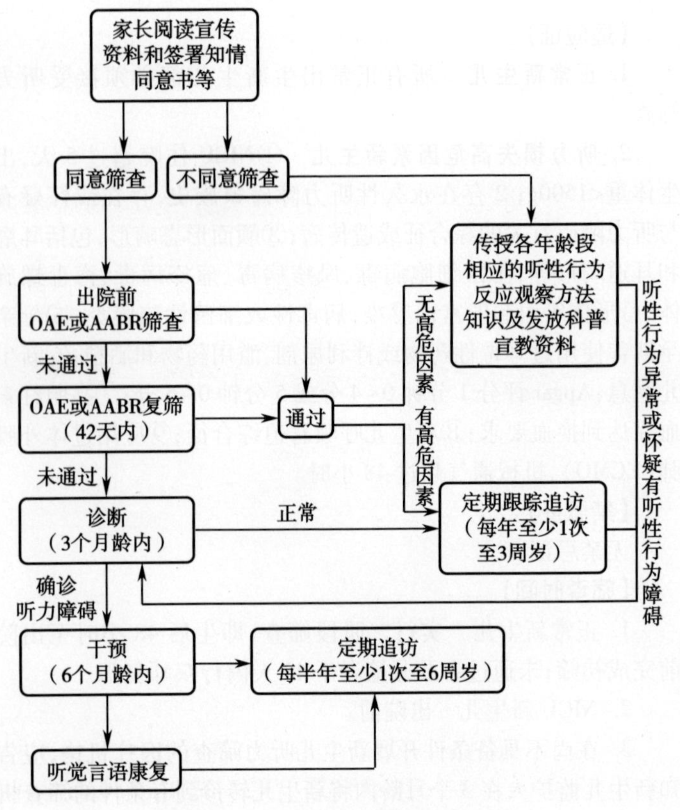

图 2-10　新生儿听力筛查流程图

【听力筛查项目】

1. **听力筛查**　正常新生儿行筛查型 OAE 和(或)AABR;NICU 婴儿必须用 AABR 进行筛查。

2. **听力诊断**　针对听力筛查阳性(未通过)、进行性听力下降、后天获得性听力异常的患儿,需明确诊断,包括听力损失的程度和部位。应完善电生理检查,包括声导抗(含 1000Hz 探测音)、OAE、AABR,以及行为测听等基本测试。

3. **干预和康复**　对确诊为永久性听力障碍的患儿,应在生后 6 个月内进行相应的临床医学和听力学干预。根据患儿听力损失的程度和类型,采用不同的干预方法,包括手术、物理的声放大、人工耳蜗植入、听力矫正之后言语—语言康复训练等。

【随访】

1. 筛查机构负责初筛未通过者的随访和复筛。复筛仍未通过者要及时转诊至诊治机构。

2. NICU 患儿出院前 AABR 筛查未通过者,直接转诊至听力障碍诊治机构。

3. 具有听力损失高危因素的新生儿,即使通过听力筛查,仍应在 3 年内每年至少随访 1 次,在随访过程中怀疑有听力损失时,应及时到听力障碍诊治机构就诊。

4. 诊治机构应当负责可疑患儿的随访,对确诊为听力障碍的患儿,每半年至少复诊 1 次。

(石文静)

第十四节　早产儿视网膜病筛查

早产儿视网膜病筛查(screening examination for retinopathy of prematurity)是指对特定早产儿进行眼底视网膜检查,以早期发现早产儿视网膜病(retinopathy of prematurity,ROP)。小胎龄早产儿 ROP 发生率比较高,一旦发生 ROP,致盲率比较高,大部分国家都建立了 ROP 筛查制度。

【筛查对象】

1. 我国规定的筛查标准为胎龄<34周或出生体重<2000g的早产儿和低出生体重儿；美国筛查标准为胎龄<31周或出生体重≤1500g；加拿大筛查标准为胎龄<31周或出生体重≤1250g。

2. 出生体重>2000g的早产儿，病情危重需心肺支持，或新生儿科主治医生认为有高危因素，筛查范围可适当扩大。

【禁忌证】

无禁忌证。

【筛查起始时间】

1. 首次筛查应在生后4~6周或矫正胎龄31~32周开始。

2. 美国儿科学会和眼科学会对出生胎龄、生后日龄、矫正胎龄和ROP初筛的关系总结，见表2-14。

表2-14　根据出生胎龄决定首次筛查的时机

出生胎龄（周）	首次检查的年龄（周）	
	矫正胎龄 PA（周）	生后日龄 CA（周）
22	31	9
23	31	8
24	31	7
25	31	6
26	31	5
27	31	4
28	32	4
29	33	4
≥30	≥34	4

【操作前准备】

1. **患儿准备**　助手轻扶患儿头部和躯干，适度制动。检查前0.5~1小时每隔10分钟双眼各滴1滴扩瞳药水，共3次。选择患儿不哭时滴药，以防药水被稀释而降低扩瞳效果。检查前1小时内勿喂奶，以免呕吐乳汁吸入。

2. **器械准备**　间接检眼镜和屈光度25D或28D的透镜，或广角眼底数码照相机；开睑器，巩膜压迫器，0.2%环喷托酯和1%去氧肾上腺素（扩瞳），0.5%丙氧苯卡因（眼球表面麻醉），心电血氧饱和度监护仪。

3. **操作者资质**　有足够经验和相关知识的眼科医师。

4. **助手**　新生儿科医生、护士。

【操作方法】

1. 检查患儿生命体征。

2. 患儿体位　仰卧位。

3. 间接检眼镜检查　检查前半小时充分扩瞳，检查时用一滴0.5%丙氧苯卡因麻醉眼球表面，然后用开睑器将眼睑分开，结合用巩膜压迫器以观察巩膜及周边视网膜。对于高危ROP患儿采取治疗或终止筛查前，应由资深眼科专家进行至少一次间接检眼镜检查。

4. 广角眼底数码照相机检查　在数码摄像机镜头上挤适量凝胶，与眼球充分吻合，按正中位、上、下、左、右共五个方向对视网膜摄像，成像储存于电脑中，可打印，也可远程传输给有经验的眼科医生。

【随访间隔期】

筛查间隔期应根据上一次检查的结果，由眼科医生而定，直至矫正胎龄足月、视网膜完全血管化。

1. **间隔2~3周**　3区1期或2期病变，3区退行ROP。

2. **间隔2周**　2区1期病变，2区无ROP病变但未完全血管化，2区明确的退行ROP。

3. **间隔1~2周**　2区后极部未完全血管化，2区2期病变，1区明确的退行ROP。

4. **间隔≤1周**　仅1区有血管，视网膜未完全血管化，不伴ROP；未成熟的视网膜延伸至2区后极部，邻近1区边界；1区1期或2期病变；2区3期病变；出现或疑似急进型后极部ROP

(AP-ROP)。

【干预时间】

确诊阈值病变或1型阈值前病变,应尽可能在72小时内接受眼科治疗,无治疗条件要迅速转诊。

【并发症及处理】

1. **心动过缓** 由于检查时压迫眼球导致眼心反射所致。需密切监护。

2. **乳汁反流和吸入** 检查前后1小时内勿喂奶。

3. **低血糖** 暂禁食可能致低血糖。监测血糖,必要时增加补液。

4. **结膜炎** 由于器械消毒不充分或检查人员的手污染所致。用数码照相机检查时,已有结膜炎的患儿应放在最后检查,检查后应用酒精棉球充分擦拭消毒镜头或改用间接检眼镜检查。开睑器和巩膜压迫器可酒精浸泡或高温消毒。每检查完一个患儿后,需行手卫生。

【操作后观察】

1. 观察患儿生命体征。

2. 观察患儿进食情况。

【结束筛查时机】

1. 早期的1区或2区ROP病变消失,3区视网膜血管化;如不能明确病变部位,或矫正胎龄<35周,需进一步随访。

2. 视网膜近360°完全血管化 鼻侧达锯齿缘,颞侧距锯齿缘1个视乳头直径。

3. 矫正胎龄达50周 无阈值前病变(2区3期病变,或1区任何病变),或ROP无进展。

4. 视网膜病变退行。

【注意事项】

患儿转院或出院后,仍应坚持眼科随访直至矫正胎龄50周。在出院前需再次和家长强调ROP随访的重要性,需以书面形式告知家长,让家长完全知晓该病的不良预后。必须明确所转医院是否有相应人员和设备可继续随访ROP,如果不具备,可以建议患儿不转院,继续在原医院治疗和随访至视网膜完全血管化。通过医务人员和家长的共同努力,严格贯彻 ROP 筛查制度,达到一个不漏地全面筛查和全程随访。

（石文静）

参 考 文 献

1. Lynch CD, Zhang J. The research implications of the selection of a gestational age estimation method. Paediatr Perinat Epidemiol, 2007, 21 (Suppl 2):86-96.
2. Hoffman CS, Messer LC, Mendola P, et al. Comparison of gestational age at birth based on last menstrual period and ultrasound during the first trimester. Paediatr Perinat Epidemiol, 2008, 22:587-596.
3. Papageorghiou AT, Kennedy SH, Salomon LJ, et al. International standards for early fetal size and pregnancy dating based on ultrasound measurement of crown-rump length in the first trimester of pregnancy. Ultrasound Obstet Gynecol, 2014, 44:641-648.
4. Gernand AD, Paul RR, Ullah B, et al. A home calendar and recall method of last menstrual period for estimating gestational age in rural Bangladesh: a validation study J Health Population Nutrition, 2016, 35:34.
5. Dubowitz LMS, et al. Clinical assessment of gestational age in the newborn infant. J Pediatr, 1970, 77(1):1-5.
6. Finnstrom O. Studies on maturity in newborn infants: I. external characteristics. Acta Pediatr Scand, 1972, 61:24-26.
7. Finnstrom O. Studies on maturity in newborn infants: Ⅸ. Further observations on the use of external characteristics in estimating gestational age. Acta Pediatr Scand, 1977, 66:601-605.
8. 钱倩. 一种简易的新生儿胎龄评分法. 中国妇幼保健, 1990, 5(5): 46-48.
9. 杨弘伟, 石树中, 娄爱丽, 等. 两种胎龄评估方法的比较. 临床儿科杂志, 1993, 11:7.
10. Wyckoff MH, Aziz K, Escobedo MB, et al. Part 13: neonatal resuscitation: 2015 American Heart Association Guidelines Update for Cardiopulmonary Resuscitation and Emergency Cardiovascular Care. Circulation,

2015,132(2):543-560.

11. Davis PG, Dawson JA. New concepts in neonatal resuscitation. Curr Opin Pediatr, 2012, 24:147-153.
12. 范真,贺生. 新生儿窒息气管插管复苏术的应用解剖. 中国临床解剖学杂志,2010,28(4):388-391.
13. Cummings JJ, Polin RA, Committee on Fetus and Newborn. Oxygen Targeting in Extremely Low Birth Weight Infants. Pediatrics, 2016, 138(2):20061576.
14. Jain D, D Ugard C, Bello J, et al. Hypoxemia Episodes during Day and Night and Their Impact on Oxygen Saturation Targeting in Mechanically Ventilated Preterm Infants. Neonatology, 2018, 113:69-74.
15. Duke T. CPAP: a guide for clinicians in developing countries. Paediatrics and International Child Health, 2014, 34(1):3-11.
16. Sahni R, Schiaratura M, Polin RA. Strategies for the prevention of continuous positive airway pressure failure. Seminars in Fetal & Neonatal Medicine, 2016, 21:196-203.
17. 《中华儿科杂志》编辑委员会,中华医学会儿科分会新生儿学组. 新生儿机械通气常规. 中华儿科杂志,2015,53(5):327-330.
18. Shalish W, Sant Anna GM. The use of mechanical ventilation protocols in Canadian neonatal intensive care units. Paediatr Child Health, 2015, 20(4):e13-e19.
19. Chowdhury O, Greenough A. Neonatal ventilatory techniques-which are best for infants born at term? Arch Med Sci, 2011, 7(3):381-387.
20. 陈均龙,卢庆晖,阳红华. 脐静脉置管在极低或低出生体重儿的应用. 中国小儿急救医学杂志,2013,20(3):283-286.
21. Verheij GH, te Pas AB, Smits-Wintjens VEHJ, et al. Revised formula to determine the insertion length of umbilical vein catheters. Eur J Pediatr, 2013, 172:1011-1015.
22. Shahid S, Dutta S, Symington A, et al. Standardizing Umbilical Catheter Usage in Preterm Infants. Pediatrics, 2014, 133:e1742.
23. Bothur-Nowacka, Czech-Kowalska, Gruszfeld, et al. Complications of umbilical vein catherisation. Case Report. Pol J Radiol, 2011, 76(3):70-73.

24. McCay AS, Elliott EC. PICC placement in the neonate. N Engl J Med, 2014, 370: e17.
25. Sharpe E, Pettit J, Ellsbury DL. A national survey of neonatal peripherally inserted central catheter (PICC) practices. Advances in Neonatal Care, 2013, 13(1): 55-74.
26. Sharpe EL. Neonatal peripherally inserted central catheter practices and their association with demographics, training, and radiographic monitoring. Results from a national survey. Advances in Neonatal Care, 2014, 14(1): 1-7.
27. Newberry DM, Young TE, Robertson T, et al. Evaluation of neonatal peripherally inserted central catheter tip movement in a consistent upper extremity position. Advances in Neonatal Care, 2014, 14(1): 61-68.
28. Milstone AM, Reich NG, Advani S, et al. Catheter dwell time and CLABSIs in neonates with PICCs: A multicenter cohort study. Pediatrics, 2013, 132: e1609.
29. Fisher D, Cochran KM, Provost LP, et al. Reducing central line associated bloodstream infections in North Carolina NICU. Pediatrics, 2013, 132: e1664.
30. 赵敏慧, 张莉, 姚莉莉, 等. 外周穿刺中心静脉导管在治疗极低出生体重儿的临床应用. 中华围产医学杂志, 2006, 9(5): 328-331.
31. 中华医学会儿科学分会新生儿学组,《中华儿科杂志》编辑委员会. 新生儿高胆红素血症诊断和治疗专家共识. 中华儿科杂志, 2014, 52(10): 745.
32. Subcommittee on Hyperbilirubinemia. Management of hyperbilirubinemia in the newborn infant 35 or more weeks of gestation. Pediatrics, 2004, 114(1): 297-316.
33. 黄丽辉. 解读 2010 年版新生儿听力筛查技术规范. 听力学及言语疾病杂志, 2011, 19(6): 495-496.
34. 中华医学会眼科学分会眼底病学组. 中国早产儿视网膜病变筛查指南. 中华眼科杂志, 2014, 50(12): 933-935.
35. American Academy of Pediatrics Section on Ophthalmology, American Academy of Ophthalmology, American Association for Pediatric Ophthalmology and Strabismus, and American Association of Certified Or-

thoptists. Screening examination of premature infants for retinopathy of prematurity. Pediatrics,2013,131(1):189-195.

36. Jefferies AL, Canadian Paediatric Society, Fetus and Newborn Committee. Retinopathy of prematurity: an update on screening and management. Paediatr Child Health,2016,21(2):101-104.

第三章 儿童消化科诊疗技术操作规范

第一节 留置胃管术

留置胃管(indwelling gastric tube)是指将胃管经鼻腔(或口腔)插入胃内,从管内灌注流质食物、营养液、水分及药物,或进行胃肠减压的方法。

【适应证】

1. 胃扩张、幽门狭窄等需减轻胃部张力。
2. 中毒等需要洗胃。
3. 钡剂检查或手术治疗前的准备。
4. 早产儿及危重患儿、昏迷、吞咽功能障碍时需肠内营养。
5. 口腔及喉手术需保持手术部位清洁。
6. 胃液检查。
7. 下消化道梗阻或胰腺炎等需胃肠减压。
8. 拒绝进食,如精神异常患儿。

【禁忌证】

1. 严重的食管静脉曲张。
2. 腐蚀性胃炎。
3. 鼻腔阻塞。
4. 食管或贲门狭窄、梗阻。
5. 严重呼吸困难。

【操作前准备】

1. **环境准备** 环境清洁,光线明亮。
2. **患儿准备** 情绪稳定,取舒适体位。
3. **操作者准备** 衣帽整齐,修剪指甲,洗手,戴口罩。

4. **物品准备**　需放置在无菌治疗巾内：消毒鼻胃管、压舌板、50ml注射器、治疗碗2个（分别盛有鼻饲液和温开水，温度38～40℃）、镊子或止血钳、纱布、棉签。可放置在无菌治疗巾外：治疗盘、手套、液状石蜡、胶布、别针、听诊器、橡皮圈、弯盘、治疗巾。

【操作方法】

1. 备齐用品至床旁，核对患儿，向患儿及家长解释操作目的、过程及配合方法，取得患儿及家长配合。

2. 根据患儿病情选择仰卧位或半坐卧位，将治疗巾及弯盘放置于患儿下颌处。

3. 检查患儿生命体征，并用湿棉签清洁所选择的鼻腔。

4. 戴无菌手套，检查胃管。测量需插入长度：成人长度为45～55cm，测量方法为前额发际到胸骨剑突处或者由鼻尖经耳垂到胸骨剑突处的距离。儿童胃管插入的长度为眉间至剑突与脐中点的距离，并做好标记。

5. 左手持纱布，将液状石蜡倒于纱布上，右手持止血钳或镊子夹住胃管前端润滑胃管至所需长度。将润滑后的胃管缠于左手，嘱患儿放松，右手持止血钳轻轻将胃管尖端沿选定鼻孔插入，当插入咽喉部时会略遇阻力，请患儿配合做吞咽动作，再缓缓插入胃管至预定长度。确定胃管在胃内后，用胶布固定胃管于鼻尖及耳垂部，标记胃管深度。

6. 确认胃管位置方法　①用注射器经胃管开口端回抽，如可见胃内容物抽出，表示胃管已插入胃内；②经胃管用注射器快速向胃管注入空气10ml，将听诊器放于剑突下，可听到气过水声表示胃管已插入胃内；③在不咳嗽、安静时，将胃管末端置于盛水的治疗碗内，未见气泡逸出表示胃管已插入胃内。

【并发症及处理】

1. **焦虑、睡眠紊乱**　尽量解除诱因如疼痛、担心等，妥善固定胃管，勤巡视，安慰，病情允许时可适当使用镇静药。

2. **食管炎并发上消化道出血**　可使用制酸剂或H_2受体拮抗剂，降低食管炎的发生率，增加患儿的依从性。

3. **咳嗽、咳痰**　协助患儿排痰，避免受凉及胃管滑脱，排除肺部疾患等病理性因素的情况，可以加用祛痰止咳药。

4. **咽痛、咽感不适**　操作前加强医患交流，选择合适的胃管，操作熟练、轻柔、规范，掌握留置时间；术后密切观察病情，条件许可时及早拔管，拔管前给患儿饮少许水。

5. **不耐管**　采用分散注意力、想象治疗等方法，有节律地按摩、深呼吸、逐渐放松肌肉等心理治疗并加用镇静剂逐步缓解。

6. **黏膜损伤**　保持口鼻腔清洁，合理配制营养，增强抵抗力。适量饮水，预防口咽部感染。当胃肠减压压力过高导致胃黏膜损伤出血时，应立即放松，将胃管回抽至食管，并予黏膜保护剂。

【操作后观察】

1. 每次灌注、喂养前，应回抽有无胃液，证实确在胃内后方可注入液体。

2. 长期插管者应选择能留置42天的胃管，早产儿胃管可1周更换一次。更换胃管时，应在注入食物后拔管。下次喂养时再从另一侧鼻腔置管。

3. 拔管时应夹紧胃管，或将胃管反折后拔出，以防胃管内残留液体反流入气管。

【注意事项】

1. 昏迷的患儿因为吞咽和咳嗽反射消失，所以插管前应先取去枕平卧位。插管时将患儿头后仰，避免误入气管；插至15cm时，将患儿的头部托起，使下颌靠近胸骨柄，增大咽喉部通道的弧度，便于胃管顺利插入。

2. 插管过程中，如患儿出现恶心、呕吐症状时，应暂停插管，嘱患儿深呼吸；若出现咳嗽、呼吸困难、发绀等，表明插入气管，应立即拔出，休息后重新置管。

（孙　梅）

第二节　24 小时食管 pH 监测术

24 小时食管 pH 监测(24h esophageal pH monitoring)是临床判断胃酸相关性疾病的一个重要检查方法,主要用于胃食管反流(gastro esophageal reflux,GER)的诊断和鉴别诊断,是胃食管反流病(gastro esophageal reflux disease,GERD)最好的检查方法之一。

【适应证】

1. 呕吐患儿需区分病理性或生理性胃食管反流者。

2. 内镜检查无食管炎,但有典型胃食管反流症状者。如果内镜或切片已证实有食管炎,则无需再进行 pH 监测。

3. 非典型表现的患儿,如咽喉部症状、非典型胸痛、阵发性青紫、复发性肺炎、呼吸暂停、哮喘、反应性气道疾患、肌张力障碍等。

4. 治疗前后评价,如判断用药剂量等。

5. 抗反流手术前、术后评价。

【禁忌证】

1. **绝对禁忌证**　①鼻咽部或上食管梗阻;②严重而未能控制的凝血障碍;③严重的上颌部外伤和(或)颅底骨折;④食管黏膜的大疱性疾病;⑤心脏疾病未稳定的患儿,或对迷走刺激耐受差的患儿。

2. **相对禁忌证**　①近期做过胃手术;②食管肿瘤或溃疡;③食管静脉曲张;④不能合作的患儿。

【操作前准备】

1. 患儿准备　检查前空腹 4~6 小时,以免餐后插管引起恶心、呕吐及误吸;检查前 5 天停用胃肠动力药和制酸药。

2. 器械准备　pH 导管:①检测时应尽可能用最细的监测导管,以防刺激唾液分泌及影响食管功能。导管直径太粗会刺激患儿食管不断产生原发性蠕动,增加食管的清除能力,影响 pH 监测结果。②外接参考电极的玻璃微电极(外径约 1.5mm)。③一次性内置参考电极的锑电极(外径约 2.3mm)。

3. 便携式 pH 自动记录仪。

4. 消毒准备　按照无菌操作要求进行。

5. 其他　润滑剂、麻醉剂、导电糊、棉签、胶布、污物盆、无菌手套等。

【操作方法】

1. 检查患儿生命体征。

2. 患儿体位　婴儿检查时应取何种体位,目前意见尚不一致,俯卧位可减少患儿啼哭,但卧位时生理性反流次数会增多,同时久坐可引起患儿不适,年长儿童可像成年人一样“正常活动”。

3. 鼻腔麻醉(利多卡因气雾)。

4. 将连接于便携式 pH 监测仪的电极置于 pH 7.01 和 4.00 两种缓冲液校准后,经鼻腔插入 pH 导管:等数分钟,待麻药生效后将导管顶端涂上润滑剂(如利多卡因凝胶),轻柔地插入鼻腔。

5. 导管进入鼻咽部时,使患儿头前倾,直至下颌碰到胸部,头部前倾可使气管关闭,方便导管进入食管中。

6. 入鼻咽部后,嘱患儿正常呼吸并作吞咽动作,为让患儿更容易地咽下导管,可让患儿通过吸管吸水数口,同时保持坐直的姿势,并让下颌靠近胸部。

7. 将导管插至所需要的深度:使 pH 电极置于食管下括约肌(LES)上端上方 2~3cm 处,定位可在 X 线透视指引下(膈肌上方 3~4cm)或通过食管、胃压力测定(压力突然下降表示通过 LES 进入胃内)。在鼻部及颊部用胶带固定 pH 导管,导管绕过耳后再于颈后部固定导管,妥善放置便携式检测仪(如斜跨肩上)。

8. 嘱看护人注意 pH 监测仪上显示的时间,记录检查当日就餐、睡眠及症状起始时间。

9. 监测结束后,将监测仪通过多导连接卡与计算机相连,采用胃食管监测的相应软件进行数据分析处理。

10. 根据 Boix-Ochoa 综合评分标准,>11.99 即可诊断为病理性胃食管反流。

【并发症及处理】

1. 鼻或咽部的损伤、出血。

2. 喉部损伤。

3. 导管插入气管。

4. 食管或胃的损伤、穿孔。

5. 呕吐。

6. 血管迷走综合征。

7. 气管痉挛。

【操作后观察】

监测患儿的生命体征，经鼻插胃管和紧张可能引发血管迷走反应或晕厥。

【注意事项】

1. 检查前5天停用胃肠动力药和制酸药。

2. 患儿受检时保持正常日常活动，使检查更符合生理情况。

3. 避免进食过酸的食物或饮料。

4. 睡眠时最好面朝上平卧，可垫枕头。

5. 携带检测仪时禁止沐浴。

6. pH电极置于食管的位置必须准确定位。外用参考电极时，应认真准备局部皮肤，确保电极与皮肤密切接触（防止监测时参考电极脱落），应使用正确的导电糊，否则外置参考电极的脱落将引起干扰信号（出现奇异、快速的pH变化）。

7. 欲得到正确的pH监测结果，应使用新鲜缓冲液标定导管，使用锑电极时必须用特定缓冲液（无磷）。

8. 应及时记录进餐、体位等起始和终止时间，以便了解反流与进食、体位、睡眠、活动及症状的关系。

（孙　梅）

第三节　胶囊内镜检查术

胶囊内镜全称为智能胶囊消化道内镜系统，又称医用无线内镜，是指通过口服内置摄像与信号传输装置的智能胶囊，借助消化道蠕动使之在消化道内运动并拍摄图像,胶囊排出体外后医生利用图像记录仪和影像工作站,了解患儿整个消化道的情况,从而对病情做出诊断。胶囊内镜具有检查方便、无创伤、无导线、无痛苦、无交叉感染、不影响患儿正常活动等优点,扩展了消化道检查的视野,克服了传统插入式内镜的耐受性差、不适用于体弱和危重患儿等缺陷,可作为消化道疾病尤其是小肠疾病诊断的首选方法。

【适应证】

1. 不明原因的消化道出血及缺铁性贫血。

2. 疑似克罗恩病。

3. 疑似小肠肿瘤。

4. 监控小肠息肉综合征的发展。

5. 疑似或难以控制的小肠吸收不良综合征(如乳糜泻)。

6. 不明原因的腹痛、腹胀、腹泻怀疑小肠疾病者。

7. 检测非甾体类抗炎药相关性小肠黏膜损害。

【禁忌证】

1. **绝对禁忌证** 无手术条件或拒绝接受任何腹部手术者(一旦胶囊滞留或无法通过肠道而需要手术取出时)。

2. **相对禁忌证** ①已知或怀疑有胃肠道梗阻、狭窄及瘘管形成者;②吞咽障碍者;③年龄过小,胶囊吞入或置入困难者;④心脏起搏器或其他电子仪器植入者。

【操作前准备】

1. **患儿准备** ①饮食准备:一般患儿检查前 2 天进流食,检查前 1 天晚上 8 点后禁食;②肠道清洁准备:检查前 1 天口服乳果糖 15~30ml,饮水,观察排出的大便接近清水样;③消除肠道气泡:在胶囊内镜吞服前 30 分钟,服用消泡剂(如西甲硅油乳剂)。

2. **器械准备** 胶囊内镜、图像记录仪、影像工作站。

3. **检查前准备** ①确认患儿家长已经签署胶囊内镜检查知情同意书;②确认患儿肠道准备完成(排出清水样大便 3~4 次);③确认记录仪充满电。

【操作方法】

1. 检查者穿戴图像记录仪。

2. 打开影像工作站和记录仪电源，通过连接线连接记录仪和影像工作站，登录影像工作站软件，进入系统，建立受检患儿信息档案。按照系统界面，输入受检患儿信息。

3. 吞服胶囊　打开胶囊包装，取出胶囊。观察记录仪指示灯闪烁正常后，让患儿将胶囊放入口腔，饮水少许吞下。对不能吞下者，可在内镜辅助下送入食管，并可继续送过幽门到十二指肠。

4. 检查过程中实时监控　胶囊通过幽门前，应对胶囊运行实时监控。如果吞入胶囊 2 小时后不能通过幽门即胶囊滞留于胃内超过 2 小时者，可经胃镜辅助推送胶囊至十二指肠。当胶囊进入十二指肠后，患儿可取下连接线自由活动。

5. 下载图像数据　检查结束，取下图像记录仪，按照工作站提示下载数据保存于电脑中建立的受检患儿病历资料中。

【并发症及处理】

1. **无力吞咽或误吸**　吞咽功能障碍是胶囊内镜检查的相对禁忌证，与吞咽胶囊相关的可能并发症包括无力吞咽或误吸，胶囊内镜进入气道，一般患儿可在极短时间内迅速咳出胶囊，无任何临床症状，或仅有轻微呼吸困难。怀疑胶囊滞留在气道内可进行胸片或气管镜检查，取出胶囊。所以检查前要评估患儿情况，判断是否存在吞咽困难。对无法吞咽胶囊或误吸风险高的患儿，可通过胃镜协助推送至消化道。

2. **胶囊内镜滞留**　胶囊在体内留存时间超过 2 周仍未排出体外者，或必须采取干预措施（如内镜或手术）才能取出胶囊者，称为胶囊滞留，发生率为 1%~2%，也有报道高达 13%。多数患儿无临床症状，少数可出现腹痛、腹胀、恶心。①胶囊内镜在肠内滞留，未发生肠梗阻且无临床症状者，可随访观察，不必马上取出；②如果患儿胃肠运动功能差，胶囊内镜滞留但无肠梗阻征象时，可予药物干预，如促胃肠动力药（小剂量红霉素、甲氧氯普胺、多潘立酮等）；③胶囊内镜肠内滞留发生肠梗阻时，依据情况可采用双气囊小肠镜或外科手术，尽快取出胶囊。

【操作后观察】

检查结束后，受检患儿在胶囊排出体外前，每天需要观察大便，确认胶囊是否排出。若胶囊1周以上未排出者应告知医生。

【注意事项】

1. 吞服胶囊前注意营造轻松愉快的环境，避免受检患儿精神紧张，导致喉肌痉挛，吞服胶囊失败。

2. 检查前30分钟口服消泡剂可以改善近段小肠黏膜的清晰度。

3. 右侧卧位有利于胶囊透过幽门，胶囊滞留于胃内超过2小时，可以经胃镜辅助推送至十二指肠。

4. 整个检查过程中，不能脱下穿戴在身上的记录仪，不能移动记录仪的位置。

5. 整个检查过程中，不要接近强电磁波信号源，以免造成信号干扰。

6. 检查过程中应避免剧烈运动。

7. 检查过程中可进食少量干食，出现饥饿感时，可饮用少量糖水或静滴葡萄糖。

（王玉环 黄 瑛）

第四节 胃镜检查术

胃镜是一种上消化道疾病检查的手段，可以清晰地观察食管、胃、十二指肠球部和降部的黏膜状态，直接判定某种疾病的存在与否以及疾病状态，结合活检可使一些诊断更为可靠、客观。胃镜还可用于胃镜下治疗，如上消化道异物取出、食管—胃底静脉曲张套扎及硬化剂注射、上消化道息肉摘除等。

【适应证】

1. 上消化道出血。

2. 明显消化不良症状 如上腹饱胀、恶心、呕吐、反酸、嗳气、胃灼热、腹痛等。

3. 怀疑吞入消化道异物。

4. 钡餐检查疑有病变。

5. 原因不明的贫血　尤其是小细胞低色素性贫血。

6. 需要内镜下治疗的疾病　如上消化道异物、息肉摘除、狭窄扩张、止血、食管—胃底静脉曲张治疗等。

【禁忌证】

（一）相对禁忌证

1. 心肺功能不全。

2. 消化道出血患儿，血压不平稳。

3. 有出血倾向，血红蛋白低于 50g/L。

4. 重度脊柱畸形、巨大食管或十二指肠憩室。

（二）绝对禁忌证

1. 严重的心肺疾病，休克、昏迷等极度衰弱不能耐受检查者。

2. 疑有上消化道穿孔。

3. 上消化道腐蚀性炎症急性期。

4. 癫痫持续状态。

5. 严重咽喉部疾病。

【操作前准备】

1. **患儿准备**　检查前应核对患儿姓名、性别、年龄及送检科室。检查前患儿禁食、禁水 6 小时。检查前与患儿交流，安慰和鼓励患儿，增加患儿的配合度，减少检查过程中的焦虑；如果实施麻醉胃镜，需请麻醉科医生访视，了解有无麻醉禁忌或风险，并签署麻醉知情同意书。

2. **器械准备**　将胃镜、光源、吸引器、注水瓶连接好，检查胃镜角度控制按钮，检查注气、注水、吸引器等功能及光源是否正常工作，观察镜面是否清晰。可根据患儿年龄和疾病的不同而选择不同直径的电子胃镜，新生儿和婴儿可选择直径 5.9mm 的鼻胃镜，3 岁以内的幼儿可选择鼻胃镜或直径 8.9mm 的儿童电子胃镜，体重>25kg 的患儿可选择 8.9mm 的胃镜或成人胃镜。怀疑食管狭窄的患儿，宜用儿童胃镜或鼻胃镜检查。

3. **操作者资质**　操作者是经过儿童胃镜操作培训并获得资质的执业医师，熟练掌握儿童胃镜的操作特点与技能。

4. **其他** 检查前充分告知患儿监护人,并签署胃镜检查知情同意书。检查前10分钟口服利多卡因胶浆以局麻咽喉部和起到胃内消泡的作用。

【操作方法】

1. **监测患儿生命体征** 特别是麻醉胃镜,年幼、体弱、重症患儿接受胃镜检查时,需要心电监护。

2. **患儿体位** 一般取左侧卧位,轻度双膝屈曲,头稍后仰,使咽部与食管几乎成一直线,操作前给患儿戴好口垫。学龄期患儿放口垫时要注意有无松动的牙齿。内脏反位患儿可选取右侧卧位。

3. **操作方法** 左手握镜的操作部,右手抓镜身,调节上下弯角钮,使内镜头端略弯曲,以便使内镜纵轴与食管方向一致。

(1)插镜:胃镜循舌面上方插镜,通过舌根后看到会厌软骨,从食管入口(一般为左侧梨状窝)处插入,略感阻力,进入食管时可有"落空感";可嘱患儿吞咽,以利进镜。

(2)进镜:胃镜插入食管后,边注气边循腔进镜,根据视野调整旋钮及旋转镜身,观察食管病变,特别是食管下段齿状线及相连的贲门处,贲门开放后将胃镜插入胃体。进入胃体后稍注气,使胃体张开,判断胃体与胃底的走向(在胃体上部可见一弧迹,右上方为胃底穹隆部,左下方为胃体部)。调节弯角钮向左向下可使内镜进入胃体,以大弯纵行皱襞为导向,循腔进镜,胃镜前部及镜身尽量避免刺激胃壁。根据胃腔走向调整旋钮由胃体到胃窦部,保持幽门口在视野的中央,以利于通过幽门进入球部。调整旋钮和旋转镜身,对准幽门口进镜,就可以通过幽门,通过幽门时,可有"落空感"。进入幽门后若无视野(即看不到内腔),提示胃镜紧贴球部前壁,可稍退镜并注气,观察球腔四壁,继续循腔进镜至十二指肠上角,按照腔走向旋转镜身和旋钮,进入降部,可以看到十二指肠乳头。

(3)观察:在插镜过程中,也可仅作一般观察,并记住病变部位;在退镜过程中,再按十二指肠、幽门、胃窦、胃角切迹、胃底、胃体、贲门、食管按逆行顺序仔细观察。

1)十二指肠的观察:十二指肠降部,为环形皱襞,呈典型的小肠管腔结构，注意充分调节弯角钮及注气等方法，避免镜面贴壁使视野不清。胃镜观察终点至十二指肠降部(包括乳头)。十二指肠球部，将内镜退至幽门缘，稍注气，视野正中为球部前壁，调节角钮向上及向右，分别观察球部小弯与后壁，球部下方即大弯，可在幽门口进行观察。球部四壁的命名，即前壁(视野左侧)、后壁(视野右侧)、小弯(视野上方)及大弯(视野下方)。

2)胃部观察：胃窦，以幽门为中心，调节弯角钮分别观察胃窦四壁(视野的上、下、左、右分别为胃窦的小弯、大弯、前壁、后壁)。胃角，由小弯折叠而成，在胃窦部可用低位反转法，尽量使弯角钮向上，推进胃镜，可见两个腔，上方为胃体腔、下方为胃窦，交界的弧迹为胃角切迹，视野左侧为前壁，右侧为后壁，胃角处为小弯，对侧为大弯。胃体，下方大弯侧黏膜皱襞较粗，纵行走向呈脑回状，上方小弯为胃角延续部，左右分别为胃体前后壁。胃底、贲门，观察胃底需要反转观察，包括低位反转法(在胃窦反转观察胃角后，继续推进胃镜，镜面转向胃体腔，提拉胃镜，使镜面接近贲门，可观察胃底及贲门)和高位反转法(将胃镜退至胃体上部时，转动镜身向右，同时调弯角钮向上，继续推送胃镜，此时胃镜紧贴在贲门口处反转，调整弯角钮，可观察贲门及胃底)。反转观察时，胃镜下方为小弯，上方为大弯，左侧为后壁，右侧为前壁，与正常相反。

3)食管、贲门观察：胃部观察结束后，应吸尽胃体气体，将胃镜退至食管下方，观察贲门口，并注意观察贲门开闭情况。应仔细观察齿状线，白色，呈犬牙交错状，是食管鳞状上皮与胃部腺上皮交界处。食管壁定位，视野上方为右侧壁，下方为左侧壁，左、右侧分别为前、后壁。

【并发症及处理】

1. **出血**　较少见，国外报道发生率为0.03%~0.1%。常见原因有：①活检损伤黏膜血管；②检查中患儿剧烈恶心、呕吐，导致食管贲门黏膜撕裂症而出血；③原发病如食管—胃底静脉曲张检查时损伤而引起出血；④胃镜擦伤消化道黏膜。内镜检查时要看清病变，活检时要避开血管，溃疡性病变要钳取边缘；勿将曲张静脉活检；操作时动作轻柔，进镜时勿将头端扭曲角度过大，退镜时将弯角钮放松；活检后观察片刻，如遇出血可喷洒止血药或肾上腺素，出血明显者要留院观察，必要时住院止血治疗。

2. **消化道穿孔** 少见，但后果严重。一旦发生穿孔，无论穿孔是在食管、胃或十二指肠，都应尽早手术治疗。根据患儿穿孔部位、大小、形态及患儿全身情况决定手术方式。

3. **吸入性肺炎** 胃潴留或大量消化道出血的患儿，检查时易发生吸入性肺炎。

4. **感染** 内镜消毒不严格可引起乙肝病毒、丙肝病毒、幽门螺杆菌等感染，因此检查前需要检查乙肝、丙肝病毒，必须严格按照消毒规范消毒内镜。

5. **心脏并发症** 胃镜检查过程中，有些患儿可发生轻微心律失常，一般不引起严重后果；严重时可引起心律失常和心搏骤停。胃镜检查绝大多数情况下是安全的，一般不需要心电监护，但对某些特殊患儿，如既往患有心律失常等，应行心电监护，给予适当镇静剂。内镜室应备有抢救药品和抢救设备，一旦发生心脏意外，应立即终止检查，如心搏骤停应立即行心肺复苏。

6. **咽喉部损伤或脓肿** 插镜时患儿体位不正、颈部过度后仰、颈椎前突等压迫咽部食管上端；患儿过度紧张，环咽肌痉挛阻碍内镜滑入食管；检查者插镜角度控制不好，位置偏斜又用力过大，可造成咽喉部黏膜出血糜烂或局部血肿。如插镜时损伤了咽部组织或梨状窝，导致该部位感染、脓肿，可出现嘶哑、咽部疼痛、发热。因此，操作者必须具有娴熟的技术，操作时动作轻柔，切勿用力过强、过猛，并且患儿体位要正。一旦感染要应用抗生素治疗，必要时切开引流。

7. **喉头或支气管痉挛** 插镜时胃镜误进入气管时会引起喘鸣、窒息、发绀等阻塞性通气障碍，患儿会出现躁动不安、呛咳，应立即拔出胃镜，给予吸氧。

【操作后观察】

1. 观察患儿有无呕吐及呕吐胃内容物。
2. 观察患儿有无腹痛、腹胀。
3. 观察患儿面色、呼吸、心率和血压等变化。

【注意事项】

1. 注意患儿体位，操作时动作轻柔，切勿用力过强、过猛，应在内镜直视下循腔进镜。

2. 观察要仔细，注意观察每个部位的病变。

3. 要严格掌握适应证和禁忌证。

4. 要注意操作过程中并发症的出现，一旦发生立即进行相应的处理。

（王玉环 黄 瑛）

第五节 胃镜下食管静脉曲张套扎及硬化剂注射术

胃镜下食管静脉曲张套扎及硬化剂注射术是通过胃镜向食管曲张静脉注射硬化剂闭塞血管，或用橡皮圈结扎食管曲张的静脉，消除静脉曲张，从而防止食管—胃底静脉曲张出血。

一、胃镜下食管静脉曲张套扎术

胃镜下静脉曲张套扎（endoscopic variceal ligation，EVL）是指利用小的弹性橡胶圈结扎曲张静脉，使其缺血坏死达到止血和减少再出血的目的。

【适应证】

1. 各种原因（包括肝硬化、门静脉海绵样变等）引起的食管静脉曲张破裂出血。

2. 内科药物治疗失败或手术后再出血。

【禁忌证】

1. 重度黄疸、肝性脑病。

2. 急性出血期，如休克等生命体征不稳定。

3. 凝血功能障碍。

4. 患儿不能耐受操作。

【操作前准备】

1. **患儿准备** 检查前应核对患儿姓名、性别、年龄及送检科室。检查前与患儿交流，安慰和鼓励患儿，增加患儿的配合度，减少检查过程中的焦虑。术前禁食、禁水6小时。若实施麻醉下治疗，需请麻醉科医生访视，了解有无麻醉禁忌或风险，并签署麻醉知情同意书。

2. **器械准备** 胃镜(钳道2.8mm以上)，多环套扎器。

3. **操作者资质** 熟练掌握儿童胃镜操作及内镜下治疗技术者。

4. **其他** 检查前充分告知患儿监护人操作的必要性、风险性和姑息性，并签署胃镜治疗知情同意书。检查前10分钟口服利多卡因胶浆以局麻咽喉部和起到胃内消泡的作用。静脉麻醉者需签署麻醉知情同意书。

【操作方法】

1. 检查患儿生命体征 患儿全身麻醉、心电监护。

2. 患儿体位 左侧卧位。

3. 先行常规胃镜检查，了解食管静脉曲张的范围和程度，进一步检查除外胃、十二指肠病变，包括胃溃疡、十二指肠溃疡、肿瘤等。了解胃黏膜病变和胃底静脉曲张的程度，然后拔出胃镜，准备套扎。套扎方法有单次套扎和连续套扎(五连环、六连环、八连环)，目前最常用的是六连环套扎法。

4. 安装套扎器 以六连环套扎器为例，安装步骤如下：检查套扎器的外包装有无破损及是否在有效期内；取下胃镜活检通道上的橡皮帽，将套扎器的手柄主杆插进此帽；通过套扎器手柄上的白色密封孔插入装载导管，并以较小的增幅向前推进，直至其伸出胃镜的头端；将扳机线接到装载导管末端的钩子上，在扳机线结与钩子之间留出约2cm的扳机线，通过胃镜往上撤回装载导管和扳机线，并通过手柄拉出；将套扎筒牢固安装到胃镜的镜头端，检查内镜视野，旋转套筒改变扳机线的部位，尽可能扩大可视度；伸直内镜的头端，将扳机线卡入套扎器手柄线轴的槽中，然后往下拉，直到线结卡于槽孔中，慢慢的顺时针旋转手柄，使扳机线缠绕到手柄的线轴上，直到扳机线被拉紧为止，注意不要过度拉紧扳机线，否则容易将套扎圈释放。

5. 操作方法 在装好连环套扎器的内镜涂上硅油后，从口腔送入食管,仔细检查了解食管静脉曲张的范围和程度。安装套扎器后,内镜视野减少 1/3 以上,更应仔细观察,自贲门口上方约 5cm 仔细辨认和选择曲张静脉套扎点,尽量避免表面有溃疡、糜烂、明显红色征的曲张静脉,开始逐一向外套扎。看到明显食管静脉曲张时,将内镜前端靠近并抽负压,当视野变成一片红色后即开始顺时针旋转手动控件的旋钮 180°。当听到"咔嗒"声后表明皮圈已弹出并套扎在该曲张静脉上,即已完成一次套扎,如此反复在不同部位套扎。

6. 内镜下观察 EVL 治疗后在内镜下观察,可见套扎处隆起一直径 5~8mm 的组织团块,如同息肉状,根部有一橡皮圈勒紧,色泽逐渐变紫。六连环套扎器有 6 个皮圈,一次操作可套扎 6 条曲张静脉,套扎点不要选择在同一水平上,以免多个被结扎的息肉状曲张静脉堵塞食管引起吞咽困难。

【并发症及处理】

1. **出血** 是由于皮圈套扎曲张静脉不牢或套扎局部血管内血栓形成不全所致,因此操作时要仔细,可应用降低门脉压力的药物。持续较大出血多来源于破裂的曲张静脉,最好的方法是使用组织黏合剂栓塞静脉或采用硬化剂疗法控制出血。治疗几天后的出血主要是食管黏膜糜烂、溃疡所致,可给予抑酸剂、制酸剂、黏膜保护剂治疗。

2. **食管狭窄** 套扎曲张静脉时,一般原则是从远端向近端套,避免在同一根静脉上多次套扎或在同一水平上套扎多根静脉,以免引起食管狭窄。对于已经形成的狭窄,可使用水囊扩张器进行扩张治疗。

3. **食管溃疡** 发生率为 5%~15%,是由于套扎皮圈脱落后套扎曲张静脉基底部破损引起,可应用抑酸剂、制酸剂、黏膜保护剂治疗。

4. **食管壁损伤** 是由于操作时被内镜头端套扎器损伤所致,操作时动作应轻柔,勿粗暴。

5. **食管穿孔** 少见,发生率为 0.7%。操作时要仔细,一旦发生,立即行外科手术治疗。

6. **吸入性肺炎** 术中误吸引起吸入性肺炎,应选用有效抗生素治疗。

7. **呼吸、心搏停止** 少数患儿在治疗过程中发生不明原因的呼吸、心搏停止，应立即拔出胃镜进行心肺复苏抢救。

8. **其他** 如轻度发热、胸骨后痛、一过性吞咽困难等，一般在治疗2~3天后消失。

【操作后观察】

1. 观察患儿呼吸、心率和血压变化。
2. 观察消化道出血情况，如呕血、黑便及出血量评估等。

【注意事项】

1. 安装套扎器时，注意套扎器的牵引线不能扭曲，牵引绳的方向与活检钳道一致，否则牵引力不足，无法使橡皮圈脱落套扎血管。

2. 选择套扎血管通常先从远端近贲门侧开始，先套扎最有可能出血的、曲张最明显的静脉。

3. 避免在同一根静脉上多次套扎或在同一水平上套扎多根静脉，以免引起食管狭窄。

4. 套扎前必须将静脉瘤完全吸附至套扎器内，然后转动操作手柄，抽拉尼龙线，将橡皮圈套住曲张静脉基底部。

二、胃镜下食管静脉曲张硬化剂注射术

胃镜下食管静脉曲张硬化剂注射（endoscopic variceal sclerotherapy，EVS）是通过胃镜向曲张静脉注射硬化剂闭塞血管，以止血和预防再出血。

【适应证】

同EVL。

【禁忌证】

同EVL。

【操作前准备】

1. **患儿准备** 同EVL。

2. **器械准备** 胃镜（钳道2.8mm以上）、内镜专用注射针、MD-690气囊、硬化剂（目前所用的硬化剂有1%乙氧硬化醇、5%鱼肝油酸钠、纯乙醇、十四烷基磺酸钠等）。

3. **操作者资质** 同EVL。

4. **其他** 同EVL。

【操作方法】

1. **检查患儿生命体征** 患儿全身麻醉、心电监护。

2. **患儿体位** 左侧卧位。

3. **术前准备** 在做EVS前，先了解气囊是否漏气，可向气囊内注射5ml空气，将气囊套入胃镜末端5mm处，用细线将气囊头端扎紧，使气囊固定于胃镜不易滑动。

4. **操作方法** 常用的注射方法有三种：血管内硬化法、血管旁硬化法、联合硬化法。

(1)先做常规胃镜检查，插入内镜至十二指肠球部，退出胃镜时仔细观察十二指肠球部、幽门、胃窦、胃底、胃体及食管，记录观察到的出血病变和胃底、食管静脉曲张的程度及范围。

(2)操作方法：从活检孔内插入硬化剂注射针，直视下向曲张静脉内注射5%鱼肝油酸钠，每点1.5ml，或1%乙氧硬化醇每条静脉5~8ml，在不同部位注射，总量不超过5%鱼肝油酸钠8ml、1%乙氧硬化醇25ml。注射部位由患儿身高决定，一般注射点距门齿15~25cm。每条静脉注射完毕后，内镜与注射针保持原位不移动，留针至少10秒。然后将注射针退回至针鞘内，将胃镜再向食管前方推进3~4cm，若穿刺点出血，向气囊内注射20ml空气，使气囊压迫针孔3~5分钟，出血即可停止，完成一次硬化剂注射。一个轮回可进行3~5次，如注射时针孔无出血可在治疗结束后再用气囊压迫。一般患儿注射后14天，根据食管静脉曲张程度可重复注射一次，连续2~3次后食管静脉曲张可变细或消失。3~6个月可巩固治疗一次。

【并发症及处理】

1. **大出血** 持续较大出血多来源于破裂的曲张静脉，最好的方法是使用组织黏合剂栓塞静脉，控制出血。治疗后出血主要是食管黏膜糜烂、溃疡所致。

2. **穿孔** 发生率低，约<1%，是胃镜刺破或注射针穿透食管壁或硬化剂反应性组织坏死所致。小穿孔可以自愈；一旦发生大穿孔，应胃肠减压，胸腔引流、肠外营养、抗生素联合保守治

疗，必要时行外科手术治疗。

3. **食管狭窄**　发生率为3%~5%，与硬化剂的选择、剂量和注射方法有关。直接发生于硬化剂治疗后的狭窄，是食管壁过深坏死的结果。早期在坏死愈合后狭窄形成前，采用内镜扩张术可防止狭窄发展；后期对于已经形成的狭窄，可用水囊扩张器扩张治疗。

4. **其他**　同EVL。

【操作后观察】

同EVL。

【注意事项】

1. 硬化剂注射点不要在同一平面上，应呈斜螺旋状，注射的剂量要适当，5%鱼肝油酸钠不超过8ml、1%乙氧硬化醇不超过25ml。

2. 每条静脉注射完毕后，内镜与注射针保持原位不移动，留针至少10秒。

（王玉环　黄　瑛）

第六节　胃电图检查术

胃电图(electrogastrogram，EGG)是通过人体腹壁体表电极，记录胃平滑肌的生物电活动，可检测异常胃电节律，是胃功能的客观电生理指标。胃电图无创、无痛，特别适用于小儿，但目前主要用于科研方面，较少用于临床。

【适应证】

1. 胃轻瘫的患儿。

2. 评估提示有胃动力障碍症状(恶心、呕吐、餐后饱胀、餐后腹痛等)。

3. 检测改变胃肌电活动的药物疗效(止呕药、促胃肠动力药)。

4. 检测有胃肠道其他部位症状的患儿，是否也存在胃运动功能异常：①检查慢性便秘患儿有无其他部位受累；②检查胃轻瘫是否是导致 GERD 的原因之一；③预测 Nissen 胃底折叠术预后；④评价胃底折叠术后恶心、呕吐患儿的病情。

【禁忌证】

1. **绝对禁忌证** 无。

2. **相对禁忌证** 不能静坐或静卧的患儿。

【操作前准备】

1. **患儿准备** ①禁食一夜后于清晨进行检查；②术前 48 小时停用可能影响胃肌电活动的药物，如多潘立酮；③向患儿解释检查全过程，取得合作；④签署知情同意书。

2. **器械准备** ①EGG 记录仪；②皮肤摩擦剂；③EGG 电极及电极片；④导电糊；⑤电脑、分析软件；⑥纱布；⑦欧姆计（非必备）。

3. **操作者资质** 经过专科培训的执业医师或护士。

【操作方法】

1. 用摩擦剂清洁皮肤。

2. 电极中央放导电糊，晾 1 分钟。

3. 擦去电极外多余的导电糊。

4. 沿胃窦轴线方向放置检测电极，一个电极置于腹部正中线上，剑突与脐连线中点处，另一个检测电极置于其左上方 45°角 5cm 处，参考电极置于右腹部与正中电极同一水平 10～15cm 处（图 3-1）。

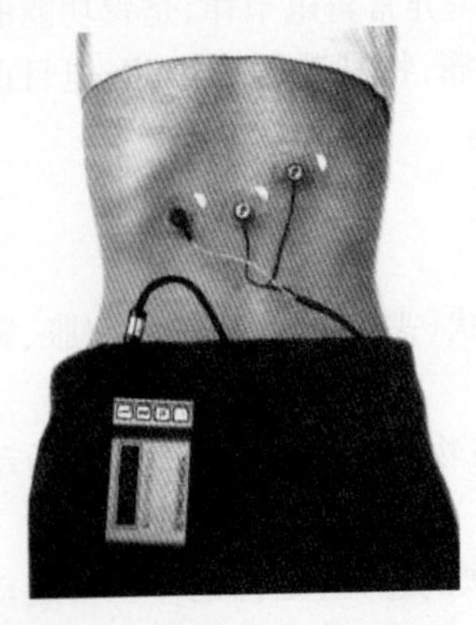

图 3-1 胃电图电极放置位置

5. 用欧姆计检测电极阻抗，阻抗小于 5K 则可进行 EGG 检查，否则应重新进行皮肤准备或更换新电极。

6. 先空腹检查 30～60 分钟。

7. 给患儿进标准餐（如鸡蛋三明治加 200ml 水），餐后、餐前分别进行标记，某些设备上有记事键可用于标记。

8. 餐后再检查 60～90 分钟。

9. 术毕，移去检测电极。

【并发症及处理】

无相关并发症。

【操作后处理】

1. 移去电极，清洁腹部皮肤。

2. 患儿可恢复日常活动，继续服用已停用的药物。

3. 将检测资料输入计算机。

【注意事项】

1. 如果检查时间过短，可能会漏诊短暂的胃电节律失常。

2. 运动可导致胃电节律失常样误差，检查过程中患儿应避免移动体位。

3. 可能记录到结肠电信号或与十二指肠电节律重叠(10~12 周/min)。

4. 皮肤准备不足可能会影响结果判定。

(唐子斐 黄 瑛)

第七节 双气囊小肠镜检查术

双气囊小肠镜(double-balloon endoscopy，DBE)检查是利用内镜和外套管上两个硅胶气囊的交替充气、放气，将可移动的小肠肠段最大限度地套叠在镜身上，从而使内镜进入深部小肠，用于小肠疾病的诊断，以及部分小肠疾病的内镜下治疗。

【适应证】

1. 中消化道出血 经胃镜和结肠镜检查未能发现病变，临床上疑有小肠疾病的患儿，或者已知中消化道出血需行内镜下止血治疗。

2. 胶囊内镜检查有异常，但无法确诊，需行进一步检查(活检)或治疗者。

3. 小肠狭窄需明确原因或拟行干预治疗者 对可疑狭窄行内镜或组织学诊断或狭窄部位球囊扩张。

4. 内镜下取小肠异物 如胶囊内镜、肠道寄生虫等。

5. 肿瘤和占位性病灶 影像学检查怀疑肿瘤或占位病变

者行内镜和组织学确诊;外科手术术前定位;拟行内镜下切除术。

6. 原因不明腹痛、呕吐或腹泻患儿,经影像学、胃镜和结肠镜检查未发现病变,可疑小肠病变者。

7. 不明原因贫血、消瘦和发热等,疑有小肠病变的患儿。

8. 克罗恩病或肠结核的诊断和随访。

9. 小肠吸收不良性疾病的诊断。

10. 操作困难的全结肠镜检查。

【禁忌证】

1. 低龄儿童。

2. 严重心肺功能不全、不能耐受麻醉和长时间内镜操作的患儿。

3. 消化道穿孔。

4. 急性完全性肠梗阻。

5. 肠管严重狭窄。

6. 高热、感染、严重贫血、严重低蛋白血症、出血倾向、水电解质紊乱和肝肾功能不全未控制、全身情况较差的患儿(相对禁忌证)。

7. 多次腹部手术、有严重肠粘连的患儿(相对禁忌证)。

【操作前准备】

1. 患儿准备

(1)经口检查的患儿,流质饮食 2 天,禁食 12 小时;检查前 12 小时口服半量肠道准备药物,并嘱多饮水。

(2)经肛检查的患儿,流质饮食 2 天,禁食 12 小时;经肛检查患儿肠道准备的要求高于普通结肠镜检查,检查前 12 小时或更早时间口服足量肠道准备药物,并嘱多饮水,以排出大便接近清水样为佳。

(3)一般在手术室全身麻醉下进行检查,需由患儿监护人签署小肠镜操作知情同意书和麻醉同意书。

2. 器械准备

(1)安装并测试内镜气囊。

(2)安装并测试外套管气囊。

（3）将外套管安装在内镜镜身上，在内镜和外套管之间注入水或润滑剂。

（4）内镜及其相关设备的安装和测试。

（5）配件准备：活检钳、黏膜下注射器、标记物（钛夹、墨汁）、治疗性附件等。

3. **操作者资质** 操作者须为经过儿童小肠镜操作培训并获得资质的执业医师，在导师指导下完成一定数量的经口和经肛小肠镜操作后，方可独立进行操作。

【操作方法】

（一）经口进镜

1. 将外套管安装在内镜镜身上，在内镜和外套管之间的间隙内注入润滑剂，可在内镜和外套管的表面涂上液状石蜡，以保证操作时的润滑性。

2. 内镜前端经食管抵达胃体时，滑入外套管，当外套管后部边缘滑至内镜上标记刻度（155cm）时，助手固定外套管，操作者将内镜前端插入幽门至十二指肠。

3. 打开内镜气囊，使内镜前端与十二指肠壁间相对固定，操作者保持内镜不动，助手将外套管向前滑动到设定刻度，打开外套管气囊。

4. 将内镜气囊放气，操作者将内镜继续插入深部，直至内镜镜身全部进入外套管内。

5. 打开内镜气囊，外套管气囊放气，将外套管往前滑至内镜前端。

6. 保持内镜气囊充气，打开外套管气囊，使双气囊均与肠壁接触，将外套管连同内镜缓慢后拉，同时确定内镜和外套管在取直过程中内镜头部保留于原位。此后按上述步骤多次重复，可使内镜有序前行。

（二）经肛进镜

1. 进镜原理与经口操作相似，先将内镜插入肛门约40cm，滑入外套管，当外套管后部边缘滑至内镜上标记刻度（155cm）时，打开外套管气囊。

2. 将外套管和内镜缓慢后退，以拉直内镜和外套管，避免在乙状结肠结襻、扭曲，然后保持外套管气囊充气，继续插入内镜。

3. 重复以上过程，当内镜和外套管前端均抵达回盲部或回肠末端时，打开外套管气囊，使其与肠壁固定，尽量拉直内镜和外套管。继续保持外套管球囊充气，将内镜插入回肠深部。

4. 打开内镜气囊，外套管气囊放气，将外套管往前滑至内镜前端。

5. 保持内镜气囊充气，打开外套管气囊，拉直内镜和外套管，内镜气囊放气后继续插入内镜，重复以上步骤。当内镜和外套管均进入小肠后，需要不断拉直内镜和外套管，以确保整个已插入体内的镜身和外套管在形态上构成一个同心圆结构。

【并发症及处理】

1. 经口诊断性DBE检查最严重的并发症是急性胰腺炎，早期诊断多为可逆性变化。可给予禁食、消炎、支持等治疗。

2. 出血和穿孔一般发生于治疗性DBE操作。少量出血观察即可，大量出血可内镜下止血或手术治疗，一旦发生穿孔必须手术治疗。

3. 继发于麻醉操作或药物的最常见并发症，包括呼吸窘迫、支气管痉挛、吸入性肺炎等，需给予呼吸支持等治疗。

【操作后观察】

1. 腹胀、腹痛和腹部膨隆，不能排除肠穿孔时，行X线检查。

2. 术中有出血或者行内镜下治疗的患儿留院观察有无活动性出血情况。

3. 术中发生心血管意外者需留院，观察呼吸、心率和血压变化。

【注意事项】

1. 术前完善相关检查　包括常规生化、出凝血时间和影像学等检查，进行必要的全身支持治疗，调整检查手段的顺序，提高诊断阳性率和操作的安全性。

2. 加强操作中的监护　DBE操作可使腹内压升高，造成呼吸窘迫和心脏压迫；经口操作时间长，可压迫气管，引起咽喉部水肿或误吸等。须严密观察生命体征和腹部体征。

3. 术后密切观察有无腹胀、腹痛加剧、呕吐或便血，警惕并发症的发生。

（唐子斐　黄　瑛）

第八节　结肠镜检查术

结肠镜检查（colonoscopy）是指经肛门将肠镜循腔依次通过直肠、乙状结肠、降结肠、横结肠、升结肠，尽可能插至回盲部和回肠末端，可观察到肠黏膜的微小变化，对病变部位进行活组织病理学检查，并可完成息肉摘除、止血、异物取出等内镜下治疗的操作。

【适应证】

1. 原因不明的腹泻、腹痛、下消化道出血、发热、消瘦、贫血等，怀疑有结肠、直肠和末段回肠病变者。

2. 钡剂灌肠发现肠腔有狭窄、溃疡、息肉、癌肿、憩室等病变，需取活检进一步明确病变性质者。

3. 钡剂灌肠检查正常而不能解释临床症状者。

4. 溃疡性结肠炎、克罗恩病等的诊断与随访。

5. 结肠和直肠息肉诊断、摘除和随访。

6. 内镜下结肠和直肠止血、异物取出等治疗。

7. 结肠和直肠手术后复查。

8. 疑似肠套叠而需确诊和复位者。

【禁忌证】

1. 肛门、直肠严重狭窄。

2. 急性腹膜炎或腹腔内广泛粘连。

3. 严重心肺功能不全。

4. 不合作又不宜实施全身麻醉。

5. 大量腹水。

6. 患有出血性疾病、活动性结肠炎症、肛周脓肿、肛裂等（相对禁忌，必要时可慎重检查，勿做活检和息肉切除等治疗，操作也忌损伤肠壁黏膜)。

【操作前准备】

1. **患儿准备** ①心理准备:与患儿沟通,取得患儿的信任和合作。②肠道准备:检查前流质饮食 2 天,禁食 12 小时;检查前 12 小时或更早时间口服肠道准备药物,并大量饮水;术前清洁灌肠,以排出大便接近清水样为佳。③操作前充分告知患儿监护人肠镜检查或治疗的意义、风险,是否有替代方案等,并签署肠镜检查或治疗知情同意书。

2. **器械准备** ①内镜及其相关设备的安装和测试;②配件准备:活检钳、黏膜下注射器、治疗性附件等。

3. **操作者资质** 操作者须为经过儿童肠镜操作培训并获得资质的执业医师,熟练掌握肠镜的操作技能。

【操作方法】

1. 监测患儿生命体征。

2. 患儿左侧卧位,可先做肛指检查,然后轻轻插入内镜。

3. 术者站立于患儿右侧,单人操作时,操作者左手握住内镜操作手柄,用拇指和示指控制上、下和左、右弯角钮;右手握住镜身,用以进镜、后退、旋转和抽拉。

4. 循腔而进,通过内镜反复旋转、取直、短缩、充气与吸气等操作技巧,将肠镜逐渐送达回盲部,并进入回肠末端。

5. 缓慢退镜,仔细观察黏膜变化。

【并发症及处理】

1. **肠壁穿孔** 腹腔内肠壁穿孔一旦确诊,应立即剖腹手术。如穿孔小、边缘整齐,仅需修补;如穿孔大、边缘撕裂不规则,则需做肠段切除术。不可拖延时间,以免出现急性化脓性腹膜炎。腹腔外肠壁穿孔可采用保守治疗。

2. **肠道出血** 出血量少无需治疗,出血量大需立即处理。即刻出血可立刻做结肠镜下止血术,如晚发出血可再插镜行止血术,也可用其他方法。

3. **肠系膜、浆膜撕裂及脾破裂** 有腹腔内出血者一旦确诊应立即手术,做撕裂修补止血或脾切除术,失血性休克者应输血,无腹腔内出血者行保守治疗。

4. **肠绞痛**　对症处理。

5. **浆膜炎**　一般观察3~5天能自愈。

6. **心血管系统**　一般情况下患儿出现心搏增快或徐缓、低血压等，立即停止检查即可恢复。如出现心搏骤停和呼吸抑制，即刻心肺复苏。

7. **气性爆炸**　一旦发生气性爆炸会直接致命。

【操作后观察】

1. 一般诊断性检查，肠内气体不多者不需留观。

2. 术中疼痛较重者，术后应留观1~2小时，确认无意外后离院。

3. 术中腹胀、腹痛较剧、腹部膨隆，抽气后不见明显缩小，且不能排除肠穿孔时，立即做X线检查。

4. 术中出血或局部止血处理，仍有再出血可能者需留院观察。

5. 术中发生心血管意外者需留院观察。

【注意事项】

1. 操作时遵循循腔而进的原则，切忌盲进和粗暴。

2. 术后肠内积气较多不能排出者，应少活动，暂勿进食以免加重腹胀。

3. 活检时渗血较多者，为防止出血应服用止血药物1~2天。

4. 密切观察有无腹胀、腹痛加剧或便血。

5. 必要时建议半流质、少渣、不产气饮食或者流质1~2天。

（唐子斐　黄　瑛）

第九节　肛门直肠测压术

肛门直肠测压（anorectal manometry）是通过压力感受器对肛管直肠腔内压力变化进行测定。它可以帮助了解、量化和评估肛管、直肠自主排便的功能，为排便异常等肛管、直肠疾病的研究提供病理生理学依据，并指导临床治疗，是一种安全、简便、无创、客观的检测技术。该项技术作为诊断小儿先天性巨结肠疾病的一项重要检测指标，在小儿外科领域中已经得到了广泛应用，并可应用于肛门失禁的治疗。

【适应证】

1. 便秘 如先天性巨结肠、盆底痉挛综合征、内括约肌失弛缓症、耻骨直肠肌痉挛综合征等。

2. 大便失禁 ①先天性肛门直肠畸形手术后或外伤后所引起的肛门括约肌损伤；②支配肛门括约肌神经病变，如脊髓栓系症等；③直肠的炎性病变；④特发性大便失禁与肛门括约肌发育不良等。

3. 直肠肛门手术排便功能评价。

4. 指导生物反馈治疗。

【禁忌证】

1. 严重肛门狭窄。

2. 严重而未能控制的凝血性疾病。

3. 疑有下消化道溃疡、出血或穿孔者。

4. 肛裂，肛周脓肿，不可还纳的脱肛。

5. 骨盆创伤和肛门直肠术后1周左右。

6. 急性肠道感染以及左半结肠病变潜在穿孔危险者慎用（相对禁忌）。

7. 患儿不能耐受操作（相对禁忌）。

【操作前准备】

1. **患儿准备** 术前应排空粪便，术前2小时开塞露灌肠，病情严重患儿禁行肠道准备，但是对拟诊先天性巨结肠患儿易造成假阳性结果；如需要安慰患儿，可让其吮吸橡皮奶嘴或喝水；家长应陪伴患儿，给患儿讲故事以分散其注意力；必要时可镇静等患儿入睡后再进行检查。

2. **器械准备** 肛门直肠测压导管（小气囊导管、水灌注式小儿测压导管或固态小儿测压导管）及拖拽系统（将导管匀速向外拖拽，同时记录各通道压力，动态观测肛管直肠内压力变化）、测压仪（常用高分辨、多通道胃肠功能检测仪）、灌注系统（分水灌注系统和气体灌注系统）及传感器（使用固态导管时例外)、润滑剂、纱布、手套、治疗巾等。

3. **消毒准备** 按照无菌操作原则进行。

【操作方法】

1. 检查患儿生命体征,术前2小时开塞露灌肠。

2. 婴幼儿检查前半小时口服10%水合氯醛0.5ml/kg,年长儿尽量避免用镇静剂。

3. 患儿体位 年长儿取左侧卧位,婴幼儿取仰卧位,体位不影响测压结果。

4. 采用台式高分辨胃肠动力监测系统测压,将导管经润滑剂润滑后经肛门插入约10~12cm,给气囊注气的同时往外牵拉导管,使气囊充分伸展。

5. 待患儿安静后通过拖拽系统匀速缓慢向外牵拉导管进行检测,电脑连续记录每一通道的压力变化。根据压力曲线,确定肛门内、外括约肌的位置。

6. 再把导管重新插入,按上述方法向外牵拉,当每一通道的侧孔到达内、外括约肌相应部位的时候,给气囊注气,观察内、外括约肌压力曲线的变化。

7. 主要检查以下指标 最大随意收缩压(检查外括约肌及耻骨直肠肌功能);排便压力;静息压力;直肠受牵张刺激后,内括约肌反射性松弛(RAIR);直肠容量感觉阈值,包括直肠最小感觉阈值(引起直肠内牵张刺激感觉的最小容积)及最大耐受阈值;排便动力。

【并发症及处理】

黏膜损伤,可表现为淡红色粪水流出,若渗血较多,插入直肠有困难的患儿应停止检查。

【操作后观察】

观察患儿呼吸、心率和血压变化。

【注意事项】

新生儿正常节律尚未建立,肛门括约肌压力较低,肛门直肠测压较困难。直肠肛门抑制反射未引出反射,也不能诊断先天性巨结肠,而应反复多次检查以免误诊和漏诊。检查前5天停用胃肠动力药。检查当日正常饮食,不做肛门指检,不扩肛,检查前排空大便。

（孙　梅）

第十节　灌　肠　术

灌肠（enema）是指将一定量的液体由肛门经直肠灌入结肠，以帮助患儿清洁肠道、排便、排气或由肠道供给药物或营养，协助诊断或治疗。根据灌肠的目的不同，分为不保留灌肠和保留灌肠两大类。不保留灌肠又根据灌入的液体量分为大量不保留灌肠和小量不保留灌肠。如为了达到清洁肠道的目的而反复使用大量不保留灌肠，则称为清洁灌肠。

【适应证】

1. 不保留灌肠

（1）刺激肠蠕动，软化粪便，解除便秘，排除肠道内积气，减轻腹胀。

（2）手术、检查或分娩前保持肠道清洁。

（3）稀释和清除肠道内有害物质，减轻中毒。

（4）灌入低温液体，为高热患儿降温。

2. 保留灌肠　灌入药物、保留在直肠或结肠内，通过肠黏膜吸收，以达到治疗疾病目的，常用药物有镇静剂、催眠剂及结肠疾病的局部用药。

【禁忌证】

肛门、直肠、结肠等手术后及排便失禁患儿，均不宜作保留灌肠。

【操作前准备】

1. 患儿准备　操作前应了解患儿的基本情况，向患儿解释灌肠术的目的、意义及注意事项，消除顾虑，取得配合。

2. 器械准备

（1）大量不保留灌肠：治疗盘：灌肠筒、橡胶管、玻璃接管、肛管、止血钳、液状石蜡、弯盘、手纸、水温计、橡胶单和治疗巾（或棉垫）。常用灌肠液：生理盐水、降温用冰生理盐水、0.1%～

0.2%肥皂水，儿童每次200~500ml，1岁以下小儿每次50~100ml。液体温度39~41℃，降温用28~32℃，中暑用4℃等渗盐水。另备便盆、屏风、输液架。

(2)小量不保留灌肠：治疗盘：注洗器、量杯或小容量灌肠筒、肛管、温开水5~10ml、血管钳、润滑剂、棉签、弯盘、卫生纸、橡胶单、治疗巾。常用灌肠液：123灌肠液(50%硫酸镁30ml、甘油60ml、温开水90ml)；甘油或液状石蜡50ml加等量温开水；各种植物油120~180ml。液体温度为38℃。另备便盆、屏风。

(3)清洁灌肠：同大量不保留灌肠。灌肠液：0.1%肥皂水500ml、生理盐水5~10L，液体温度38~41℃。

(4)保留灌肠：治疗盘同小量不保留灌肠。肛管宜细，灌肠液按医嘱配制，液量一般不超过200ml。

【操作方法】

首先检查患儿生命体征，评估患儿腹胀程度、持续时间、伴随症状、原因，排便、排气情况，治疗情况，心理反应等。

(一) 大量不保留灌肠

1. 准备洗肠液，将用物备妥后携至床旁，嘱患儿排尿。以屏风遮蔽患儿。

2. 协助患儿左侧卧位，双膝屈曲，露出臀部并移向床沿，将橡胶单及治疗巾(或棉垫)垫于臀下。肛门括约肌失去控制者，可取仰卧位，臀下置便盆，盖好盖被，勿暴露患儿肢体。

3. 操作者左手分开患儿两臀，露出肛门，嘱患儿张口呼吸，右手将肛管轻轻旋转插入肛门约7~10cm。如插入时有抵抗感，可将肛管稍退出，再慢慢螺旋插入。插妥后一只手固定肛管，另一只手抬高灌肠筒或将筒挂于输液架上，液面距床缘40~60cm，松开止血钳，使液体缓慢流入肠内。

4. 观察筒内液体灌入情况，如灌入受阻，可稍摇动肛管，必要时检查有无粪块堵塞。如患儿感觉腹胀或有便意时，应将灌肠筒适当放低并嘱患儿张口深呼吸，以减轻腹压。

5. 液体将流完时，夹紧橡胶管，放下灌肠筒，用卫生纸包住肛管并轻轻拔出放入弯盘中，擦净肛门。嘱患儿平卧，尽可能保留5~10分钟后排便。不能下床者应给予便盆、手纸。

6. 便毕，取走便盆，整理床铺，开窗通风，帮助患儿洗手。观察大便性状，必要时留取标本送验。记录结果于当天体温单的大便栏内。整理用物。

（二）小量不保留灌肠

1. 准备工作同大量不保留灌肠。

2. 将洗注器或小容量灌肠筒接于肛管，抽取或倒入溶液，润滑肛管前端，排出空气，夹紧肛管并插入肛门，放松夹子缓缓注入溶液。

3. 灌毕，夹管或反折肛管并取出。嘱患儿尽量保留溶液 10~20 分钟后排便。

（三）清洁灌肠

1. 方法与大量不保留灌肠同。

2. 先用生理盐水或 0.1%肥皂水 500ml 灌入，刺激肠蠕动，将溶液排出后再用等渗盐水灌洗，反复多次，直至排出无粪渣的清洁液为止。

（四）保留灌肠

1. 嘱患儿排便或给予排便性灌肠 1 次。

2. 根据病情决定卧位，慢性菌痢宜取左侧卧位，阿米巴痢疾则取右侧卧位。患儿臀部抬高 10cm，使液体易于保留。压力要低，液面距肛门不超过 30cm，以便于药液的保留，液量在 200ml 以内可用小容量灌肠筒或洗注器缓慢灌入。

3. 液量在 200ml 以上者，用开放输液吊瓶缓慢滴入（即直肠滴入法）。采用滴入法时须将臀部抬高约 20cm，以导尿管代替肛管，插入长度约 10~15cm，滴入速度一般为 60~70 滴/min，滴液时应注意保温。

4. 拔管后嘱患儿平卧，尽量忍耐，不要排出，保留 1 小时以上。

【并发症及处理】

灌肠过程中，应随时注意观察病情，发现脉速、面色苍白、出冷汗、剧烈胀气、心悸气短者，应立即停止灌肠，并给予必要的处理。

【操作后观察】

灌肠术后注意患儿腹胀、大便性状（如有无血便）、腹痛等情况，注意腹部体征变化。

【注意事项】

1. 插肛管时动作要轻柔，对有肛门疾病患儿更应小心，以免造成损伤。

2. 清洁灌肠过程中要上、下移动肛管，反复抽吸注水，每次注水量30～50ml，并轻柔腹部，以便粪便排出，并观察洗出粪便的颜色、性状及量，保持出入水量基本相等，防止水中毒。如注入洗肠液后抽不出液体，常为粪便堵塞肛管所致，可在注入少量洗肠液，或变换患儿体位，上、下移动肛管，以利粪便排出。如粪块较大，粪石形成，可在灌肠后由肛管注入液状石蜡20～30ml保留于肠腔内软化粪石。

3. 清洁灌肠患儿宜取右侧卧位，便于灌肠液到达结肠深部。每次灌入后嘱患儿尽量保留，以达软化粪便冲洗肠道的作用。

4. 保留灌肠时，肛管宜细、插入宜深、速度宜慢、量宜少，防止气体进入肠道。有肠造瘘者，应将造瘘口远、近端肠管同时做大量不保留灌肠。

（孙　梅）

第十一节 肝穿刺术

肝穿刺术又称经皮肝穿刺活检术，是指通过对穿刺所获得的肝组织进行肝脏组织结构形态观察、免疫组化以及病原微生物方面的检测，进行肝脏疾病和全身疾病有肝脏受累患儿的诊断、鉴别诊断、分类、疗效判定及预后评估。

【适应证】

1. 凡肝脏疾病临床诊断方法不能明确诊断者。

2. 慢性肝病经治疗后观察病情、治疗效果或评估预后。

【禁忌证】

1. 有出血倾向或凝血障碍者（PTA<60%或PLT<50×10^9/L）。

2. 重度黄疸。

3. 中度以上腹水。

4. 肝包虫病、肝海绵状血管瘤、肝囊虫病、肝囊肿、先天性肝内胆管囊肿。

5. 肝内及肝周围有明显化脓性感染,如化脓性胆管炎、膈下脓肿、右肾周脓肿、右肺及胸腔感染。

6. 严重心、肺、肾脏疾病。

【操作前准备】

1. 患儿准备

(1)向患儿监护人交代肝穿刺的目的、过程、可能出现的意外情况和常见并发症。询问有无药物过敏史,签署知情同意书。

(2)术前3天内测定血常规、凝血功能、血型。

(3)术前3天开始维生素 K_1 5~10mg,每天一次,静脉滴注至术后1天。

(4)术前胸片了解肺及胸膜有无病变。

(5)术前腹部B超检查并确定穿刺部位。

(6)静脉麻醉的患儿术前请麻醉科会诊,术前禁食6小时。

(7)局部麻醉患儿术前30分钟,苯巴比妥5mg/kg,肌内注射。

(8)穿刺前排空小便。

(9)术前测量患儿血压、脉搏、呼吸。

(10)核对患儿姓名、性别、住院号等基本信息,安抚患儿,消除患儿紧张情绪。

2. 器械准备

(1)穿刺包(灭菌洞巾、无菌纱布若干、消毒棉球)。

(2)肝穿刺针,肝穿刺枪。

(3)药物:2%利多卡因,肾上腺素。

(4)2ml注射器。

(5)皮肤消毒用碘酊。

(6)放置肝组织标本的小瓶。

(7)肝组织标本固定液。

【操作方法】

1. 患儿仰卧，手臂屈曲于头后。

2. 操作欠合作的婴幼儿由麻醉师行静脉麻醉。

3. 通过B超检查定位，确定穿刺点、穿刺方向和深度。

4. 以穿刺点为中心20~30cm直径范围用碘酊消毒2遍，铺灭菌洞巾。2%利多卡因浸润麻醉至肝包膜。按照B超确定的穿刺部位在肋骨上缘刺入，进针达肝组织穿刺部位，扣动肝穿刺枪扳机，迅速拔针。打开针芯，获取肝组织装于小瓶中，加肝组织标本固定液送检病理检查。

5. 穿刺部位无菌纱布覆盖，按压5分钟，胶布固定，腹带包扎。

【并发症及处理】

1. **局部疼痛**　轻微者可观察，不予用药；若明显者可予镇痛或镇静剂。

2. **出血**　最常见，也是最危险的并发症，严重者可致失血性休克，最常发生于术后4小时内。如临床有可疑表现时，立即行腹部B超检查，开放静脉通路，必要时输血甚至剖腹探查止血。

3. **胆汁性腹膜炎**　一旦发生一般需外科手术。

4. **感染**　因肝内感染扩散或操作时消毒不严所致。积极抗感染治疗。

5. **气胸**　因穿刺点过高刺破肺脏所致。轻症可自行恢复，重者行胸腔抽气、引流。

6. **刺伤或划破内脏器官**　外科治疗。

【操作后观察】

1. 患儿卧床24小时。术后4小时要求右侧卧位。静脉麻醉者术后3小时并完全清醒可进食。

2. 心电监护，观察并记录患儿呼吸、心率、脉搏、血压、伤口情况、腹部体征（每30分钟1次，监测8次；每1小时1次，监测4次；每2小时1次，监测4次）。

【注意事项】

1. 肝穿刺有一定危险性，必须严格掌握适应证。

2. 穿刺动作要迅速准确。

3. 术后严密监测患儿呼吸、心率、脉搏、血压、伤口情况、腹部体征，尤其是术后4小时内。

（俞　蕙）

第十二节　腹腔穿刺术

腹腔穿刺术（abdominocentesis）是指对有腹腔积液的患儿，为诊断和治疗疾病进行腹腔穿刺，抽取积液的操作过程。

【适应证】

1. 诊断性腹腔穿刺，用于取样做常规、生化、细菌学或细胞学检查，明确腹水性质，以协助明确病因。

2. 大量腹水压迫引起严重胸闷、气短及腹部胀痛等症状，使患儿难以忍受时，可适量放液以缓解症状。

3. 腹腔内注射药物，如抗生素或化疗药物等，以协助治疗疾病。行人工气腹作为诊断和治疗手段。

【禁忌证】

1. 躁动、不能合作或有肝性脑病先兆的患儿，为相对禁忌证。有肝性脑病先兆的患儿禁止大量放液。

2. 有凝血功能障碍的患儿，如血友病，为绝对禁忌证。

3. 因既往手术或炎症腹腔内有广泛粘连者，为绝对禁忌证。

4. 局部皮肤（穿刺点）有感染者，为绝对禁忌证。

【操作前准备】

1. **患儿准备**　解释腹腔穿刺的目的及注意事项，消除紧张心理；征得家长知情同意签字；化验血小板、凝血功能等。术前排尿，以免穿刺时损伤膀胱。必要时术前用镇静剂。测量并记录腹围、血压、呼吸、脉搏。

2. **器械准备**　治疗车：上层置一清洁治疗盘、腹腔穿刺包、注射器；下层置中单、棉垫、多头腹带、量杯、消毒液、穿刺过程中用过的物品。灭菌腹腔穿刺包：腹腔穿刺针、止血钳、橡皮管、无菌玻璃接头、孔巾、无菌小瓶4个（留送标本用）。新式一次性使用腹腔穿刺包内还有真空密封腹水袋(有容积刻度)。治疗盘:碘伏、棉签、胶布、皮尺、无菌手套、2%利多卡因。

3. **操作者资质**　取得医师资格者。

4. **消毒准备**　消毒范围为以穿刺点为中心直径15cm的圆圈,消毒3次,待消毒液风干后才可以进行后续操作。

【操作方法】

1. 检查患儿生命体征　测量并记录患儿腹围、血压、呼吸、脉搏。

2. 患儿体位　取半卧位,年长儿可坐在靠椅上,幼儿必须由大人扶坐座椅上,背部及两旁垫以枕头或被毯等物。腹水少者可取侧卧位(图3-2)。

3. 选择穿刺点　①一般取左下腹部,脐与髂前上棘连线中外1/3处即为穿刺点,用甲紫作记号(此处叩诊应为浊音);②卧位患儿取脐水平线与腋前线或腹中线交叉处,常用于诊断性穿刺;③坐位放液时,取脐与耻骨联合连线中点,偏左或偏右1~1.5cm处(图3-3)。

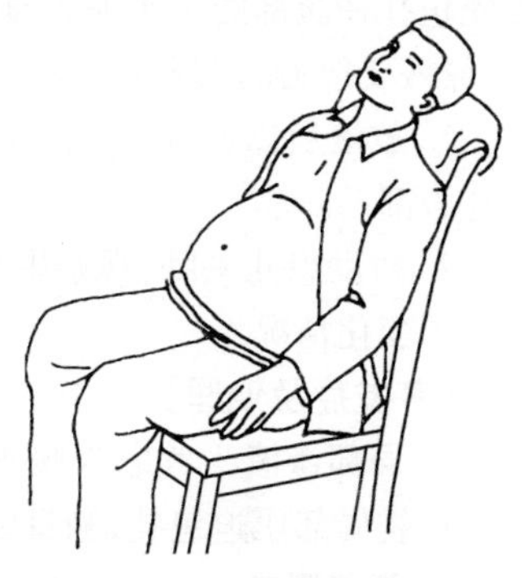

图3-2　腹腔穿刺坐位

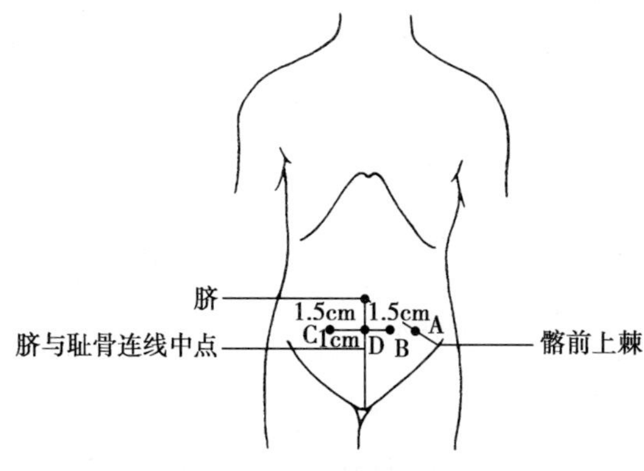

图3-3　腹腔穿刺点

4. 穿刺准备 常规碘伏消毒，戴无菌手套，铺无菌孔巾，2%利多卡因局麻，自皮肤局麻至腹膜。检查穿刺针是否通畅、连接是否紧密。

5. 穿刺方法 术者左手向一边绷紧皮肤（使皮肤针眼与皮下针眼错位），右手持穿刺针垂直进入皮肤后斜行，经过一段腹肌再进入腹腔，以免穿刺后漏出腹水。当有落空感时，即可抽取腹水放入消毒试管中以备送检。诊断性穿刺，可直接用20~50ml注射器抽吸。如需大量放液时，可在穿刺针尾部接一橡皮管，由助手用消毒血管钳固定针头，并夹持胶管，再以输液夹调整速度，将腹水引入容器中记量及送检。腹水不断流出时，应将预先包扎在腹部的多头绷带逐步收紧，以防腹压骤减而发生休克，放液要缓慢，控制放液量，一次最多不超过1000ml。

6. 放液后以消毒纱布压迫拔针，胶布固定，再用多头绷带包扎腹部。

7. 协助患儿平卧，观察患儿状态，整理用物，记录穿刺过程及腹围变化情况。

【并发症及处理】

1. **局部渗液** 考虑为腹水渗漏，可以用蝶形胶布粘贴，或加以盐袋局部压迫包扎，侧身卧位，使穿刺点位于上方。

2. **腹腔感染** 应及时加用抗生素，避免感染扩散。

【操作后观察】

1. 观察包扎敷料及腹部绷带有无渗血及渗液，注意有无腹腔出血及穿刺点渗漏腹腔积液。

2. 大量放腹水后，可导致患儿水盐代谢失衡、血浆蛋白丢失，甚至发生虚脱、休克、肝性脑病等。应密切观察患儿呼吸、血压、心率、神志等变化情况。

3. 放腹水前后均应测量腹围，检查腹部体征，以了解放腹水效果，了解病情变化情况。

【注意事项】

1. 严格无菌操作，避免腹腔感染。

2. 腹腔粘连严重、肠管高度充气或腹腔液不多时不宜穿刺抽液。

3. 术中注意观察患儿的面色、呼吸、脉搏，如主诉头晕、恶心、心慌等症状，应停止手术。

4. 术后令患儿平卧休息12小时，使穿刺点处于上方，以防腹水漏出。

（孙 梅）

第十三节 ^{13}C-尿素呼气试验检查

^{13}C作为稳定核素的一种，不仅在大自然中以特定的比例天然存在，还因为其不具有放射性，对人体、环境均无任何危害而在医学生物学领域得到越来越多的应用。^{13}C-尿素呼气试验是一种特异性检测幽门螺杆菌的医学检测方法。幽门螺杆菌具有内源性、特异性尿素酶，可将尿素分解为NH_3和CO_2，CO_2在小肠上段吸收后进入血液循环并随呼气排出，受检查者口服^{13}C标记的尿素后，如果胃中存在幽门螺杆菌感染，可将^{13}C标记的尿素分解为$^{13}CO_2$，利用高精度的红外光谱仪检测呼出气中的$^{13}CO_2$，即可诊断幽门螺杆菌的感染。由于口服的^{13}C-尿素到达胃后呈均匀分布，只要在^{13}C-尿素接触的部位存在幽门螺杆菌感染，就可灵敏地检测到。该检查无放射性，具有高精准度、高敏感性、高特异性等特点，属于非侵入性检查，容易被患儿接受。

^{13}C-尿素呼气试验的检测方法目前有放射性核素质谱仪和红外光谱仪。放射性核素质谱法灵敏度高，但价格昂贵，一般要求批量检测，不适合临床推广应用。红外光谱法是针对质谱法的缺点而开发的检测方法，可进行单样品或多样品的测定。

【适应证】

具有上消化道症状（如腹痛、恶心、呕吐、反酸、腹胀、纳差、大便异常等），怀疑有胃幽门螺杆菌感染的患儿，可行^{13}C-尿素呼气试验检查进行诊断。

如果受检查者在接受本项检查前2～4周内口服过3天以上（甚至更短时间）的抗生素、抑酸药物，特别是质子泵抑制剂、铋剂，均可短时间内抑制幽门螺杆菌，导致假阴性。为避免此种情况的发生，应该在停药4周后再接受检查。

【禁忌证】

对本品任何成分过敏者禁用。

【操作前准备】

1. **患儿准备**　患儿应在空腹状态下（通常要求空腹过夜或禁食达4小时以上）受试。

2. **器械准备**　在贴有标签纸的2个样品管（或气袋）上，患儿填好所需资料。

【操作方法】

1. 检查患儿生命体征，简单告知操作过程，以取得患儿配合。

2. 患儿取坐位，保持安静。

3. 收集给予^{13}C-尿素之前（零时）的呼气：患儿维持正常呼气，将吸管插入1个样品管底部，用吸管将气体徐徐呼入样品管持续4~5秒钟，拔出吸管，立即扭紧试管盖（或患儿维持正常呼气，将气体吹进气袋，直至气袋饱满，并立即扭紧气袋盖）。此收集的为0分钟呼气。

4. 患儿用50~100ml凉饮用水送服^{13}C-尿素颗粒后，静坐并立即开始计时。

5. 患儿用上述收集呼气方法，收集服用^{13}C-尿素后20和30分钟的呼气（在采用简便方法时，仅收集第30分钟时的呼气），扭紧试管（或气袋）盖。

6. 将收集的0分钟、30分钟的呼气样品管（或气袋）插在^{13}C红外光谱仪上分析，进行$^{13}CO_2$检测。

7. 3分钟出结果，打印检测报告，阳性判断值≥4.0±0.4时，可判断为幽门螺杆菌检测结果呈阳性。

【并发症及处理】

尚未见不良反应。

【注意事项】

1. 患儿应空腹或禁食4小时以上。

2. 下列因素可能影响该试验的诊断结果　①1个月以内使用过抗生素、铋制剂、质子泵抑制剂等幽门螺杆菌敏感药物。

②上消化道急性出血可使幽门螺杆菌受抑制，有可能造成试验假阴性。消化道出血1周以上，不影响诊断。③部分胃切除手术可能造成放射性核素从胃中快速排空或者胃酸缺乏而影响诊断。

3. 患儿每次向试管（或气袋）呼气完成后，应随即盖紧试管（或气袋）盖。

4. 吸管应插入样品试管底部，边呼气边徐徐向试管口移动。

（孙　梅）

第十四节　氢呼气试验检查

氢呼气试验（hydrogen breath test，HBT）是一种无创性的胃肠动力检测方法，主要原理是通过患儿口服产氢性基质后测定呼气氢浓度的变化以反映消化道生理病理的变化。

人的新陈代谢过程中不产生 H_2，呼气中的 H_2 是由肠道的细菌发酵碳水化合物而产生的。在正常情况下，由饮食摄取的糖类物质一般均能被小肠吸收，但一些在小肠内仅部分吸收的糖和因小肠内缺乏相应的消化酶而不能吸收的糖类可直接进入结肠，经结肠的细菌发酵而产生 H_2。所产生的 H_2 大部分从肠道排出，少部分被吸收进入血液循环，经由肺呼出气排出，这就是呼出气中 H_2 的来源。正常人呼出气中仅含极微量的 H_2，肠道内只要有2g以上的糖类物质发酵，呼出气中 H_2 含量可明显增加。

【适应证】

1. 糖类吸收障碍患儿　如可疑有果糖、蔗糖、乳糖、木糖等糖类吸收障碍的患儿。

2. 肝病患儿可疑有小肠细菌过度增长、肠道感染的情况。

3. 胃肠道通过时间（测定口—盲肠传递通过时间），用于胃肠道动力的测定。

4. 胃泌酸功能测定　口服金属镁后，它在胃内可与盐酸反应而产生 H_2，并经胃黏膜弥散入血而随呼气排出。呼气中 H_2

排出量与胃内盐酸量呈正相关。

【禁忌证】

1. 最近4周内使用过抗生素或灌肠术。

2. X线灌肠透视检查。

3. 结肠镜检查后3天内。

4. 餐后低血糖者为绝对禁忌证。

【操作前准备】

1. **患儿准备**　试验前一天不吃粗粮，不喝牛奶、果汁，禁烟、酒，不吃葱、韭菜、大蒜、白菜、酸菜、豆类制品、面食及富含纤维素食物，晚餐后不再进食或喝饮料。检查日刷牙漱口，空腹接受检查。

2. **器械准备**　BHT试验方法：①气相色谱法：采用氢离子探头或热导气相色谱仪，近年采用以空气为载体的固相探头检测；②电化学检测法：采用电化学法使呼出气标本中H_2氧化生成水，由液晶显示，以百万分之一浓度$10\times10^{-6}/L$或ppm表示H_2含量.其敏感度为1～200ppm。同时可检测呼出气标本中的CO_2浓度，可控制呼出气标本中混杂的无效腔气体和检测室内空气。在稳态下CO_2仅占肺泡气的5%。检测室内空气仅含微量CO_2，使呼出气标本中之氢浓度更精确地反映肺泡气中的H_2含量。

【操作方法】

1. **气体标本收集**　①采用密闭循环面罩收集规定时间内所有呼出气体备检，但此法不适用于儿童；②鼻腔插管法：采用鼻导管插管及注射器，收集终末呼出气，能较准确显示呼出气中H_2浓度；③带活瓣的储气袋：呼气时气体进入储气袋，能准确收集呼气末肺泡气，适用于年长儿；④自动气体标本收集器：利用呼出气温度临界值，自动开启收集器，适用于不能合作、呼吸频率快、潮气量小的婴幼儿，但该装置精密昂贵。

2. **乳糖氢呼吸试验**　空腹口服20%乳糖溶液（每次2g/kg，最大量50g）后，每30分钟测定一次呼气氢浓度，3～4小时后结束。呼气氢浓度增加常在60～180分钟内，如H_2峰值大于本底值20ppm以上，即可判定有糖类吸收障碍或糖类分解酶缺乏。

20~25ppm 为轻度吸收不良；25 ~ 60ppm 为中度吸收不良；>60ppm 为重度吸收不良。

3. **诊断小肠细菌过度生长的氢呼气试验**　①空腹试餐前呼出气氢浓度增加，>15ppm 被认为存在小肠细菌过度生长。②葡萄糖在小肠可被完全吸收而不到达结肠，小肠上部如果有细菌可酵解葡萄糖而引起早期呼出气中氢增加。葡萄糖试验餐小儿剂量为每次 2g/kg，最大量 50g，试验餐后每 10~15 分钟采气一次，共 4 次，阳性结果为任何一次标本>12ppm。③乳果糖氢呼吸试验：乳果糖为人工合成糖，不能在小肠消化吸收，患儿口服乳果糖 0.5g/kg，最大量 10g，若小肠内有细菌存在，则通常在 90 分钟内会出现第一个 H_2 呼出峰值（为小肠峰，是乳果糖在小肠内遭遇细菌产生的 H_2 峰值），之后在 90 分钟以后再出现第二个 H_2 呼出峰值（为盲肠峰，是乳果糖在结肠遭遇更大量的细菌时产生大量 H_2 的波峰），可持续数小时。有时上述两波峰也会融合。

4. **测定胃肠道传递时间**　常用乳果糖为试验餐，因人体不存在分解乳果糖的酶，口服乳果糖到呼出氢增加表示乳果糖到达结肠后经结肠细菌发酵，这段时间可认为是经口至结肠的传递时间，可间接反映小肠的运动。方法为口服乳果糖 0.25g/kg，每隔 10 分钟测呼出气一次，直至呼出氢较基线增加 10~15ppm，记录时间，正常为 60~120 分钟。

5. **胃泌酸功能测定**　首先检测空腹呼气氢，然后口服含金属镁 150mg 的 10%葡萄糖 50ml，5 分钟后每 15 分钟检测呼气氢，全程 2.5 小时，根据测得数值绘制曲线并计算单位时间的峰面积、基础产氢、总产氢量及高峰产氢，结果由计算机软件处理。

【并发症及处理】

目前暂无并发症出现。

【注意事项】

1. 患儿服用底物后要再漱口，以防止口腔内少量细菌对试验的干扰。

2. 试验过程中要静坐，不做剧烈运动，不能剧烈哭闹，以免影响肺通气量。

3. 肠道急性感染患儿在感染控制前,不做肠道通过检查。

4. 试验前口服抗生素或灌肠可影响结肠内细菌,使氢气产生减少或不产生。

(孙 梅)

参考文献

1. 陈洁,许春娣,黄志华.儿童胃肠肝胆胰疾病.北京:中国医药科技出版社,2006.
2. 李兆申,赵晓晏,王金山.胶囊内镜.上海:上海科学技术出版社,2010.
3. Eliakim R.Video capsule endoscopy of the small bowel.Curr Opin Gastroenterol,2008,24(2):159-163.
4. Ho KK, Joyce AM. Complication of capsule endoscopy. Gastrointest Endosc Clin N Am,2007,17(1):169-178.
5. 许国铭,李兆申.上消化道内镜学.上海:上海科学技术出版社,2003.
6. 徐雷鸣.小儿消化道内镜学.上海:上海科学技术文献出版社,2010.
7. 龚钧,董雷.实用胃镜学.北京:人民卫生出版社,2007.
8. 刘厚钰,姚礼庆.现代内镜学.上海:复旦大学出版社,上海医科大学出版社,2001.
9. 中华医学会消化内镜学分会食管胃静脉曲张学组.消化道静脉曲张及出血的内镜诊断和治疗规范试行方案.中华消化内镜杂志,2010,27(1):1-4.
10. 吴咏冬.食管胃静脉曲张内镜下治疗的几个细节问题.中华消化内镜杂志,2011,28(7):407.
11. Yamamoto H, Sekine Y, et al. Total enteroscopy with a nonsurgical steerable double balloon method. Gastrointest Endosc, 2001, 53: 216-220.
12. Heine G,Hadith IM,Groenen M,et al.Double Balloon Enteroscopy:Indications,diagnostic yied,and complications in a series of 275 patients with suspected small-bowel-diseases.Endoscopy,2006,38:42.
13. Leung YT.Double balloon endoscopy in pediatric patients.Gastrointest Endosc,2007,66(3):S54-S56.
14. Wu J,Zheng CF,Huang Y,et al.Coordination and nursing care of pediatric patients undergoing double balloon enteroscopy.World J Gastroen-

terol,2011,17(25):3049-3053.

15. Gavin DR,et al.The national colonoscopy audit:a nationwide assessment of the quality and safety of colonoscopy in the UK.Gut,2013,62 (2):242-249.
16. James Church.Complications of Colonoscopy.Gastroenterology Clinics of North America,2013,42(3):639-657.
17. 马丹,艾永循,宋文剑.肝穿刺术.武汉:湖北科学技术出版社,2007.
18. 北京儿童医院.儿科临床操作手册.北京:人民卫生出版社,2010.
19. 欧阳钦.临床诊断学.北京:人民卫生出版社,2005.
20. 胡伏莲,周殿元.幽门螺杆菌感染的基础与临床.第3版.北京:中国科学技术出版社,2009.

第四章 儿童呼吸科诊疗技术操作规范

第一节 气道温湿化技术

气道温湿化技术是指用温湿化器将溶液或水分散成极细微粒(通常为分子形式),以增加吸入气中的温度和湿度,使气道吸入含足够水分的气体,达到湿化气道黏膜、稀释痰液、保持黏膜纤毛正常运动和廓清功能的一种物理疗法(表4-1)。

表4-1 气道湿化所需要的湿度

呼吸系统进气部位	举例	湿度(℃)	相对湿度(%)	绝对湿度(mg/L)
鼻部	低流量导管	22	50	10
咽部	面罩	29~32	95	28~34
气管	机械通气机气管造口套管	32~34	95~100	36~40

【适应证】

1. 建立气道旁路(气管插管、气管切开)时,为吸入气体提供生理性的温度及湿度。

2. 呼吸急促或过度通气患儿。

3. 高热脱水或低体温患儿。

4. 气道黏液运输功能障碍,痰液黏稠难以排出的患儿。

【操作方法】

1. **气泡式湿化器** 氧气筒或中心供氧管道释出的氧气湿度很低,一般在4%左右,吸入人体之前常需湿化,湿化程度有限,只为体温饱和湿度的 30%~50%,此为最常见的氧疗方法。一般用于鼻导管或面罩低流量给氧。

2. **加温湿化器**　用物理加温的方法给干燥气体以恰当的温度及充分的湿化。多在呼吸机回路中使用,输出气体的绝对湿度应>30mg/L。

3. **雾化器湿化**　分为喷射式雾化器及超声雾化器,此装置的缺点是气体不能加温。

4. **人工鼻**　利用患儿呼出气来温热和湿化吸入气体,主要用于人工气道(气管插管及气管切开)的患儿。

5. **简便湿化器**　通过细塑料管向气管插管或气管切开套管内滴入液体,一般每分钟进液量 1.5~3ml。

【注意事项】

1. 湿化不足或过度。
2. 湿化气温度。
3. 根据不同的湿化方法,选用合适的湿化剂。
4. 湿化器及室内环境的消毒。
5. 干稠分泌物湿化后膨胀,可转动患儿,叩拍背部或用导管吸痰,利于排痰。
6. 应注意观察通气管路内有无冷凝水滴和积水瓶水量并及时处理。

（唐兰芳）

第二节　吸入治疗技术

吸入治疗技术(inhalation drug therapy,IDT)主要指雾化吸入法,又称气溶胶吸入疗法,是一种以呼吸道和肺为靶器官的直接给药方法,应用特制的气溶胶发生装置(雾化器或吸器)将药物制成气溶胶微粒,吸入后沉降于下气道或肺泡,达到治疗疾病、改善症状的目的。此外,也可通过定量气雾剂或干粉吸入装置进行吸入治疗。

【适应证】

1. 阻塞性气道病变(支气管哮喘、急慢性支气管炎、毛细支气管炎等)雾化吸入支气管扩张剂。

2. 肺部感染性疾病雾化吸入抗微生物药物、祛痰药等。

3. 湿化气道。

4. 麻醉。

5. 其他　作为抗过敏或脱敏疗法的一种途径,吸入抗过敏药物或疫苗接种等。

【禁忌证】

1. 自发性气胸及肺大疱。

2. 支气管异物取出前。

3. 急性肺水肿。

【操作前准备】

1. 向患儿解释雾化吸入的目的,取得患儿合作。

2. 配制好药液,做好仪器准备。

3. 帮助患儿取合适体位。

4. 打开雾化开关,调节雾量,将面罩罩住患儿口鼻。

5. 指导患儿用口吸气、鼻呼气的方法。

【操作方法】

不同气溶胶装置的使用方法。

(一) 雾化器

雾化器为目前临床上最常用的气溶胶发生装置。操作方法:

1. 将待吸入的药物放入储药罐,将药物稀释至约4ml。

2. 调节气体的流量(4~6L/min),将喷嘴和面罩与患儿相连。

3. 鼓励患儿缓慢呼吸(正常潮气量),间隔定时作深吸气。

4. 定时拍打喷射雾化器的周壁,减少无效腔量。

5. 持续雾化吸入直至将储药罐内药液用完。

(二) 定量吸入器

定量吸入器为目前应用最为普遍的气溶胶发生装置。操作方法:

1. 每次使用前应摇匀药液。

2. 患儿深呼气至残气位,张开口腔,置定量吸入器喷嘴于口前4cm处，缓慢吸气几乎达肺总量位，于开始吸气时即以手指按压喷药，吸气末屏气5~10秒钟，然后缓慢呼气至功能残气位。

3. 休息3分钟可重复再使用一次。

4. 儿童及婴幼儿很难配合吸气、呼气等动作，建议配合储雾罐一起使用。

（三）干粉吸入器

操作方法：

1. 将药物胶囊先装入吸纳器。

2. 稍加旋转即让旋转盘或转动盘上的针刺破胶囊。

3. 患儿通过口含管进行深吸气即可带动吸纳器内部的螺旋叶片旋转、搅拌药物干粉，使之成为气溶胶微粒而吸入。

【注意事项】

1. 使用喷射雾化器应定期消毒，严格无菌操作，防止污染，避免交叉感染。

2. 雾化吸入支气管扩张剂特别是β_2受体激动剂时，要防止过量使用，减少心动过速和心律失常等副作用发生。

3. 少数患儿雾化吸入支气管扩张剂后可诱发或加重支气管哮喘，即“治疗矛盾现象”。其可能原因是：吸入药液低渗、助推剂或表面物质（MDI内含）过敏、气溶胶温度过低等，应仔细寻找原因，注意避免。

4. 雾化吸入青霉素及头孢类药物之前，应作相应皮肤过敏试验。

5. 雾化吸入皮质激素后，应立即漱口，防止口腔菌群失调及真菌感染。

6. 长期雾化吸入抗生素应监测细菌耐药情况，防止呼吸道菌群失调和真菌感染。

7. 对呼吸道刺激性强的药物应避免雾化吸入，油性制剂不宜雾化吸入，否则可导致脂质性肺炎。

（唐兰芳）

第三节 痰涂片检查技术

痰涂片检查(sputum smear microscopy)是指将呼吸道取到的痰液标本涂片,再进行染色,然后在显微镜下查看。

【适应证】

1. 呼吸道感染的病原学检查 包括结核的诊断。

2. 痰细胞学检查。

3. 痰液找肿瘤细胞。

【操作方法】

(一)染色涂片检查法

1. **革兰氏染色** 可将细菌分为革兰氏阳性菌及革兰氏阴性菌两大类,多用于一般细菌染色涂片检查,以检出肺炎球菌、链球菌、肺炎克雷伯杆菌较有意义,但因痰中细菌种类繁多,最终确诊需痰培养鉴定。

2. **抗酸染色** 可区分抗酸杆菌及非抗酸杆菌,主要用于结核分枝杆菌的检查。齐-内染色镜检结果分级报告标准:

抗酸杆菌阴性(-):连续观察300个不同视野未发现抗酸杆菌。

报告抗酸杆菌菌数:1~8条抗酸杆菌/300视野。

抗酸杆菌阳性(+):3~9条抗酸杆菌/100视野。

抗酸杆菌阳性(++):1~9条抗酸杆菌/10视野。

抗酸杆菌阳性(+++):1~9条抗酸杆菌/每视野。

抗酸杆菌阳性(++++):≥10条抗酸杆菌/每视野。

3. **GMS染色、甲苯胺蓝染色** 可显示卡氏肺孢子虫包囊。

4. **瑞士染色** 用于痰中白细胞分类计数,尤其是嗜酸性粒细胞的检查,对于分析呼吸道炎症及过敏有一定意义。

(二)不染色涂片检查法

取脓性新鲜痰液少许直接涂片或与生理盐水混合涂片,加玻片,轻压后镜检。查找上皮细胞、白细胞、红细胞、肺泡巨噬细胞、寄生虫虫卵、夏科雷登结晶等。

【注意事项】

1. 尽量在使用抗生素之前采集标本。

2. 先漱口，再行深咳嗽，最好用咳出的第二口痰，最好留取脓性痰送检。

3. 尽快送检，不得超过 2 小时。

4. 镜检前需筛选合格标本（鳞状上皮细胞<10/低倍视野、多核白细胞>25/低倍视野，或两者比例<1∶2.5）。

（唐兰芳）

第四节　诱导痰检查术

诱导痰检查（sputum induction test）是一种通过湿化气道让患儿咳出新鲜痰标本的简单检查方法，通过该方法可获得高质量的痰标本。

【适应证】

需要痰检但无痰或不能自行咳痰的患儿。

【禁忌证】

1. 生命体征不稳定者。

2. 气胸患儿。

3. 患儿不能配合或不能耐受操作。

【操作前准备】

1. **患儿准备**　检查前最好有肺功能检查结果，若为气道高反应、哮喘或肺气肿患儿应在检查前吸入速效支气管扩张剂（如沙丁胺醇、特布他林等）。对于正在应用沙美特罗/氟替卡松或法莫特罗/布地奈德等药物的患儿检查前可不需要吸入速效支气管扩张剂，也不需要停药。雾化前清水漱口、擤鼻以减少唾液污染。

2. **器械准备**　标准雾化器，高渗生理盐水（3%、4%、5%），无菌器皿，抢救药品。

3. **操作者资质**　有经验的医师。

4. **消毒准备**　雾化器管道、面罩或口含器等应消毒。

5. **其他**　操作者应戴口罩。

【操作方法】

1. 检查患儿生命体征。

2. 患儿坐位，用标准雾化器吸入高渗生理盐水（3%）约5分钟，患儿剧烈咳嗽，将痰液收集在无菌器皿中。

3. 对患儿进行评估，包括患儿呼吸情况，有无胸闷、气促、喘息。若存在胸闷、气促、喘息应立即吸入速效支气管扩张剂。

4. 评估痰液是否合格，有痰栓或黏液栓的提示为气管分泌物，但稀薄的痰液不提示标本不合格。若无痰或痰量不足，可改用更高浓度的高渗生理盐水（4%），直至收集到足量的痰液。

5. 固定浓度法，即吸入高渗盐水的浓度不变，而时间可适当延长。

【并发症及处理】

若患儿在操作过程中出现胸闷、剧烈咳嗽、气促、喘息应立即停止操作，改为吸入速效支气管扩张剂。

【操作后观察】

1. 观察患儿呼吸、心率及血氧饱和度情况。

2. 注意患儿肺部听诊情况。

3. 注意患儿有无胸闷、气促、喘息等情况。

【注意事项】

1. 必要时提前吸入β_2受体激动剂以避免高渗盐水诱发气道收缩所致的气道高反应性。

2. 诱导痰前应了解气道受限程度及哮喘严重程度，可在诱导前做肺功能检查。如重度哮喘可先用生理盐水起始诱导，逐渐增加诱导盐水的浓度。

3. 控制吸入盐水浓度及吸入时间，如患儿出现胸闷、咳嗽、喘鸣或呼吸困难加重，则应立即停止操作并予支气管舒张药物治疗。

4. 有条件应严密监测FEV_1。操作前记录FEV_1基线值。雾化间隔可做肺功能监测，如FEV_1下降的幅度超过基线值的20%，应立即停止操作。

5. 诱导痰液处理后尽早进行检测。为了确保适宜的细胞分类及染色，一般应在2小时内进行。

6. 诱导前必须准备好相关的抢救设备和药品，诱导痰要求有患儿的良好配合，需有经验的医师在场。

（陈志敏）

第五节 胸部物理治疗术

胸部物理治疗（chest physiotherapy，CPT）是指通过拍打、振荡、压迫胸腔和诱导咳嗽或通过吸引等物理及机械干预的方法，减轻气道内分泌物积聚，达到改善通气及换气功能，帮助治疗急慢性呼吸道疾病。

【适应证】

1. 肺部严重感染。
2. 肺不张、肺脓肿、肺囊肿。
3. 长期卧床、呼吸功能不全患儿。
4. 神经、肌肉病变患儿。
5. 气道黏膜运动功能障碍，痰液黏稠难以排出患儿。

【禁忌证】

1. 严重感染中毒症状重的患儿。
2. 肺大疱、肺气肿患儿。
3. 脓胸、支气管瘘等。

【操作方法】

传统胸部物理治疗包括：咳嗽锻炼、体位引流、手法过度膨胀运动、呼吸控制、胸部摇动等；目前临床最常用的胸部物理治疗有以下几种：

1. **胸部叩击疗法** 有助于移动分泌物。治疗者半空握拳，轻而快速地自下而上、自外而内叩击患儿不同胸部部位。也可使用手动叩击锤、气动叩击器及电动叩击锤。

2. **电动排痰机** 根据物理定向叩击原理设计，具有低频振动、深穿透性、叩振结合的特点，对排除和移动肺内细小支气管的分泌物及代谢废物有明显作用。振动频率：20~35CPS/min，

10~20 次/min,每天 3~4 次。

3. **高频胸壁振荡** 高频胸壁振荡排痰通过在同一时间内对全肺进行高频率的振荡,可以有效促使肺深部的痰液脱落,并促进痰液向中央气道移动,从而帮助清醒而咳痰无力的患儿将痰咳出,或帮助护士将危重患儿人工气道内的痰液吸出。振荡频率:初始设置 5~25Hz,由小到大逐渐递增,根据患儿耐受情况及治疗反应决定。操作时间:每次 30 分钟,每天 3~4 次。

【注意事项】

1. 需在患儿耐受的情况下进行,如有异常应立即停止。

2. 胸部物理治疗需改变体位,需事先固定好血管内放置的导管及气管套管等。

3. 胸部损伤、肋骨骨折、血气胸患儿不宜行胸部叩拍、振动及摇动等。

4. 气道高反应性患儿理疗后偶可诱发支气管痉挛,必要时需给予支气管扩张剂吸入以防止发生气道痉挛。

(唐兰芳)

第六节 支气管镜检查术

软式支气管镜(flexible bronchoscopy)简称支气管镜,包括纤维支气管镜、电子支气管镜及复合型支气管镜。支气管镜已成为呼吸系统疾病诊断与治疗的重要手段。通过支气管镜检查,可以明确上、下气道的结构信息,其最大优点在于提供了一个动态的影像,成为诊断气管、支气管软化或气道压迫最为有效的诊断工具。同时,通过支气管镜下的辅助技术可以诊断与治疗某些疾病。最常用的辅助技术是支气管肺泡灌洗(bronchoalveolar lavage,BAL)。通过 BAL 不但可以清除堵塞气道的黏液栓,还可以通过回收灌洗液(bronchoalveolar lavage fluid,BALF),提供病原学诊断和细胞学分析的重要标本。另外,经支气管镜下支气管内黏膜活检术和经支气管活检术可以在一定程度上替代经皮肺活检。支气管镜下还可进行气道异物钳取、气管内超声、电凝和激光治疗等。随着技术的发展，支气管镜下会有更多的辅助技术的发展以帮助气道疾病的诊治。

【适应证】

1. 气管支气管肺发育不良和畸形可疑　如气管支气管软化症、气管环状软骨、气管—食管瘘等。

2. 肺叶或肺段持续不张及肺炎。

3. 咯血或痰中带血　原因不明。

4. 慢性咳嗽及反复呼吸道感染　需鉴别诊断。

5. 局限性喘鸣　原因不明。

6. 肺部团块状病变　包括肿物、脓肿、结核和寄生虫等，需定位、活检鉴别诊断。

7. 肺部弥漫性疾病　包括间质性肺疾患、特发性肺纤维化、结节病、嗜酸细胞性肺炎、肺泡蛋白沉着症等慢性肺疾病需鉴别诊断。

8. 肺部感染性疾病　通过支气管镜做病原学检查，并可进行灌洗治疗。

9. 疑为肺结核者　可通过支气管镜直接从病灶处取材查找结核分枝杆菌或做病理学检查。

10. 深部支气管异物及上叶支气管异物的钳取。

11. 气管支气管裂伤或断裂的诊断。

12. 有颈部疾患后仰困难不能应用直接喉镜插管的患儿可在软式支气管镜引导下行气管插管。

13. 胸部外科手术前、手术中和手术后对气道的评估与治疗。

14. 重症监护室中的危重症患儿，如果出现气管插管困难、经呼吸机治疗后不能脱机或拔管失败，怀疑存在气道畸形或阻塞者，可以通过支气管镜检查明确诊断。严重的肺部感染可以经支气管镜获得标本进行病原学检测，并进行冲洗治疗。

15. 气管食管瘘、支气管胸膜瘘的治疗。

16. 其他　随着很多在成人应用的先进技术，如氩等离子体凝固术（氩气刀）、超声支气管镜、掺钕钇铝石榴石激光器、冷冻治疗、球囊扩张气道成型术、气管支气管支架置入术和防污染采样毛刷等在儿科中的应用，支气管镜的适应证会逐步扩大。

【禁忌证】

1. **绝对禁忌证**　心功能衰竭、严重高血压、各类心脏病、心律失常。

2. **相对禁忌证**　①全身情况差，不能耐受操作：如持续高热、肺功能严重损害或呼吸困难等；②伴出血、凝血功能障碍性疾病者；③最近1周内有大咯血者；④哮喘发作期。

【操作前准备】

1. **患儿准备**　详细了解病史和全面体格检查，做好各种必要的化验检查，如血小板、出血凝血时间、肝肾功能、心电图、胸片或胸部CT、血气分析、肺功能测定；为避免操作中的交叉感染，还需进行乙型肝炎、丙型肝炎、HIV、梅毒等特殊病原体的检测。向监护人说明支气管镜术的目的、操作检查中及麻醉的可能并发症，并签署知情同意书。对4~5岁以上儿童，应配合进行心理护理，尽量消除其紧张和焦虑，取得患儿的配合。术前4~6小时禁食固体食物和奶液，术前3小时禁水，以防术中、术后呕吐窒息。术前15~30分钟肌注阿托品（0.01~0.03mg/kg）和咪达唑仑（0.08~0.15mg/kg），以减少黏液分泌和焦虑不安。

2. **器械准备**　支气管镜操作一般在专门的支气管镜室（或内镜室）进行，对于危重需全麻下操作的患儿，可在手术室进行。支气管镜室内一般包括患儿准备区、操作室、消毒清洗区等部分构成。操作室除支气管镜工作站、支气管镜等基本设备外，还应包括抢救药物及设备（抢救药物包括肾上腺素、支气管舒张剂、止血药物、地塞米松等，抢救及监护设备包括氧气、吸引器、复苏气囊、气管插管、脉搏血氧监护仪等）。同时要对术中可能出现的意外情况准备好对策，手术室应有抢救药物及设备。操作宜在心肺监护仪、氧饱和度监测仪等监护下进行。

3. **操作者资质**　操作者应工作5年以上，具备儿童呼吸专科主治医师以上职称，具有丰富的呼吸系统疾病疾病的诊治经验。同时，须通过专业规范的支气管镜操作培训，经考核取得操作资质。

4. **消毒准备**　使用过的支气管镜原则上应先消毒后清洗，

最后在使用前根据支气管镜类型再进行消毒或灭菌处理。需要消毒的内镜采用2%碱性戊乙醛灭菌时，浸泡时间为：支气管镜浸泡不少于20分钟；当日不再继续使用的支气管镜等需要消毒的内镜采用2%碱性戊二醛消毒时，应当延长消毒时间至30分钟。如果当天有多名患儿需重复使用支气管镜，需根据相关病情和病史特点安排操作顺序，将乙肝表面抗原阳性或疑似有传染性疾病如结核等患儿放在最后操作或专用支气管镜，以免交叉感染。

5. **麻醉方法** 由支气管镜术者根据小儿身体状况、年龄、配合程度及检查时间等具体情况，决定采用局部麻醉或全身麻醉。

【操作方法】

患儿多采取仰卧位，肩部略垫高，头部摆正。充分麻醉后，经鼻腔、口腔、气管插管或气管切口进镜，先将支气管镜远端涂擦适量利多卡因和润滑剂后，手持镜管轻柔送入，注意观察鼻腔、咽部有无异常，见会厌及声门后，观察会厌有无塌陷、声带运动是否良好及对称。待声门张开时，立即将镜送入气管，观察气管位置、形态、黏膜色泽、软骨环的清晰度、隆突的位置等。然后观察两侧主支气管和自上而下依次检查各叶、段支气管。一般先检查健侧再检查患侧，发现病变可留取分泌物、细胞涂片或活检，如果是怀疑支气管异物患儿，则先查患侧再查健侧，病灶不明确时先查右侧后查左侧。

检查过程中注意观察各叶、段支气管黏膜外观，有无充血、水肿、坏死及溃疡，有无出血及分泌物；管腔及开口是否通畅、有无变形，是否有狭窄及异物、新生物。检查时尽量保持视野位于支气管腔中央，避免碰撞管壁，刺激管壁引起咳嗽、支气管痉挛及损伤黏膜。操作技术应熟练、准确、快捷，尽量缩短操作时间。

【并发症及处理】

儿科支气管镜检查的并发症较少见，大多因麻醉不当或操作不熟练所致。

1. **喉头水肿** 多在术后2小时内出现。应选择粗细合适的支气管镜，操作动作轻柔，检查时间不宜过长，术毕要观察半小时左右再送出手术室。一旦出现喉水肿，在氧气吸入的同时，用布地奈德雾化液、肾上腺素混合液对喉头直接喷雾或雾化吸入并给予适量镇静剂，能有效防止喉梗阻的发生。

2. **喉痉挛**　多由于麻醉不充分，刺激喉部发生。加深麻醉或对喉头进行表面麻醉后可消失。出现喉痉挛应立即用复苏器经口鼻加压给氧进行急救。

3. **黏膜出血**　多由于气道黏膜炎症、负压吸引及取异物、活检创伤所致。可表现为鼻出血或痰中带血，一般量少，多能自行止血，术后无需额外用药。多发生于幼儿与学龄前儿童，可能与此年龄患儿配合程度较差有关，婴儿术中则易固定，而年长儿多能配合。出血量大于 50ml 的出血须高度重视，要积极采取措施。术中出血用支气管镜直接压迫出血处或注入少量 1∶10 000 肾上腺素液多能止血。活检时尤其应该小心谨慎，一旦发生严重出血，应及时抽吸积血，并肌注或经镜管内滴入神经垂体素、酚磺乙胺等药物。少数患儿可引起大咯血，甚至气道堵塞、窒息而致死亡。

4. **支气管痉挛**　可由麻醉药物、肺泡灌洗、操作不当和患儿过敏体质等多种因素引发。术前应用阿托品可有效预防。一旦出现应立即中止操作并给予支气管舒张剂吸入治疗。

5. **缺氧或发绀**　支气管镜术中可引起短暂性 PaO_2 下降（动脉血氧分压下降约 10~20mmHg），如频繁吸引可造成通气不足而缺氧。其他原因包括原有肺功能不全、呼吸抑制、支气管痉挛、用药过量等。可经活检孔给氧或口、鼻腔给氧，新生儿超细支气管镜检查时可通过附加管道气管内给氧。必要时停止检查。对静息动脉血氧分压小于 60~70mmHg 者进行支气管镜检查，可能有一定危险，术中及术后均应给予吸氧并进行监护。

6. **麻醉药物过敏**　一般用 1%丁卡因或 2%利多卡因，毒性很小，也有个别报道死亡者。过敏者往往初次喷雾后即有胸闷、脉速而弱、面色苍白、血压降低，甚至呼吸困难。用药前应询问过敏病史，并做好抢救准备。

7. **气胸和纵隔气肿**　多发生于支气管、肺活检后或肺内病变严重的患儿。对于高压性或交通性气胸应及时行胸腔闭式引流术。

8. **术后发热**　机制尚未明确，可能与手术过程中炎性细胞释放细胞因子或介质有关。一般发生于术后24小时以内，多为一过性。极少数患儿要注意继发感染的问题，尤其是存在免疫缺陷的患儿。

【操作后观察】

1. **观察患儿的一般情况**　包括呼吸、心率、血压和体温情况；同时，应注意患儿有无声嘶、气促、呼吸困难、咯血等情况出现。

2. **观察出血情况**　特别是鼻腔出血、痰中带血情况。

【注意事项】

1. 术前应详细了解患儿的病史和相关情况，对术中、术后可能出现的情况和并发症有充足的准备和应对策略。

2. 严格掌握适应证和禁忌证，切忌出现过度检查与过度治疗的情况。

3. 根据患儿的年龄、体重选用合适的支气管镜，避免因支气管镜外径过大对患儿气道造成损伤。

4. 对于不适于从鼻腔进镜的患儿，可配合口含器采用经口腔进镜的方法完成操作。

（陈志敏）

第七节　支气管肺泡灌洗术

支气管肺泡灌洗（bronchoalveolar lavage，BAL）是指通过软式支气管镜（简称支气管镜）或在气管插管下对目的肺段进行灌洗并回收小气道与肺泡衬液的一种检查方法。对支气管肺泡灌洗液（bronchoalveolar lavage fluid，BALF）成分的分析，有利于深入研究肺部疾病的局部免疫病理过程并探究病因与发病机制，同时也可以通过局部灌洗或注入药物直接起到治疗作用。

【适应证】

1. 呼吸道感染的病原学检查。

2. 难治性肺炎、肺不张的灌洗。

3. 婴幼儿喘息性疾病的辅助诊断和治疗。

4. 间质性肺病，如肺泡性蛋白沉积症、特发性肺纤维化、肺嗜酸性粒细胞浸润性疾病、肺组织细胞增多症和肺含铁血黄素沉着症等的辅助诊断和治疗。

5. 吸入性肺炎的诊断和治疗。

【禁忌证】

1. **绝对禁忌证** 心功能衰竭、严重高血压、心脏病、心律失常。

2. **相对禁忌证** ①全身情况差，不能耐受操作：如持续高热、肺功能严重损害或呼吸困难等；②出血伴凝血功能障碍性疾病；③最近1周内有大咯血；④哮喘急性发作期。

【操作前准备】

同支气管镜检查术。

【操作方法】

患儿多采取仰卧位，肩部略垫高，头部摆正。一般通过支气管镜进行，麻醉后经鼻或口插入支气管镜嵌于目的肺段后，注入温化(37℃)无菌生理盐水。儿童的灌注总量一般为1~3ml/kg，分3次灌洗；体重>20kg的年长儿可如成人一样，每次20ml，分2~4次；然后以3.33~13.3kPa的负压机械吸引或用注射器回抽入无菌容器中。非支气管镜BAL适用于气管插管的患儿，导管从插管中进入，方便易行，但无法预测标本取自肺的哪个部位。第一管回收液的细胞数量少，含有较多的中性粒细胞和较少的淋巴细胞，能更好地代表支气管液体，常用于微生物培养和检测；第二管回收液用于细胞学分析和BALF可溶性成分分析。

具体方法为：先用一层无菌纱布过滤除去黏液，然后在4℃下用(250~500)×g离心5~10分钟。分离细胞和上清液后进行检测。进行细胞学分析时，细胞总数可用血细胞仪测定，细胞分类计数可采用涂片或流式细胞仪，涂片计数时至少数300个细胞，记录各种细胞的百分比。BALF离心后的上清液可用于检测各种细胞因子、蛋白、磷脂和核酸等。

【并发症及处理】

与软式支气管镜检查时可能出现的并发症相似。需要特别注意以下并发症：

1. **黏膜出血**　负压吸引时更易出现。可表现为痰中带血，一般量少，多能自行止血，术后无需额外用药。

2. **支气管痉挛**　BAL时可出现。使用温化(37℃)无菌生理盐水可减少局部刺激；出现支气管痉挛时，应暂停操作，待痉挛缓解后再进行。

3. **缺氧或发绀**　BAL中可引起短暂性PaO_2下降，多发生在呼吸代偿功能差的小婴儿或肺部病变严重肺功能损失的患儿。故应严格掌握BAL的适应证，术中减少不当的操作：如频繁吸引可造成通气不足而缺氧，严格控制灌洗总量。必要时停止检查，予以吸氧治疗。

4. **暂时性心动过缓**　可能为刺激迷走反射所致，可暂停检查，待心率回升后再行相关操作。

【操作后观察】

1. 观察患儿的一般情况　包括呼吸、心率、血压及体温情况；同时，应注意患儿有无声嘶、气促、呼吸困难、咯血等情况出现。

2. 术后监测血氧饱和度2~4小时。

【注意事项】

1. 术前应详细了解患儿的病史和相关情况，对术中、术后可能出现的情况和并发症有充足的准备和应对策略。

2. 严格掌握适应证和禁忌证。

3. 收集BALF进行检测时，应严格避免出血、灌洗液外溢和气道分泌物混入，以免影响检测结果的准确性，BALF每次回收率应大于40%，标本在送检前于4℃下保存。

（陈志敏）

第八节　胸腔穿刺术

胸腔穿刺术(thoracocentesis)简称胸穿，是指对有胸腔积液(或气胸)的患儿，为了诊断和治疗疾病的需要而通过胸腔穿刺抽取积液或气体的一种技术。

【适应证】

1. 为明确胸腔积液的性质及进行病原学检测，胸穿抽取胸水做常规、生化、涂片及培养等检查，以协助诊断与治疗。

2. 胸腔积液量大或气胸产生压迫症状时，胸穿抽液或抽气可立即缓解症状；脓胸时行胸穿抽脓、清洗、注药。

【禁忌证】

1. 局部皮肤感染。

2. 凝血功能障碍。

3. 生命体征不稳定（除非治疗性胸穿能改善该不稳定状态）。

4. 患儿不能耐受操作。

【操作前准备】

1. **患儿准备**　术前患儿应进行胸部X线和超声检查，确定胸腔内有无积液或积气，了解液体或气体所在部位及量的多少，并标上穿刺记号。操作前应向患儿监护人说明穿刺目的及穿刺可能的并发症，签知情同意书。与患儿进行沟通，消除顾虑。仔细核对患儿信息。

2. **器械准备**　无菌胸腔穿刺包（内装连有橡皮管的穿刺针、50ml及5ml的注射器、穿刺针头、血管钳、洞巾、纱布等）、无菌手套、消毒用品、麻醉药品、抗凝剂、容器、胶布等。

3. **操作者资质**　由具备执业医师资格的医师进行操作，实习医生必须在上级医生指导下进行操作。

4. **消毒准备**　检查无菌胸腔穿刺包有无过期。

5. **其他**　操作者戴口罩、帽子。

【操作方法】

1. **检查患儿生命体征**　包括心率、呼吸、血压及血氧饱和度情况。

2. **体位**　患儿取坐位，患侧手臂举过头；或反坐于靠背椅上，交叉双臂在椅背上；年幼儿由助手坐在椅子上抱着患儿，胸对胸使患儿稍向前弯，背部暴露并使之突出；重病者可卧床，床头抬高，作侧胸穿刺。

3. **定位**　术者站在患儿患侧，穿刺抽液时应根据胸片或

B超选择叩诊实音且位置偏低部位为穿刺点，包裹性积液的穿刺点选择需在B超下定位。大量积液时，穿刺点一般在肩胛线或腋后线第7~8肋间、腋中线第6~7肋间或腋前线第5肋间；气胸穿刺点为锁骨中线第2~3肋间隙(见文末彩图4-1)。

4. **消毒**　按常规用碘伏进行局部皮肤消毒。

5. **局部麻醉**　术者应严格执行无菌操作，戴无菌手套，铺手术巾后用1%利多卡因局部麻醉皮下、皮内及肋间肌，进针、回抽(无回血)、注药，直至回抽有液体为止(其深度可做下次穿刺参考)，无菌纱布压迫撤麻药针。

6. **穿刺**　左手示指将准备进针的肋骨上缘皮肤绷紧，右手持尾部连有橡皮管的穿刺针，先用止血钳夹紧橡皮管，在肋间隙下一肋骨的上缘垂直穿刺进针，有阻力消失感表示已达胸腔。

7. **抽液或抽气**　将橡皮管尾端连接50ml注射器，放开止血钳缓缓抽吸液体或气体，抽满液体或气体后先用止血钳夹住橡皮管，再移去注射器，将液体送检或注入器皿中，或将气体排到空气中，如此反复抽吸计量。穿刺完毕后，无菌纱布紧压针眼，在负压状态下连同注射器将针迅速拔出，用消毒纱布盖住针孔，以胶布固定。

8. 如需向胸腔内注药，在抽液后将稀释好的药液通过橡皮管注入。

【并发症及处理】

1. 胸膜反应　穿刺过程中患儿出现头晕、面色苍白、出汗、心悸、气短时，立即停止操作并给予皮下注射0.1%肾上腺素0.01~0.03ml/kg(最大量0.3~0.5ml)。

2. 穿刺过程中如有剧烈咳嗽、胸痛、面色转变或有严重出血即终止抽液，严密观察并对症处理。气胸：若持续存在气瘘，需行胸腔闭式引流；血胸：需行胸腔闭式引流；支气管胸膜瘘：需行胸腔闭式引流。

【操作后观察】

1. 观察操作局部出血情况。

2. 观察患儿有无剧烈咳嗽、咯血、气促等情况，注意患儿面色、呼吸、心率和血压变化及两肺呼吸音情况，观察有无气胸、血胸、单侧肺水肿、低血压、皮下气肿、空气栓塞等并发症。

【注意事项】

1. 操作前应向患儿或家长说明穿刺目的，消除顾虑；对于精神紧张者，可于术前半小时给予地西泮（0.1~0.3mg/kg）静推。

2. 穿刺点的选择 不应在第9肋以下，以免穿透膈肌损伤腹腔脏器。

3. 夹管 夹紧乳胶管，避免气体进入胸腔。

4. 速度 抽吸液体不可过快、过多，以免引起纵隔突然移动。诊断性抽液50~100ml即可。减压抽液每次总量：婴幼儿不超过150~200ml；年长儿不超过300~500ml，约20ml/kg。脓胸每次尽量抽尽。

5. 注射硬化剂诱发化学性胸膜炎，使脏层与壁层胸膜粘连，闭合胸腔，防止胸液重新积聚。具体方法是于抽液后，将药物稀释后注入。推入药物后回抽胸液，再推入，反复2~3次，拔出穿刺针覆盖固定后，嘱患儿卧床2~4小时，并不断变换体位，使药物在胸腔内均匀涂布。如注入药物刺激性强可致胸痛，应在术前给布桂嗪等镇痛剂。

（陈志敏）

第九节 胸腔闭式引流术

胸腔闭式引流术（closed chest drainage）又称胸廓造口术（percutaneous thoracostomy），是一种较为简单的外科手术，可用于治疗脓胸、外伤性血胸、张力性气胸及大量胸腔积液。

【适应证】

1. 张力性气胸或气胸压迫呼吸者（一般单侧气胸肺压缩在50%以上时）。

2. 外伤性血气胸，影响呼吸、循环功能者。

3. 中等量或大量胸腔积液影响呼吸者，复发性胸腔积液。

4. 乳糜胸及内科治疗无效的脓胸，尤其是伴有支气管胸膜瘘或食管胸膜瘘者。

5. 开胸术后引流血液，预防心脏压塞。

【禁忌证】

1. 局部皮肤感染。

2. 凝血功能障碍。

3. 患儿不能耐受操作。

4. 正压机械通气。

【操作前准备】

1. **患儿准备**　操作前应向患儿监护人说明穿刺目的及穿刺可能的并发症，签知情同意书。与患儿进行沟通，消除顾虑。仔细核对患儿信息。了解患儿过敏史。术前需要对患儿进行适当镇静。

2. **器械准备**　胸腔闭式引流手术包（手术刀柄、刀片、血管钳2把、持针器、缝针、线、手术洞巾、手术剪、无菌纱布等）、5ml注射器、前端多孔的硅胶管、消毒水封瓶一套、无菌手套、消毒用品、麻醉药品（1%利多卡因）。

3. **操作者资质**　主治医师，住院医师需要在有经验医师指导下进行。

4. **消毒准备**　检查胸腔闭式引流手术包有无过期。

5. **其他**　操作者及助手戴口罩、帽子。

【操作方法】

1. 检查患儿生命体征　包括心率、呼吸、血压及经皮血氧饱和度，注意患儿面色，必要时需要吸氧。

2. 患儿体位　患儿取仰卧位，患侧上肢举过头部。

3. 定位　胸腔积液选腋中线第5~6肋间，气胸选锁骨中线第2肋间或腋中线第4~5肋间（图4-2）。

4. 消毒及铺手术巾　术野皮肤常规消毒，术者戴灭菌手套，铺无菌手术洞巾，手术洞巾避免盖住患儿的头部。

5. 局部麻醉　用1%利多卡因从皮下开始逐层浸润麻醉至胸膜。

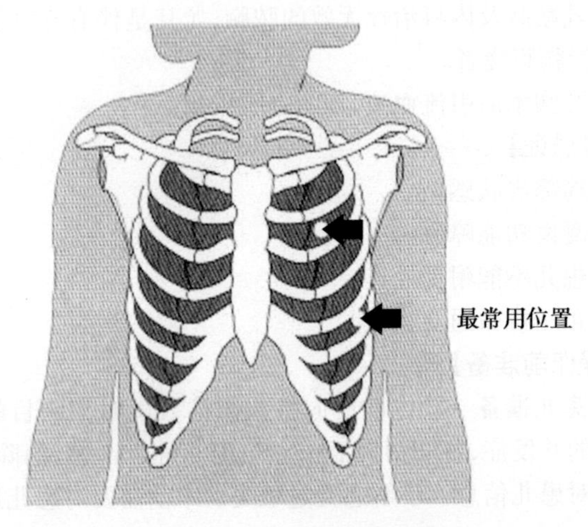

图 4-2 胸腔引流示意图

6. 切开及分离 沿肋间走行在肋骨上缘切开皮肤，切口大小取决于患儿年龄，（成人 2~3cm），沿肋骨上缘伸入血管钳，慢慢钝性分离各层组织，在肋骨上缘用血管钳尖端小心穿透胸膜并分离。

7. 穿刺及缝合 用血管钳夹住导管末端，防止气体进入。用弯血管钳夹住导管前端，将其沿切口送入胸腔。松开血管钳并慢慢退出，同时将导管向里送入。导管孔应全部进入胸腔。可以在导管周围做一个荷包缝合，缠绕导管后在导管周围系好皮肤缝合，保证导管安全。缝线在离皮肤表面 2~4cm 处的导管上再打个结。若未做荷包缝合，则缝合胸壁皮肤切口，并结扎固定引流管。

8. 覆盖敷料及接引流装置 将切口封闭敷裹，但不要用太多胶带使胸部体检困难，可应用薄膜。对于年长的婴儿及儿童，在导管插入部位包一条无菌的磺胺纱布，再覆盖纱布垫，用防水胶布贴好。导管末端连接于消毒长橡皮管至水封瓶，并用胶布将接水封瓶的橡皮管固定于床面上。引流瓶放置于病床下不易被碰倒的地方。放开夹在导管末端的血管钳。

9. 行胸片检查确定导管位置，并检查剩余气体及液体量。

【并发症及处理】

1. 操作应轻柔，若出现肺穿孔、肺出血及支气管胸膜瘘等，应重新置管。

2. 若患儿出现低血压，需警惕主动脉阻塞，若明确应立即拔除引流管。

3. 若出现血胸，应夹闭引流管，若出血严重，应拔除引流管。

【操作后观察】

1. 监测生命体征、血氧饱和度、引流物的性质及量。

2. 观察胸部覆盖物（看有无引流液），注意有无出血情况。

3. 观察胸腔闭式引流装置气泡逸出情况。

4. 评估引流液的颜色、量，注意呼吸窘迫、胸痛及呼吸音的改变。

【注意事项】

1. 胸腔大量积气、积液者，开放引流时应缓慢，并密切监测血压，防止复张性肺水肿。

2. 注意保持引流管畅通，不使其受压或扭曲。

3. 每日帮助患儿适当变动体位，或鼓励患儿做深呼吸，使之达到充分引流。

4. 记录每天引流量（伤后早期每小时引流量）及其性状变化，并酌情X线透视或摄片复查。如发现引流液性状有改变，为排除继发感染，可作引流液细菌培养及药敏试验。若为血胸，引流液突然减少需要怀疑凝块阻塞。

5. 更换消毒水封瓶时，应先临时阻断引流管，待更换完毕后再重新放开引流管，以防止空气被胸腔负压吸入。

6. 拔引流管时，应先消毒切口周围皮肤，拆除固定缝线，以血管钳夹住近胸壁处的引流管，用12~16层纱布及2层凡士林纱布覆盖引流口处，术者一只手按住纱布，另一只手握住引流管，迅速将其拔除。用面积超过纱布的大块胶布，将引流口处的纱布完全封贴在胸壁上，48~72小时后可更换敷料。若置引流管时做荷包缝合，将其解开，在拔除引流管时快速将其系紧。

（陈志敏）

第十节 肺穿刺技术

肺穿刺(主要指经皮肺穿刺)是在一定的病灶引导措施下,将穿刺针依次通过胸壁、胸膜腔脏层胸膜穿刺入肺,获取肺部组织细胞标本或对某些肺部病变进行治疗的技术。经皮肺穿刺最常用的病灶引导措施有X线透视、CT和B超。透视引导简便经济,可实时引导穿刺,但定位不够精确,也不能清楚显示病灶周围血管等器官的情况,目前逐渐被CT引导所代替。B超引导也可实时监测,操作时短,但它显示的病灶和穿刺针位置常没有CT那么直观清晰,且只能显示贴近胸壁的病灶。CT引导应用范围最广、定位精确,对位置较深的小病灶或纵隔肿块也能引导,成为现在最为主流的肺穿刺引导技术。

肺穿刺主要是进行肺实质的活组织检查、抽吸空洞或支气管腔内的液体检查,可明确诊断,还可通过肺穿刺对某些疾病进行治疗,如对一些引流不畅空洞中的脓液进行抽吸,必要时注入药物达到治疗的目的。

【适应证】

1. 肺组织活检 包括原因不明的肺间质疾病、周围性肺结节等。

2. 查找肺部感染的病原学依据。

3. 肺结核单发空洞的注射治疗。

4. 肺部肿瘤的局部注射化疗或放疗。

5. 肺部空洞脓液的抽吸。

【禁忌证】

(一)绝对禁忌证

1. 心功能衰竭、严重高血压、肺动脉高压以及各类心脏病、心律失常。

2. 严重肺气肿、肺大疱。

3. 肺血管病变,如动脉瘤或动静脉瘘。

(二)相对禁忌证

1. 全身情况差,不能耐受操作;剧烈咳嗽、呼吸急促、呼吸困难等。

2. 伴出血、凝血功能障碍性疾病。

3. 活动性大咯血。

4. 轻、中度肺气肿。

【操作前准备】

1. **患儿准备** 详细了解病史和全面体格检查，做好各种必要的化验检查，如血小板、出血凝血时间、肝肾功能、心电图、胸片或胸部常规及增强 CT；为避免操作中的交叉感染，还需进行乙型肝炎、丙型肝炎、HIV、梅毒等特殊病原体的检测。明确肺穿刺术的目的，向监护人说明肺穿刺术的目的、操作检查中及麻醉的可能并发症，并签署知情同意书。术前 12 小时禁食，4 小时禁水，以防术中、术后呕吐窒息。

2. **器械准备** 肺活检操作一般在配备有 CT 机的专门手术室进行。根据操作目的不同，还应配备有穿刺针、消毒液、测量尺、定位器、载玻片、固定缸、注射器和治疗药物等。

3. **操作者资质** 操作者应工作 5 年以上，具备儿童放射科或呼吸科主治医师以上职称，同时须通过专业规范的肺穿刺术操作培训，经考核通过取得操作资质。

4. **消毒准备** 穿刺针多选用一次性用品，如需消毒回收反复应用者，需先进行去污、清洁，再进入清洁区进行去热源包装和灭菌。

5. **麻醉方法** 鉴于儿童的特点，几乎均选用全身麻醉。

【操作方法】

根据胸部 CT 片明确病灶的位置及与邻近结构的关系，确定患儿体位及进针部位，多采取仰卧位或俯卧位。将体表定位器置于初步确定的进针部位，胸部 CT 扫描，选取无肋骨或肩胛骨阻挡，离病灶距离最近，能避开大血管，明显的支气管、肺大疱、叶间裂及病灶坏死区的体表位置为进针点，测量好由此进针的角度和深度。

常规消毒，铺洞巾，选取合适活检针，根据定位角度和深度进针，在进入胸膜腔之前行胸部 CT 扫描确认进针方向和深度，并酌情调整。以肺穿刺活检术为例，多调整针尖位于病灶边缘内侧。当活检针的针尖位于病灶边缘内侧时即可行活检。活检方法则根据活检针不同而异。抽吸针:采用细针抽吸法。取出针芯接上50ml针筒并提插抽吸,提插幅度为0.5~1.0cm。注意拔针前应去除负压,也不能加正压,以免抽吸物吸入针筒内或将抽吸物推出针尖。

获取的标本立即涂片,用无水乙醇固定送细胞学检查,组织块则放入10%甲醛溶液中固定送组织学检查。必要时,可就近另选穿刺点再次穿刺抽吸活检。切割针:采用活检枪活检法。活检前活检枪深度切割长度、加载动力,当活检针芯抵达病灶边缘内侧,将针芯固定到活检枪上,打开保险,启动扳机,活检后迅速拔针。取得条形标本立即放入10%甲醛溶液固定送细胞学检查。必要时就近另选穿刺点重复穿刺活检。操作技术应熟练、准确、快捷,尽量缩短操作时间。

【并发症及处理】

1. **气胸** 是最为常见的并发症。少量气胸一般不需治疗,卧床休息2~3天可自行吸收,当肺体积压缩大于30%或出现呼吸困难时需行排气治疗。

2. **肺出血** 出血量少者一般不予处理;较多者可应用止血剂,如出血不止,必要时需开胸手术。

【操作后观察】

1. **观察患儿的一般情况** 包括呼吸、心率、血压、血氧饱和度和体温情况;同时,应注意患儿有无胸闷、气促、呼吸困难、咯血等情况出现。

2. **观察操作局部出血情况** 特别是穿刺处出血、痰中带血情况。

【注意事项】

1. 术前应详细了解患儿的病史和相关情况,对术中、术后可能出现的情况和并发症有充足的准备和应对策略。

2. 严格掌握适应证和禁忌证,避免出现过度治疗的情况。

3. 活检后注意观察患儿有无胸闷、气急、咳嗽、咯血、呼吸困难、神志改变等表现,常规胸部CT扫描,观察有无气胸、肺出血等并发症。如有气胸和肺出血,一般在活检后数分钟内即可被发现；如正常返回病房后卧床休息，1～2 小时内常规胸透检查，并酌情处理。术后 24 小时内避免剧烈哭吵或咳嗽，密切观察呼吸、心率、血压等生命体征。

4. 告知家长和患儿，术后轻微的疼痛和痰中带血属正常现象。

（陈志敏）

第十一节　胸腔镜术

随着高分辨率的芯片和数字相机的发展，现代电视辅助胸腔镜手术（video-assisted thoracoscpic surgery，VATS）开始进入临床，成为目前临床应用的主流设备。同时设备更加小型化，更好的光学元件使通过胸腔镜完成儿童复杂的胸腔内手术成为可能，包括肺段、肺叶的切除术，现在都能进行常规操作。

【适应证】

包括胸膜、肺部、纵隔、心包疾病以及胸外伤的诊断和治疗。具体包括：

1. 肺活检　主要用于弥漫性肺间质疾病和肺部结节的诊断。

2. 纵隔肿块的活检和切除。

3. 穿透性胸外伤的评估。

4. 胸腔积液（包括血胸、乳糜胸）的评估。

5. 脓胸的胸膜剥脱术。

6. 脊柱侧弯的探查。

7. 气胸及肺大疱的处理。

8. 肺叶切除。

9. 食管闭锁的治疗。

10. 气管胸膜瘘的修补。

11. 先天性心脏病的治疗。

12. 先天性膈疝的治疗。

13. 漏斗胸的治疗。

【禁忌证】

（一）绝对禁忌证

1. 肺部完全粘连在胸壁上。

2. 剧烈的咳嗽。

3. 患儿不能耐受操作。

（二）相对禁忌证

1. 严重的心肺功能衰竭。

2. 凝血功能障碍。

3. 不能耐受单肺通气或小潮气量通气者。

4. 局部皮肤感染。

【操作前准备】

1. **患儿准备**　详细了解病史和全面体格检查，做好各种必要的化验检查与评估，如血小板、出血凝血时间、肝肾功能、心电图、胸片或胸部CT，必要时评估呼吸功能；为避免操作中的交叉感染，还需进行乙型肝炎、丙型肝炎、HIV、梅毒等特殊病原体的检测。术前病史中特别应询问有关胸膜结核、炎症、外伤等有可能引起胸腔粘连的病史。明确胸腔镜镜检查的目的，向监护人说明胸腔镜手术的目的、操作检查中及麻醉的可能并发症，尤其要交代术中转开胸的必要性和可能性，并签署知情同意书。术前12小时禁食，4小时禁水，以防术中、术后呕吐窒息。

2. **器械准备**　胸腔镜手术设备主要包括仪器和手术器械两大部分。前者主要由胸腔镜、摄像机和光源三部分组成，同时还应包括相应的图像监视、记录和输出设备；后者主要包括：胸壁穿刺器套管（Trocar）、高频电刀、内镜用缝合切割器、各种操作钳（抓钳、分离钳以及剥离钩等）、施夹器、持针器和推结器等。婴儿或儿童多采用3mm或5mm的微型胸腔镜，青少年可采用10mm胸腔镜。

3. **操作者资质**　儿童胸腔镜手术对设备、麻醉和手术条件要求高，故一般要求在三级以上专科医院进行。操作者需具备5年以上胸外科临床工作经验，具有主治医师以上专业技术职务任职资格，必须经过严格的胸腔镜手术培训合格并熟练掌握该技术后，方可从事该项专业技术的操作。

4. **消毒准备**　除不锈钢手术器械外，胸腔镜器械一般不能耐受高温蒸气消毒。常用的消毒方法是气体消毒，包括环氧乙烷气体、2%戊二醛或甲醛蒸气，这些消毒方法对胸腔镜器械损伤小。

5. **其他**　儿童胸腔镜对麻醉的要求甚高，几乎全部采取全身麻醉。全身麻醉可分为双肺通气、健侧单肺通气和混合通气三种。健侧单肺通气是相对简单的技术，最为常用，但并不是所有的儿童都适用单肺通气。其中，最早采用的双腔管插管全麻单肺通气对插管和患儿都有限制，因而，促成了后面各项改进型技术的应用，包括支气管阻塞、单腔支气管插管和混合通气人工气胸等。由于小儿肺的功能残气量较小，术中往往难以维持长时间的单肺通气而发生低氧血症和高碳酸血症，较长时间单肺通气有可能产生复张性肺水肿、气体栓塞等并发症，故现多采用混合通气人工气胸的方法进行麻醉。一般采用低压（4~6mmHg）和低流量（1~2L/min）的 CO_2 气体造成同侧肺的塌陷，使小年龄儿童或是小婴儿都可以通过人工气胸的方法压缩肺组织，从而获得充裕的操作空间。

【操作方法】

患儿多采取健侧卧位，适于绝大多数单侧胸内病变的手术。基本操作技术与成人大致相同，但儿童肺组织娇嫩，术中操作应轻柔、快捷、准确，避免过多钳夹或牵拉肺组织，以免造成肺组织挫伤、水肿，增加术后并发症率。小儿胸腔操作空间小，为了最大限度地利用有限空间，手术选择置镜切口的位置非常重要。置镜位置最好远离病灶，行 2~3 个 0.7cm 切口，仰卧位时一般在腋前线第 4~6 肋间，侧卧位一般在腋中线第 6~8 肋间甚至更低的位置。成人的置镜切口、操作切口与手术部位一般呈菱形分布。但小儿胸腔体积小，尤其病变在胸腔中下部，切不可过分强调菱形分布，多呈扇形或倒三角分布。以胸腔镜下肺活检为例，第一个切口置入套管针及胸腔镜；第二个切口活检钳咬取病变；第三个切口辅助暴露病变及止血。术毕根据胸腔情况决定放或不放胸腔闭式引流管。

【并发症及处理】

作为介入性操作，难免存在一定的并发症，应妥善处理：

1. **血胸和气胸** 儿童肺组织娇嫩，操作应轻柔、快捷、准确，避免过多钳夹或牵拉肺组织，以免造成肺组织挫裂伤。胸腔内为负压，即使是少量渗血，也要及时处理。少量气胸者应严密观察，胸腔闭式引流多可愈合；大量气胸，应及时修补。

2. **肺不张** 患儿怕痛不敢咳嗽，可导致分泌物不易排出，造成肺不张。因此，需鼓励患儿术后积极咳嗽，防止肺不张出现；对于出现肺不张的患儿，如抗感染、促进排痰的治疗不能缓解，可行支气管镜局部吸引冲洗治疗。

3. **低氧血症和高碳酸血症** 多见于胸腔内二氧化碳人工气胸和长时间单肺通气。应注意不要追求绝对的肺萎陷，只要能暴露病变，可以进行操作即可。注气的压力不要过大，以免压迫纵隔，影响血压。也可采取术侧间断通气或高频通气等方法，避免并发症的发生。术中要监测血压、中心静脉压、血氧饱和度、呼气终末二氧化碳浓度等，及时发现情况并处理。

4. **周围组织或神经损伤** 应熟悉操作区域的解剖结构，操作应轻柔、快捷、准确；选择适合患儿的套管。如有损伤要及时处理。

5. **食管、气管瘘** 后纵隔肿物尤其是气管、食管囊肿常与食管、气管关系密切，甚至共壁，术中易损伤食管、气管。手术中游离囊肿基底时一定要小心，暴露清楚。术中发现瘘可在胸腔镜下修补，必要时可开胸修补。术后密切观察胸腔引流，出现食管、气管瘘应尽早手术修补。

6. **复张性肺水肿** 肺长期受气体或液体的压迫，在快速大量释放出气体或液体后，可能出现复张性肺水肿，尤其合并大量胸腔积液术后。应注意术中抽取胸腔内液体时速度要慢，使肺缓慢复张，人工气胸时不要太长，减少复张性肺水肿的发生。如发生复张性肺水肿，应正压通气，控制液量，多能迅速缓解。

【操作后观察】

1. 注意观察患儿的生命体征，包括呼吸、心率、血压和体温情况。

2. 应观察患儿水封瓶的水柱波动情况、引流管引流情况、手术伤口的渗血情况等,尤其应注意患儿血氧饱和度的情况。

【注意事项】

1. 虽然随着科技的发展,微创的胸腔镜技术在小儿胸外科的应用上已取得非常大的进步,但是,仍需严格掌握胸腔镜的适应证,以免对患儿造成不必要的损伤。

2. 胸腔镜技术尚不能完全取代开胸手术,应以治疗疾病为第一,选择最为合适的治疗手段。

(陈志敏)

第十二节　肺功能检查技术

肺功能检查(pulmonary function test)是呼吸系统的重要检查项目,对于早期检出肺、气道病变,评估呼吸疾病的严重程度及预后,鉴别呼吸困难的原因,诊断病变部位,评估肺功能对手术的耐受力或劳动强度耐受力及对危重患儿的监护等方面有重要的指导意义。肺功能检查包括通气功能、换气功能、呼吸调节功能及肺循环功能等,随着科学技术的发展,肺功能检测技术得到了很大的发展,在临床上越来越受到重视。

【适应证】

1. 支气管哮喘。

2. 慢性咳嗽病因的鉴别诊断。

3. 鉴别气道阻塞的类型。

4. 药物或其他治疗方法的效果评价。

5. 间质性肺疾病,慢性阻塞性肺疾病。

6. 胸腹部手术术前检查。

【禁忌证】

1. 心肺功能不全。

2. 近4周大咯血。

3. 未行胸腔闭式引流的气胸。

4. 肺结核等传染病。

【操作方法】

1. 准备工作 告知患儿操作目的,介绍整个操作过程,讲解如何用力吹气,输入患儿信息等。

2. 吹气检测 患儿站立,头保持自然水平,夹上鼻夹,口含呼气嘴;平静呼吸 3~5 次,待基线平稳后,用力深吸气后迅速用力呼气,直至不能再呼出气体为止。

3. 多次重复检查,获得至少 3 次可接受结果,评估结果,书写报告。

【注意事项】

1. 口含呼气嘴正确,避免漏气及堵塞呼气嘴。

2. 检查前 2 天停用支气管扩张剂。

3. 检查前 4 小时避免饮用含咖啡因物质。

4. 穿宽松衣服,避免束缚用力吸、呼气,影响检查结果。

5. 如受试患儿检查过程中出现明显哭吵或吸、呼气用力不足,需停止检查。

6. 6 岁以下患儿很难配合做肺通气试验,可考虑做婴幼儿潮气肺功能(0~3 岁)、脉冲振荡肺功能(3~5 岁)等检查。

(唐兰芳)

第十三节 呼出气一氧化氮测定

呼出气一氧化氮(fractional exhaled nitric oxide,FeNO)测定是一种检测气道炎症的方便、无创的方法,可用于确定嗜酸粒细胞性气道炎症,协助诊断哮喘,预测吸入皮质激素治疗的有效性。

【适应证】

1. 哮喘。

2. 过敏性鼻炎。

3. 慢性咳嗽。

4. 其他呼吸道炎症。

5. 流行病学研究。

【操作方法】

1. **准备工作**　打开计算机、一氧化氮检测仪、打印机；更换一氧化氮检测仪滤嘴，进行仪器清空，准备检测。

2. **检测过程**　输入患儿信息，进入口呼气界面；患儿将滤嘴含入口中，连续、平稳呼气至达到仪器要求（两种方法检测：经口将呼出气收集后分析平均一氧化氮的体积分数和慢呼气法直接检测瞬间的一氧化氮体积分数）。

3. **仪器分析**　仪器测量数据自动分析曲线结果，打印报告。

【注意事项】

1. 若准备其他检查，应在肺功能测定和激发试验前进行。

2. 检查前1小时无剧烈体力运动、主动或接受被动吸烟。

3. 在检查前2小时内禁食富含氮的食物（如香肠、动物内脏、莴苣和菠菜等）、禁喝含咖啡因的饮料。

4. 患儿在2周内有呼吸道感染史可能影响结果。

（唐兰芳）

第十四节　睡眠呼吸监测技术

睡眠呼吸监测技术是通过收集和分析多导生物电信号，对睡眠结构和睡眠时间进行显示和分析，是诊断睡眠呼吸障碍疾病的关键检测手段。因其不经济、费时间，在儿科尚未普遍应用。

【适应证】

1. 习惯性打鼾或打鼾有间歇性中止现象。

2. 有睡眠呼吸暂停或睡眠期间出现呛咳。

3. 原因不明的病理性白天嗜睡或睡眠后仍感疲乏。

4. 睡眠期出现原因不明的心律失常。

5. 睡眠期不明原因的低氧血症。

6. 评价睡眠呼吸暂停的严重度及评价疗效。

7. 耳鼻喉异常（颌面结构异常、扁桃体或腺样体肥大、软腭过长、咽部气道畸形等）。

【操作前准备】

（一）患儿准备

1. 带患儿熟悉睡眠实验室位置及环境。

2. 检查当天中午起勿饮用含咖啡因、酒精的饮料，勿使用睡眠药物。

3. 检查前当天不要小睡。

4. 穿衣宽松舒服，便于检查。

5. 可自备饮食。

（二）实验室准备

1. 数据采样系统的定标，确定放大器始终按设定的增益和频率滤波在工作。

2. 时间轴定标，确保各指标的记录无时间参差。

3. 机械性基线，确保记录笔的正负相等距摆动。

4. 记录前准备工作，确保患儿睡眠感觉良好（患儿可适当应用水合氯醛镇静）。

【操作方法】

多导睡眠监测分析系统可以连续记录 8~10 小时患儿的脑电、心电、肌电信号、口鼻气流、呼吸运动、血氧饱和度、鼾声、体位等变化情况，通过上述的监测数据，主要报告内容包括：睡眠结构及分期、各期睡眠中的呼吸事件、血氧饱和度水平监测、肢体运动或活动等。

（唐兰芳）

参考文献

1. 赵莹，孔灵菲. 诱导痰检测技术及其临床应用. 中国实用内科杂志，2007，27(13)：1070-1071.

2. Gupta KB，Garg S. Sputum induction- A useful tool in diagnosis of respiratory diseases. Lung India，2006，23：82-86.

3. Nicolai T. Pediatric Bronchoscopy. Pediatric Pulmonology，2001，31：150-164.

4. 中华医学会儿科学分会呼吸学组儿科支气管镜协作组. 儿科支气管

镜术指南(2009年版).中华儿科杂志,2009,47(10):740-744.

5. 陈志敏.儿童纤维支气管镜术的安全性.临床儿科杂志,2009,27(1):12-14.
6. 刘恩梅.支气管肺泡灌洗在小儿呼吸系统疾病中的临床应用.临床儿科杂志,2009,27(1):15-17.
7. Anne MC, et al. CT-guided Percutaneous Lung Biopsy in children. J Vasc Interv Radiol, 2004, 15:955-960.
8. Heyer CM, et al. Evaluation of chronic infectious interstitial pulmonary disease in children by low-dose CT-guided transthoracic lung biopsy. Eur Radiol, 2005, 15:1289-1295.
9. 郑跃杰,张青,麻晓鹏.肺活检对儿童弥漫性肺间质疾病的诊断价值.中华儿科杂志,2006,44(11):835-836.
10. Kuojen T, et al. Current Application of Thoracoscopy in Children. J Lapa, 2008, 18(1):131-135.
11. 曾琪.胸腔镜在小儿外科的应用.继续医学教育,2006,20(18):61-63.
12. Dweik RA. An official ATS clinical practice guideline: interpretation of exhaled nitric oxide levels (FENO) for clinical applications. Am J Respir Crit Care Med, 2011, 184(5):602-615.

第五章 儿童心血管科诊疗技术操作规范

第一节 血压测量及监测技术

血液在血管内流动时,对血管壁的侧压力称为血压。通常所说的血压是指动脉血压(arterial blood pressure,ABP)。动脉血压测量是评估血压水平、诊断高血压及观察降压疗效的主要手段,可分为无创及有创血压测量和监测。中心静脉压(central venous pressure,CVP)测量以及监测通常为有创性,是评估血管容量和右心功能的重要指标。

一、无创动脉血压测量及监测

无创血压测量的优点是操作简便,可立即获取血压数据;无创伤性,重复性好;适应证广,省时省力。缺点是不能连续监测,不能反映每一个心动周期的血压,不能显示动脉波形。

(一)水银柱血压计测量血压

1. 适应证

(1)常规体检需要了解血压情况。

(2)门诊就诊时,需立即了解血压情况。

(3)高血压患儿需进行血压情况简便监测。

(4)其他需要简便、立即获取血压情况者。

2. 禁忌证

(1)患儿拒绝进行血压测量。

(2)患儿测量时明显紧张、情绪变化,显著影响血压者。

(3)测量部位的皮肤感染或存在其他病变不宜进行测量。

3. 操作前准备

(1)患儿准备:患儿在测量血压前30分钟内不能吸烟、喝浓茶或咖啡之类的饮料。应在安静的环境中休息至少5分钟。

(2)器械准备:根据患儿年龄选择合适的袖带。检查者应选择与患儿胳膊大小相符合的血压计袖带。标准的带有气囊的袖带宽度应比上臂直径再宽20%,或是上臂周长的40%,而袖带内气囊的长度应是上臂周长的80%。儿童气囊宽度不应该超过上臂长度的2/3,其长度不应该超过上臂周长的3/4。检查血压计。

(3)操作者资质:应由具备熟练掌握血压测量的人员进行。

(4)其他:测量环境应保持安静,温度适中,远离噪音,避免由于环境因素导致被检测者紧张、情绪不稳定等而影响血压测量结果。

4. 操作方法

(1)检查患儿的生命体征:测量前询问患儿有无不适,注意患儿呼吸、心率以及心律情况。

(2)患儿体位:在测量血压时,患儿通常取坐位,卷起衣袖,露出手臂,掌心向上,肘部伸直。保持血压计零点与肱动脉、心脏在同一水平处,上臂的衣袖不能过紧,上肢应有检查台、病床等硬物支撑。

(3)上肢血压测量

1)检查者将袖带气囊的充气皮管对准患儿肱动脉,袖带紧贴皮肤缚于上臂,袖带下缘应在肘窝以上2~3cm。检查者先于肘窝尺侧触及肱动脉搏动,再将听诊器胸件置于肘窝处肱动脉搏动最明显处,固定并轻压听诊器胸件,使其与皮肤密切接触,但不可压得太重。

2)然后挤压球囊,向袖带的气囊内充气,边充气边听诊,待肱动脉搏动消失,再充气使汞柱升高20~30mmHg。随后开始缓慢放气,两眼平视汞柱表面缓慢下降,根据听诊结果读出血压值。

3)按Korotkoff分期法,首先听到的响亮拍击声为柯氏音第1期(K1),即收缩压;随着汞柱下降,拍击声被柔和吹风样杂音代替成为第2期(K2);在第3期(K3)袖带压力进一步降低,动脉血流量得以增加,拍击声重新出现;然后声音突然变得低沉为第4期(K4),最终声音消失为第5期(K5)。第5期声音消失时的汞柱数值即为舒张压。

4)测量完毕后,松开袖带,排尽血压计袖带内余气,整理后放入盒内。血压计盒盖右倾45°,使水银全部流回槽内,关闭水银槽开关,盖上盒盖,平稳放置。

5)血压应间隔1~2分钟后重复测量,取2次读数的平均值记录。如果收缩压或舒张压的2次读数相差5mmHg以上,应再次测量,取3次读数的平均值为准。

(4)测量下肢血压时,患儿应取仰卧位,选用较宽的袖带,袖带缚于腘窝上方3~4cm处,听诊器胸件置于腘动脉上,向气囊内充气,判断收缩压、舒张压方法同上。

5. 操作后观察　血压测量后观察患儿有无不适症状。若有不适,安静状态下休息数分钟后不适消失方可离开。

6. 注意事项

(1)血压监测应在患儿平静时进行,测压前患儿要保持安静,消除紧张,不要在剧烈活动后测压。如第一次测压血压过高,应休息10~15分钟后重新测量。

(2)需经常反复进行血压监测者,应遵循四定的原则:定时间、定体位、定部位、定血压计。

(3)血压计要定期检查,以保持其准确性,并应放置平稳,切勿倒置或振荡。测前先检查血压计有否漏气,血压计汞柱有否裂损,是否保持在"0"点处。

(4)袖带的宽度要符合要求,如果袖带过窄测得的血压偏高,袖带过宽测得的血压偏低。

(5)衣袖不能过紧,袖带不能绑太紧,听诊器不能压得过重。

(6)对偏瘫的患儿应测健侧的血压,因患侧的血液循环有障碍不能反映机体血压的真实情况。

(7)为了避免重力作用的影响,在测血压时,血压计的"0"点和肱动脉、心脏应处于同一水平。

(8)如果血压没有听清或异常时,应重复测量。应先将袖带内的空气驱尽使汞柱降至“0”点,稍待片刻,再进行测量,直至听准为止。

(9)测量时,打气不可过高、过猛。血压测量完毕,排尽袖带内的余气,拧紧气门上的螺旋帽,解开袖带,整理妥善,放入盒内,关上水银槽开头,防止水银倒流或压碎玻璃等。如水银柱里出现气泡,应调节或检修,不可带着气泡测量。

(二)无创动态血压监测

动态血压监测是使用动态血压计测定一段时间内(通常24小时)的血压情况,在此时间内血压计每间隔一定时间自动测量血压并连续记录,测定结束后再将血压数据进行综合分析。动态血压监测可提供白昼与夜间各时间段血压的平均值和离散度,能较敏感、客观地反映实际的血压水平、血压变异性和血压昼夜节律。

1. 适应证

(1)避免偶测血压的心理影响因素,较为客观真实地反映血压情况。

(2)对偶测血压升高疑有高血压、临界高血压、顽固性高血压、继发性高血压、高血压易患人群进行评估。

(3)有头昏、头痛等可能由高血压引起的症状需鉴别诊断者。

(4)获取更多的血压数据,以分析血压波动和昼夜变化的规律。

(5)指导降压药的应用、判断药物降压效果,帮助选择药物,调整剂量和用药时间。

(6)判断高血压患儿有无靶器官损害。有心脏肥厚、眼底小血管病变或肾功能改变的高血压患儿,其夜间与日间的差值可能会减小。

(7)预测1天内心、脑血管疾病突然发作的时间。凌晨血压突然升高,最易发生心、脑血管意外。

2. 禁忌证

(1)患儿不配合以及拒绝监测。

(2)测量部位的皮肤感染或存在其他病变不宜进行测量。

3. 操作前准备

(1)患儿准备:①告知患儿动态血压监测的目的及注意事项,取得患儿的配合;②嘱患儿配戴动态血压监测仪后可进行日常生活。

(2)器械准备:袖带式动态血压记录仪可定时给袖带充气,测量肱动脉血压,并自动存储数据。检查动态血压监测仪中的电池以及数据存储模块,确保动态血压仪正常工作。

(3)操作者资质:应由具备熟练掌握动态血压测量的人员进行。

(4)其他:嘱患儿注意保护记录盒,切忌碰撞、受压、受潮,不进入有磁场的环境,不接触有磁性物品。

4. 操作方法

(1)清除动态血压监测仪中原有数据,在动态血压分析仪软件上新建患儿信息。根据患儿的病情需要设定好测量血压时间。

(2)为患儿配戴监测仪。先测量两上臂血压,若收缩压差<10mmHg,选用非优势手,若收缩压差≥10mmHg,选用血压较高侧安装监测袖带。袖带固定松紧要适宜,袖带下缘应位于肘弯上 2.5cm 处,最好直接戴在裸露的上臂上。压力管在上臂外沿向上伸出,并确保位置不限制上臂运动,将压力管连接到监测仪上,监测仪将会按照预先设置好的时间间隔进行血压测量并存储血压值。

(3)动态血压测量期间患儿不可自行放松或随意移动袖带,防止袖带松动或滑脱。万一袖带松动时要及时重新佩戴。

(4)动态血压测量期间压力管避免打折、受压、扭曲或拉伸。

(5)在自动测量过程中,上肢应保持静止放松状态,睡眠时尽量保持平卧位,以保证尽可能获得准确的血压读数。

5. 操作后观察 注意观察患儿有无不适症状,注意袖带有无松动或滑脱。

6. 注意事项

(1)开始测量时,尽量处于静止状态,放下手臂直至测量完成,不要对手臂施以任何压力。

(2)如果测量开始时患儿正在活动,应停止活动并放松直至测量完成。

(3)睡眠时尽量保证压力管没有缠绕或挤压。

(4)避免取下袖带。若取下袖带或袖带位置偏移时,应及时重新佩戴。

(5)有晕厥史或位置性低血压者最好与24小时动态心电图等其他相关检查同时进行检查。

二、有创动脉血压测量和监测

有创动脉血压测量和监测是将动脉导管置入动脉内,通过压力监测仪,直接监测动脉内血压,可连续监测收缩压、舒张压和平均动脉压,并将其数值及波形实时地显示在监护屏幕上。

有创动脉血压测量和监测的优点:能够连续监测持续的动态变化过程,及时、准确地反映患儿血压的动态变化;不受人工加压、袖带宽度及松紧度影响,准确可靠,随时取值;能够反映每一心动周期的血压,能够显示动脉波形。

有创动脉血压测量和监测的缺点:有创伤性,操作较复杂,需动脉置管,多适用于住院患儿,且需在监护下进行,不适用于门诊测量;有一定的并发症。

【适应证】

1. 危重患儿以及高危患儿的血压监护、监测。
2. 重大手术围手术期血压监测。
3. 需连续监测每一心动周期的血压、收缩压、舒张压和平均动脉压者。

【禁忌证】

1. 动脉供血障碍。
2. 局部皮肤感染。
3. 凝血功能障碍。
4. 患儿拒绝或不能耐受操作。

【操作前准备】

1. **患儿准备** ①告知患儿监测有创动脉血压的目的及注

意事项，取得患儿的配合；②指导患儿保护动脉穿刺部位，防止导管移动或脱出；③选择置管位置。

置管动脉有桡动脉、肱动脉、股动脉、足背动脉等，其中以左臂桡动脉为首选部位，其次为股动脉。桡动脉穿刺前，需常规做Allen试验以评估手掌尺动脉循环的血流情况。因当穿刺桡动脉时套管针进入动脉血管形成阻塞，靠尺动脉给予手部血供，所以测试尤为重要。

具体方法：①测试者以手指同时按压桡动脉和尺动脉。②嘱患儿将手举过头顶并连做数次握拳动作，至手掌变白。③让患儿将手下垂，并自然伸开手。测试者松开对患儿尺动脉的压迫，继续保持压迫桡动脉，观察患儿手掌颜色变化。④观察患儿手掌部颜色由白转红的时间：6秒内转红者Allen试验阴性；若7~15秒转红，说明尺动脉血供延迟，称为Allen试验可疑；超过15秒仍不转红，说明尺动脉血供障碍，即Allen试验阳性，桡动脉不宜选用。

2. **器械准备** 合适的动脉导管、充满液体的带有开关的压力连接管、压力换能器、三通管、连接冲洗系统、电子监护仪、动脉测压装置。

3. **操作者资质** 需能熟练掌握动脉穿刺、动脉内置管的人员进行。

4. **消毒准备** 用酒精或碘酊消毒穿刺处皮肤。

5. **其他** 配制好肝素生理盐水，连接性压力连接管，排气备用。还需准备注射器、无菌手套、无菌治疗巾、常规无菌消毒盘等。

【操作方法】

1. **检查患儿生命体征** 监测患儿呼吸、心率、心律、血压等指标。

2. **患儿体位** 取平卧位。

3. **动脉内置管** Allen试验阴性者，可选择桡动脉置管。

(1)患儿取平卧位，前臂伸直，掌心向上并固定，腕部下方放垫子，手背屈曲60°左右。

(2)摸清桡动脉搏动，常规消毒皮肤，术者戴无菌手套，铺无菌巾。

(3)用带有注射器的套管针进行桡动脉穿刺,当针头穿过桡动脉壁时有突破坚韧组织的脱空感,并有血液呈搏动状涌出,证明穿刺成功。此时将套管针向前稍推进,使外套管的圆锥口全部进入血管腔内,用手固定针芯,将外套管送入桡动脉内并推至所需深度,拔出针芯。

(4)将外套管连接测压装置,将压力传感器置于无菌治疗巾中防止污染。每24小时局部消毒并更换1次治疗巾。

(5)固定好套管,必要时用小夹板固定手腕部。

4. **进行动脉血压监测** ①正确校对监护仪上的零点,转动三通管开关,使压力传感器与大气相通,按下零点校正键,校零成功后,再转动三通管,使压力传感器与大气隔绝而与动脉相通。压力传感器的高度应与左心室齐平。②开始监测血压,连续显示所测收缩压、舒张压和平均动脉压的数值与波形。

【并发症及处理】

1. **穿刺侧肢体缺血** 引起远端肢体缺血的主要原因是血栓形成,其他如尺动脉供血不足、血管痉挛及局部长时间包扎过紧等也可引起。可通过如下方法尽量避免:①桡动脉置管前需做Allen试验,判断尺动脉是否有足够的血液供应;②选择适当的穿刺针,切勿太粗及反复使用;③穿刺动作轻柔、稳、准,避免反复穿刺造成血管壁的损伤;④固定置管肢体时,切勿行环形包扎或包扎过紧。

术后需密切观察术侧远端手指的颜色与温度,当发现有缺血指征如肤色苍白、发凉及有疼痛感等异常变化时,应及时拔管。

2. **感染** 所需用物必须经灭菌处理,置管操作应在严格的无菌技术下进行,加强临床检测,每日测体温,监测血常规,如患儿出现高热、寒战,应及时寻找感染源,并合理应用抗生素;置管时间一般不超过7天,一旦发现感染迹象应立即拔出导管。

3. **血栓形成、栓塞** 应定时用肝素盐水加压冲洗压力连接管和导管,避免形成血栓,冲洗时要防止气体冲入。若形成血栓以及栓塞,应立即拔除测压导管,必要时可手术探查取出血块。

4. **气栓发生** 在调试零点、取血等操作过程中严防气体进入动脉内造成气栓形成。

5. **局部出血、血肿、假性动脉瘤形成** 穿刺失败及拔管后要有效地压迫止血，穿刺时动作轻柔、稳、准，尽量避免反复穿刺。

【操作后观察】

1. 观察穿刺部位局部出血情况、穿刺侧血供情况以及有无感染征象。

2. 观察患儿呼吸、心率、心律和血压变化。

3. 观察有无术后并发症出现。

【注意事项】

1. 向患儿及家长解释监测的目的和意义，取得配合和理解。

2. 严格执行无菌技术操作，预防感染。

3. 正确选取穿刺部位。保护动脉穿刺处，穿刺针与测压管均应固定牢固，防止导管移动或脱出。

4. 保持测压管的连接紧密和通畅，避免受压或扭曲，用肝素生理盐水进行脉冲式冲洗。

5. 管道内如有血块堵塞时应及时予以抽出，切勿将血块推入，以防发生动脉栓塞。操作过程中严防气体进入动脉。

6. 动脉置管时间长短与血栓形成呈正相关，在患儿循环功能稳定后，应及早拔出。

7. 注意观察并记录动脉置管远端肢体血运及皮温情况。

8. 患儿体位改变时，应重新校对测压零点，压力传感器的高度应与左心室齐平。

9. 常规每班校对测压零点，对监测数据、波形有异议时随时调零。

10. 监护仪波形显示异常时，应及时查找原因并处理。

三、中心静脉压测量及监测

中心静脉压是上、下腔静脉进入右心房处的压力，通常将右心房和胸腔内大静脉的血压称为中心静脉压，受心功能、循环血容量及血管张力等因素影响。临床上常用此法监测血容量、外周循环情况以及心功能状态,是评估血管容量和右心功能的重要指标。

【适应证】

1. **严重创伤、各类休克及急性循环功能衰竭等危重患儿** 测定中心静脉压以明确是否存在血容量不足或心功能不全。

2. **各类重大手术的术中监测** 尤其是心血管手术、体外循环术、颅脑和腹部的大手术。监测血容量维持在最适当水平,并助于评估心功能情况。

3. **需长期输液或接受完全肠外营养的患儿** 监测血容量。

4. **需接受大量、快速输血补液的患儿** 监测血容量的动态变化,防止发生循环负荷超重的危险。

5. **血压正常而伴少尿或无尿时** 借以鉴别少尿为肾前性因素(脱水)还是肾性因素(肾衰竭)。

【禁忌证】

1. 患儿不能耐受操作或拒绝操作。

2. 穿刺或切开处局部有感染。

3. 凝血机制障碍、血小板减少者。

【操作前准备】

1. **患儿准备** 向患儿及患儿家长告知操作的目的和注意事项,取得配合。根据患儿情况选择所要穿刺以及置管的静脉。经上腔或下腔静脉插管都可用来测定中心静脉压,中心静脉置管途径有经锁骨下静脉、颈内静脉、颈外静脉、股静脉、大隐静脉及肘静脉置管法,其中以锁骨下静脉、颈内静脉置管至上腔静脉最为常见。

2. **器械准备** 中心静脉导管包、三通管、连接冲洗系统、电子监护仪、静脉测压装置(压力连接管、压力模块,导联线,压力传感器)等。

3. **操作者资质** 需能熟练掌握静脉穿刺、静脉内置管的人员进行。

4. **消毒准备** 用酒精或碘酊消毒穿刺处皮肤。

5. **其他** 配制肝素生理盐水,压力连接管,排气备用。还需准备注射器、无菌手套、无菌治疗巾、常规无菌消毒盘等。

【操作方法】

1. **检查患儿生命体征** 测量前询问患儿有无不适，注意患儿呼吸、心率及心律情况。

2. **患儿体位** 取平卧位。

3. **静脉置管** 穿刺部位常规消毒、铺巾、局部麻醉穿刺后插入静脉导管，无论经锁骨下静脉、颈内静脉或股静脉穿入导管时，导管尖端均应达胸腔处。留置导管的尖端最好位于上、下腔静脉或右心房中部，以避免受到周围静脉的收缩及静脉瓣关闭的影响。固定好静脉导管，将静脉导管连接测压装置，将压力传感器置于无菌治疗巾中防止污染。每24小时局部消毒并更换1次治疗巾。

4. **进行中心静脉压监测** 将导线连接于压力模块。将一次性压力传感器与中心静脉导管连接，传感器位于患儿右心房水平。确保测压管路中无凝血、空气，以及管道无扭曲、打折，紧密连接。准确校正零点后，进行中心静脉压监测。

【并发症及处理】

1. **感染、血栓形成以及栓塞、气栓** 处理方法同有创动脉血压监测。

2. **置管穿刺处出血、血肿** 处理方法同有创动脉血压监测。

3. **血管损伤** 导管的硬度、导管顶端在血管腔内的位置及穿刺的部位是血管损伤的重要影响因素。注意把握这些影响因素可以防止血管损伤。

4. **气胸、血胸** 注意穿刺时勿穿刺入胸腔，避免反复穿刺可防止其发生。发生后应保持安静、吸氧，进行胸腔抽气或闭式引流术。

5. **导管脱出以及移位、导管堵塞、导管断裂** 应加强护理，避免导管折曲和过度牵拉。发现导管位置异常需及时纠正，导管堵塞需拔除，导管断裂需立即外科手术取出导管。

6. **心律失常** 导管插入过深，其顶端会进入右心房或右心室，对心肌造成机械性刺激而诱发心律失常。可将导管适量向外拔出至合适位置,并密切监测患儿心率和心律情况。

【操作后观察】

1. 观察穿刺部位局部出血情况以及有无感染征象。

2. 观察患儿呼吸、心率、心律和血压变化。

3. 观察有无术后并发症出现。

【注意事项】

1. 严格无菌技术操作,防止感染。

2. 测压管零点必须与右心房中部在同一平面。体位变动时应重新调整两者关系。

3. 导管应保持通畅,否则会影响测压结果。

4. 测量应在患儿安静状态下进行。使用呼吸机正压通气时,可影响 CVP 值。

5. 如测压过程中发现静脉压突然出现显著波动性升高时,提示导管尖端进入右心室,应立即将导管退出一小段后再测量。

6. 导管留置时,需用抗凝剂冲洗,以防血栓形成。导管留置时间一般不超过 5 天,时间过长易发生静脉炎或血栓性静脉炎。

7. 怀疑有管腔堵塞时不能强行冲注,只能拔除,以防血块栓塞。拔管时,应用注射器抽吸,以防尖端有附着的血栓脱落形成栓塞。

(孙淑娜)

第二节　心电图检查术

心电图(electrocardiogram, ECG)检查是利用心电图机从体表记录心脏每一心动周期所产生的电活动变化图形的技术。通过心电图检查可了解心脏的电活动情况。

【适应证】

1. 记录人体正常心脏的电活动。

2. 帮助诊断心律失常。

3. 帮助诊断心肌疾患、冠状动脉血供情况、有无心肌缺血以及心肌梗死的演变及部位。

4. 诊断心房、心室是否扩大、肥厚。

5. 判断药物或电解质情况对心脏的影响。

6. 心脏手术、心脏起搏器植入术或其他大型手术的术前、术后检查及术中监测。

7. 各种心血管疾病的临床和随访。

【禁忌证】

1. 患儿拒绝行心电图检查。

2. 患儿心电图电极放置处的皮肤有破损或病变，不宜放置电极。

【操作前准备】

1. 患儿准备

(1)检查时患儿应平躺在床上，若有精神症状、婴幼儿等不能配合者需用药物镇静。患儿应至少保持安静状态下 30 分钟后仰卧接受检测，检测时要求患儿全身放松、全身不动、自然呼吸。不要随意移动患儿体位或与人讲话，以免影响检查结果。

(2)避免药物影响，有些药物会直接或间接地影响心电图的结果。因此，应询问患儿最近服过哪些药物。

(3)以往曾进行过心电图检查的患儿，最好带上以往的检查结果，以利于进行分析比较。

2. 器械准备　心电图检查开始前检查心电图机各条线缆的连接是否正常，包括导联线、电源线、地线等。检查心电图纸张是否安装正确，是否充足。

3. 操作者资质　需要能熟练掌握心电图操作的人员进行心电图检查。

4. 其他　操作者需认真阅读心电图检查申请单，快速了解患儿的一般情况以及临床对检测心电图的要求、除描记心电图标准 12 导联外是否需要附加导联。

【操作方法】

1. 检查患儿生命体征　测量前询问患儿有无不适，注意患儿呼吸、心率等情况。

2. 患儿体位　检查时患儿应平卧。

3. 心电图导联　标准12导联心电图,包括双极导联、加压单极导联及胸前导联。常规12导联为:Ⅰ、Ⅱ、Ⅲ、aVR、aVL、aVF、V_1~V_6。此外,还有6个不常用的心前区导联,称为附加导联,包括V_7、V_8、V_9、V_{3R}、V_{4R}、V_{5R}。双极导联和加压单极导联的LA位于左上肢、RA位于右上肢、LL位于左下肢、RL位于右下肢。

(1)标准双极肢体导联(图5-1):反映连接的两电极间的电位差。Ⅰ导联:正极置于左上肢,负极置于右上肢;Ⅱ导联:正极置于左下肢,负极置于右上肢;Ⅲ导联:正极置于左下肢,负极置于左上肢。

(2)加压单极肢体导联(图5-2):aVR导联:正极置于右上肢;aVL导联:正极置于左上肢;aVF导联:正极置于左下肢。

(3)胸导联(图5-3):V_1导联:置于胸骨右缘第4肋间;V_2导联:置于胸骨左缘第4肋间;V_3导联:置于V_2与V_4连线的中点;V_4导联:置于左锁骨中线与第5肋间相交处;V_5导联:置于左腋前线与V_4水平线相交处;V_6导联:置于左腋中线与V_4水平线相交处。

(4)附加导联:V_7导联:置于左腋后线与V_4水平线相交处;V_8导联:置于左肩胛线与V_4水平线相交处;V_9导联:置于脊椎左缘与V_4水平线相交处;V_{3R}导联:置于右胸前与V_3相对应处;V_{4R}导联:置于右胸前与V_4相对应处。

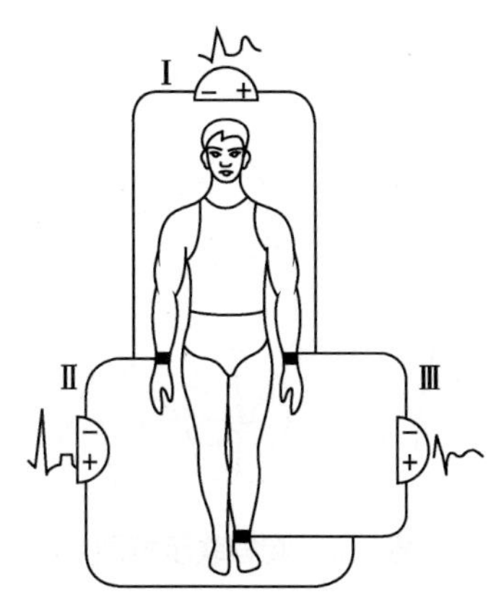

图5-1　标准双极肢体导联示意图

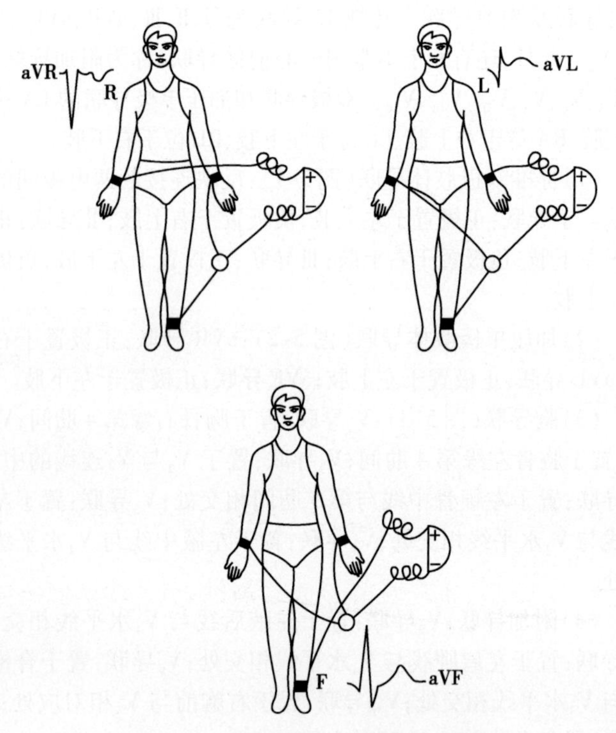

图 5-2　加压单极肢体导联示意图

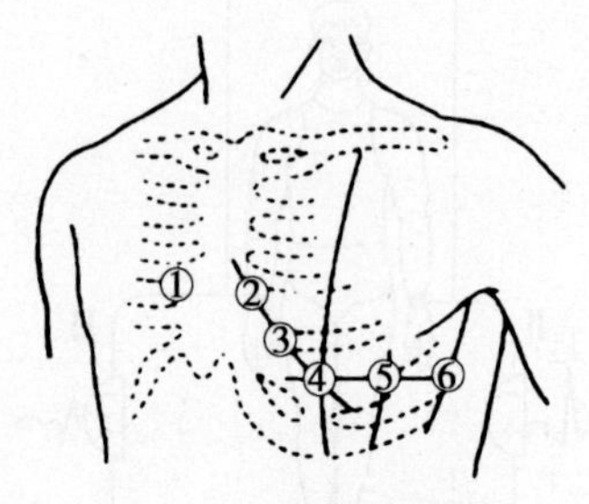

图 5-3　胸导联示意图

【操作步骤】

1. 按要求将心电图机面板上各控制钮置于规定位置,同时将心电图机妥善接通电源,检查机器性能。

2. 患儿安静平卧,全身肌肉放松。充分暴露胸壁、两腕和两踝上部(注意隐私和保暖)。

3. 安放电极　电极与相应的导联线连接。电极安置部位的皮肤应先做清洁,然后涂以心电图检测专用导电介质或生理盐水并应浸透皮肤,以减少皮肤电阻,保证心电图记录质量。

4. 调节振幅和纸速　心电图记录在坐标纸上,坐标纸由1mm宽和1mm高的小格组成。横坐标表示时间,纵坐标表示电压。通常选择振幅10mm相当于电压1.0mV,1小格=1mm=0.1mV。纸速通常选择为25mm/s,1小格=1mm=0.04秒。

5. 依次记录各导联心电图　心电图记录每个导联至少描记3个完整的心动周期。

6. 检查完毕取下电极,取下记录纸,标记各导联、患儿姓名、年龄、性别及检查日期。

7. 心电图机使用完毕,应及时切断电源,将电极等擦拭干净。

【并发症及处理】

心电图检查操作风险较小,一般不会出现并发症,但检查过程中仍需密切观察患儿情况,尤其是病情较重的患儿,出现不适症状需立即处理。

【操作后观察】

注意观察患儿心电图检查后有无不适症状。

【注意事项】

1. 心电图机周围尽量不要有带电的仪器和电线通过,以免发生干扰。

2. 检查室的温度及湿度适中,以免过热、过冷或过于潮湿引起患儿不适或肌肉震颤,影响心电描记效果。

3. 心电图描记前,患儿避免做剧烈活动,应处于安静状态,描记前尽量避免服用对心电活动有影响的药物,如必须服用,则要讲明服用何种药物及其剂量。

4. 描记时一般取平卧位。

5. 在描记心电图时，注意基线是否平稳、有无干扰。遇有基线不稳或干扰，应注意检查电极板与皮肤接触是否良好、电极的接线是否牢固、导联线及地线的连接是否稳妥。

6. 心电图检查对心脏病的诊断有一定的局限性。心电图正常并不能完全排除心脏病变的存在。

7. 患儿如在检查的过程中有不适感觉，应该及时告诉医生。

8. 对于病情较重的患儿，躺下平卧检查以及检查完毕后起身时需动作缓和，无不适症状后方可离开。

【附：动态心电图检查】

动态心电图是一种可以长时间连续记录并分析人体心脏在平日生活状态下（包括休息、活动、进餐、睡眠等不同情况）心电图变化的方法。

普通的心电图只能记录患儿在安静状态下短时间内的心电图。但是有些患儿的心电图异常并不在进行心电图检查时正好出现，或者心电图异常往往出现在非安静状态下（如活动时）。因此进行动态心电图检查可以发现普通心电图不易发现的问题。但动态心电图的导联不如普通心电图多；且由于患儿多处于活动状态，因此会影响心电图记录质量。动态心电图和普通心电图不能互相替代，需要将两者结合进行患儿的心电活动评估。

动态心电图适用于以下情况：

1. 观察正常人心电图中心率和心律的动态变化。

2. 评估心律失常。可了解心律失常发生与终止的规律，并对发作频率、平均心率等进行评估，并可与临床症状、日常活动同步分析其相互关系。

3. 评价抗心律失常药物的疗效。

4. 对阵发性胸闷、头晕、心悸、胸痛等患儿进行连续观察，可观察心电图异常与症状出现之间的联系，有助于找出引起症状的原因。

（孙淑娜）

第三节　运动负荷试验术

通过运动用增加心肌氧耗量的方法来观察患儿的心率和心电图变化,诱发心电图改变的检查方法,统称为运动负荷试验(exercise stress test)。运动平板试验(treadmill exercise test)是心电图负荷试验的一种。运动分级进行,患儿在有一定斜度和转速的活动平板上,通过调节平板移动速度及坡度使患儿从行走到跑步不停地运动,以增加心肌氧耗量。运动负荷试验可显示出患儿在静止时未能表现的心血管疾病的症状和心电图异常。

【适应证】

1. 适用于3岁以上且依从性较佳、能根据指令配合运动者。

2. 评估心功能　先天性心脏病外科手术后患儿、心肌炎恢复期患儿,以及其他需要明确心功能情况的患儿,可做此试验了解心功能情况,以指导患儿参与适当活动;有心肌炎症状而心电图正常者可通过此试验协助诊断;此试验有助于判断心肌炎是否真正痊愈。

3. 评估冠状动脉情况

(1)协助明确是否存在冠心病。

(2)评估冠状动脉病变例如狭窄的严重程度、筛选高危患儿。

(3)测定冠心病患儿心脏功能和运动耐量,指导患儿的活动范围和劳动强度,为康复锻炼提供可靠的依据。

(4)川崎病伴有冠状动脉瘤患儿若运动负荷试验阳性,有缺血性ST-T改变,提示应做冠状动脉造影,评估冠状动脉阻塞的情况,以采取适当治疗措施。

(5)观察冠心病患儿治疗的效果。

4. 评估窦房结功能　运动负荷试验是窦房结功能激发试验之一,有助于病态窦房结综合征的诊断,亦可鉴别病态窦房结综合征与迷走神经张力过高所致的窦性心动过缓。

5. 评估心律失常

(1)鉴别Ⅰ型或Ⅱ型房室传导阻滞：房室传导阻滞可由传导系统病变或迷走神经张力过高所致；如运动后传导阻滞消失，当心率减慢时又出现传导阻滞，则可能为迷走神经张力过高所致的传导阻滞。

(2)鉴别功能性和病理性室性期前收缩：随心率增加期前收缩消失，且无其他心电图改变的一般为功能性；随心率加快期前收缩增加、成对、多形或呈短阵出现者，多为病理性，需进一步检查和治疗。

(3)患儿有心悸、胸闷、眩晕等症状而常规心电图或动态心电图未能发现心律失常者，运动后可能诱发，有助于诊断。

(4)完全性房室传导阻滞患儿运动负荷后，出现QRS波增宽或出现室性期前收缩，呈成对、多形或短阵室性心动过速者，发生猝死的危险性增高。

(5)长Q-T间期综合征运动后可使Q-T间期延长、U波出现或增高。情绪激动或体力活动后发生眩晕、晕厥而未明原因者应进行运动试验，以观察Q-T间期和T波变化，但需警惕运动诱发晕厥。

【禁忌证】

1. 患儿不能配合操作或不能耐受操作。

2. 严重的高血压、心律失常、心脏病变以及严重心功能不全、肺脏病变者。

(1)急性心肌炎或心包炎。

(2)急性心肌梗死、高度危险的不稳定性心绞痛。

(3)引起症状或影响血流动力学的未控制的心律失常。

(4)活动性感染性心内膜炎。

(5)有症状的主动脉瓣狭窄。

(6)急性肺血栓形成或肺梗死。

3. 安静状态下即存在心电图等相关检查明显异常改变者。

【操作前准备】

1. 患儿准备

(1)一般要求患儿在运动负荷试验开始前2~3小时禁食，

穿舒适的运动鞋和衣服。尽可能在试验前停用可能影响试验结果的药物。

(2)患儿应在试验前进行12导联心电图以及血压测定，并尽量完善心脏超声检查，检查静息时是否异常，以便解释运动负荷试验时心电图以及血压的变化。在试验开始前，医生必须获得有助于患儿试验的信息(如询问病史和详细的查体)，以保证运动过程的安全。

(3)试验前应给予患儿和家长简明扼要的指导。不仅要使其知道运动负荷试验的目的，还应告知可能出现的情况。

(4)试验前，操作医生必须向患儿强调随时报告运动负荷试验过程中出现的任何症状的重要性。还必须强调可能出现的应终止试验的特殊症状，如头晕或胸部不适等。

2. **操作者资质**　操作者应同时具备行心电图检查资质以及医师资质，以备患儿检查过程中出现不适予以立即评估和处理。

【操作方法】

1. 检查患儿生命体征，测量血压、心率、心律等，并问询患儿有无不适症状。

2. 患儿应有陪护人。向患儿交代运动过程的注意事项，如出现头晕、心慌、心前区痛、呼吸困难、步态不稳、乏力等，应立即告知在旁的工作人员。

3. 此项试验，应有3个以上工作人员分工合作：一个人站在患儿旁边观察患儿情况；另一个人记录心电图、运动过程心电监护，控制平板机；第三个人记录运动过程的数据及作应急准备。

4. 根据患儿的年龄预计可达到的最大心率或亚极量心率(85%~90%的最大心率)为负荷目标，前者称为极量运动试验，后者称为亚极量运动试验。并设计好分级的速度和坡度。运动中持续监测心电改变，每当运动负荷量增加一次(通常每2分钟增加一级运动量)均记录心电图，直到达次极量的心率或阳性指征时终止活动。

5. 运动终止后即刻及此后每2分钟均应重复心电图记录，

直至心率恢复至运动前水平。进行心电图记录时应同步测定血压。

6. 运动后立即平卧。记录即时、2 分钟、4 分钟、6 分钟的心电图和血压,必要时,记录到 10 分钟。

7. 运动过程中如出现下列情况之一者,应立即终止运动。

(1)已达到预定的心率。

(2)患儿要求停止试验。

(3)患儿有心前区不适、明显呼吸困难、面色苍白或发绀、头晕、眼花、步伐不稳、极度疲劳或者衰竭感。

(4)增加运动量时心率不加快或反而减慢、血压显著上升或下降。

(5)严重心律失常、传导阻滞、心电图出现 S-T 段呈缺血型下降或显著上升。

8. 阳性结果判定

(1)在 R 波占优势的导联,运动中或运动后出现 ST 段缺血型下移≥0. 1mV,持续时间>2 分钟,运动前原有 ST 段下移者,应在原有基础上再下移≥0. 1mV,持续时间应>2 分钟。

(2)无病理性 Q 波导联在运动中或运动后出现 ST 段弓背向上抬高≥0. 1mV,持续时间>1 分钟。

(3)运动中出现典型心绞痛。

(4)运动中血压下降超过 10mmHg 或伴全身反应,如低血压休克。

【并发症及处理】

主要有胸痛,头昏,晕厥,低血压,严重心律失常如室性心动过速、室上性心动过速、多源性室性期前收缩等。进行运动负荷试验时,需密切观察患儿情况,若出现不适症状需及时进行判断并处理。

【操作后观察】

1. 患儿受检后应卧床休息 20 分钟,无不适方可离去。运动负荷试验后不仅可能发生心肌缺血改变,还可能发生低血压、房室传导阻滞等心律失常,因此,在此期间仍应细心观察。

2. 运动后恢复期应做运动后血压和心电图测定。最好是在运动试验后，继续间断（每隔1~2分钟）记录，直至卧位心电图和血压恢复到试验前水平。

【注意事项】

1. 所有运动负荷试验室都必须备有随手可及的安全设备和抢救所需的药物。

2. 所有试验室工作人员，包括负责运动负荷试验的医生，均应掌握心肺复苏操作技术。

3. 必须细心保管好抢救所需的药物和除颤设备。

（孙淑娜）

第四节　直立倾斜试验术

直立倾斜试验（head-up tilt test，HUTT）是将患儿置于可控的倾斜床上，通过调整倾斜床的角度使患儿被动倾斜，从而激发和诊断血管迷走性晕厥（vasovagal syncope，VVS）的一种方法。因其对不明原因晕厥的鉴别诊断有重要意义，目前临床广泛用于晕厥的诊断和疗效观察。直立倾斜试验对VVS的诊断起到决定性的作用。由于此类晕厥发生在直立位较长时间内而并不在由平卧位变为直立位的当时，因此与通常说的直立性低血压不同。

正常人在平卧位变为直立倾斜位时，下半身充血，回心血量减少，心室充盈减少，心输出量减少，动脉压下降，主动脉弓和颈窦压力感受器张力减弱，迷走神经传入张力明显减少，交感神经传出信号增加引起交感神经兴奋，通过心率加快和外周血管收缩来代偿以维持心输出量和血压。因此，正常生理反应是心率稍加快，外周血管收缩，平均动脉压基本不变。

血管迷走性晕厥的患儿，上述自主神经代偿性反射受到抑制，不能维持正常的心率和血压，加上直立倾斜位时心室容量减少，交感神经张力增加，且患儿体内儿茶酚胺水平往往较高，使充盈不足的心室收缩明显增强，刺激左心室后壁的感受器，激活迷走神经传入纤维，冲动传入大脑中枢，引起缩血管中枢抑制，而舒血管中枢兴奋，导致心动过缓和（或）血压降低，使脑血流量减少，重者发生意识障碍、晕厥发作。异丙肾上腺素由于有正性肌力作用，应用后心室收缩明显增强；硝酸甘油由于其为血管扩张剂，应用后能增加体位直立后血液在下半身的淤积；因此，异丙肾上腺素和硝酸甘油可激发 VVS。

【适应证】

1. 主要适用于临床上不明原因的晕厥患儿的鉴别诊断。

（1）反复或单次晕厥，需要明确是否为血管迷走性晕厥。

（2）在高风险情况下发生的不明原因的单次晕厥事件；无器质性心脏病却反复发生晕厥；虽然存在器质性心脏病，但心源性晕厥的可能已经被排除。

（3）晕厥的原因虽已经明确，但需进一步确定对神经介导性晕厥的易感程度。

（4）鉴别惊厥性晕厥与癫痫。

（5）鉴别直立性低血压性晕厥。

（6）评估反复出现不明原因的跌倒。

（7）评估运动诱发或与运动相关性晕厥检查方法的一部分。

（8）评估心理性因素晕厥患儿。

2. 选择神经心源性晕厥的治疗方法　直立倾斜试验可将神经心源性晕厥分类，后根据不同类型选择不同治疗方法。

3. 评价晕厥治疗药物的治疗效果。

4. 其他　例如反复发作的短暂性脑缺血发作等。

【禁忌证】

1. 严重的心脏和脑血管疾病

（1）左心室流出道严重梗阻。

（2）严重的二尖瓣狭窄。

（3）主动脉瓣狭窄。

（4）冠状动脉严重狭窄及病变。

（5）严重脑血管狭窄及病变。

2. 使用异丙肾上腺素激发时的禁忌证，包括未控制的高血压、严重心律失常；使用硝酸甘油激发时的禁忌证，包括青光眼、低血压。

【操作前准备】

1. 患儿准备　试验前3天停用影响自主神经的药物,试验前禁食4小时以上,与患儿及家长交代试验的必要性以及试验中可能出现的不适反应。试验前建立静脉通道。

2. 试验环境准备　保持检查室环境安静,光线柔和,温度适宜(20~25℃)。

3. 操作者资质　操作者应同时具备行直立倾斜试验的资质以及医师资质,以备患儿检查过程中出现不适时予以立即评估和处理。

4. 准备好抢救药物和抢救设备。

【操作方法】

1. 直立倾斜试验的实施

(1)基础倾斜试验:患儿平卧于倾斜床上,安静状态下平卧10分钟,连接好血压、心电监测,开放静脉通道,在监测下按摩左颈动脉窦5~10秒,若无颈动脉窦过敏表现(刺激颈动脉窦后,反射性引起迷走神经高度兴奋,导致心搏过缓或心搏暂停、血压下降、脑部瞬间缺血而晕厥),常规测血压、心率后,10秒内将床倾斜至60°~80°(通常选择70°),持续45分钟,直至出现阳性反应或完成全程试验。在试验过程中,从试验开始即刻及每5分钟测量血压、心率及12导联心电图一次。若患儿有不适症状,可随时监测,对于阳性反应患儿立即终止试验,并且置患儿平卧仰卧位,直至阳性反应消失,同时准备好急救药物。如果试验过程中未出现阳性反应,应持续到试验最长时间45分钟。无阳性反应则让患儿平卧5~10分钟进行下一步试验。

(2)药物激发试验:药物激发试验实施需非常谨慎,有禁忌证的患儿不建议实施。常用于激发试验的药物有异丙肾上腺素、硝酸甘油等。

1)异丙肾上腺素激发试验:基础试验阴性者,倾斜床回至水平位,静脉泵入异丙肾上腺素,起始剂量建议为1μg/min,根据心率是否达到高于平卧位基础心率的20%调整剂量,然后重复基础倾斜试验20分钟。也有研究者保持倾斜体位,将异丙肾上腺素从1μg/min开始每3分钟增加用量,至3μg/min止,使平均心率超过基础水平的20%~25%,但最快心率不能超过150次/min,试验最长持续时间20分钟。

2)硝酸甘油激发试验:舌下含服硝酸甘油,剂量为4~6μg/kg(最大量不超过300μg)。观察至出现阳性反应,或未出现阳性反应,需进行至含药后20分钟。

2. **直立倾斜试验的结果**

(1)直立倾斜试验中正常反应:心率增加大约10~15次/min;舒张压增加10mmHg。

(2)阳性反应:晕厥以及晕厥先兆伴以下情况之一。晕厥指突然发生的短暂的意识丧失伴不能维持自主体位,但在恢复平卧位后意识可在几秒钟后自行恢复,5分钟内完全恢复正常。晕厥先兆是指试验中出现面色苍白、出汗、胸闷、过度换气,继之黑朦、听力下降、反应迟钝,但无意识丧失,恢复平卧位后症状消失。①血压下降:收缩压≤80mmHg或舒张压≤50mmHg或平均血压下降≥25%。②心率下降:4~6岁,心率<75次/min;6~8岁,心率<65次/min;大于8岁,心率<60次/min;或窦性停搏>3秒以上。③交界性心律(包括逸搏心率及加速性自主心率),一过性Ⅱ度或Ⅱ度以上房室传导阻滞及长达3秒的心脏停搏。

(3)反应类型:根据试验中血压和心率的变化,将阳性反应分为以下3种类型:①心脏抑制型反应,以心动过缓为特征,收缩压无明显下降;②血管抑制型反应,血压明显下降,心率减慢不明显;③混合型反应,血压及心率均明显下降。

【并发症及处理】

异丙肾上腺素作为激发药物应用需谨慎,有的患儿会出现心前区不适、心绞痛及心律失常,如室上性心律失常,甚至心室颤动。应用硝酸甘油激发时,需警惕发生低血压。需备好抢救药物以及设备,并根据患儿情况进行及时救治和处理。

【操作后观察】

直立倾斜试验结束后需继续观察患儿心率、心律和血压变化情况,试验阳性者更需密切观察,直至患儿不适症状完全消失，心率、心律和血压正常后方可离开。

【注意事项】

1. **试验环境** 为尽量减少患儿受试时的外来干扰或患儿的焦虑，应选择安静、光线暗、温度适宜的试验环境。受试前让患儿安静平卧数分钟。

2. **患儿准备及试验记录** 受试前患儿禁水、禁食至少4小时，开放静脉通道。停用心血管活性药物至少5个半衰期以上。重复试验时应安排在同一时刻，以减少自主神经昼夜变化所致的误差。试验过程中，应连续同步监测心率、心律及血压，并记录。

3. **倾斜台** 倾斜台要求有支撑脚板，两侧有护栏，胸膝关节处有固定带，以免患儿膝关节屈曲，并可防止患儿跌倒。倾斜台变位应平稳迅速。

4. **倾斜角度** 倾斜角度取60°~80°，常用为70°。倾斜角小，阳性率降低；倾斜角大，特异性降低。试验开始时10秒钟至倾斜70°，以免太快增加假阳性，太慢增加假阴性。试验结束时需迅速放平（<10秒），以免意识丧失时间延长。

5. **抢救措施** 虽然试验的风险相对较低，但是仍建议准备好必要抢救措施，包括除颤器及抢救药物。

（孙淑娜）

第五节 超声心动图检查术

超声心动图检查（echocardiography）是用超声波显示心脏及血管结构的一种检查方法，包括M型超声心动图、二维超声心动图、多普勒超声心动图、彩色多普勒血流显像造影超声心动图。心脏超声检查安全、操作方便、无创、无痛苦，诊断准确率高，可反复检查，对多种心脏疾病诊断有帮助。经食管超声心动图（transesophageal echocardiography，TEE）是将特殊的食管探头置于食管或胃底，从心脏后方向前扫描心脏。

【适应证】

1. 各种先天性、继发性心脏病。

2. 大型手术术前检查。

3. 心血管疾病治疗术前检查及术后追踪。

4. 心脏听诊有杂音。

5. 心肌炎、高血压、冠状动脉粥样硬化性心脏病、肿瘤、心功能不全、感染性心内膜炎、心肌病、心包疾病等。

6. TEE 主要用于常规经胸超声检查成像困难或者有关结构显示不够满意、致使诊断难以明确的各种心脏或大血管疾病。

【禁忌证】

经胸心脏超声检查无绝对禁忌证。相对禁忌证为检查区域皮肤破损。经食管超声检查的禁忌证为：

1. 严重心律失常。

2. 严重心力衰竭。

3. 持续高热。

4. 食管静脉曲张、食管狭窄、食管炎症、食管癌。

5. 急性心肌梗死。

6. 严重高血压或血压过低者。

7. 麻醉剂过敏者。

【操作前准备】

1. **患儿准备**　经胸心脏超声检查患儿接受检查前休息并静坐 10 分钟，可进食。无法配合的患儿可予以水合氯醛等镇静剂，检查部位涂以声学耦合剂。TEE 术前禁食 12 小时，患儿或家长签署知情同意书，检查有无活动性义齿。

2. **器械准备**　心脏超声仪各部件、导线等设备组装相匹配，检查时同步记录心电图。选择合适发射频率的超声探头，成人采用的探头频率为 2. 5~3. 5MHz，儿童为 4. 5~7MHz。

3. **操作者资质**　获得全国彩色多普勒超声诊断仪使用人员上岗资格。

4. **消毒准备**　食管探头消毒。

【操作方法】

1. 检查患儿生命体征及是否可配合操作。

2. 患儿体位　经胸超声一般采取平卧位。TEE 取左侧卧位，枕头高度适中，使头部与躯干部的中轴成一直线。左口角应稍低，以利唾液自动流出。

3. 二维超声 常用的扫查部位有：

(1)胸骨旁位：胸骨旁左心室长轴切面、胸骨旁心底短轴切面、胸骨旁右心室流入道长轴切面、胸骨旁二尖瓣水平左心室短轴切面、胸骨旁乳头肌水平左心室短轴切面、胸骨旁心尖水平左心室短轴切面。

(2)心尖位：心尖四心腔切面、心尖五心腔切面、心尖左心室两心腔切面、心尖左心室长轴切面。

(3)剑突下位：剑突下四心腔切面、剑突下双房上、下腔静脉长轴切面、剑下右心室流出道长轴切面、剑下降主动脉长轴切面。

(4)胸骨上窝位：胸骨上窝主动脉弓长轴切面、胸骨上窝主动脉短轴切面。

4. TEE 操作 先将探头插入胃底部，然后逐渐回撤，依次在胃底、食管中下段、食管中段、食管中上段和食管上段 5 个不同的探查深度，通过 0~180°调节晶片扫查角度。

【并发症及处理】

1. 经胸心脏超声检查为无创检查，一般无并发症。

2. TEE 检查并发症较轻，一般不需要特殊处理，个别患儿可出现严重并发症，甚至死亡。并发症主要包括：①恶心、呕吐或呛咳；②咽部黏膜损伤、血痰；③黏膜麻醉剂过敏反应；④严重心律失常，如阵发性室上速或室性心动过速、心室颤动、心室停搏等；⑤食管穿孔、出血或局部血肿；⑥其他意外，如心肌梗死、急性心力衰竭、休克或大出血等。发生严重并发症较少见，术前需备齐抢救药物，及时对症处理。

【操作后观察】

1. 镇静麻醉患儿检查后转至麻醉复苏室评估观察。

2. TEE 检查后观察 ①观察操作局部出血情况；②观察患儿呼吸、心率和血压变化。

【注意事项】

1. 为了获得较理想的心脏超声图像，超声探头位置应根据患儿体型、体位、有无心脏移位及肺气肿而定。肥胖患儿因心脏横位,探头位置可高 1 个肋间;消瘦患儿因心脏垂位,探头位置可低 1 个肋间。肺气肿患儿探头位置可置于近剑突处。

2. 做胸骨上窝探查时,应将肩部垫高,颈部裸露。对肋间隙较窄者,可上举左臂增加肋间隙宽度。

3. 二维超声检查时,超声束的方向应尽量垂直于被检查部,避免假性回声失落。

4. 多普勒超声检查时,声束方向应尽量与血流方向平行。取样容积放置部位应避开心壁与瓣膜,以免把瓣膜和室壁的机械运动误认为血流信号。

(李 奋)

第六节 经食管心房调搏术

经食管心脏调搏术(transesophageal atrial pacing,TEAP)是一种无创性的临床电生理诊断和治疗技术。食管和心脏解剖关系密切,都位于纵隔内,心脏在前,食管在后,食管的前壁与左心房后壁紧贴在一起。利用这种解剖关系,应用食管调搏仪,经放置在食管的电板导管,间接刺激心房和心室,同时记录体表心电图,便可以对人体心脏各个部位的电生理参数进行测量,揭示心律失常的发生机制,诱发某些不易观察到的心律失常,为体表心电图某些图形的分析、诊断提供确切的依据,并可终止某些类型的快速心律失常。

【适应证】

1. 病态窦房结综合征(sick sinus syndrome,SSS)或严重窦性心动过缓,出现原因不明的黑矇、头晕、昏厥,怀疑有病态窦房结综合征者。

2. 阵发性胸闷、心悸、气促,且突发突止未能记录到发作心电图者。

3. 房室结双径路的检测。

4. 预激综合征测定旁道不应期,了解旁道电生理特性。

5. 用于阵发性室上性心动过速分类、诊断及终止治疗。

6. 心房扑动。

7. 了解某些心电现象的形成机制，如隐匿性传导、超常传导或裂隙现象。

8. 永久起搏器植入前需了解房室传导功能及植入后患儿的复查。

9. 复杂心律失常的标测与分析。

10. 射频消融术前筛选及术后疗效判断。

11. 冠心病或者可疑冠心病。

【禁忌证】

1. 食管病变，食管电极导管插入容易引起局部出血的病例，如食管癌、食管炎、严重食管静脉曲张等，禁忌行食管心房调搏术。

2. 心房颤动因无法起搏心房不能进行检查者。

3. 各种病因导致的严重心脏扩大、重度心功能不全者。

4. 心电图呈严重心肌缺血性改变、未控制的不稳定心绞痛或心肌梗死者。

5. 急性心肌炎、心内膜炎、心包炎以及肥厚性心肌病等有流出道梗阻者。

6. 严重心律失常，如高度房室传导阻滞、频发多源室性期前收缩、室性心动过速等。

7. 严重电解质紊乱、心电图 QT 间期明显延长，易诱发扭转性室性心动过速或阿-斯综合征发作者。

8. 严重高血压患儿，收缩压≥200mmHg 或舒张压≥110mmHg。

9. 局部皮肤感染。

10. 凝血功能障碍。

11. 患儿不能耐受操作。

【操作前准备】

1. 患儿准备

(1)患儿不需要禁食。

(2)停用抗心律失常药物至少 48 小时(结合抗心律失常药物的半衰期)，如果是为了终止心动过速则不受用药限制。

(3)做好检查前的心理准备。检查前需与患儿沟通，向患儿说明此项检查的必要性和安全性，以及可能出现的轻微生理反应。

2. **器械准备**

(1)心脏电生理刺激仪充电，保证电池正常工作。禁忌一边充电，一边进行食管心房调搏检查。

(2)检查心电图机和示波仪，包括心电图功能是否正常(纸速、线条清晰度)，安装好心电图纸及准备好备用的心电图纸。如果检查中使用示波仪，应将示波仪与心电图连接好，确保心电图记录时与心电信号同步。此外应检查电源线、电源插头等部位的状况。

(3)准备除颤仪和急救药品。

3. **操作者资质**　经过食管心房调搏术培训的专业医师。

4. **消毒准备**　食管电极导线消毒：检查前将食管电极导管用酒精浸泡 30 分钟，或用 0.2% 的 891 消毒液浸泡 30 分钟，浸泡后用生理盐水冲净即可使用。有条件者可将电极导线单只密封进行环氧甲烷消毒后使用。

【操作方法】

1. 检查患儿生命体征。

2. 患儿体位　一般采取仰卧位，也可采取坐位。

3. 用生理盐水冲洗消毒后的电极导线，并在导线前端的部位涂无菌液状石蜡。

4. 导线送入方法　将电极导线前端略弯曲成弧度，从鼻孔送入，经鼻腔到上腭部的生理弯曲时，将鼻孔外的电极导线向头顶方向上抬，即可顺利通过。继续送入电极导线至咽部出现轻微阻力时，可嘱患儿做吞咽动作，随阻力消失迅速将电极导线送入食管。对部分咽部敏感的患儿，插管前可让患儿嘴里含一口水，电极导线经过咽部出现阻力时，令患儿咽水，同时检查者迅速将电极导线送入食管，到达与心脏最接近的位置。或者用吸管连续喝水，同时送入电极导管也可以有效避免插入气管。

5. 电极导管的定位

(1)公式法：TEAP 的最佳导管插入深度(即起搏阈值电压

最低的导管插入深度)可用下式计算:L = 10.2 + 0.16 × 身高(cm)。TEAP 的最佳导管插入深度则是在此基础上再插进3~5cm。

(2)描记食管导联心电图:临床多通过食管单极导联心电图来判断其最佳导管插入深度。将心电图机 V_1 导联接至食管电极导管尾端即可记录出食管单极导联心电图。食管电极在不同深度时,食管导联心电图的 P 波和 QRS 波不一样,随着导管插入深度的增加,P 波由倒置逐渐变为直立,QRS 波由 QS 型逐渐变为 QR 型,当 P 波最为高大且呈正负双相时,即表示电极正在左心房之后,这也是 TEAP 最佳导管插入深度的一个可靠标志。

(3)起搏定位法:个别患儿经上述两种方法不能找到理想起搏位置,以致不能起动心房,此时可将导管电极与主机接通并输出电刺激脉冲,边移动食管电极位置边进行起搏,观察心电示波器或心电图直至有效起搏心脏为止。

6. 逐步增加刺激电压　直至刺激能稳定夺获心房,即达阈电位。在阈电位上再加 5V 作为调搏刺激电压。

7. 开始调搏测验　作经食管心电生理诊疗时,需使用心电示波器,以监测患儿的心电信号及其变化。常选用 I 导联或 aVR 导联,电脉冲的后电位小,图形稳定:Ⅱ导联 P 波清楚,但后电位较大,心电图干扰较大:V_1 导联后电位小,P 波也清楚,但需使用纽扣电极,以免吸头吸引过久造成皮肤瘀斑。

需作心房除极顺序标测时,应采用多导心电图机同步描记Ⅱ导联、食管导联、V_1 导联心电图,它们分别代表体表、左心房或后间隔旁心房、右心房下部的电位。

8. 调搏完毕　应撤除导管和心电监护,作导管清洗和消毒工作。

9. 测算和分析调搏记录　作电生理检查时,需测算及分析调搏记录并书写报告和结论。

【并发症及处理】

1. 插管时引起鼻腔黏膜损伤、出血。

2. 食管痉挛,较强刺激(>30V)或刺激器漏电可引起食管痉挛,患儿出现胸骨后剧痛,此时心电图正常,做食管镜可见食管黏膜充血、水肿,发生概率极低。此时应注意与冠状动脉痉挛相鉴别,后者伴有心电图改变。

【操作后观察】

1. 观察操作局部出血情况。

2. 观察患儿呼吸、心率和血压变化。

【注意事项】

1. 插入食管导管时,密切监测病情变化,准确判断导管插入的深浅位置。

2. 病态窦房结综合征患儿包括快慢综合征患儿,诊疗中可能出现长时心脏停搏,当停跳时间大于4秒时,应立即起搏。

3. 对旁道前传ERP<250ms者,特别是刚用过洋地黄或维拉帕米者禁用>240次/min的起搏频率,以免1∶1下传心室发生危险。作经食管心室起搏时,亦禁用>240次/min的频率。

4. 作经食管心电生理诊疗,特别是作TEAP时宜备好除颤器、人工呼吸设备、抢救药品等,以便在出现预激伴快速房颤、室性心动过速、心室颤动时能迅速、有效抢救。

5. 心电生理检查前,应停用抗心律失常药物至少5个半衰期。

6. 少部分患儿在室上速终止时,可出现短阵房颤、室性期前收缩甚至短阵多型性室性心动过速等意外心律失常,一般多呈良性经过,不需要特殊处理。

(李 奋)

第七节 临时起搏器安置术

临时起搏器安置术(temporary implantation of pacemaker)是指通过外周静脉植入心腔内起搏导线并连接体外临时起搏器,发射人造的脉冲电流刺激心脏,以带动心搏的治疗方法,主要用于暂时控制缓慢心律失常,也用于永久起搏器植入术前过渡或术中保护。

【适应证】

1. 房室传导阻滞或心室内三分支阻滞伴有阿-斯反应或类似晕厥发作。

2. 保护性起搏，用于各类原因窦性心动过缓或房室传导阻滞须接受手术治疗；或因治疗心律失常需使用负性心律药物。

3. 年幼儿经皮导管主动脉瓣成形术，术中临时超速起搏。

【禁忌证】

临时起搏器安置通常为病情所要求的必须操作，一般无绝对禁忌证。手术相对禁忌证包括：

1. 全身性严重感染。

2. 凝血功能障碍。

3. 患儿因其他疾病不能耐受操作。

【操作前准备】

1. **患儿准备** 术前应签署知情同意书，向家长充分告知患儿接受手术的必要性及术中、术后可能出现的并发症。患儿一般建议在麻醉状态下接受手术，如患儿昏迷或循环不稳定，也可在非麻醉状态下接受手术。

2. **器械准备** 该手术通常在导管室操作，必要设备包括DSA机、心电监护记录仪、除颤器、临时起搏器、电极导管、手术器械包、各型号短鞘、血压计和各类急救药品。

3. **手术人员** 获得相应岗位从业资质的心血管专科医师1人、助手1人、护士1人、技术员2人（分别管理DSA机和心电监护仪）。

4. **消毒准备** 按照外科无菌手术要求，术者和助手洗手、消毒、铺巾，DSA机头应用无菌巾包裹。

5. **其他** 术前可给予预防性抗生素，开放静脉通道；若患儿服用抗凝类药物，应根据病情酌情减量或停用。

【操作方法】

1. 检查患儿生命体征 若患儿心率过慢或有阿-斯反应情况，应给予异丙肾上腺素维持。

2. 患儿体位 全麻后患儿仰卧于手术台，连接心电监护、血压及血氧监测。

3. 外周静脉穿刺点消毒，铺手术巾，检查手术器械。

4. 儿童临时起搏器安置术采用经外周静脉将起搏导线植入心内膜，可选择的静脉包括双侧锁骨下静脉、股静脉。

5. 暴露左或右腹股沟韧带 1~2cm 处，穿刺点可选择股动脉搏动最强点内侧 0.3~0.5cm 处，穿刺针皮肤呈 30°角进针，走行平行于下肢长轴。穿刺成功后依次送入导丝及短鞘(5F)。

6. X 线透视下将起搏导线经股静脉、髂静脉、下腔静脉、右心房置入右心室心尖部。测定起搏阈值小于 1V，连接临时起搏器，设置起搏频率，以 3 倍阈值电压按需进行起搏。

7. 缝线固定静脉短鞘及鞘尾端电极导管，无菌敷料覆盖后包扎。

8. 术后监护患儿生命体征，患肢制动。

【并发症及处理】

1. **穿刺部位出血、血肿** 可局部加压包扎处理，密切观察。

2. **起搏阈值过高或感知不足** 透视下确定起搏导线位置良好，可适当提高电压，调整感知灵敏度。

3. **导管移位** 可在 X 线透视下调整导管位置。

4. **心肌穿孔、心脏压塞等** 术后密切监护生命体征，必要时外科手术。

5. **术后感染** 术后预防性使用抗生素，尽早撤除电极导管。

【操作后观察】

1. 观察伤口局部有无感染征象。

2. 观察患儿呼吸、心律和血压等生命体征变化。

【注意事项】

1. 术后预防性使用抗生素。

2. 一般情况下，临时起搏器放置不超过 7 天。

3. 术后常规复查心电图、胸片，注意起搏器工作状态。

（李 奋）

第八节 心内膜永久起搏器安置术

心内膜永久起搏器安置术(endocardial implantation of permanent pacemaker)是通过体内植入人工心脏起搏器及心腔内起搏导线,发射人造的脉冲电流刺激心脏,以带动心脏搏动的治疗方法,主要用于治疗缓慢心律失常,也用于治疗快速心律失常和诊断。

【适应证】

参照国内外最新永久心脏起搏器植入指南,总结儿童心内膜永久起搏器安置术适应证如下:

1. **Ⅰ类适应证** ①高度和完全性房室传导阻滞患儿,无论有无症状,存在以下任何一种情况时,均应进行永久起搏治疗:心室功能不全、QT 间期延长、复杂性室性期前收缩、宽 QRS 波逸搏心律、心室率<50 次/min、心室停搏>基础节律周期长度的 3 倍;②先天性心脏病外科术后发生Ⅱ度或完全性房室传导阻滞,持续超过 10 天的患儿,应进行永久性起搏治疗;③病态窦房结综合征的患儿(包括慢快综合征),症状与心动过缓相关时,应进行永久起搏治疗。

2. **Ⅱa 类适应证** 先天性心脏病术后、发生短暂性完全性房室传导阻滞、恢复窦性心律后遗留有双分支阻滞(伴或不伴 PR 间期延长)的患儿,应考虑进行永久性起搏治疗。

3. **Ⅱb 类适应证** ①发生高度和完全性房室传导阻滞的无症状患儿;②静息心率<40 次/min 或心脏停搏持续 3 秒以上但无症状的患儿。

4. **Ⅲ类适应证** ①无症状的Ⅰ度或Ⅱ度Ⅰ型 AVB;②无症状的 AVB。

【禁忌证】

1. **绝对禁忌证** 心内膜永久起搏器安置术并无严格绝对禁忌证,只要患儿全身情况允许,拟植入起搏导线血管通路通畅,即可进行手术。

2. **相对禁忌证** 包括:①全身性感染或拟制作囊袋部位皮

肤感染；②凝血功能障碍；③血栓闭塞性血管炎；④患儿因其他疾病不能耐受操作。

【操作前准备】

1. **患儿准备** 术前应签署知情同意书，向家长充分告知患儿接受手术的必要性及术中、术后可能出现的并发症。患儿需在全身麻醉状态下接受手术，具体请参考儿童全身麻醉操作标准。

2. **器械准备** 该手术应在导管室操作，必要设备包括DSA机、起搏器程控仪、心电监护记录仪、除颤器、临时起搏器、电极导管、手术器械包、可撕开鞘及配套钢丝、消毒的中继导线、血压计和各类急救药品。

3. **手术人员** 获得相应岗位从业资质的心血管专科医师1人、助手1人、护士1人、技术员2人（分别管理DSA机和心电监护仪）。

4. **消毒准备** 按照外科无菌手术要求，术者和助手洗手、消毒、铺巾，DSA机头应用无菌巾包裹。

5. **其他** 术前可给予预防性抗生素，开放静脉通道；若患儿服用抗凝类药物，应根据病情酌情减量或停用。

【操作方法】

1. 检查患儿生命体征 若患儿心律过慢或有阿-斯反应等情况，应给予异丙肾上腺素维持或安装临时起搏器保护。

2. 患儿体位 全麻后患儿仰卧于手术台，连接心电监护、血压及血氧监测。

3. 从下颚至剑突水平消毒（包括双上肢），铺手术巾，检查手术器械。

4. 儿童心内膜永久起搏器安置术采用经外周静脉将起搏导线植入心内膜，可选择的静脉包括双侧锁骨下静脉、颈内静脉、颈外静脉、头静脉。患儿不同于成人，需根据手术风险、身高、体重、体表面积、生长发育趋势等情况综合考虑静脉途径。通常情况下，考虑到患儿外周静脉特点、患儿远期需多次更换起搏器及再次植入起搏导线的可能，建议优先选择锁骨下静脉途径。

5. 暴露左或右锁骨下 1~2cm 处，准备锁骨下静脉穿刺。可采取垫肩、头后仰，头部偏向穿刺位置对侧，以方便穿刺。穿刺点可选择锁骨中内三分之一交界处稍偏下方，针尖指向胸骨上窝，穿刺针接注射器带负压与皮肤呈 30°角进针。穿刺针走行于锁骨与第 1 肋骨间隙，当针头进入锁骨下静脉时，有静脉血回流入注射器内。回血通畅后，固定针头，取下注射器，DSA 透视下送入导引钢丝，经锁骨下静脉、上腔静脉、右心房，送入下腔静脉。若拟置入双腔起搏器，则需再次穿刺并置入第 2 根导引钢丝。

6. 沿锁骨下 1~2cm 处做一长约 5~7cm 横切口（经过穿刺点），依次分离皮肤、皮下组织暴露胸大肌筋膜。对于皮肤及皮下组织菲薄的幼儿可选择切断胸大肌制作肌层下囊袋，对于年长儿则可参考成人手术方法制作皮下囊袋。向下钝性分离皮下组织或胸大肌，制作手术囊袋，囊袋大小应可充分包裹起搏器及导线，同时不过于松散。囊袋完成后可填塞无菌纱布，减少术中出血。

7. X 线透视下沿导引钢丝送入可撕开鞘，若可撕开鞘进入困难，可选择先置入静脉扩张鞘，而后置入可撕开鞘。拔出鞘芯及导引钢丝保留外鞘。

8. 根据患儿病情置入心房或心室起搏导线。右心室内起搏点可考虑右心室流出道间隔部，因此位置更接近于生理性起搏；此外，右心室心尖部有丰富的肌小梁，电极导线容易固定，也是可选择的起搏点之一。X 线透视下确定起搏导线位置，确定导线头端与右心室有良好的接触，即可将导线固定于心内膜内（主动电极为导线旋入，被动电极为固定锚定翼）。

通过中继导线连接起搏导线及程控仪，获取起搏参数。一般而言，脉宽应<0.5 毫秒，心室起搏阈值应<1.0V，R 波感知应>5mV，阻抗在 300~1200Ω 内（主动电极植入后由于引起的心内膜局部损伤及水肿，术后即刻参数往往受到影响，需等待至少 15 分钟后进行测量）。电极放置到位后，应进行膈肌刺激试验，通过程控仪设置 10V 起搏，观察患儿是否有膈肌跳动，若有膈肌跳动，需更换起搏部位。

心房起搏常用部位为右心耳，其次为右心房壁或房间隔部。通过钢丝及心房起搏导线操作将导线固定于右心房。一般情况下，心房起搏阈值应<1.5V，P 波感知应>2mV。固定后同样应进行膈肌刺激试验。

由于患儿生长发育需要，植入心室、心房起搏导线均需留有一定冗余度，因此在常规操作基础上，应尽可能地将适当长度的起搏导线置入右心房，使导线在心房呈 U 形或 O 形，以满足患儿生长发育所需。

心腔内导线放置成功后，通过固定翼，采用双线缝合，将起搏导线固定于囊袋内，尽量避免缝线直接结扎导线，以免损伤绝缘层。固定后再次 X 线透视，确保导线位置没有移动。

9. 起搏导线连接起搏器，并用配套改锥拧紧螺丝，拧紧后可听到连续的"咯咯"声，注意不要混淆心房、心室导线。取出囊袋内无菌纱布，以抗生素充分冲洗囊袋，将起搏器及多余起搏器导线置于囊袋内，导线应盘旋后放在起搏器下方。再次 X 线透视确定起搏导线位置良好，逐层缝合肌层、皮下组织、皮肤。无菌敷料覆盖伤口，局部加压按压 12 小时。

10. 术后监护患儿生命体征，囊袋侧肢体制动 72 小时，抗感染治疗 5~7 天。对于小婴儿建议术后给予镇痛药物，可减少肢体剧烈活动引起的伤口崩裂。

【并发症及处理】

1. **锁骨下穿刺引起的气胸或血性胸腔积液** 气胸、血胸是锁骨下穿刺最常见的并发症，患儿术后可出现胸闷、胸痛、气促，喜健侧卧位。出现上述并发症后可根据患儿情况选择放置抽气或抽液后放置胸引管或保守治疗。

2. **电极导线脱位** 若患儿术后出现起搏器感知或起搏不良，应考虑电极导线脱落可能，应及时复查胸片确定。若在术后 1 周内出现，可考虑原位切开，再次固定原起搏导线。

3. **囊袋感染** 为心内膜起搏器术后最常见并发症之一，可引起感染性心内膜炎。术中应严格无菌操作，术后仔细监测生命体征，常规应用抗生素。一旦确定囊袋感染，应及时清创缝合，必要时取出起搏器及导线，充分消毒或更换后选择对侧再次植入。

4. **囊袋血肿**　因囊袋过大或术中止血不彻底或患儿有凝血功能障碍均可导致囊袋血肿。术中囊袋制作大小应合适，术后应充分加压包扎。对于年幼儿建议肢体制动72小时以上。

5. **膈肌跳动**　多为心房导线植入部位偏低所引起，术中应尽可能选择右心耳固定心房起搏导线，导线固定后应进行膈肌刺激试验，若有膈肌跳动，应更换起搏部位。

6. **起搏器综合征**　是起搏器植入后由于血流动力学及电生理学方面的异常而引起的一组临床综合征。主要表现为神经症状、低心排血量及充血性心力衰竭。儿童少见。

【操作后观察】

1. 观察伤口局部出血情况。

2. 观察患儿呼吸、心律和血压等生命体征变化。

【注意事项】

1. 注意患儿心律变化是否与起搏器设置相符。

2. 注意患儿伤口处有无红肿、渗血等感染迹象。

3. 注意患儿基本生命体征。

4. 术后常规复查心电图、胸片；起搏器程控，注意起搏器工作状态。

（李　奋）

第九节　心内电生理检查术

心内电生理检查(intracardiac electrophysiological examination)是将多根电极导管经静脉或动脉途径放置到心脏不同部位，在自身心律或起搏心律下，同步记录窦性心律或程序刺激下心腔内部的局部电活动，分析其表现和特征，做出综合判断，为心律失常的正确诊断、发生机制的研究和临床选择心律失常药物及判断预后提供重要依据。

【适应证】

1. 评价窦房结功能　①不明原因晕厥患儿，了解窦房结功能是否有障碍及因果关系；②窦性心动过缓患儿，了解窦房结功能障碍程度；③窦性心动过缓患儿是否存在其他类型心律失常。

2. 评价房室结功能　①不明原因晕厥怀疑房室传导障碍所致；②房室传导障碍疑为其他原因所致，如室上性期前收缩致隐匿房室传导；③Ⅱ度房室传导阻滞，了解阻滞部位。

3. 窄 QRS 波心动过速　心动过速症状明显和（或）药物治疗效果不理想，了解心动过速机制以便行射频消融等其他治疗。

4. 宽 QRS 波心动过速　①常规心电图不能明确心动过速性质，而这对治疗很重要；②常规心电图已经能明确性质，电生理检查为了准备行射频消融治疗。

5. 预激综合征　①接受射频消融或外科手术前定位；②不明原因晕厥或心脏严重事件幸存者；③高危职业、不明原因心悸等症状；④因其他原因拟心脏手术。

6. 频发室性期前收缩、非持续性室性心动过速　①有结构性心脏病、左心室射血分数减低等；②症状明显考虑射频消融治疗。

7. 不明原因晕厥和猝死　幸存者首先除外急性心肌梗死早期（48 小时内）。检查窦房结、房室结功能；了解是否能诱发室性和室上性心律失常。

8. 评价原因不明的心悸　①临床发现心悸发作时脉率明显加快但无心电图记录者；②晕厥前心悸考虑为心源性者。

9. 指导抗心律失常药物应用。

10. 在儿科的应用　①类似于上述成人情况；②不能与窦性心动过速鉴别的窄 QRS 心动过速；③先天性完全性房室传导阻滞伴宽 QRS 逸搏心律；④可能发生心源性猝死的高危患儿，如复杂先天性心脏病术后或有严重室性心律失常的患儿。

【非适应证】

1. 无症状的窦性心动过缓。
2. 无症状的束支阻滞。
3. 获得性完全性房室传导阻滞。
4. 手术造成双束支传导阻滞的无症状患儿。
5. 伴有窄 QRS 波群逸搏心律的先天性完全性房室传导阻滞。
6. Ⅲ度房室传导阻滞或Ⅱ度Ⅱ型房室传导阻滞。

【禁忌证】

1. 无血管途径。

2. 全身感染、局部化脓、细菌性心内膜炎。

3. 出血性疾病和严重出血倾向。

4. 患儿不能耐受操作。

【操作前准备】

1. **患儿准备**

(1)术前完善血常规、凝血功能、血型、胸片等相关检查,排除常规手术禁忌证。

(2)术前停用所有抗心律失常药至少5个半衰期。如果患儿患有严重的有生命危险的心律失常,停药期间应住院监测等待心电生理检查,以防发生意外。

(3)术前洗澡,特别注意仔细清洗两侧腹股沟和颈胸部,必要时备皮。

(4)术前禁食6~8小时。

2. **器械准备** 多导生理记录仪、程序刺激仪、X线机、急救器材和电极导管。

3. **操作者资质** 具备电生理检查操作资质的医师1名,具备心导管操作资质的医师1名,专科护士和熟练的技术员各1名。

4. **消毒准备** 穿刺部位常规消毒铺巾。

5. **其他** 不配合的患儿应行全身麻醉。术前应取得书面的知情同意书。如涉及左心导管及婴幼儿的右心导管操作,常规使用肝素抗凝。放入动脉鞘管后即静脉给予肝素50U/kg(最大量2000U,之后操作每延长1小时,追加肝素首次量的半量)。

【操作方法】

1. 电极导管置入 插入导管应在X线荧光屏和心电图监测下进行。根据心电生理检查的不同类型,于右和(或)左股静脉经皮穿刺,插入2~3根5F或6F的2~4极电极导管,分别置于高右房、希氏束和右室心尖部,尽量减少血管创伤和避免血管并发症的发生。再经锁骨下静脉或颈内静脉插入冠状窦电极导管至冠状静脉窦。穿刺过程应小心避免误伤左锁骨下动脉或造成气胸。选用6F的10极电极导管。

2. 程序刺激 ①刺激参数的设置:要求心内刺激的脉冲宽度为2毫秒,电流/电压的刺激强度为舒张期阈值的两倍。为了使检查结果具有可比性,要求刺激的强度、时间、部位和程序尽可能一致。②导联的选择:体表心电图至少选择Ⅰ、Ⅱ和V_1导联,心内导联通常选择高右房电图、右心室电图、冠状窦电图和希氏束电图。根据检查的目的和要求不同,还可选用其他部位的电图。③刺激方式的选择:根据检查目的可选择连续规则刺激和程序期前刺激,如S1S1和S1S2刺激。

3. 在行程序刺激过程中,要密切注意刺激后心脏的反应,分析心电图上出现的正常和异常的电生理现象,仔细整理和详细分析结果并做出食管心脏电生理检查的诊断。

【并发症及处理】

1. **心律失常** 电生理刺激必然会引起心律失常,也可通过电生理刺激终止。引起的房颤和房扑可能需要电复律,同时要注意抗心律失常药物引起的心律失常,通常术前需停抗心律失常药物至少5个半衰期。

2. **穿刺部位出血** 注意按压。

3. **血栓栓塞** 一旦发生,应立即抗凝及溶栓治疗,如为动脉栓塞,还应考虑外科切开取栓。

4. **心脏压塞** 多由电极导管引起的心脏穿孔导致,特别是冠状窦电极,一旦发生,需外科处理。

【操作后观察】

1. 观察操作局部出血情况。

2. 观察患儿呼吸、心率和血压变化。

(李 奋)

第十节 射频消融术

射频导管消融(radiofrequency catheter ablation,RFCA)是由特殊设计的大头导管顶端释放的射频电流能量产生的微热对心肌产生可控损伤，从而达到治疗几乎所有形式的快速性心律失常的技术。

【适应证】

2016年儿童和先天性电生理学会和心脏节律学会（PACES/HRS）发布儿童射频消融治疗专家共识，适应证如下：

1. 无先天性心脏病基础的窄QRS波形的室上性心动过速（SVT）

（1）Ⅰ类适应证：①反复发作或持续发作的室上性心动过速（supraventricular tachycardia，SVT），伴有心功能不全，体重>15kg；②反复发作或持续发作的SVT，药物治疗无效或不能耐受药物副作用；③反复发作或持续发作的SVT，家长不希望患儿长期服用抗心律失常药物，体重>15kg；④反复发作的引起急性血流动力学不稳定（低血压或晕厥）的SVT，体重>15kg；⑤反复发作的需要急诊处理或电复律才能终止的SVT，体重>15kg。

（2）Ⅱa类适应证：①有反复发作的符合阵发性室上性心动过速（paroxysmal supraventricular tachycardia，PSVT）的临床症状，体重>15kg，证实为房室旁路机制或可诱发SVT；②有明确的SVT病史，电生理检查不能诱发SVT，但有房室结双径路证据（如回波），体重>15kg，行慢径改良术，推荐冷冻消融术。

（3）Ⅱb类适应证：①有符合阵发性室上性心动过速（PSVT）的临床症状，无心电图证据，电生理检查不能诱发SVT，但有房室结双径路证据（如回波），体重>15kg，行慢径改良术，推荐冷冻消融术；②有反复发作的符合阵发性室上性心动过速（PSVT）的临床症状，体重<15kg，证实为房室旁路机制或可诱发SVT；③反复发作的引起急性血流动力学不稳定（低血压或晕厥）的SVT，体重<15kg；④间歇发作非持续（<30秒）的有症状的SVT，体重>15kg。

（4）Ⅲ类适应证：①药物控制良好且无不良药物反应的SVT，体重<15kg；②临床症状符合SVT，但电生理检查无法诱发且无房室结双径的证据；③其他致心律失常基质消融后发现有房室结双径路，但不能诱发房室结折返性心动过速，行慢径改良术。

2. 不适当窦性心动过速

(1)Ⅱb类适应证:除外自律性原因(如体位性心动过速综合征)引起的不适当的窦性心动过速,且药物控制无效或不能耐受药物副作用。

(2)Ⅲ类适应证:由体位性心动过速综合征引起的不适当的窦性心动过速。

3. 沃-帕-怀综合征 沃-帕-怀综合征(W-P-W综合征)患儿发生心脏骤停的高危因素有:①房颤时最短的RR间期或电生理程序刺激显示旁路前传有效不应期≤250毫秒;②多发旁路。

(1)Ⅰ类适应证:①有心搏骤停事件,复苏成功;②伴有晕厥,并且具有心搏骤停高危因素。

(2)Ⅱa类适应证:①由于心脏不同步引起的心室功能不全的沃-帕-怀综合征,体重>15kg;若体重<15kg,药物治疗无效或不能耐受药物副作用。②无症状的沃-帕-怀综合征,但具有心搏骤停高危因素,体重>15kg。③沃-帕-怀综合征伴有晕厥,但无心搏骤停高危因素,体重>15kg。④无症状的沃-帕-怀综合征,但为了参与某些沃-帕-怀综合征禁止的专业活动,体重>15kg。

(3)Ⅱb类适应证:无症状的沃-帕-怀综合征,无心搏骤停高危因素,体重>15kg,患儿或家长选择射频消融。

(4)Ⅲ类适应证:①由束支-心室肌旁路引起的沃-帕-怀综合征;②无症状的沃-帕-怀综合征,体重<15kg。

4. 心房颤动(AF)

(1)Ⅱa类适应证:经动态心电图或电生理检查显示SVT的基质是AF的起始事件,这些SVT基质包括阵发性SVT、单个的心房异位病灶或起源于单个肺静脉袖(位于肺静脉根部与心房相连接部位)的AF,需行单个肺静脉袖电隔离。

(2)Ⅱb类适应证:AF无明确的触发点或AF反复发作,每次需要直流电复律且药物治疗无效或不能耐受药物副作用,可行经验性肺静脉周围广泛点隔离术,但应由经验丰富的医师实施。

(3) Ⅲ类适应证:①偶发的阵发性 AF,不需要直流电复律或药物控制良好;②电生理检查偶尔诱发的 AF。

5. 交界性心动过速(JET)

(1) Ⅰ类适应证:①反复或持续发作的特发性 JET 或先天性 JET 伴心功能不全,药物治疗无效或不能耐受药物副作用;②如果要行 JET 消融,冷冻消融应作为首选,并且射频能量的选择要特别小心,同时应充分和患儿家长讨论房室传导阻滞和安装起搏器的风险。

(2) Ⅱa 类适应证:反复或持续发作的有症状的特发性 JET 或先天性 JET,药物治疗无效或不能耐受药物副作用,体重>15kg。

(3) Ⅱb 类适应证:①反复或持续发作的有症状的特发性 JET 或先天性 JET,药物治疗有效,作为慢性抗心律失常药物的替代,体重>15kg;②反复或持续发作的有症状的特发性 JET 或先天性 JET,药物治疗无效或不能耐受药物副作用,体重<15kg。

(4) Ⅲ类适应证:①外科术后 JET,有自愈可能;②特发性或先天性 JET,药物可完全控制,体重<15kg。

6. 室性心动过速(VT)

(1) Ⅰ类适应证:①频发的室性期前收缩或室性心动过速,特别是起源于单个病灶,伴有心功能不全,药物治疗无效或不能耐受药物副作用;或者替代体重>15kg 长期服用抗心律失常药物的患儿。②反复或持续发作的有症状的分支折返性维拉帕米敏感型 VT、特发性流出道 VT 或血流动力学不稳定的 VT,药物治疗无效或不能耐受药物副作用;或者替代体重>15kg 患儿长期服用抗心律失常药物。

(2) Ⅱa 类适应证:有症状的频发的室性期前收缩,体重>15kg。

(3) Ⅱb 类适应证:①加速性室性自主心律,体重>15kg;②反复发作或频繁发作的室性心律失常,有可疑的触发病灶或基质。

(4) Ⅲ类适应证:①药物控制良好的 VT,或无心功能不全,血流动力学稳定的 VT,体重<15kg;②加速性室性自主心律,体

重<15kg;③无症状的室早、VT和加速性室性自主心律,不伴有心功能不全;④由暂时的可逆性原因(如心肌炎、药物毒性)引起的室性心律失常。

7. 先天性心脏病(CHD)

(1) Ⅰ类适应证:①由房室旁路或房室结双径路引起的反复或持续发作的SVT,药物治疗无效或不能耐受药物副作用;也推荐作为体重>15kg患儿药物替代治疗。②高危的或多旁路(多见于Ebstein畸形)的沃-帕-怀综合征,体重>15kg。③外科术后早期(小于3~6个月)以后发生的反复发作的有症状的房性心动过速,药物治疗无效或不能耐受药物副作用;也推荐作为>15kg患儿药物替代治疗。④可作为植入ICD后反复发作的多形性室性心动过速、室性心动过速风暴和频繁电除颤,而重设程序或药物均不能解决的辅助治疗。

(2) Ⅱa类适应证:①有症状或低血压的持续性单形性VT,药物治疗无效或不能耐受药物副作用;也推荐作为>15kg患儿药物替代治疗。②反复或持续发作的房室结折返性心动过速,药物治疗无效或不能耐受药物副作用;体重>15kg,合并中度或复杂性CHD。③具有引起术后心动过速的基质(如旁路或双径),而术后可导致射频消融路径限制。④具有引起术后心动过速的基质,Ebstein畸形,体重>15kg。⑤外科术后早期(小于3~6个月)以后发生的反复发作的无症状的房性心动过速,有发生血栓和恶化心力衰竭危险因素;或<15kg患儿,药物治疗无效或不能耐受药物副作用。⑥频发的室性期前收缩,特别是起源于单个病灶,伴有心功能恶化,体重>15kg;或<15kg患儿,药物治疗无效或不能耐受药物副作用。

(3) Ⅱb类适应证:①引起急性血流动力学不稳定的SVT,体重<15kg;②对所有药物无效的房性心动过速,行房室结消融加植入永久起搏器。

(4) Ⅲ类适应证:①可药物控制的外科术后早期(小于3~6个月)发生的的房性心动过速;②无症状的心室功能稳定的室早;③预防性治疗引起心源性猝死的室性心律失常。

【禁忌证】

1. 无血管途径。

2. 局部皮肤感染。

3. 凝血功能障碍。

4. 不能耐受操作。

【操作前准备】

1. 患儿准备

(1)术前完善血常规、凝血功能、血型、胸片等相关检查,排除常规手术禁忌证。

(2)向患儿家长详细交代手术事宜及术中可能发生的并发症,取得家长的理解并签字。

(3)术前洗澡,特别注意仔细清洗两侧腹股沟和颈胸部,必要时备皮。

(4)术前禁食6~8小时。

(5)麻醉:对精神紧张不能充分合作的患儿,予静吸复合麻醉,气管插管后开始手术,术中可酌情再给予静脉镇静麻醉药,以确保患儿不会自主活动而影响安全。

(6)抗凝:如涉及左心导管及婴幼儿的右心导管操作,常规使用肝素。放入动脉鞘管后即静脉给予肝素50U/kg(最大量2000U,之后操作每延长1小时,追加肝素首次量的半量)。

2. 器械准备

(1)X线透视机。

(2)多道生理记录仪。

(3)程序刺激仪。

(4)射频能量发射仪:应有能量、放电时间和阻抗监测,最好配有温度控制。

(5)5F或6F的4极电极导管以及5~8F的消融电极导管。

(6)体外除颤器,经皮血氧监测仪,麻醉机。

3. 操作者资质　需要具备扎实的心脏电生理学基础,丰富的心脏血管解剖知识以及熟练的心导管操作技术,并能熟练操作常用的设备,如多道生理记录仪、程序刺激仪、射频能量发放仪和除颤仪等。

【操作方法】

1. **局部消毒铺巾** 消毒范围满足穿刺部位周围15cm范围以上。

2. **血管穿刺** 根据手术需要分别穿刺左锁骨下静脉和(或)左、右股静脉。

3. **插入电极导管** 递送高右房(HRA)、希氏束(His)、右室心尖(RVa)及冠状窦(Cs)电极,一般Cs电极由左锁骨下静脉插入,其余分别由左、右股静脉插入。注意操作轻柔,避免血管、心腔损伤。

4. **心内电生理检查** 通过对各个电极进行递增起搏或程序刺激诱发异常传导现象或心动过速来明确诊断,并测定相关的不应期。

5. **射频消融** 递送合适的消融导管,若为需要在左心消融,则需另行穿刺股动脉。根据电生理检查结果提示准确标测异常通路或连接的部位,选择相应的消融能量(温度),试放电观察,如有效则巩固消融。

【并发症及处理】

1. **死亡** 心脏压塞是死亡的主要原因。一旦发生心脏压塞,立即在超声检测下行心包穿刺术抽出积血或放置引流管行闭式引流,必要时外科手术处理。

2. **房室传导阻滞** 产生房室传导阻滞的危险与消融部位有关,主要发生于中间隔旁路、前间隔旁路、房室结折返性心动过速和右后间隔旁路。为避免房室传导阻滞,操作医师的经验是最重要的因素。①在房室结折返性心动过速治疗过程中,完全性房室传导阻滞多发生在早期选择快径消融。坚持慢径消融,消融时密切观察消融导管位置、体表和心腔内电图的变化,可明显减少完全性房室传导阻滞的发生。②右室前/中间隔房室旁路的消融容易发生严重房室传导阻滞,术中应精确标测、显示希氏束,消融靶点选在心房侧,窦律下小能量短时试放电,必要时以放弃手术为代价,减少严重房室传导阻滞并发症。

3. **瓣膜关闭不全** 左侧旁路经主动脉消融易引起瓣膜关闭不全,所有患儿的关闭不全均为轻度。消融左侧旁路也可采用穿刺房间隔，但此种方法并非没有风险，已经有空气栓塞和心肌穿孔的报道。经验丰富的操作者采用这两种途径都能成功同时较少产生并发症。消融导管跨越主动脉瓣时应将头端弯曲，操作轻柔可减小对主动脉瓣的损伤。

4. **栓塞**　左侧旁路和左心室室性心动过速消融时栓塞的危险增加。涉及穿刺动脉操作时，尽量避免选择4岁以下小儿，注意术后压迫血管的力度要适中，术中与术后应用抗凝剂，可以减少和避免栓塞的发生。

【操作后观察】

1. 协助患儿复苏，压迫穿刺部位，尤其是动脉穿刺点，防止出血或形成局部血肿，监测患儿各项生命体征，并注意局部血流动力学情况，卧床休息12小时。

2. 复查心电图，注意患儿心率、心律的变化。

3. 若涉及左心导管及婴幼儿的右心导管操作，术后可予口服肠溶阿司匹林3~5mg/kg，每日一次，持续1~3个月，预防血栓形成。

4. 术后随访

(1)时间：术后1个月、3个月、6个月、12个月各随访一次，之后若条件允许亦应每年随访一次。

(2)随访内容：病史、体格检查、心电图、超声心动图，必要时可行24小时动态心电图检查。

(3)若怀疑心动过速复发或出现新的心律失常时应及时对症治疗，必要时再行食管电生理或心内电生理检查。

（李　奋）

第十一节　诊断性心导管术

由外周血管插入不同功能的导管至心腔及血管腔，检测各种生理参数并进行心血管造影以获取所需的生理解剖资料，即诊断性心导管术(diagnostic cardiac catheterization)，是儿童心血管疾病最重要的诊断方法。

【适应证】

1. **复杂型先天性心脏病的术前诊断** 进行全面的解剖畸形诊断及生理状况评估，心导管术必须根据疾病及所可能施行的手术提供必要的参数。

2. **评价肺动脉压力及阻力** 只有通过心导管检查才能确定肺血管病变的严重程度和性质，判断肺动脉高压是动力性或是梗阻性，从而有助于手术适应证的选择和预后判断。

3. **冠状动脉畸形的解剖评价** 某些复杂型先天性心脏病术前行选择性冠脉造影可了解左右冠脉的起源、分支及其行走情况，有助于手术方案的制订。

4. **周围血管病变评估** 周围血管疾病如肺动脉分支狭窄、侧支血管形成等通过心导管术及造影可以获得必要的生理和形态学参数。

5. **动静脉瘘及血管回流异常** 通过异常途径的探查、血氧测定及心血管造影可作出明确诊断。

6. **先天性心脏病围手术期急诊心导管检查** 怀疑心血管畸形及血流动力学未矫治者，经胸超声心电图难以确诊时，需行急诊心导管检查以明确诊断。

7. **先天性心脏病外科手术效果评价** 对于某些新技术及某些先天性心脏病的分期手术后，可通过心导管检查详细了解术后心肺血管的解剖与生理状态，评价手术效果。

【禁忌证】

由于心导管检查术相关领域的应用进展，如内外科监护、诊疗技术，心导管材料等领域的发展和该项检查应用的指征决定了现有心导管检查术无绝对禁忌证。对于一些重症病例，如为抢救患儿需获取必要的解剖和生理资料，在权衡得失后还是要冒一定的风险行心导管术。

相对禁忌证：

1. 发热或败血症。
2. 明显心功能不全。
3. 未控制的室性心律失常。
4. 未纠正的低血钾、洋地黄中毒等。

5. 局部皮肤感染。

6. 凝血功能障碍。

7. 不能耐受操作。

【操作前准备】

1. 患儿准备

(1)病史及体格检查:注意有无出血性疾病、药物过敏史、既往手术史,重要脏器查体有无异常表现等,有无存在心肺功能不良等症状体征。

(2)辅助检查:完善常规术前检查,血常规、尿常规、粪常规、肝肾功能、出凝血时间、输血前相关检查,心电图、心脏超声、胸片等检查。

(3)术前宣教及沟通:完成常规术前宣教,交代心导管检查的目的、可能的风险和并发症,签署知情同意书。

2. 器械准备 运转良好的心血管造影机、血气分析仪、压力测量系统、床边经胸心脏超声检查仪、监护系统、呼吸机等大型设备。心导管检查所用的各类穿刺针、导管、导丝、鞘管、造影剂及急救药品。

3. 操作者资质 手术医生必须是从事心血管专业工作多年,熟悉先天性及后天性心脏病特点、先天性心脏病外科手术适应证,能独立处理心血管疾病急症,具有心血管造影及放射从业人员资质的专业医师。

4. 消毒准备 围绕穿刺范围进行消毒3次,每次消毒范围稍稍缩小。常规穿刺部位为左、右股动静脉,消毒范围为沿脐平线与膝盖连线之间。

【操作方法】

1. 检查患儿生命体征 体温、呼吸、心率、脉搏及经皮血氧饱和度。

2. 患儿体位 常规为仰卧位。

3. 全身麻醉 常规为静吸复合麻醉,气管插管后呼吸机辅助支持。如患儿系大龄少儿,可考虑采用局部浸润麻醉。

4. 常规消毒铺巾,经皮穿刺器械及材料,心导管检查用各类导管、导丝、鞘管,压力测量系统先用100U/ml肝素生理盐水冲洗备用。

5. 股静脉穿刺　垫高臀位，两髋关节稍外展，固定膝关节，触及股动脉搏动位置，于该搏动位置内侧 0.5cm 处进针，穿刺针与皮肤成 30°角，向脐窝方向刺入，逐步刺入皮肤、皮下组织、股静脉直至耻骨。拔出内芯，缓缓撤出穿刺针外鞘，当外鞘撤入股静脉时即有血流涌入，送入导引钢丝，如钢丝无阻力即可送入下腔静脉。撤出外鞘，沿导丝送入血管扩张管，血管扩张管送入后将其内芯连同导引钢丝撤出，保留扩张管外鞘留置在股静脉内。

6. 股动脉穿刺　在右侧或左侧腹股沟韧带以下作为穿刺入口，婴儿于腹股沟韧带下 1~2cm，年长儿以腹股沟韧带下 2~3cm，左手手指触及股动脉搏动最强处，右手持穿刺针呈 30°角刺向股动脉搏动最强处，方向指向脐部。拔出内芯，缓缓撤出穿刺针外鞘，当外鞘撤入股动脉时即有血流喷射出，送入导引钢丝，如导丝无阻力即可送入腹主动脉。撤出外鞘，沿导丝送入血管扩张管，血管扩张管送入后将其内芯连同导引钢丝撤出，保留扩张管外鞘留置在股动脉内。

7. 右心导管检查术　根据不同疾病特点，进行针对性的检查，包括心导管术及心血管造影。右心导管术检查需要测定上、下腔静脉、右心房、右心室、肺动脉总干及其分支的血氧及压力，必要时测量各腔室之间压力阶差，并探查异常交通。基本程序为：经皮静脉穿刺后，递送端孔导管上行至下腔静脉、右心房、最后到达上腔静脉，必要时检查无名静脉，随后导管由上腔静脉回撤至右心房上中下部，探查右心房水平有无异常交通。然后导管打转回撤后送入右心室中部，旋转下递送至右室流出道，肺动脉总干，左右肺动脉汇合处，左右肺动脉分支及肺小动脉，分别探查右心室、肺动脉及其分支有无异常交通。

心血管造影：根据需要，可作肺动脉、右心室、右心房及左上腔静脉造影，操作时依上述路径将薄壁“猪尾巴”（pigtail）导管送入相应腔室，行心血管造影术。

8. 左心导管检查术　同样包括心导管术及心血管造影。左心导管术检查需要测定左心室、升主动脉、降主动脉的血氧及压力,必要时测量各腔室之间压力阶差,并探查异常交通。基本程序为:经皮动脉穿刺后,依次递送薄壁猪尾巴导管上行至腹主动脉、降主动脉、升主动脉、左心室,必要时检查左心房,探查大动脉、心室水平有无异常交通及压力阶差。

心血管造影:根据需要,可做左心室、升主动脉、降主动脉及冠状动脉选择性造影,检查心室、大动脉水平有无异常分流、狭窄及其他畸形。

【并发症及处理】

1. **心律失常** 可由于导管操作或心脏病变本身引起,包括各类期前收缩、室上性心动过速、室性心动过速、房室传导阻滞、心动过缓等。处理原则是:①评估是否导致血液循环灌注不良;②寻找原因。如导致循环功能不稳定,予以积极抗心律失常处理,包括药物、电除颤、心室起搏、停止导管操作等。并积极寻找原因,如系导管操作引起,多为一过性,操作停止应能恢复。

2. **心动过缓** 出现心动过缓需格外警惕,可能为操作导致心包积液、心脏穿孔诱发心力衰竭,也可能为检查诱发缺氧发作等,应积极分析原因并予以相应处理。

3. **心脏骤停** 是最为严重的并发症,有术中猝死的风险,往往发生于严重心脏病变、复杂畸形的患儿,需及时抢救。

4. **低血压** 可能为术中失血、心律失常、心力衰竭、心脏穿孔导致心脏压塞、造影剂过敏引起,需根据不同情况作出相应处理。

5. **血栓形成** 术前予以肝素化应用预防,术后发现插管一端股动脉搏动减弱,需要考虑局部血栓形成可能,可采用低分子肝素钙皮下注射,或介入/外科手术取出血栓。

6. **周围动静脉瘘** 动脉开口持续开放,分流入相邻静脉,多需外科手术。

【操作后观察】

1. 观察操作局部出血情况。
2. 观察患儿呼吸、心率和血压变化。
3. 观察体温,有无咳嗽、咯血。
4. 观察心脏杂音。

5. 观察心电监护，有无心律失常、ST-T 变化。

6. 观察股动脉搏动、色泽、皮温，观察四肢活动情况。

7. 观察经皮血氧饱和度变化。

【注意事项】

1. 术前、术后禁食期间按需补液。

2. 围绕患儿疾病特点和可能施行的手术制订心导管检查方案，减少不必要的操作。

3. 手术中操作轻柔，注意无菌操作。

（李　奋）

第十二节　介入性心导管术

自 1938 年 Gross 等成功结扎动脉导管未闭以来，先天性心脏病的外科治疗获得了长足的进展，许多患儿得以手术治疗，极大地改善了预后。由于外科手术需开胸进行，且大多需要在体外循环下进行，创伤大，住院时间长，手术本身及输血会带来种种并发症及产生一定的死亡率；术后体表瘢痕形成，带给患儿年长后美容方面的问题。先天性心脏病的介入性治疗极大地解决了上述问题，因此得以快速发展。通过非开胸途径，将特制的导管及装置由外周血管插入，达到所需治疗的心血管腔内，进行缺陷的纠治，以替代外科手术治疗，称为介入性心导管术（interventional cardiac catheterization）。近十年来，由于新型心脏大血管异常交通封堵装置的应用，使得动脉导管未闭（patent ductus arteriosus，PDA）、房间隔缺损（atrial septal defect，ASD）、室间隔缺损（ventricular septal defect，VSD）等常见先天性心脏病的介入治疗有了较快的发展。

一、动脉导管未闭封堵术

【适应证】

1. PDA 伴有明显左向右分流，并且合并充血性心力衰竭、生长发育迟滞、肺循环多血以及左心房或左心室扩大等表现之一者，且患儿体重及解剖条件适宜，推荐行经导管介入封堵术。

2. 心腔大小正常的左向右分流的小型PDA，如果通过标准的听诊技术可闻及杂音，可行经导管介入封堵术。

3. 通过标准听诊技术不能闻及杂音的“沉默型”PDA伴有少量左向右分流（包括外科术后或者介入术后残余分流）。

4. PDA合并重度肺动脉高压，动脉导管水平出现以左向右分流为主的双向分流，如果急性肺血管扩张试验阳性，或者试验性封堵后肺动脉收缩压降低20%或30mmHg以上，且无主动脉压力下降和全身不良反应，可以考虑介入封堵。

【禁忌证】

1. 依赖于动脉导管的开放维持有效肺循环或体循环的心脏畸形。

2. PDA合并严重肺动脉高压，动脉导管水平出现双向分流或者右向左分流，并且急性肺血管扩张试验阴性。

3. 发热或败血症。

4. 局部皮肤感染。

5. 凝血功能障碍。

6. 不能耐受操作。

【操作前准备】

见诊断性心导管术相关内容。

【操作方法】

1. 检查患儿生命体征　体温、呼吸、心率、脉搏及经皮血氧饱和度。

2. 患儿体位　常规为仰卧位，臀部稍垫高。

3. 全身麻醉　常规为静吸复合麻醉，气管插管后呼吸机辅助支持。如患儿系大龄儿，可考虑采用局部浸润麻醉。

4. 常规消毒铺巾，经皮穿刺器械及材料，心导管检查用各类导管、导丝、鞘管，压力测量系统先用100U/ml肝素生理盐水冲洗备用。

5. 顺向法途径

（1）心导管检查：常规穿刺右侧股动静脉，分别送入“猪尾巴"导管及椎导管,行左右心导管检查,测量各心血管腔室压力及血氧,在侧位下行降主动脉造影,显示动脉导管分流,测量分流口直径,根据分流口最窄处直径选用封堵器。采用 Amplatzer 法封堵 PDA 时,一般选择比所测 PDA 最窄处直径大 3~6mm 的封堵器进行封堵;婴儿时期极其粗大的 PDA,其形状多为长管状,具有很大的可扩展性,选择封堵器的直径应 2 倍于 PDA 的直径。

(2)建立轨道:从股静脉处将椎导管送入肺动脉,沿脊柱左侧探查动脉导管入口,沿动脉导管达到降主动脉,将导引钢丝递送入椎导管,撤出椎导管及外周血管扩张鞘管,沿导引钢丝送入相应的长鞘至降主动脉横膈水平,缓慢撤出导引钢丝及长鞘内芯。

(3)封堵:封堵装置体外安装至钢缆后充分排气,送入长鞘,在长鞘末端释放封堵器主动脉一侧,整体缓缓回撤,见主动脉端封堵伞稍稍变形后固定钢缆,外撤长鞘,释放其余封堵器,如封堵器形态良好,腰凹明显,表明封堵器应位置良好且固定。随后进行术中心脏超声及降主动脉造影检查进一步确认有无残余分流及装置位置是否稳固,有无降主动脉梗阻。最后旋转钢缆,释放封堵器,释放后再次行经胸心脏超声(TTE)检查及留影存档。

6. 逆向法途径

(1)心导管检查:穿刺右侧股动脉,送入"猪尾巴"导管造影及测压,显示动脉导管分流口直径。一般采用 Amplatzer 导管封堵器(ADO-Ⅱ)行逆向法封堵 PDA,封堵器直径的选择上根据导管最狭窄处直径,选择 ADO-Ⅱ腰部较该直径大 2~3mm 的封堵器。

(2)建立轨道:造影后撤出"猪尾巴"导管,送入 ADO-Ⅱ专用长鞘至分流口稍下方,递送导引钢丝探查动脉导管入口,沿动脉导管至肺动脉及右室,撤出导引钢丝,测量右室及肺动脉压力。

(3)封堵:将封堵器安装于钢缆,充分排气后送入长鞘,送出第一把伞面,整体外撤过程中见第一把封堵伞稍稍变形,固定钢缆,缓慢外撤外鞘,释放其余伞面。行心脏超声检查确认封堵器位置、形态是否良好以及有无残余分流,有无引起降主动脉或肺动脉梗阻,确认后旋松钢缆,释放封堵器,释放后再次行经胸心脏超声及降主动脉造影检查。

7. 术中注意事项　对于儿童尤其是1岁以内的婴儿,主动脉峡部以及肺动脉分叉部位空间狭小,术中应当尤其注意封堵器造成降主动脉或者左肺动脉起始部狭窄的可能,需评估左肺动脉—主肺动脉和升主动脉—降主动脉的压力阶差。

【并发症及处理】

1. **残余分流与溶血**　术后早期少量残余分流可随访观察,部分可自行消失;残余分流量较大者,可再植入弹簧圈或者封堵器进行封堵。溶血一般与残余分流有关,多发生于术后早期,可使用糖皮质激素、碳酸氢钠等药物治疗,保护肾功能,必要时输血治疗,多数患儿可自愈;若经上述治疗后病情不缓解,可对残余分流进行再次封堵或外科手术治疗。

2. **血栓栓塞**　若发现有肢体末梢发绀、苍白、发凉、肿胀等栓塞征象时,可给予全身肝素化治疗或尿激酶溶栓,药物治疗无效可应用经导管法或外科手术法取栓。

3. **血小板减少**　多见于大型PDA封堵术后,原因尚不完全清楚,有学者认为与血小板消耗过多或者破坏有关。可短期大剂量糖皮质激素冲击治疗,若发生明显出血倾向,可静脉输注血小板悬液。

4. **封堵器移位导致肺动脉或者外周动脉栓塞**　一旦封堵器脱落可通过圈套器或异物钳将其取出,难以取出时应行急诊外科手术。

5. **封堵器致左肺动脉或降主动脉狭窄**　轻度狭窄可随访观察,如狭窄程度较重应行外科手术治疗。

6. **一过性高血压**　多见于大型PDA封堵术后,可能与术后动脉系统血容量突然增加、反射性动脉血管收缩有关。可用硝酸甘油或硝普钠静脉滴注治疗。

【操作后观察】

1. 观察操作局部出血情况。

2. 观察患儿呼吸、心率和血压变化。

3. 观察体温，有无咳嗽、咯血。

4. 观察心脏杂音变化。

5. 观察心电监护，有无心律失常、有无心电图 ST 段及 T 波变化。

6. 观察股动脉搏动、色泽、皮温，观察四肢活动情况。

7. 观察经皮血氧饱和度变化。

【注意事项】

1. 术前、术后禁食期间按需补液。

2. 围绕患儿疾病特点制订介入封堵方案，减少不必要的操作，比如细长管形 PDA 可仅穿刺股动脉，行逆向法释放，减少右侧股静脉端的操作。

3. 手术中操作轻柔，注意无菌操作。

4. 术中及术后心脏超声检查，重点评估封堵器位置、形态以及有无残余分流，有无引起降主动脉或肺动脉梗阻，心功能等。

二、继发孔型房间隔缺损封堵术

【适应证】

1. 年龄≥2 岁，有血流动力学意义（缺损直径≥5mm）的继发孔型 ASD；缺损至冠状静脉窦，上腔静脉、下腔静脉及肺静脉的距离≥5mm，至房室瓣的距离≥7mm；房间隔直径>所选用封堵器左心房侧的直径；不合并必须外科手术的其他心血管畸形。

2. 年龄<2 岁，有血流动力学意义且解剖条件合适的继发孔型 ASD。

3. 前缘残端缺如或不足，但其他边缘良好的具有血流动力学意义的继发孔型 ASD。

4. 具有血流动力学意义的多孔型或筛孔型 ASD。

5. 心房水平出现短暂性右向左分流且疑似出现栓塞后遗症（卒中或复发性短暂脑缺血发作）的患儿。

6. 缺损较小，但有血栓栓塞风险。

【禁忌证】

1. 原发孔型、静脉窦型及无顶冠状窦型 ASD。

2. 伴有与 ASD 无关的严重心肌疾患或瓣膜疾病。

3. 合并梗阻性肺动脉高压。

4. 发热或败血症。

5. 局部皮肤感染。

6. 凝血功能障碍。

7. 不能耐受操作。

【操作前准备】

见诊断性心导管术相关内容。术前一日起每日口服阿司匹林。

【操作方法】

1. 检查患儿生命体征　体温、呼吸、心率、脉搏及经皮血氧饱和度。

2. 患儿体位　常规为仰卧位，臀部稍垫高。

3. 全身麻醉　常规为静吸复合麻醉，气管插管后呼吸机辅助支持。如患儿系大龄儿，可考虑采用局部浸润麻醉。

4. 常规消毒铺巾，经皮穿刺器械及材料，心导管检查用各类导管、导丝、鞘管，压力测量系统先用 100U/ml 肝素生理盐水冲洗备用。

5. 心导管检查　穿刺右侧股静脉，送入端孔导管至各心血管腔室，测量压力及血氧，术中心脏超声测量多个切面下 ASD 的直径。根据经胸超声心动图测量的 ASD 最大直径，边缘良好者加 2~4mm 选择封堵器，边缘欠佳者加 4~6mm。

6. 建立轨道　端孔导管在右房由下至上探查 ASD 入口，通过 ASD 后探查肺静脉入口，最终送入左上肺静脉，沿导管递送导引钢丝至肺静脉，撤离端孔导管及外周血管扩张器。沿导引钢丝送入相应长鞘，长鞘达到心缘边界，操作过程中导管及输送鞘内的气体要完全排除干净，到位后撤离导引钢丝及内芯。

7. 封堵　将封堵器安装至钢缆，在送入体内前应将其置于含肝素的盐水内充分浸泡排气，以防止空气栓塞。将封堵器送入长鞘末端，稍稍撤离长鞘后释放第一把伞面，整体回撤，第一把伞面稍稍变形后释放其余部分，保留钢缆。在封堵器植入后，经透视及超声心动图监测封堵器位置及形态满意，反复推拉输送钢缆，封堵器位置固定，方可释放封堵器。释放后再次行 TTE 检查。

【并发症及处理】

据统计，ASD 介入治疗成功率为 98%，严重并发症的发生率为 1.6%~1.8%。

1. **封堵器脱落、移位** 术前多切面测量 ASD 大小对于适应证及封堵器选择很有帮助，封堵器选择不当易造成脱落，一旦封堵器脱落可经导管取出，若封堵器较大或者难以取出时应紧急行外科手术。

2. **心律失常** 术中多为一过性，无需特殊处理；若术中出现Ⅲ度房室传导阻滞，停止操作较长时间仍未恢复者，应放弃介入治疗。若术后出现Ⅲ度房室传导阻滞，应及时给予药物治疗，药物治疗无效应尽早外科手术取出封堵器并修补 ASD。

3. **心脏压塞** 心壁穿孔多发生于左心耳或肺静脉处；若出现心脏压塞，应立即行心包穿刺引流减轻心脏压塞，并尽快行外科手术治疗。

4. **气体栓塞** 应立即吸氧，心率减慢者给予阿托品，同时给予硝酸甘油防止血管痉挛。

5. **残余分流** 少量残余分流一般不需要处理，部分可自行闭合。如残余分流束直径>5mm、有血流动力学意义，建议再次封堵残余分流。

6. **头痛或偏头痛** 术后阿司匹林最少服用半年，必要时可联合抗凝治疗。

7. **脑栓塞** 术中及术后严格的抗凝治疗是预防栓塞事件发生的关键。

【操作后观察】

1. 观察操作局部出血情况。
2. 观察患儿呼吸、心率和血压变化。
3. 观察心脏杂音变化。

4. 观察心电监护，有无心律失常、有无PR间期延长，有无房室传导阻滞、ST-T变化等。

5. 观察肢体色泽、皮温，观察四肢活动情况。

6. 观察经皮血氧饱和度变化。

【注意事项】

1. 术前、术后禁食期间按需补液。

2. 围绕患儿疾病特点制订介入封堵方案，减少不必要的操作，如根据可能采用的封堵器型号选用最小尺寸的输送长鞘，减轻血管损伤。

3. 手术中操作轻柔，注意无菌操作。

4. 术中及术后心脏超声检查，重点评估封堵器位置、形态以及有无残余分流，有无引起二尖瓣、三尖瓣反流等。

三、室间隔缺损封堵术

【适应证】

1. **膜周型VSD**　年龄≥3岁；有临床症状或有左心脏超声负荷表现；VSD上缘距主动脉右冠瓣≥2mm，无主动脉瓣脱垂及主动脉瓣反流；缺损直径<12mm。

2. **肌部VSD**　年龄≥3岁，有临床症状或有左心脏超声负荷表现，Qp/Qs>1.5。

3. **年龄≥3岁、解剖条件合适的外科手术后残余分流或外伤后VSD**　有临床症状或有左心超负荷表现。

4. **膜周型VSD**　有临床症状或左心脏超声负荷表现，2岁≤年龄<3岁。

5. **VSD上缘距离主动脉右冠瓣≤2mm**　虽有轻度主动脉瓣脱垂但无明显主动脉瓣反流。

6. **肌部VSD**　体重≥5kg，有临床症状或有左心脏超声负荷表现，Qp/Qs>2.0。

【禁忌证】

1. 双动脉干下型VSD。

2. 伴轻度以上主动脉瓣反流。

3. 合并梗阻性肺动脉高压。

4. 既往无感染性心内膜炎病史且无血流动力学意义的膜周和肌部 VSD。

5. 发热或败血症。

6. 局部皮肤感染。

7. 凝血功能障碍。

8. 不能耐受操作。

【操作前准备】

见诊断性心导管术相关内容，术前一日起每日口服阿司匹林。

【操作方法】

1. 检查患儿生命体征　体温、呼吸、心率、脉搏及经皮血氧饱和度。

2. 患儿体位　常规为仰卧位，臀部稍垫高。

3. 全身麻醉　常规为静吸复合麻醉，气管插管后呼吸机辅助支持。

4. 常规消毒铺巾，经皮穿刺器械及材料，心导管检查用各类导管、导丝、鞘管，压力测量系统先用 100U/ml 肝素生理盐水冲洗备用。

5. 心导管检查　穿刺右侧股动静脉，分别送入“猪尾巴”导管及椎导管至各心血管腔室，常规测量压力及血氧，在左心室长轴斜位下行左心室造影显示分流口及位置，升主动脉造影显示术前有无主动脉瓣反流，常规测量 VSD 基底部及左心室面分流口直径。

封堵器选择：缺损距主动脉瓣 2mm 以上者选用对称型封堵器，不足 2mm 者选用偏心型封堵器。对于膜周及肌部 VSD，所选择的封堵器直径通常较造影测量直径大 1~3mm，但对于合并主动脉瓣脱垂的 VSD 或肌部流出道型 VSD（即嵴内型），左心室造影有时不能显示缺损的全部，可在输送鞘通过 VSD 后采用超声或造影观察穿隔血流的多少，有助于判断缺损的大小和选择适当的封堵器。

6. 建立动、静脉轨道　穿刺右侧股动静脉，分别留置插管，左心室长轴斜位下“猪尾巴”导管送入左心室及升主动脉造影，根据VSD分流口将“猪尾巴”导管裁减，使其进入左心室后端口与VSD左心室面垂直；在导丝保护下将“猪尾巴”导管送入左心室，“猪尾巴”导管端口朝向VSD，导丝弯头试探进入右室，一旦进入右室后尝试将导丝送入肺动脉总干或腔静脉；右侧股静脉处送入抓捕器，根据通过VSD弯头导丝的位置，选择在肺动脉总干或腔静脉抓捕导丝弯头；抓取导丝弯头后拉出至右侧股静脉插管处。在建立轨道过程中应注意避免导丝或导管缠绕三尖瓣腱索。

7. 递送外鞘　撤出静脉侧短鞘，保留导丝轨道，局部扩皮后，将准备好的外鞘沿导丝送入升主动脉，稍撤出外鞘内芯后，送入“猪尾巴”导管，将外鞘远端压向左心室心尖部，经胸心脏超声确认位置后，撤出“猪尾巴”导管、导丝及内芯。

8. 封堵　根据造影选用合适尺寸的封堵器，对于对称型膜部室间隔缺损封堵器，一般选用腰部直径较分流口直径大1~3mm，将封堵器安装至输送钢缆，充分排气后送入长鞘远端，小心放出第一把封堵伞，整体拉至VSD分流口左心室面，第一把伞稍稍变形后，释放封堵器的腰部及右室面伞，如形状不满意，予以收回，调整后再次释放，如形状满意，予以造影及经胸心脏超声确认位置后，旋松封堵器与钢缆连接处，完成最终释放。

9. 心尖部肌部VSD封堵技术要点　在操作上与膜部VSD封堵术不尽相同，通常建立股动脉—主动脉—左心室—右心室—右心房—右颈内静脉的轨道，输送长鞘从右颈内静脉送入。

【并发症及处理】

1. **心律失常**　术中可有室性期前收缩、室性心动过速、束支传导阻滞及房室传导阻滞等，多为一过性，不需要特殊处理。若在术中出现Ⅲ度房室传导阻滞或完全性左束支传导阻滞，停止操作较长时间仍未恢复者，应放弃介入治疗。术后早期发生Ⅲ度房室传导阻滞或完全性左束支传导阻滞，推荐予糖皮质激素及果糖二磷酸钠等营养心肌治疗，必要时安装临时起搏器，治疗3~7天不恢复，应开胸取出封堵器并修补VSD；或者也可直接心外科手术取出封堵器并修补VSD。术后迟发型的Ⅲ度房室传导阻滞，药物治疗效果通常欠佳，应予以永久起搏器植入治疗；对于晚期发生完全性左束支传导阻滞的病例，外科手术取出封堵器后能否恢复以及在左心室扩大前是否需要心室同步化治疗，仍需要进一步研究。

2. **封堵器移位或脱落**　可用圈套器捕获后取出，否则应外科手术取出。

3. **对瓣膜的影响或损伤**　术中如果发现封堵器植入后出现明显主动脉瓣反流，应撤出封堵器；术后出现主动脉瓣反流应予以加强随访，必要时行外科手术治疗。术中如果发现封堵器植入后影响三尖瓣的功能，则应回收封堵器，重新建立轨道后再进行封堵；术后出现严重三尖瓣反流或狭窄，需及时外科手术治疗。

4. **残余分流和溶血**　少量残余分流可随访观察，残余分流量较多时应尽早行外科手术治疗。溶血多与残余分流有关，应使用糖皮质激素、碳酸氢钠等药物治疗，保护肾功能；若经药物治疗后病情不缓解，应及时外科手术治疗。

【操作后观察】

1. 观察操作局部出血情况。
2. 观察患儿呼吸、心率和血压变化。
3. 观察心脏杂音变化。
4. 观察心电监护，有无心律失常、有无 PR 间期延长，有无房室传导阻滞、ST-T 变化等。
5. 观察股动脉搏动、色泽、皮温，观察四肢活动情况。
6. 观察经皮血氧饱和度变化。

【注意事项】

1. 术前、术后禁食期间按需补液。
2. 围绕患儿疾病特点制订介入封堵方案，减少不必要的操作，如根据可能采用的封堵器型号选用最小尺寸的输送长鞘，减少血管损伤。
3. 手术中操作轻柔，注意无菌操作。
4. 术中及术后心脏超声检查，重点评估封堵器位置、形态以及有无残余分流，有无引起主动脉瓣反流等。

（李　奋）

第十三节 心包穿刺术

心包穿刺术(pericardiocentesis)是将穿刺针和(或)留置导管置入心包腔,抽吸心包积液用于诊断和治疗的方法。

【适应证】

1. 严重心脏压塞 需立即抽出心包积液或积血,解除心脏压塞的症状,使心脏恢复收缩和舒张功能。

2. 明确心包积液的性质 抽取心包腔积液进行检查以助明确心包积液的病因。

3. 需心包腔注射药物进行治疗。

【禁忌证】

1. 不能配合检查者以及不能耐受操作者。

2. 凝血功能障碍、正在抗凝治疗中、有出血倾向或血小板低者。

3. 穿刺部位局部皮肤感染。

4. 心包积液量甚少,估计穿刺时有刺伤心肌可能者;或心包积液位于心脏后方。

5. 慢性缩窄性心包炎、局限粘连性心包炎、风湿性心包炎。

【操作前准备】

1. **患儿准备**

(1)术前检查患儿生命体征,监测血压、心率、心律并进行记录,检测凝血功能以及血小板计数。

(2)签署手术知情同意书,向患儿及其家长说明手术情况。

(3)术前需行心脏超声检查,以便明确心包积液量及穿刺定位。必要时可在超声显像指导下进行心包腔穿刺,使操作更准确、安全。

(4)建议患儿在麻醉状态下进行心包穿刺。对于年长儿,若未进行麻醉,需嘱患儿术中勿乱动、剧咳或深呼吸,配合手术操作。

2. **器械准备** 已进行消毒的治疗盘、无菌心包腔穿刺包[内有洞巾、注射器、注射针头、心包腔穿刺针头(针尾应连接导液橡皮管)、血管钳]、无菌手套、无菌纱布、试管、量杯等。

3. **操作者资质** 有一定心包穿刺术经验的人员方可进行此术,且需有丰富急救经验的人员在场。

4. **消毒准备** 准备消毒皮肤用的碘酊、乙醇等。

5. **其他** 准备心电图机、心脏电复律除颤器、气管插管、人工呼吸机和吸氧装置等设备,各种抢救药品。

【操作方法】

1. **体位** 患儿采取半卧位,可以使心脏在心包腔内位置向后,使刺伤心脏的可能性减小。

2. **穿刺部位** 在心包穿刺前应行心脏超声检查,观察心包积液量、心包积液分布,寻找心包积液最多处,即液性暗区最厚同时避开肺组织处为最佳穿刺点(图5-4)。测量皮肤至液性暗区间距,以判定穿刺深度,同时定好穿刺方向以利进行心包穿刺。心脏超声检查与穿刺应同步,穿刺时的体位与超声检查定位时所取的姿势位置应相同。

(1)剑突下穿刺部位:取胸骨剑突与左第7肋软骨交界处之下作穿刺点,穿刺时向上、向后,向心底部左肩方向指向左锁骨中点刺入并缓慢推进,针头且进且吸,至吸出液体时停止进针,以免损伤。采用经剑突下途径,穿刺针尖几乎与心包壁呈切线方向,不易损伤心脏及冠状动脉。

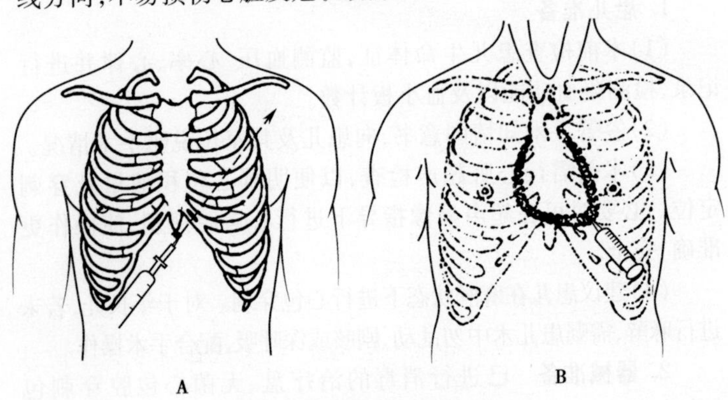

图5-4 心包穿刺的穿刺位点
A. 胸骨下穿刺点;B. 心尖部穿刺点

（2）心尖部穿刺部位：穿刺点一般在左侧第5或第6肋间隙心浊音界内1~2cm左右。穿刺时针尖向后、向内推进，指向脊柱方向缓慢刺向心脏。

3. 操作步骤

（1）按常规消毒心前区穿刺部位皮肤，术者戴无菌手套、铺无菌洞巾，用利多卡因进行皮内、皮下局部浸润麻醉至心包膜壁层为止。为了进行试探性穿刺，可于局部麻醉之后，将麻醉用的注射针头继续缓慢地向前刺入，至感到阻力突然减低为止，此时已进入心包腔，再将注射器筒栓向后抽吸，如有液体抽出，说明针尖已进入心包腔内，拔出针头并测量刺入深度，以供穿刺时参考用。

（2）将心包穿刺针的针尾后接橡皮管并用血管钳夹住，针尾后橡皮管连接注射器，放松夹住的血管钳，心包穿刺针由原麻醉点刺入皮肤及皮下组织。边进针边将注射器筒栓向后抽吸，若突然感到阻力骤降，并抽出液体，则说明穿刺针已达心包腔，此时助手应固定针头，使针尖不再深入，以免损伤心脏，缓慢抽液并记录穿刺放液量。在穿刺放液过程中应先用血管钳夹住针尾后的导液橡皮管后，再取下注射器，以避免空气通过针头进入心包腔，并嘱患儿不要咳嗽和深呼吸，以免针尖移位损伤心脏。

（3）如果需要进行心包积液引流，可在穿刺针进入心包后撤下注射器，通过穿刺针将一端柔软可弯曲的导引钢丝送入心包腔内适当深度，退出穿刺针，通过导引钢丝用深静脉扩张管扩张皮肤，然后退出深静脉扩张管，将引流管通过导引钢丝插入心包腔适当深度，撤出导引钢丝，引流管远端与闭式引流袋连接，固定引流管与引流袋。

（4）首次心包积液的抽液量不宜过多，以后可逐渐增加。抽液过程中应注意随时关闭胶管，以免空气进入心包中。抽液速度要慢，急性化脓性心包炎应尽量抽尽脓液。穿刺抽液困难时可更换针头或部位。心包积液量多、增长快者需考虑置管引流，引流时要注意引流通畅。

（5）抽液完成后，拔出穿刺针，局部覆盖无菌纱布，压迫数分钟后用胶布固定。抽液后若需注入药物，将事先准备好的药物注入后再拔出穿刺针。

(6)术中、术后均需要密切观察患儿呼吸、脉搏、心率、心律及血压等情况。

【并发症及处理】

1. **针尖触及或误伤心脏** 在心包腔穿刺过程中,针尖刺入过深,触及心脏时,可见注射器抽吸液体中出现鲜血。此时应立即停止抽吸并退针,甚至拔出针尖,并严密观察有无心脏压塞的症状出现(呼吸困难、心动过速、面色苍白、烦躁不安、发绀、休克等症状),若有心脏压塞症状,需立即进行处理。

2. **心力衰竭** 由于心包抽液速度过快,引起心脏急性扩张,导致心力衰竭、心脏排血量降低等危重情况。需按急性心力衰竭抢救治疗。

3. **胸膜腔和腹膜腔感染** 急性化脓性心包炎穿刺心包腔积液过程中,可引起炎症播散,产生高热、胸膜腔和腹膜腔感染。应积极抗感染治疗,并根据胸腔积液和腹腔积液的细菌培养及药物敏感试验结果,换用敏感抗生素。

4. **心律失常** 心包穿刺本身诱发心律失常机会很少,严重心律失常多见于穿刺损伤心肌或冠状动脉所致,严重时可产生心脏停搏、休克。如发生心律失常,应立即停止心包腔穿刺,并拔出针头,按心律失常类型施以各种治疗。应在穿刺过程中避免损伤心肌或冠状动脉,尽量缩短操作过程可减少或避免高危患儿的严重心律失常或猝死。

5. **肝脏或腹部脏器损伤** 主要见于经剑突下途径穿刺时,若患儿体形肥胖或操作者经验不足,可能误伤肝脏或腹部器官。预防办法是紧贴肋骨后或胸骨后进针,这样可避免误入腹腔损伤肝脏和腹部器官。

6. **气胸与血胸** 气胸是由于采用剑突以外途径时,针尖损伤脏层胸膜和肺组织所致。血胸往往是因穿刺出血或血性心包积液污染胸腔所致,患儿可出现胸闷、气急等症状。应保持安静、吸氧,进行胸腔抽气或闭式引流术。术前精确定位并确定穿刺方向是防止气胸和血胸出现的关键。

7. **心脏压塞** 术中刺破心房、心室以及冠状动脉可引起急性心脏压塞。应术前精确定位，术中抽出血液应立即中止穿刺，若患儿出现烦躁不安、呕吐频繁、面色苍白、脉搏细弱、血压下降、脉压越来越小、升压药无效时需警惕发生心脏压塞。需立即手术修补抢救。

【操作后观察】

1. 术后静卧并严密观察心率、心律、脉搏、呼吸、血压等情况。

2. 观察穿刺部位有无出血情况。

3. 放置心包引流者，密切观察引流量以及引流液性状。

【注意事项】

1. 严格掌握适应证。因心包穿刺术有一定危险性，应由有经验医师操作或指导，并应在心脏超声和心电图监护下进行穿刺。

2. 术前需进行心脏超声检查，确定穿刺部位，选心包积液最深、距体表最近点作为穿刺部位，或在超声显像指导下进行穿刺抽液更为准确、安全。

3. 穿刺最好在麻醉下进行。对于年长儿，术前应向患儿作好解释，消除顾虑，并嘱其在穿刺过程中切勿咳嗽或深呼吸，术前可予以镇静药物。

4. 抽液量第一次不宜超过 100ml，对于婴幼儿第一次抽液量需根据情况进行，抽液量不宜过多且抽液速度要慢。

5. 若抽出鲜血，需立即停止抽吸，并严密观察有无心脏压塞症状出现。

6. 取下空针前需夹闭橡皮管，以防空气进入。

7. 术中、术后均需密切观察患儿生命指征。

（孙淑娜）

参考文献

1. 王峻.常见急危重症诊疗指南.太原：山西科学技术出版社，2008.
2. 王保华.生物医学测量与仪器.上海：复旦大学出版社，2009.
3. 张阳.高血压咨询.上海：上海交通大学出版社，2012.
4. 花芸，刘新文.儿科护理操作规程及要点解析.武汉：武汉大学出版社,2013.
5. 苏帆.麻醉科工作手册.济南:山东科学技术出版社,2013.
6. 邢玉华,刘锦声.急诊医学手册.武汉:华中科技大学出版社,2014.
7. 陈清启.心电图学.济南:山东科学技术出版社,2012.
8. 陈路,郝新宝,孙早喜.临床技能学.杭州:浙江大学出版社,2013.
9. 孙建勋.内科护理学.郑州:河南科学技术出版社,2013.
10. 郑皆安,白明,姚阿庆.医院临床操作技术大全.上海:第二军医大学出版社,2002.
11. 胡传奇.小儿心血管疾病知识问答.天津:天津科学技术出版社,2009.
12. 保罗 · W · 罗伯茨.实用临床操作手册.桂林:广西教育出版社,1992.
13. 中国心脏联盟晕厥学会直立倾斜试验专家组.直立倾斜试验标准操作流程中国专家推荐意见.中国循环杂志,2016,31(8):807-808.
14. 陈清启.心电图学上卷.第2版.济南:山东科学技术出版社,2012.
15. 朱红,刘雅洁.全科医生辅助诊断手册.济南:山东科学技术出版社,2003.
16. 许迪,张玉奇.超声心动图诊断进阶解析.南京:江苏科学技术出版社,2011.
17. 侯应龙.心血管病患者介入诊疗须知.北京:人民军医出版社,2014.
18. 徐源,郭继鸿.食管心房调搏.北京:北京大学医学出版社,2010.
19. 储伟,荀永超,李黎.食管心房调搏12 830例分析.江苏实用心电学杂志,2013,(5):774-776.
20. Gillis AM, Russo AM, Ellenbogen KA, et al. HRS/ACCF expert consensus statement on pacemaker device and mode selection. J Am Coll Cardiol, 2012, 60(7): 682-703.
21. Brugada J, Blom N, Sarquella-Brugada G, et al. Pharmacological and non-pharmacological therapy for arrhythmias in the pediatric population: EHRA and AEPC-Arrhythmia Working Group joint consensus statement. Europace, 2013, 15(9): 1337-1382.
22. Zipes DP, DiMarco JP, Gillette PC, et al. Guidelines for clinical intracardiacelectrophysiological and catheter ablation procedures: a report ofthe American College of Cardiology/American Heart Association TaskForce on Practice Guidelines (Committee on Clinical Intracardiac

Electrophysiologicand Catheter Ablation Procedures), developed in collaborationwith the North American Society of Pacing and Electrophysiology.J Am Coll Cardiol, 1995, 26: 555-573.

23. 陈树宝.小儿心脏病学进展.北京:科学出版社,2005.
24. 王方正,方祖祥,朱中林,等.临床心内电生理检查工作指南.起搏与心脏,1993,02:57-66.
25. Philip Saul J, Kanter RJ, et al.PACES/HRS expert consensus statement on the use of catheter ablation in children and patients with congenital heart disease: Developed in partnership with the Pediatric and Congenital Electrophysiology Society (PACES) and the Heart Rhythm Society (HRS).Endorsed by the governing bodies of PACES, HRS, the American Academy of Pediatrics (AAP), the American Heart Association (AHA), and the Association for European Pediatric and Congenital Cardiology (AEPC).Heart Rhythm, 2016, 13(6): 251-289.
26. 周爱卿.先天性心脏病心导管术.上海:上海科学技术出版社,2009.
27. Carole A, Roberta G, Thomas M, et al. ACC/AHA 2008 Guidelines for the Management of Adults With Congenital Heart Disease. J American College Cardiology, 2008.
28. 杨思源.小儿心脏病学.第 3 版.北京:人民卫生出版社,2005.
29. 朱文青.临床诊断基本技术操作.上海:上海科学技术出版社,2017.
30. 曹云霞.临床基本技能操作规范.合肥:安徽科学技术出版社,2008.
31. 梁鹏等.临床急症操作技术手册.北京:人民卫生出版社,2007.
32. 傅志君.临床诊断基本技术操作.上海:上海科学技术文献出版社,2006.
33. 郑皆安,等.医院临床操作技术大全.上海:第二军医大学出版社,2002.

第六章 儿童神经科诊疗技术操作规范

第一节 神经系统体格检查

神经系统体格检查(neurophysical examination,NPE)是指医师针对患儿的神经系统进行的体格检查,包括评价患儿的意识、运动、感觉及神经反射等。婴幼儿的神经系统处于快速发展的时期,对于婴幼儿的神经系统体格检查的方法与判断标准有一定的年龄特异性。对于每位患儿都应该进行神经系统体格检查,以便了解患儿是否存在神经系统疾患。

【适应证】

存在神经系统受累可能的患儿均应进行神经系统体格检查。

【禁忌证】

相对禁忌证:休克、严重呼吸循环衰竭等危重症患儿,应优先挽救生命,待患儿生命体征平稳后进行神经系统体格检查。

【操作前准备】

1. **患儿准备** 对于意识清楚并具有独立行为能力的患儿,需向患儿及其家长介绍神经系统体格检查的目的,并获得患儿及其家长的同意;对于意识障碍或不具有独立行为能力的患儿,需向患儿家长说明情况,并获得患儿家长的同意和配合。

2. **器械准备** 叩诊锤、软皮尺、棉签、手电筒、视力表、音叉等。

3. **操作者资质** 医师(神经专科医师为宜)。

【操作方法】

1. 一般检查

(1)意识状态:根据患儿对声、光、疼痛、语言等各项刺激的反应,判断是否存在意识障碍;意识障碍由轻到重可分为嗜睡、意识模糊、昏睡、昏迷等。

(2)皮肤及毛发：根据皮肤是否存在色素沉着或色素脱失，是否存在皮疹、斑块或血管畸形等，可判断是否存在神经系统相关疾病的可能，如神经纤维瘤患儿的躯干或四肢可出现数块或者面积较大的咖啡牛奶斑。

(3)头颅：常规需测量头围，并观察头颅形状和对称性。头围过小可见于狭颅症、脑发育畸形等，头围过大可见于脑积水、硬膜下血肿等。应注意囟门大小和囟门是否凸起或凹陷，如前囟凸出可见于颅内压增高；囟门早闭可见于小头畸形；闭合过晚或囟门过大可见于脑积水、佝偻病、硬膜下血肿等。

(4)姿势与表情：正常新生儿四肢自然屈曲，检查者牵拉小儿肢体可伸直，放松后又恢复原状。若新生儿出现四肢僵硬、下肢伸直内收、角弓反张或两侧姿势不对称均属异常。

(5)脊柱：注意观察有无畸形或叩痛，当背正中线上出现色素沉着、小凹陷或成簇毛发时，需警惕可能存在隐性脊柱裂、皮样窦道或皮样囊肿等。

2. 脑神经检查

(1)嗅神经：婴幼儿检查困难，年长儿可配合检查，可观察小儿对特殊气味物品的反应，应当两侧鼻孔分开检查，一侧嗅觉丧失意义较大。

(2)视神经：包括视力、视野和眼底检查。新生儿视觉较弱，可用手指在眼前左、右、上、下移动，当出现视动性眼震时，提示皮质视觉功能受损可能。年长儿可用视力表检查视力。5~6个月龄婴幼儿即可检查视野，可将颜色鲜艳的物品从小儿背后缓缓地移动到小儿身前，根据小儿出现注视反应可大致判断视野。正常视野范围为颞侧90°、鼻侧60°、上侧60°及下侧70°。婴幼儿眼底检查前常需要扩瞳。正常婴儿的视乳头可由于小血管发育不完善而表现为视乳头小、生理凹陷浅，颜色稍苍白，眼底检查时不可误认为视神经萎缩。视乳头水肿常见于颅内压增高。

(3)动眼神经、滑车神经及展神经：这三对脑神经共同支配眼球全部运动及瞳孔反射。若展神经麻痹，患侧眼偏向内侧，并轻度偏向下方,眼球向外侧运动受限,并有复视。若滑车神经麻痹,患侧眼在静止位置不偏或略偏上方,眼内收时明显。若动眼神经麻痹,可出现眼睑下垂,眼球向外下方斜视,向上、下、内侧运动受限,并有复视。

(4)三叉神经:为混合神经,负责支配面部感觉、咀嚼运动、角膜反射和下颌反射。当三叉神经受损时,可出现上述运动感觉及反射异常。

(5)面神经:观察两侧额纹、眼裂、鼻唇沟及口角是否对称,一侧周围性面神经瘫可表现为患侧额纹减少或消失、眼裂增大、鼻唇沟变浅、不能皱额、闭眼和露齿时口角歪向健侧;中枢性面神经瘫时,只表现为病变对侧下部面肌麻痹,如口角歪斜、鼻唇沟变浅,而额纹及眼裂无变化。

(6)听神经:婴幼儿只能粗测患儿对声音刺激有无反应。年长儿可用音叉鉴别是传导性耳聋还是神经性耳聋。检查前庭功能,可做旋转试验或冷水试验。

(7)舌咽神经、迷走神经:若患儿出现呛咳、吞咽困难、声音嘶哑、构音障碍,提示舌咽神经、迷走神经的损伤。一侧舌咽神经、迷走神经麻痹时可见该侧腭弓较低,悬雍垂偏向健侧,发"啊"音时,患侧软腭不能上提或运动减弱。

(8)副神经:根据患儿有无斜颈、塌肩、胸锁乳突肌和斜方肌有无萎缩来判断副神经是否损伤;对于年长儿,也可通过转头、耸肩、举手过头等动作来判定是否存在副神经异常。

(9)舌下神经:患儿伸舌可观察舌静止时的位置,有无舌萎缩、肌束震颤,伸舌是否居中等。核上性舌下神经麻痹时,伸舌偏向病灶对侧,周围性舌下神经麻痹,伸舌舌尖偏向患侧,常伴舌肌萎缩和肌束震颤。

3. 运动功能检查

(1)肌容积:注意有无肌萎缩或肥大,肌肉萎缩多见于下运动神经元损伤,腓肠肌假性肥大多见于假肥大型(Duchenne 型/Becker 型)肌营养不良。

(2)肌张力:在肢体肌肉放松的情况下,将肢体各关节做被动伸屈运动时会感觉到存在一定阻力,这就是肌张力。肌张力减低可见于下运动神经元瘫痪、小脑疾患、低血钾、深昏迷及肌病等；肌张力增高可见于上运动神经元性瘫、锥体外系疾病。

（3）肌力：幼儿的肌力评估相对有限，可让患儿由仰卧位站起以观察背肌、髋部及下肢近端肌力，让患儿用足尖或足跟行走以分别检查腓肠肌、比目鱼肌和胫前肌。年长儿的肌力检查可分为6级：0级：完全瘫痪，肌肉无收缩；1级：可见肌肉收缩但无关节运动；2级：有主动运动，在床面运动但不能克服地心引力；3级：有主动运动，且能对抗地心引力，但不能对抗人为阻力；4级：能作抵抗阻力的运动，但力量稍弱；5级：正常肌力。

（4）共济运动：婴幼儿按指令完成动作比较困难，可观察婴幼儿玩玩具及取物时的动作准确度及平衡性。对于年长儿，可作以下检查：

1）指鼻试验：小儿与检查者对坐，让小儿的示指端触碰自己的鼻尖，然后小儿的示指触碰检查者的示指，再触碰自己的鼻尖，反复进行，观察是否可以准确触碰鼻尖。

2）跟—膝—胫试验：小儿仰卧，抬高一腿，将足跟准确地落在对侧膝盖上，然后沿胫骨向下移动，观察双侧是否均能准确完成动作。

3）Romberg征：小儿双足并立，双上肢向前平伸，先睁眼后闭眼各做一次，闭目时出现身体摇摆或倾倒为阳性。

4）快速轮替动作：小儿伸直手掌，并反复做快速的旋前、旋后动作，若为共济失调患儿，可表现为动作缓慢、不协调。

（5）不自主运动：观察有无不自主抽动、肌阵挛、震颤、舞蹈样运动、手足徐动、肌束颤动等。

（6）姿势和步态：观察患儿是否存在异常的姿势和步态。例如，仰卧位呈蛙状姿势见于婴儿脊肌萎缩症、肌病和脊髓病变等。

4. 感觉功能检查

（1）浅感觉：①痛觉检查：用针尖轻刺皮肤，询问患儿有无痛感或根据患儿表情判断，需注意左右对比；②触觉检查：用棉签轻触皮肤，询问是否察觉，需注意左右对比；③温度觉：用装有冷水或热水的试管或瓶子接触皮肤，粗测对温度的感知。

(2)深感觉:①位置觉:检查者用两指轻轻触碰患儿的指(趾)关节的两侧,向上或向下搬动患儿的指(趾)关节,让患儿回答指(趾)关节是否被移动及搬动的方向;②震动觉:用音叉柄放在骨突起部,测试有无震动感。

(3)皮质(复合)感觉:适用于年长儿,让患儿闭目,用手辨别物体的大小、形状、轻重等,并描述给检查者。

5. **神经反射** 正常小儿的生理反射有两大类:第一类为终身存在的反射,即浅反射和深腱反射,检查方法同成人相似。新生儿和婴儿的深腱反射较弱,腹壁反射和提睾反射也不易引出,到1岁时才稳定。第二类为婴儿时期特有的反射,如果这类反射不出现、两侧不对称或应该消失的时候持续存在均提示神经系统异常。

(1)婴儿时期特有的反射

1)吸吮反射:将橡皮奶嘴或小指尖放入婴儿口内,正常婴儿会出现口唇的吸吮动作。此反射生后即有,4~7个月龄时消失。

2)觅食反射:轻触小婴儿口周皮肤,婴儿的头向刺激侧旋转、张口。正常小儿生后即有,4~7个月龄时消失。

3)握持反射:用手指从尺侧进入婴儿手心,婴儿手指屈曲握住检查者的手指。此反射生后即有,2~3个月龄时消失。

4)拥抱反射:检查者从背部托起婴儿,用一只手托起新生儿的颈和背部,另一只手托起头的枕部,然后突然将托起枕部的手下移4~5cm(不是放手),使新生儿的头及颈部向后倾10°~15°。正常婴儿会出现双侧上肢外展、伸直,然后双侧上肢屈曲内收,呈拥抱状态。正常新生儿生后即有,4~5个月后消失。

5)颈肢反射又称颈强直反射:让婴儿卧位,将其头转向一侧,同侧上肢伸直,对侧下肢屈曲。此反射生后即存在,2~3个月消失。

6)交叉伸展反射:让婴儿仰卧位,检查者握住婴儿一侧膝部使下肢伸直,按压或敲打此侧足底,可见另一侧下肢屈曲、内收,然后伸直,检查时应注意两侧是否对称。新生儿期有此反射,6个月后仍存在应视为异常。

7)安置反射:婴儿呈直立位,将一侧胫前缘和足背抵于桌面边缘，正常婴儿可将下肢抬至桌面上。出生时即有，6 周后消失。

8）踏步反射：扶住婴儿腋下使其站立，躯体前倾，可引起自发踏步动作，新生儿期出现，3 个月龄时消失。

9）降落伞反射：检查者两手握住婴儿两侧胸腹部呈俯卧悬空位，将婴儿突然向前下方运动，正常婴儿会上肢伸开，手张开。此反射生后 6~9 个月出现，终生存在。生后 10 个月无此反射属异常。

10）Babinski 征：在 18 个月之前双侧对称性阳性属生理现象。18 个月以后出现阳性反应则为病理现象，单侧 Babinski 征阳性往往有病理意义。

（2）终生存在的反射

1）肱二头肌反射：检查者用左手托患儿的前臂使起屈曲掌心向上，左拇指置于肱二头肌肌腱上；右手用叩诊锤敲击拇指，观察其前臂有无屈曲。

2）肱三头肌反射：检查者用左手托患儿的前臂成 90°，右手持叩诊锤敲击其鹰嘴上方的肱三头肌肌腱，观察前臂有无伸展。

3）桡骨膜反射：检查者用左手托患儿的前臂，右手持叩诊锤敲击其桡骨茎突上方 4~5cm 处，可见曲肘和前臂旋前。

4）膝腱反射：检查者用左手在患儿腘窝处托起其下肢，使其髋膝稍屈曲，用叩诊锤叩击髌骨下方的股四头肌肌腱，可见小腿上抬。

5）跟腱反射：患儿呈仰卧位，髋及膝关节稍屈曲，下肢呈外旋外展位，检查者用左手托其足掌，使足呈过伸位；用叩诊锤叩击其跟腱，可见足向跖面屈曲。

6）腹壁反射：患儿呈仰卧位，下肢屈曲，使腹壁完全松弛，用棉签按上、中、下三个部位自外向内轻划腹壁皮肤，可见相应的腹壁肌肉收缩。

7）提睾反射：轻划患儿大腿根部内侧皮肤可引起睾丸上提。

8）肛门反射：用棉签轻划肛门周围皮肤可引起肛门外括约肌收缩。

9）髌阵挛：让患儿的下肢伸直，检查者用拇指和示指捏住其髌骨上缘，用力向远端方向快速推动数次，然后保持适度推力。若患儿的股四头肌节律性收缩，使髌骨上下运动，则为阳性。

10）踝阵挛：患儿呈仰卧位，髋关节与膝关节稍屈；检查者一只手持其小腿，另一只手持其足掌前端，用力使踝关节过伸。若腓肠肌和比目鱼肌呈节律性收缩，则为阳性。

（3）病理反射

1）Hoffmann 征：检查者左手持患儿腕关节，用右手中指和示指夹持其中指，稍向上提，使其腕部处于轻度过伸，然后用拇指迅速弹刮患儿中指指甲，若出现其余四指的轻微内收，则为阳性。

2）Babinski 征：患儿呈仰卧位，髋及膝关节伸直，检查者手持其踝部，用棉签钝端由后向前划足底外侧至小趾掌关节处，若拇趾背伸，其他四趾呈扇形展开，则为阳性。

3）Chaddock 征：检查者用棉签在外踝下方由后向前划，直至趾掌关节处为止，阳性表现同 Babinski 征。

4）Oppenheim 征：检查者用拇指和示指沿胫骨前缘，用力由上向下滑压，阳性表现同 Babinski 征。

5）Gordon 征：检查者用拇指和其他四指分别置于腓肠肌部位，然后用一定力度捏压，阳性表现同 Babinski 征。

【注意事项】

1. 检查嗅神经功能时，若检查发现嗅觉异常，需除外鼻塞或鼻腔炎症的影响。

2. 神经反射、肌力及肌张力、感觉等的检查需注意左右对比。

（姜玉武）

第二节 脑电图检查术

脑电图（electroencephalogram，EEG）是指应用电信号放大技术记录大脑神经元细胞自发性、节律性的放电活动的一项检查手段，在小儿癫痫及其他神经系统发作疾病的诊断中具有不可替代的作用。

【适应证】

1. 用于诊断中枢神经系统疾病，特别是发作性疾病。

2. 癫痫手术治疗的术前定位。

3. 重症监护室里需要脑电图监测的患儿。

【禁忌证】

1. **绝对禁忌证**　①存在头部破裂伤的患儿；②头部手术伤口未愈合的患儿；③患儿不能耐受操作。

2. **相对禁忌证**　休克或严重呼吸循环衰竭的患儿，应先挽救生命，待生命体征平稳后再行脑电图监测。

【操作前准备】

1. **患儿准备**　检查前向患儿及其家长介绍脑电图流程，取得患儿及其家长的同意和配合；检查前患儿需洗头；必要时患儿可给予镇静剂。

2. **器械准备**　盘状电极、导电胶、脑电图记录仪等。

3. **操作者资质**　脑电图技师或医师。

【操作方法】

1. **电极安放**　一般采用国际通用10~20系统(图6-1)。

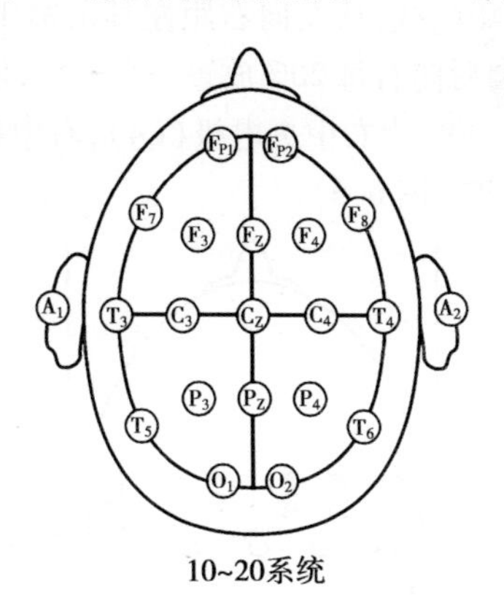

图6-1　脑电图电极位置图

(1)用皮尺测量两条基线：一条基线为鼻额缝至枕外粗隆的前后联线；另一条基线为双耳前窝的左右联线。两条线在头顶的交点为中央中线Cz的位置。

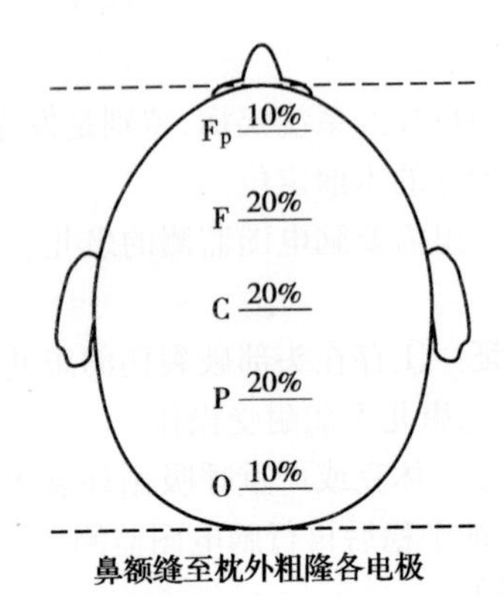

图6-2 脑电图头顶中线电极位置

(2)鼻额缝至枕外粗隆联线：从鼻额缝向后10%为额极中线电极(Fpz)，从Fpz向后20%为额中线电极(Fz)，额中线向后依次每20%为一个电极位置，从Fz向后依次为中央中线电极(Cz)、顶中线电极(Pz)及枕中线电极(Oz)，Oz与枕外粗隆间的距离应为10%(图6-2)。

(3)双耳前窝联线：从左向右距左耳前窝10%为左中颞电极(T3)，从T3向后向右每20%放置一个电极，依次为左中央电极(C3)，Cz向右20%为右中央电极(C4)，右中颞电极(T4)，T4应距右耳前窝10%(图6-3)。

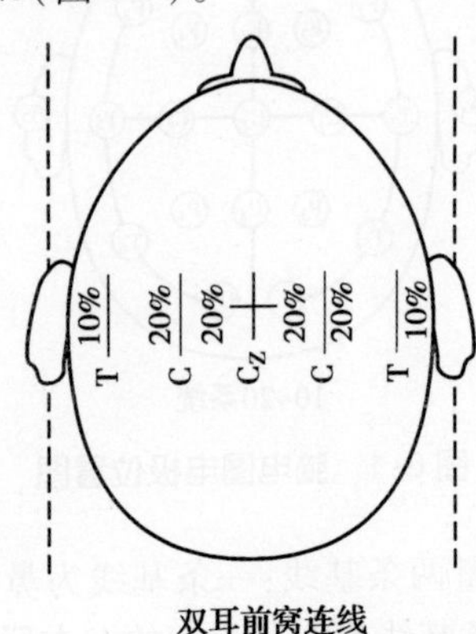

图6-3 脑电图两侧耳部电极位置

(4)颞平面:从 Fpz 通过 T3 至 Oz 联线为左颞平面,距 Fpz 向左 10%为右额极电极(Fp1),从 Fp1 每向后 20%放置电极一个。依次为左前颞电极(F7)、T3、T5 及 O1,其中 T3 为此线与双耳前窝联线之交点,O1 应距 Oz 10%。右侧与此相同,从前到后为右额极电极(Fp2)、右前颞电极(F8)、右中颞电极(T4)、右枕电极(O2),见图 6-4。

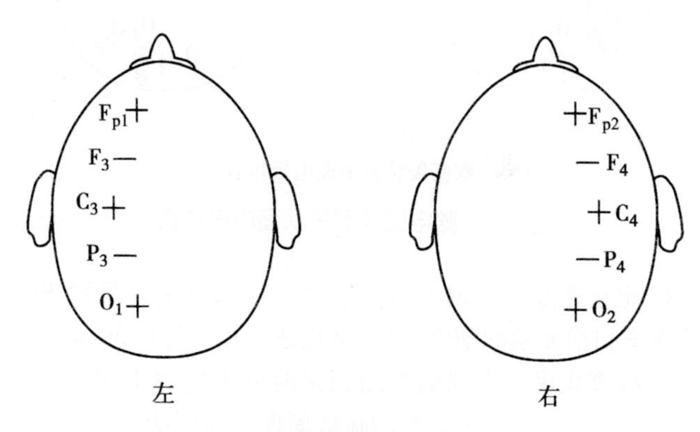

图 6-4　脑电图两侧颞部电极位置

(5)矢状旁平面:从 Fp1 至 O1 及 Fp2 至 O2 各做一联线,为矢状旁平面,从 Fp1 向后各 20%分别放置电极一个,左侧为左额电极(F3)、左中央(C3)及左顶电极(P3),P3 应距 O1 20%。右侧与此相同,电极为右额(F4)、右中央电极(C4)及右顶(P4),见图 6-5。

(6)参考电极:双侧参考电极在左右耳垂(A1 及 A2),新生儿和婴儿可置于双侧乳突(M1 及 M2)。

(7)应用记号笔在头皮上点出电极位置,用酒精或丙酮充分去脂后用导电胶将盘状电极一一粘于正确位置上。

2. **测量头皮电极间阻抗**　小于 5kΩ 为合格,而且各电极阻抗应基本匹配。

3. **特殊电极安置**　蝶骨电极用于癫痫或疑为癫痫的患儿,硬膜外电极及深部植入电极用于癫痫患儿手术前或手术中定位。

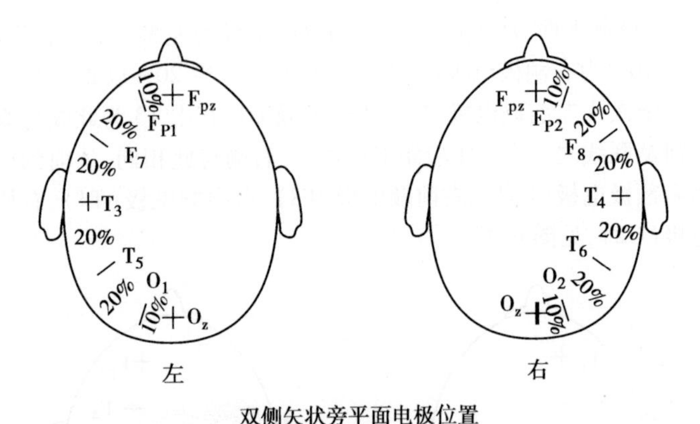

双侧矢状旁平面电极位置

图6-5　脑电图双侧矢状面电极位置

4. **记录速度**　用记录纸的脑电图仪纸速应为每秒30mm。用荧光屏扫描显示的脑电图仪，常规速度也为每秒30mm。

5. **检查程序**　常规脑电图记录时间不应少于30分钟，睡眠监测至少应包括一个完整的睡眠周期，在脑电图监测中，患儿的任何动作均应实时记录。

6. **脑电图的描述**

（1）α、β、θ及δ节律：描述各节律存在的部位、频率、波幅、两侧对称性及节律性，并估算在全部描记中所占的比例。

（2）睁闭眼：描述睁、闭眼前后脑电图的变化，记录异常波以及闭目后波形的恢复情况。

（3）过度换气：描述过度换气后脑电图的异常改变及其出现时间，持续时间。过度换气后恢复至过度换气前背景的时间。

（4）闪光刺激：描述闪光中及闪光后脑电波形改变。有节律同化时注明出现部位及刺激频率。

（5）睡眠：描述睡眠现象（顶尖波、睡眠纺锤、K复合波）的出现部位，两侧是否对称；描述睡眠纺锤的频率及波幅以及每次出现的持续时间；对睡眠分期作描述。

【操作后观察】

1. 患儿清洗头部。

2. 注意患儿生命体征，协助患儿安返病房。

【注意事项】

1. 需要仔细记录患儿在脑电图监测过程中的各项活动，如吃饭、排便等，特别是患儿出现临床发作时，需准确记录发作的起止时间、发作形式等。

2. 脑电图监测过程中患儿发作时，注意避免意外伤害。

3. 注意保持脑电图监护室内的适宜湿度和温度，防止电极脱离。

（姜玉武）

第三节　视频脑电图检查术

视频脑电图（video electroencephalogram，VEEG）是指利用脑电图技术记录大脑自发性放电活动，同时结合实时视频技术监测临床发作的一项技术。视频脑电图较传统脑电图的优势在于可以同步记录患儿的临床发作状态，有利于对临床-电发作的判断，有助于神经系统发作性疾病的诊断。

【适应证】

1. 用于诊断中枢神经系统疾病，特别是发作性疾病。

2. 癫痫手术治疗的术前定位。

【禁忌证】

1. **绝对禁忌证**　①存在头部破裂伤的患儿；②头部手术伤口未愈合的患儿；③患儿不能耐受操作。

2. **相对禁忌证**　休克或严重呼吸循环衰竭的患儿，应先挽救生命，待生命体征平稳后再行视频脑电图监测。

【操作前准备】

1. **患儿准备**　检查前向患儿及其家长介绍脑电图流程，取得患儿及其家长的同意及配合；检查前患儿需洗头；必要时在严密监护保证安全的情况下，检查当日减停用抗癫痫药物以观察发作时的脑电图；部分患儿需要检查前剥夺睡眠或予以镇静剂；患儿当日正常饮食，不可空腹，以免低血糖发生；医师或技师需全面了解患儿的临床信息，包括发作形式、发作频率等。

2. **器械准备** 盘状电极、导电胶、脑电图记录仪、视频监视器等。

3. **操作者资质** 脑电图技师或医师。

【操作方法】

1. 患儿及其家长进入视频脑电图监护病房后需关闭随身携带的电子设备(如手机),了解如何观察患儿发作并及时按铃提示医护人员。

2. 安放电极,调整视频摄像头位置,嘱患儿家长仔细记录患儿活动,如静坐、卧床、散步、吃饭、读书、排便等。

3. 在监测中原则上患儿的所有活动应在视频摄像头的范围内。

4. 遇到患儿出现癫痫发作,要防止坠床等意外伤害,掀去床被等遮盖物便于观察发作。

5. 保证室内温度及湿度合适,避免电极脱离。

【操作后观察】

1. 患儿清洗头部。

2. 注意患儿生命体征,协助患儿安返病房。

【注意事项】

1. 视频脑电图监测病房的病床需设立床栏,以免发作时发生意外伤害。

2. 在视频脑电图监测过程中,患儿所有的活动应在摄像镜头范围内,并保持电极导线连接完好。

3. 保持视频脑电图监测病房的安静和舒适。

4. 患儿发作时陪护人员应立即按铃报警,不要遮挡摄像镜头,同时掀开患儿的盖被,以便观察患儿发作时的表现,并注意患儿安全,避免意外伤害。

5. 癫痫患儿发作时医护人员要立即观察患儿意识状态,同时将患儿头部转向一侧,以防患儿窒息。

6. 视频脑电图监测期间医护人员应定期巡视病房,及时了解患儿的发作情况。

(姜玉武)

第四节　脑干听觉诱发电位检查术

脑干听觉诱发电位(brain stem auditory evoked potential, BAEP)是由声音刺激引起的神经冲动在脑干听觉传导通路上的电活动。脑干听觉诱发电位可反映耳蜗至脑干相关结构的功能状况,凡是累及听通道的任何病变或损伤都会影响到脑干听觉诱发电位。

【适应证】

1. 新生儿和婴幼儿的听力筛查。
2. 鉴别器质性或功能性耳聋。
3. 小脑脑桥角占位性病变的诊断。
4. 影响听觉通路的神经系统疾病的协助诊断。
5. 植入人工耳蜗的术前评估。
6. 重症患儿的评估。

【禁忌证】

1. **绝对禁忌证**　①存在头部破裂伤的患儿;②头部手术伤口未愈合的患儿。

2. **相对禁忌证**　休克或严重呼吸循环衰竭的患儿,应先挽救生命,待生命体征平稳后再行检查。

【操作前准备】

1. **患儿准备**　检查前了解患儿病史,特别是听力减退的病史,有无头部外伤、饮酒、用药史,有无神经系统疾病史;向患儿及其家长介绍测试目的,获得患儿及其家长的配合;必要时患儿检查前予以镇静剂。

2. **器械准备**　电极贴、导联线、脑干诱发电位记录仪等。

3. **操作者资质**　神经专业技师或医师。

【操作方法】

1. 患儿呈仰卧位,安静不动,必要时可予以水合氯醛镇静。

2. 对患儿的相关部位皮肤进行擦拭脱脂。

3. 电极放置　颅顶电极放于颅顶,接地电极放于前额,参考电极放于乳突。

4. 电极记录

(1)采用60~70dB nHL 刺激强度进行记录,分别得出疏波、密波以及交替极性刺激声的测试结果,以波形分化好的极性刺激声进行下一步的测试。若60~70dB nHL强度波形不佳,可以适当增加强度。

(2)确定刺激声条件后,以10~20dB的步幅减低刺激强度,每一强度或每一变化参数后的结果最好测试2次,以比较重复性如何,尤其在接近阈值水平时,应重复比较。

5. 测量指标 经典的BAEP包括Ⅰ~Ⅴ波。①Ⅰ~Ⅴ峰间期:代表听神经近端经脑桥至中脑的神经传导;②Ⅰ~Ⅲ峰间期:代表听神经经蛛网膜下隙进入脑桥下端的传导;③Ⅲ~Ⅴ峰间期:代表下脑桥至上脑桥的传导。

【操作后观察】

注意患儿生命体征,协助患儿安返病房。

【注意事项】

1. 整个操作要在屏蔽室内进行。

2. 脑干听觉诱发电位仅是听力测试的一种手段,需要结合其他听力测试和临床表现综合判断,切忌仅用脑干听觉诱发电位的单一结果对疾病做出解释。

附:视觉诱发电位检查

视觉诱发电位(visual evoked potential,VEP)是一项对整个视觉通路功能完整性的检测,其通过特定的棋盘格翻转模式分别刺激左、右眼,并在视觉皮层处记录到诱发电位(P100)。依据P100潜伏期和波幅的情况可分析出通路受损的部位,也可对损害程度、治疗效果及预后做出较客观的评价。

【适应证】

1. 视神经炎等视神经受累疾病的诊断。

2. 多发性硬化的诊断和评估。

3. 前视觉通路的压迫性病变的诊断。

4. 癔病的鉴别。

【禁忌证】

1. **绝对禁忌证**　存在头部破裂伤的患儿;头部手术伤口未愈合的患儿。

2. **相对禁忌证**　休克或严重呼吸循环衰竭的患儿,应先挽救生命,待生命体征平稳后再行检查。

【操作前准备】

1. **患儿准备**　向患儿及其家长介绍测试目的,获得患儿及其家长的同意及配合;检查前了解患儿病史。

2. **器械准备**　电极贴、导联线、视觉诱发电位记录仪等。

3. **操作者资质**　神经专业技师或医师。

【操作方法】

1. 患儿呈仰卧位,安静不动,对患儿相关部位皮肤进行脱脂。

2. 电极位置　以国际通用的10~20系统为标准(10~20系统详见本章第二节),记录电极放置在O1、Oz及O2;参考电极放置在Cz,地线放置在Fpz。

3. 视力需矫正在1.0。

4. 予以全视野或半视野刺激,多次重复测定。

【注意事项】

1. 整个操作要在屏蔽室内进行。

2. 视觉诱发电位结果需结合临床表现综合判断。

(姜玉武)

第五节　肌电图检查术

肌电图(electromyogram,EMG)是一项记录肌肉静止和收缩时电活动的检测技术。肌电图可用于鉴别、评价下运动神经单元病变的具体位置及程度,如神经源性、神经肌肉接头病变或肌源性病变,也可为制订正确的神经肌肉康复治疗计划提供随访评价依据。

【适应证】

临床考虑各种下运动神经元疾病(前角细胞、周围神经、神经肌肉接头及肌源性疾病)时,应该做肌电图以帮助诊断及鉴别诊断。

【禁忌证】

1. **绝对禁忌证** 血液系统疾病:有出血倾向、血友病等;操作部位局部皮肤感染;患儿不能耐受操作。

2. **相对禁忌证** 乙型肝炎患儿、艾滋病患儿或 HIV 检测(+)者,需使用一次性针电极。

【操作前准备】

1. **患儿准备** 向患儿及其家长介绍肌电图的检查目的及基本流程,并获得患儿及其家长的同意及配合;了解患儿的病史,以便确定需检查的肌肉以及检查的步骤和目的。

2. **器械准备** 肌电图记录仪、同轴单芯针电极、对称分差放大器、刺激器、平均器(均加器)、肌电图分析软件等。

3. **操作者资质** 从事肌电图检查工作的医师和技师。

4. **消毒准备** 完成针电极及检查部位皮肤的消毒。

【操作方法】

1. 检查部位选择

(1)肌源性病变患儿:已出现肌肉萎缩者,应选择病变的肌肉进行检查。必要时行双侧同名肌对比检查。

(2)神经根或神经丛病变患儿:应寻找该神经根支配下的肌肉进行检查。

2. 对拟检查部位的皮肤进行消毒。

3. 将已消毒的针电极插入肌肉,观察插针时、肌肉松弛时和肌肉随意运动时的肌肉电活动。

4. 神经传导速度测定

(1)刺激电极放置:测定运动神经传导速度(motor never conduction velocity,MCV)时,阴极置于远端,阳极置于近端;测定 F 波时,将阴极置于近端;测定顺行性感觉神经传导速度(sensory never conduction velocity,SCV)时,刺激电极在手指或脚趾末端,阴极在近端,阳极在远端;测定逆行性 SCV 时,刺激电极在神经干,阴极在远端,阳极在近端,阴极与阳极之间的距离为 2cm。

(2)记录电极放置:测定 MCV 时,记录电极在肌腹,参考电极在肌腱或骨头上;测定顺行性 SCV 时,记录电极在神经干;测定逆行性 SCV 时，记录电极在手指或脚趾末端。

（3）地线：在刺激电极与记录电极之间。

5. MCV 测定　神经干近端和远端两个刺激点的距离，除以两点刺激所记录的符合肌肉动作电位的潜伏期差。

6. SCV 测定　刺激电极与记录电极之间的距离，除以感觉神经电位的起始潜伏期。

7. F 波测定　步骤同 MCV，差别是刺激电极的阴极在近端。

8. 重复神经电刺激测定　重复神经电刺激（repetitive nerve stimulation，RNS）测定时，电极放置同 MCV 测定，重复刺激周围神经在相应肌肉上记录动作电位。

9. H 反射　刺激电极在比目鱼肌，阴极在近端，阳极在远端。予以低强度刺激，在出现 F 波后逐渐降低刺激强度直至获得稳定的 H 波。

10. 瞬目反射　刺激部位在眶上神经，在同侧记录到的第一个诱发反应为 R1 波，位于 R1 波之后的成分为 R2；在刺激对侧只能记录到类似 R2 的成分，称为 R2’。

【操作后观察】

1. 观察操作局部是否有出血。
2. 观察患儿呼吸、心率和血压变化。

【注意事项】

1. 检查前要认真了解患儿病史，避免不必要的检查或遗漏某些肌肉检查而延误诊断。
2. 肌电图检查同日不做物理治疗。
3. 肌电图检查不宜空腹。
4. 肌电图结果需结合临床表现及其他相关检查结果综合分析，以求正确诊断疾病。
5. 检查结束后需将电流输出调回零，避免下次开机时电击到患儿。
6. 肌电图仪器需放置在空气干燥、温度适宜（15～25℃）、无电子干扰的屏蔽室里。

（姜玉武）

第六节　腰椎穿刺术

腰椎穿刺术(lumbar puncture,LP)是指应用穿刺针经腰椎间隙刺入椎管内的一种诊疗技术,常用于测定脑脊液压力,并收集脑脊液标本进行临床检测。腰椎穿刺对诊断脑炎、脑膜炎等神经系统疾病有重要诊断价值,也可用于鞘内注射药物达到治疗疾病的目的。

【适应证】

1. 用于诊断各种脑炎、脑膜炎等中枢神经系统疾病。

2. 鞘内注射药物,如治疗中枢神经系统白血病。

【禁忌证】

1. **绝对禁忌**　具有任何脑疝表现者;腰椎穿刺部位有感染灶;颅内占位性病变或阻塞性脑积水所致的颅内压增高;患儿不能耐受操作。

2. **相对禁忌**　除腰椎穿刺部位外的严重皮肤疾病;腰椎疾病或畸形;凝血功能障碍(纠正凝血功能障碍后可行腰椎穿刺);椎管内占位性病变;休克患儿(纠正休克后可行腰椎穿刺)。颅内压增高者,应该在有效降低颅内压的情况下谨慎进行。

【操作前准备】

1. **患儿准备**　对神志清楚的患儿,应向其说明腰椎穿刺的目的和方法,签署操作知情同意书,消除患儿紧张情绪,必要时术前应用镇静剂。

2. **器械准备**　治疗盘、腰椎穿刺包、手套2副、口罩、帽子、消毒好的测压管及存放脑脊液标本的小瓶、局部麻醉药品(如利多卡因)等。

3. **操作者资质**　神经专科医师。

4. **消毒准备**　操作者戴无菌手套,局部皮肤常规消毒,铺盖无菌孔巾。

【操作方法】

1. 检查患儿生命体征,操作应在患儿生命体征平稳的情况下进行。

2. 患儿侧卧，膝髋屈曲，双手抱头，充分低头弯腰。应配有操作助手协助患儿摆放体位，以求最大程度让脊椎弯曲，充分暴露椎间隙。年幼儿常不能主动配合体位，需要操作助手被动固定患儿体位。

3. 操作者位于患儿背后，左手在头侧，用示指、中指摸好两侧髂骨嵴，此联线中点为第3、4腰椎棘突之间，在此处穿刺即可达第3、4腰椎间隙。小婴儿脊髓相对在低位，穿刺部位可选择第4、5腰椎间隙。

4. 用拇指固定第3腰椎棘突，沿棘突下方用1%利多卡因行局部麻醉，边进针边回抽针管，确定无回血后推注麻醉药，深至韧带，用消毒纱布压迫，拔针后稍等片刻。

5. 右手持穿刺针，左手拇指固定住第3腰椎棘突，沿其下方穿刺进皮。进入棘突间隙后，针头稍向头侧倾斜，当有阻力后稍用力继续进针，待出现落空感时停止进针，拔出针芯，可见脑脊液流出。婴幼儿穿刺时常落空感不明显，可根据进针深度来初步判断穿刺针是否已达椎管内。见到脑脊液流出后，缓慢拔出针芯，用测压管测压，并采集脑脊液标本送脑脊液常规、生化检查或培养等。

6. 留取标本及完成必要的诊断治疗操作后，重新插上针芯，无菌纱布紧压穿刺处，拔针后胶布固定。

7. 操作结束后患儿需去枕平卧6小时。

【并发症及处理】

1. **低颅压综合征**　由于腰椎穿刺检查导致脑脊液部分流失，患儿术后易出现坐起后头痛，伴恶心、呕吐、眩晕或晕厥。平卧或头低位时上述症状可以减轻或完全缓解。患儿术后去枕平卧6小时，多饮水，可避免低颅压综合征的发生。

2. **脑疝**　患儿颅内压明显增高时，特别是颅内占位性病变引起的颅内压增高时，腰椎穿刺有发生脑疝的风险。对于高度怀疑颅内压增高的患儿，应谨慎行腰椎穿刺检查，必要时在术前应用甘露醇，有效降低颅内压后，再酌情进行穿刺。若一旦发生脑疝，应立即应用甘露醇及高渗利尿剂进行抢救治疗，或紧急行脑室穿刺术放液治疗。

3. **腰背疼痛及神经根痛**　多为穿刺不顺利或穿刺针损伤神经根所致，常可休息后缓解。

【操作后观察】

1. 观察操作局部出血及疼痛情况。

2. 观察患儿呼吸、心率和血压变化。

【注意事项】

1. 当患儿存在颅内压增高及视乳头水肿时，应尽量避免行腰椎穿刺检查，必要时应先用脱水剂降颅压后再行穿刺，并且患儿放脑脊液时，感觉穿刺成功后，不应很快完全拔出针芯，应用部分针芯堵在针口上，以观察脑脊液滴出速度，如发现脑脊液流出过快，应立即插入针芯，拔出穿刺针，以避免脑疝的发生；如果针芯已完全拔出，且不能及时插入时，应该用拇指堵住针孔，迅速拔出穿刺针。

2. 穿刺部位皮肤有感染者，禁忌穿刺，以免引起感染。

3. 对偏瘦小的患儿，穿刺针刺入皮肤后，进针要缓慢，以免进针过深引起出血。

4. 穿刺时如发现患儿呼吸、脉搏、面色突然异常，应停止操作，并及时行急救处理。

5. 术后患儿至少平卧4~6小时。存在颅内压增高的患儿，腰椎穿刺后平卧时间应在6小时以上。

6. 新生儿可用普通注射针头进行腰椎穿刺。

（姜玉武）

第七节　硬膜下穿刺术

硬膜下穿刺（subdural puncture，SP）是指通过未闭合的前囟进行穿刺的诊疗技术，多用于存在硬膜下血肿或积液的患儿的诊治。

【适应证】

1. 诊断前囟未闭的硬膜下血肿及积液。

2. 治疗化脓性脑膜炎合并硬膜下积液。

【禁忌证】

1. **绝对禁忌证**　①穿刺部位皮肤感染，特别是存在化脓性感染；②前囟闭合或接近闭合，无法穿刺。

2. **相对禁忌证**　①凝血功能障碍，在凝血障碍纠正后可行穿刺；②患儿不能耐受此操作。

【操作前准备】

1. **患儿准备**　刮除患儿头顶毛发至耳侧。

2. **器械准备**　消毒好的穿刺包（斜面较短的带针芯小号腰椎穿刺针、消毒瓶、镊子、棉球、纱布）、消毒液、手套、帽子等。

3. **操作者资质**　神经专科医师。

4. **消毒准备**　操作者戴无菌手套，局部皮肤常规消毒，铺盖无菌孔巾。

【操作方法】

1. 患儿仰卧位，操作助手固定好患儿头部。

2. 术者左手示指放于前囟的侧角，用1%利多卡因行局部麻醉，右手持硬膜穿刺针，于前囟侧角最外侧，与头皮呈垂直方向刺入0.2~0.5cm，有穿过坚韧硬脑膜的感觉时停止进针。

3. 拔针芯，可见液体流出，送检量一般不超过1ml。如有血性、脓性或黄色渗液，可缓慢放出10~15ml。

4. 放液后拔针，压迫2~3分钟后观察是否继续出血或有脑脊液流出，然后盖上纱布，用胶布固定。

【并发症及处理】

1. **头皮水肿**　多为穿刺后敷料压迫不当所致。拔出穿刺针后需按压穿刺部位2~3分钟，之后用胶布固定敷料，最后再按压10~15分钟。

2. **损伤静脉窦**　穿刺位置或深度不当可损伤静脉窦，导致出血，需要紧急予以局部止血处理。

3. **损伤脑组织**　穿刺过程中要固定好患儿头部，避免穿刺过深，以免损伤脑组织。

【操作后观察】

1. 观察操作局部出血情况。

2. 观察患儿呼吸、心率、血压及意识状态。

【注意事项】

1. 操作过程中操作助手一定要固定好患儿头部，以免发生意外损伤。

2. 重复穿刺时可于左右前囟侧角交换进针，可用颅透光试验或头颅 B 超协助定位。

3. 穿刺针达到一定深度后无液体流出或流出量很少时立即拔针，不可过深，尤其不能用力吸引，以免吸出脑组织。

（姜玉武）

第八节　侧脑室穿刺及引流术

侧脑室穿刺（lateral ventricle puncture，LVP）及侧脑室引流术（paraventriculostomy）是对颅内压增高的患儿进行急救和诊断的有效措施。对于危重患儿，通过紧急侧脑室穿刺和引流，可有效防止脑疝发生，减轻血性或炎性脑脊液对脑组织的刺激。

【适应证】

1. 骨缝未闭的婴儿，不宜行腰椎穿刺者。

2. 蛛网膜下腔阻塞，须检查脑脊液者。

3. 结核性或细菌性脑膜炎患儿需经脑室注药治疗。

4. 紧急降颅压。

【禁忌证】

1. **绝对禁忌证**　①穿刺部位有明显感染者；②导管通路处有血管畸形等实质性病变；③脑中线过度偏移者或脑室引流术会导致更严重的脑偏移者；④患儿不能耐受操作。

2. **相对禁忌证**　①凝血障碍或血小板减少等疾病；②广泛性脑水肿者，必要时先行脱水治疗，之后根据病情考虑是否进行此操作。

【操作前准备】

1. **患儿准备**　告知患儿及其家长操作的目的及基本流程，获得患儿及其家长的同意及配合；刮除患儿前囟周围的头发至两侧耳部；重新审阅患儿的头颅CT或MRI，确定手术流程。

2. **器械准备**　脑室引流术器械包（刀片、无菌手术巾、纱布、塑料薄膜、穿刺针、解剖刀、手摇颅骨钻、缝线、持针器、镊子、剪刀等）、脑室引流管、引流袋、帽子、无菌手套等。

3. **操作者资质**　神经外科医师。

4. **消毒准备**　操作者穿无菌手术衣，戴无菌手套，局部皮肤常规消毒，铺盖无菌孔巾。

【操作方法】

1. 用洞巾包裹头部，暴露出前囟，由前囟的两侧角连接线上离中点1.5~2cm处进针，针尖对准外耳道口的方向，缓慢进针，进针4~4.5cm深度通常即可达到脑室。穿刺完毕后压迫拔针，消毒穿刺点周围皮肤，用消毒纱布覆盖，胶布固定。

2. 对于急性颅内压增高并已影响呼吸循环的患儿，用上述方法穿刺成功后，接上引流瓶，将引流瓶固定于高出穿刺针15cm左右的位置（根据压力可适当升降），持续引流脑脊液。

3. 对于前囟已闭的患儿，穿刺点可选在眉弓上11~13cm，正中线旁1~2cm处，皮肤消毒及局部麻醉后，用颅骨钻在穿刺点钻一小孔，然后再行穿刺，接引流瓶，也可在引流管中间接一个三通装置，以便向侧脑室给药。

【并发症及处理】

1. **感染**　严格无菌操作，防止感染，引流瓶及引流管应定期消毒或更换。

2. **出血**　对于颅内压增高的患儿，若引流脑脊液过快过多，容易导致脑组织塌陷，出现颅内出血。引流时需注意引流量和速度，避免此并发症的发生。

【操作后观察】

1. 观察操作局部出血情况。

2. 观察患儿呼吸、心率和血压变化。

3. 注意观察引流是否通畅。

【注意事项】

1. 穿刺时为防止进针过深，可让操作助手帮忙固定好患儿头部，操作者进针约3cm后，每加深0.5cm即稍拔出针芯，以观察有无脑脊液流出。

2. 穿刺时针头不可左右摆动，以防损伤脑组织，若需改变穿刺方向，必须拔出穿刺针后重新穿刺。

3. 拔出引流管前应尝试夹闭引流管 1~2 天，以观察患儿是否适应，患儿病情是否已有效控制。

（姜玉武）

参考文献

1. Karen G. Duderstadt. Pediatric Physical Examination. Mosby Inc，2006.
2. 刘晓燕.临床脑电图培训教程.北京：人民卫生出版社，2011.
3. 中华医学会.临床技术操作规范神经病学分册. 北京：人民军医出版社，2007.
4. Tsuchida TN，et al. American Clinical Neurophysiology Society：EEG Guidelines. J Clin Neurophysiol，2016.
5. 汤晓芙. 临床肌电图学. 北京：中国协和医科大学联合出版社，1995.
6. 金润铭. 儿科诊疗常规. 武汉：湖北科学技术出版社，2006.
7. 马丹，艾永循，宋文剑. 临床技能学基础. 武汉：湖北科学技术出版社，2007.
8. 粟秀初，黄远桂，赵钢. 新编神经病学. 西安：第四军医大学出版社，2009.

第七章 儿童血液科及肿瘤科诊疗技术操作规范

第一节 骨髓穿刺术

骨髓穿刺术(bone marrow aspiration)是一种常用的采集骨髓液的诊断技术,适用于各种血液病的诊断、鉴别诊断及治疗随访,不明原因发热的诊断与鉴别诊断,也可作骨髓培养、骨髓涂片找寄生虫。

【适应证】

1. 外周血细胞形态及成分的异常 如各种原因所致的贫血、白细胞明显增多或减少、血小板减少、外周血中出现原始或幼稚细胞。

2. 不明原因的长期发热 肝、脾、淋巴结大,包括脂质代谢紊乱病等。

3. 骨痛、骨质破坏、胸腹腔积液、肾功能异常、黄疸、紫癜等。

4. 观察某些疾病的疗效 如白血病化疗后的疗效观察。

5. 恶性肿瘤的分期检查 明确有无骨髓转移。

6. 骨髓细胞学、免疫分型检查、遗传学检查、分子生物学检查、造血干细胞培养。

7. 微生物培养 寄生虫检查(如疟疾、黑热病等)。

【禁忌证】

1. 局部皮肤感染。

2. 凝血功能障碍在相应凝血因子替代治疗前。

3. 不能耐受操作。

【操作前准备】

1. **患儿准备** 进行医患沟通,征得患儿或监护人同意并签署知情同意书。患儿注意术前尽量排空小便。将患儿送至已消毒的治疗室，核对姓名，尽量安抚患儿，减少紧张情绪，必要时术前镇静，测量血压、脉搏。条件许可可以在操作前进行麻醉，从而做到无痛操作。

2. **器械准备**　治疗弯盘，新洁尔灭酊(或2.5%碘酊、酒精、氯己定)，2%利多卡因，无菌棉签，纱布，胶布，10ml、20ml注射器，无菌骨髓穿刺包，无菌手套，口罩，帽子，玻片；注意查看骨髓穿刺包所含物品及有效期，需培养时备培养管。

3. **操作者资质**　经过培训的注册医师。

4. **消毒准备**　戴帽子、口罩，遵循消毒原则洗手，戴无菌手套，术者检查骨髓穿刺包内器械后，常规消毒皮肤3次，消毒顺序为从中心向外周，消毒范围10~15cm。

5. **其他**　打开骨髓穿刺包，铺无菌洞巾，检查骨髓穿刺包中穿刺用物品是否齐全，选择与年龄及体形相符的穿刺针，检查穿刺针是否完好、有无堵塞等，并将穿刺针固定器固定在适当的长度上。

【操作方法】

1. **观察患儿生命体征**　必要时测量患儿脉搏和血压。

2. **常用穿刺部位**　髂前、髂后、胫骨前、胸骨、脊椎棘突。髂骨骨髓腔大，含骨髓较多，附近又无重要器官，穿刺十分安全，且不引起患儿恐惧、紧张，尤以髂后上棘较易刺入，常被临床广泛应用。

3. **髂前上棘穿刺**　适合2岁以上患儿。

(1)患儿仰卧位、局部消毒、铺巾(如前述)，选择髂前上棘最突出部位为穿刺点，2%利多卡因作局部浸润麻醉：先在穿刺点打一皮丘，依次从皮肤、皮下，直到骨膜，并在骨膜上多点注射。

(2)术者用左手拇指和示指固定在髂前上棘两侧，绷紧皮肤，右手持针在髂嵴最突出部位(髂前上棘后1~2cm处下方)，与骨面垂直方向用力，左右旋转刺入至阻力突然降低且穿刺针固定不倒，拔出针芯，接上注射器，迅速抽出骨髓液约0.2ml作涂片检查，插回针芯拔出针头。如作培养抽取2ml，抽得骨髓后随即将注射器与针头同时拔出。立即消毒,并用无菌纱布压迫局部片刻,胶布固定。

(3)助手迅速将骨髓液滴于载玻片上,立即推制涂片。

4. **髂后上棘穿刺**　适合1岁以上患儿,对骨性标志清晰的患儿可以不受年龄限制:①患儿取俯卧位或侧卧位,穿刺点为第1~2骶椎旁2cm,髂后上棘隆起处;②依次消毒、铺巾、局麻,穿刺法同髂前上棘穿刺;③迅速推制涂片。

5. **胫骨前穿刺**　一般用于1岁以下婴幼儿:①患儿取仰卧位,穿刺侧膝关节稍屈曲,小腿轻度外旋,于膝关节及小腿下垫一软硬、高度适中的垫子,助手固定下肢。胫骨粗隆水平下1cm之前内侧作为穿刺点。②依次消毒、铺巾、局麻,穿刺方法同髂前上棘,垂直进入;③迅速推制涂片。

6. **胸骨穿刺**　适用于年长儿:①采取仰卧位,两臂束于身旁,背下可用枕头稍微垫高,取胸骨中线、胸骨角下1~1.5cm为穿刺点。②依次消毒、铺巾、局麻。术者左手固定胸骨两侧皮肤,右手取骨髓穿刺针或5ml或10ml注射器,手腕部固定在患儿胸前,针头向患儿头部,与胸骨成45°~60°角,沿中线刺入,刺入时稍稍作旋转动作。③迅速推制涂片。

7. **脊椎棘突穿刺**　①患儿取侧卧位,双腿屈曲,使棘突暴露,通常取第3~4腰椎脊突为穿刺点。②依次消毒、铺巾、局麻。术者左手固定皮肤,右手持5ml或10ml注射器,由棘突的顶点垂直刺入。③迅速推制涂片。

【并发症及处理】

1. 穿通胸骨,损伤纵隔血管,引起大出血。通过限制穿刺深度可以避免。

2. 有出血倾向者,穿刺部位出血不止。可通过局部压迫止血,必要时可以在创口直接倒上凝血酶干粉压迫止血。对全身出血倾向明显者应该根据具体情况给予输注血小板或凝血因子。

3. 局部麻醉药过敏　按过敏反应的常规处理措施紧急处理。

4. 穿刺部位感染　强调无菌操作,强调保持术后辅料卫生,可以最大程度地避免穿刺部位感染。一旦发生感染,对骨髓或全身感染者应该全身应用抗生素,对浅表感染同时没有粒细胞缺乏、免疫抑制或免疫缺陷等高危因素者可以局部处理。

【操作后观察】

1. 观察穿刺点有无出血、渗血和感染。

2. 观察患儿呼吸、心率和血压变化。

【注意事项】

1. 严格执行无菌操作,以免发生骨髓炎。

2. 操作要熟练,穿刺部位皮肤要绷紧,避免穿刺针滑出引起骨外组织损伤。

3. 当穿刺针达骨膜后,缓慢旋转进针,切忌用力过猛或针尖在骨面上滑动。

4. 穿透骨密质时有落空感,进入骨松质后,针不可成角晃动。

5. 抽吸针筒要干燥,否则易引起溶血。

6. 抽取骨髓液时,用力应适度,既不能过猛也不能吸出过多,避免混合血液稀释,影响检查结果。用于涂片的骨髓量0.2~0.5ml为宜。因为其他目的需要额外采取较多骨髓液时,应该在采取涂片标本后更换注射器后再采,必要时可对注射器进行肝素化。

7. 穿刺过程中,注意观察患儿面色、意识、瞳孔、脉搏、呼吸的改变。发现异常应立即停止操作,进行抢救。

8. 穿刺后,应注意穿刺点是否有出血、渗血。

(沈树红)

第二节 骨髓活体组织检查术

骨髓活体组织检查术(bone marrow biopsy)简称骨髓活检,即用特制的穿刺针取一小块大约1cm长的圆柱形骨髓组织作病理学检查。骨髓活检能弥补骨髓穿刺的不足,了解骨髓细胞的成分及分布状况,而且能观察细胞形态,便于做出病理诊断,对再生障碍性贫血、骨髓异常增生症的诊断具有重要意义，对骨髓坏死、骨髓脂肪变也具诊断意义。

【适应证】

同骨髓穿刺术。

【禁忌证】

同骨髓穿刺术。

【操作前准备】

同骨髓穿刺术。

【操作方法】

1. **检查患儿生命体征** 测量患儿脉搏和血压。

2. **常用穿刺部位** ①骨髓活检部位常选择髂后上棘和髂前上棘，患儿的体位、局部消毒、穿刺技术基本与骨髓穿刺术相似。不同之处是骨髓活检选用活检穿刺针，以一定的方向旋转入骨皮质，活检针固定后，拔出针芯，在针座后端连接接柱，再插入针芯，继续按顺时针方向进针，进针深度与接柱长度相同，以同一方向转动几周后继续同方向旋转并退针，针管前端的沟槽即可将骨髓组织断离。②收取和固定骨髓组织：活检针退出体外后，拔出针芯，取下接柱，再缓慢轻轻插入针芯，即可推出一块直径2mm、长1.5~2cm的圆柱形骨髓组织，直接放入10%甲醛固定液中送病理科检查。

【并发症及处理】

同骨髓穿刺术。

【操作后观察】

同骨髓穿刺术。

【注意事项】

1. 开始进针不宜太深，否则难以取出骨髓组织。

2. 穿刺活检时，一般不易吸取骨髓液涂片，因活检针管径较大，易发生血液稀释。

3. 其余同骨髓穿刺术。

（沈树红）

第三节　骨髓形态学检查及细胞化学染色检查

一、骨髓形态学检查

【适应证】

1. 确定白血病的诊断和形态学分型；判断治疗效果；评估病程演变及预后。

2. 协助诊断骨髓是否有异常细胞侵袭。

3. 原因不明的全血细胞减少或红细胞减少、白细胞减少、血小板间减少的诊断和鉴别诊断。

4. 原因不明的发热，肝、脾、淋巴结大，恶病质或体重减轻。

5. 类白血病血象，不能排除白血病时。

6. 骨髓缺损定位穿刺检查。

7. 血液寄生虫的诊断。

【操作方法】

1. 低倍镜检查

（1）判断骨髓取材、制片、染色是否满意：取材良好的标本，可见骨髓小粒，合格的涂片在显微镜下可见到细胞形态舒展，无变形。染色良好的涂片中，红细胞呈粉红色，淋巴细胞核染呈紫红色，各系细胞形态清晰可见。如满意可选择细胞分布较均匀的体部进行下列检查。

（2）增生程度判断标准：总览有核细胞数目（可根据平日经验判定），必要时应用油镜计数确定，计数每100个细胞中有核细胞数（表7-1）。

（3）观察计数巨核细胞：绕骨髓膜环视一周，正常时易找到5~25个巨核细胞。

2. 油镜检查

（1）分类计数500个有核细胞，分别计算各系各阶段细胞所占百分率，并注意观察各细胞形态有无异常。

表7-1 骨髓增生程度分级

增生程度	成熟红细胞与有核细胞之比
极度活跃	1∶1
明显活跃	10∶1
活跃	20∶1
减低	50∶1
重度减低	300∶1

(2)计算粒红比值:以粒系细胞总百分率除以幼红细胞总百分率。

(3)观察有无特殊细胞及寄生虫。

(4)描述成熟红细胞形态。

(5)描述血小板分布、多少、形态。

(6)必要时可观察血片上细胞的形态变化及比例。

【注意事项】

1. **从下原则** 如遇到可明确系别而不能明确阶段的细胞时,应划分到贴近成熟的下阶段细胞中。

2. **从多原则** 对于难以归入某系统的不明细胞,比如在淋巴细胞和浆细胞之间混淆时,应归入百分比较高的淋巴系统中。

二、过氧化物酶染色

过氧化物酶染色(peroxidase stain,POX)是指粒细胞系统及部分分化较好的单核细胞胞质内存在过氧化物酶时,能将过氧化氢(H_2O_2)中的氧释放出来,进而使无色的联苯胺氧化为蓝色的联苯胺蓝。联苯胺蓝与硝普钠结合成蓝绿色颗粒,经瑞—吉染液复染后呈蓝黑色颗粒,定位于细胞质酶所在部位。

【操作前准备】

1. 36%**硝普钠溶液** 360mg硝普钠溶于蒸馏水中,终体积为1ml。硝普钠为大块状结晶时,可以稍许研磨。

2. 0.3%**联苯胺酒精溶液** 将1ml 36%硝普钠溶液与99ml

无水乙醇混合，再加 300mg 联苯胺，使其溶解，加 100mg 碱性品红混合溶解。

3. 3% H_2O_2**溶液（保存液）**　3ml（≥30%）H_2O_2溶液用蒸馏水稀释至 100ml。

4. 0.3% H_2O_2**溶液（工作液）**　0.3ml（3%）H_2O_2溶液用蒸馏水稀释至 30ml，需每次使用前新鲜配制。

【操作方法】

1. 新鲜的血或骨髓涂片上滴加 0.3%联苯胺酒精溶液 1ml，作用 1~2 分钟。

2. 再加 0.3% H_2O_2溶液 1ml，混匀后作用 4~8 分钟。

3. 自来水冲洗后，95%乙醇脱色，水洗晾干。

4. 瑞—吉染液复染后，镜检。

【注意事项】

1. 滴加 0.3% H_2O_2溶液时，勿直接加在血膜、骨髓膜上，以免血膜、骨髓膜掉落。

2. 瑞—吉染液复染时，较相应涂片未做组化时要延长时间。

【结果判断】

细胞质中有黑色颗粒者为阳性。

【临床意义】

急性粒细胞白血病时多呈阳性反应，急性早幼粒细胞白血病呈强阳性反应，急性单核细胞白血病呈阳性或阴性反应，急性淋巴细胞白血病呈阴性反应。嗜酸性粒细胞呈阳性反应，嗜碱性粒细胞、组织细胞呈阴性反应。

三、糖原染色

糖原染色（periodic acid-schiff reaction，PAS）是指含有乙二醇基的糖类，在高碘酸作用下，经氧化而产生出双醛基，醛基进而与 Schiff 液起反应，使无色品红变成红色染料而沉积，定位于含糖原成分的细胞质中。由于单糖溶于水，故一般组织标本上所能显示的糖类主要为多糖，包括糖原、黏多糖、黏蛋白、糖蛋白和糖脂等。

【操作前准备】

1. Schiffs 液配制

(1)碱性品红 10g,溶入 2000ml 沸水中,轻轻搅拌 10 分钟,小心看管,防止溢出。

(2)冷却至 50~60℃时过滤。

(3)滤液加 1NHCl 150ml 混合。

(4)冷却至 25℃时,加入亚硫酸氢钠 9.5g,并用力振摇以使溶解。

(5)塞紧瓶塞后,避光过夜。

(6)次晨,如溶液显淡黄褐色,可加药用炭 10g,混合后过滤,此时过滤液可变为无色透明,密封,避光 4℃保存。

2. 1%高碘酸水溶液　需每次使用前新鲜配制。

3. 2%甲绿水溶液。

【操作方法】

1. 涂片用 95%乙醇固定 10 分钟,水洗,晾干。

2. 1%高碘酸水溶液染 10~15 分钟,水洗,晾干。

3. Schiffs 液染 30 分钟,水洗,晾干。

4. 必要时可以 2%甲绿复染 15 分钟,水洗,晾干。

5. 镜检。

【结果判断】

细胞质中有红色颗粒者为阳性。

【临床意义】

1. 协助红血病、红白血病与贫血的鉴别。

2. 鉴别急性白血病　急性粒细胞白血病 PAS 反应呈阴性或弱阳性,急性单核细胞白血病 PAS 反应呈阳性,急性淋巴细胞白血病 PAS 呈阳性反应。

3. 其他　淋巴肉瘤、霍奇金病、慢性淋巴细胞白血病时,其淋巴细胞呈阳性或弱阳性反应。尼曼—匹克细胞阴性或胞壁阳性,戈谢细胞阳性。

四、非特异性酯酶染色

非特异性酯酶染色(non-specific esterase stain,NSE)是指当

存在酯酶活性时,可将孵育液中的 α-乙酸萘酯水解,产生萘酚,萘酚进而与重氮盐偶联,生成不溶性的有色产物定位于胞质内。

Braunstein 偶氮偶联法:

【操作前准备】

1. **1% α-乙酸萘酯** 1g α-乙酸萘酯以丙酮为溶剂,溶解至终体积 100ml。

2. 0.05mol/L **磷酸盐缓冲液**(pH7.4) 0.067mol/L 磷酸氢二钠 44ml,0.067mol/L 磷酸氢二钾 12ml,混匀。

3. **孵育液** 称取坚牢蓝 BB 盐 40mg,溶于 1% α-醋酸萘酯 0.8ml 中,加 0.05mol/L 缓冲液 40ml,振荡混匀。

【操作方法】

1. 涂片用甲醛蒸汽固定 5 分钟,水洗。

2. 放入孵育液中(取 2 个瓶,其中 1 瓶加氟化钠 75mg),孵育 1 小时,水洗,晾干。

3. 镜检。

【结果判断】

细胞质内棕色颗粒为阳性。

【临床意义】

急性单核细胞白血病时呈强阳性,并可被氟化钠抑制。急性粒细胞白血病时呈阴性或弱阳性反应,不被氟化钠抑制。

五、中性粒细胞碱性磷酸酶染色

中性粒细胞碱性磷酸酶染色(neutrophil alkaline phosphatase stain,NAP)是指细胞组织中的碱性磷酸酶在碱性环境下,可以将孵育液中的底质 α-磷酸萘酚钠水解,产生 α-萘酚,然后再与偶氮盐偶联,生成不溶性的染料。

Kaplon 偶氮偶联法:

【操作前准备】

1. 10%甲醛甲醇溶液 10ml 甲醛,90ml 甲醇,混匀。

2. 基质液 1NHCl 溶液。A 液:42g 二氨基二甲基-1,3 丙二醇先用少许蒸馏水溶解,再加 280ml 1NHCl,用蒸馏水稀释至

2000ml。B 液:250mg 萘酯 As-Mx 磷酸盐钠盐用 100ml 二甲基甲酰胺溶解。基质液:A 液 1900ml,B 液 100ml,3000ml 蒸馏水混匀。

3. 1%番茄红。

【操作方法】

1. 新鲜外周血涂片用 10%甲醛甲醇溶液固定 15 秒,水洗晾干。

2. 坚牢蓝 RR 盐 50mg 加 50ml 基质液充分混匀,过滤后放入涂片,37℃水浴 2 小时。

3. 水洗,加入 1%番茄红复染,2 分钟,水洗。

4. 镜检。

【结果判断】

细胞质内黑色颗粒为阳性。计数 100 个成熟的中性粒细胞,阳性程度按积分计算(表 7-2)。

表 7-2　NAP 阳性强度积分计算方法

0 分	-	阴性反应
1 分	+	弥散阳性,偶见颗粒
2 分	++	弥散阳性,有中等数量的颗粒
3 分	+++	有丰富的颗粒
4 分	++++	有极丰富的粗大颗粒

该方法参考值阳性率≥80.0%,积分 160~380 分。所用试剂厂家不同,对 NAP 的影响很大,各实验室应建立自己的正常对照值。

【临床意义】

1. **NAP 增高**　见于细菌性感染、类白血病反应、神经母细胞瘤、急性淋巴细胞白血病、骨髓纤维化、慢性粒细胞白血病急性变或合并感染、再生障碍性贫血、恶性淋巴瘤、多发性骨髓瘤等。

2. **NAP 减低**　见于病毒性感染、慢性粒细胞白血病、急性粒细胞白血病、绿色瘤、红白血病、恶性组织细胞病、阵发性睡眠性血红蛋白尿等。

【注意事项】

每次应该用正常人或阳性对照。

六、铁染色

铁染色(iron stain)是指骨髓细胞外铁与铁粒幼细胞的铁粒,与酸性亚铁氰化钾作用后,呈阳性普鲁士蓝反应。

【操作前准备】

1. 20%酸性低铁氰化钾溶液　20%低铁氰化钾溶液5份,加浓HCl 1份,混匀。应新鲜,无沉淀,不显蓝色。

2. 0.1%沙黄溶液。

【操作方法】

1. 涂片上滴加甲醇固定5分钟,冲洗,晾干。

2. 20%酸性低铁氰化钾溶液室温作用1小时,水洗,晾干。

3. 0.1%沙黄溶液复染30分钟。

【结果判断】

细胞质内有蓝色颗粒为阳性。

1. 细胞内铁　在油镜下计数100个有核红细胞,记录胞质内含蓝色铁粒细胞的百分率。环形铁幼红细胞是指幼红细胞含铁粒>6个,绕核径2/3以上者。参考值为12%~44%。

2. 用低倍镜观察涂片,注意涂片尾部和骨髓小粒附近,寻找蓝色颗粒、小珠和小块(表7-3)。

表7-3　细胞外铁结果判断标准

-	无蓝色铁颗粒
+	有少数铁颗粒,或偶见铁小珠
++	有较多的铁颗粒和小珠
+++	有很多铁颗粒、小珠和少数小块
++++	有极多铁颗粒、小珠和许多铁块

【临床意义】

1. **细胞外铁**　反映骨髓中储铁量。缺铁性贫血时显著减少;其他非缺铁性贫血时,外铁增加或正常。

2. **细胞内铁**　反映骨髓中可用铁的量,受铁的储存量、红细胞摄取及利用铁的能力等因素影响。

3. **缺铁性贫血**　细胞外铁多消失;细胞内铁阳性率低或阴性。

4. **溶血性贫血**　细胞外铁增加,可达+++~++++;铁粒幼红细胞值升高,颗粒多而大,染色也深。

5. **铁粒幼红细胞性贫血**　细胞内、外铁均增高,铁粒幼红细胞比例显著升高,并有环形铁粒幼红细胞,占幼红细胞15%以上。

【注意事项】

1. 骨髓取材要满意,外铁一定要骨髓碎块或小粒。
2. 浓HCl和亚铁氰化钾要缓慢加入,防止放热试管爆炸。
3. 计算中、晚幼红细胞,原、早幼红细胞不算在内。
4. 陈旧标本,也可用此法染色。

(沈树红)

第四节　血液和骨髓涂片术

一、制片方法

【操作前准备】

1. **清洁玻片**　玻片必须边缘光滑,清洁干燥,不带有油质。1N HCl浸泡玻片1周后,流水冲洗3天。用蒸馏水浸泡1周后,烘干,整理。旧的玻片要先用肥皂水煮10余分钟后,再用温水冲洗干净。边缘破碎、玻面有划痕的不能再用。取用玻片时,只可用两手指夹住玻片的两侧,不可触及玻片。需要做FISH检查时,应选用防脱处理的玻片。

2. **推片**　推片推端要光滑,并将其锐角用镊子掰掉1mm左右,在油石上平磨光滑。

【操作方法】

用推片蘸取骨髓液或血液少许，置于载物玻片一端1/3处，使推片和载玻片成30°~45°，均匀向前推进（骨髓液较浓时，角度要小，速度要慢；骨髓液稀释时，角度应大，推速要快），直至玻片的尾部，尾部应结束在载玻片尾段1/6处。制作过程应尽快完成，否则骨髓、血液凝固，将影响标本质量。

【注意事项】

1. 抽出骨髓后应迅速涂片5张以上，同时涂血涂片2~3张作为对照。

2. 晾干涂片，但不能在火焰上烘烤。

3. 骨髓液不宜用抗凝剂，尤其是双草酸盐抗凝剂。必要时可用肝素抗凝。

4. 涂片应轻，不宜用力过大，否则造成细胞破碎和异常分布。

5. 一张好的涂片应该厚薄均匀，分头、体、尾散布，尾部呈弧形，上下两边整齐，留出1~2mm空隙。于显微镜下观察时，各类有核细胞分布均匀，红细胞互不重叠，而又不太分散。

二、染色方法

常用的是瑞—吉染色，瑞氏染料可以使胞质，尤其中性粒细胞的颗粒着色清晰，吉姆萨对细胞核、成熟红细胞、寄生虫着色清晰，两种染料混合一起，可取长补短，染色满意。

【操作前准备】

1. **瑞—吉染液** 瑞氏粉700mg，吉姆萨粉300mg，甲醇500ml。将上述两种染料置洁净研钵中，加少量甲醇，进行研溶，后用少量甲醇冲洗研钵，一并置于密封深色瓶中，在37°C水浴箱中放置1周，每天振荡数次，以后避光保存长期使用。保存越久，染色越佳。

2. pH6.4~6.8 **磷酸盐缓冲液** 1%磷酸氢二钠20ml，1%磷酸二氢钾30ml，加蒸馏水至1000ml，用磷酸盐调整pH。

【操作方法】

染色方法：①取厚薄适度的骨髓、血片，做好标记后平放在染色架上；②加瑞—吉染色液，覆盖全片，固定3~5分钟；③滴加等量的磷酸盐缓冲液，充分混匀后，再染10～15分钟；④水洗，晾干，镜检。

【注意事项】

1. 染色时，涂片放水平，防止染料流失或分布不均。

2. 染液要足量，勿使染料蒸发干燥，沉淀于涂片上。

3. 冲洗时不可将染料先倒掉。应用流水冲去，以防染料沉淀在骨髓、血膜上。

4. 根据季节、温度、涂片厚薄、细胞种类、细胞多少调整染色时间。

5. 涂片要新鲜，进行染色一般不超过10天。

三、镜检方法

1. **血液涂片镜检**　操作方法：低倍镜下观察涂片染色情况，选择涂片染色满意的血片进行分类检查。

(1)血细胞总数；

(2)粒细胞系统；

(3)红细胞系统；

(4)淋巴细胞系统；

(5)单核细胞系统；

(6)血小板；

(7)寄生虫；

(8)特殊异常细胞。

2. **骨髓涂片镜检**　见第三节骨髓形态学检查及细胞化学染色检查。

（沈树红　缪　艳）

第五节　皮肤印片检查方法

【适应证】

1. 组织细胞增多症。

2. 肿瘤皮肤转移。

3. 皮肤感染性皮疹。

4. 皮肤癌肿。

【禁忌证】

1. 局部皮肤感染。

2. 凝血功能障碍。

3. 不能耐受操作。

【操作方法】

1. 以75%的乙醇消毒皮肤,干燥。

2. 以针尖挑破表皮,深浅以获取少量组织液或少量血液为度,稍加挤压,印在玻片上,以针尖涂开,厚薄均匀。

3. 待干染色。如查细菌即以亚甲蓝染色,若找细胞以瑞—吉染色。

4. 镜检。

【操作后观察】

皮疹穿刺部位是否止血。

【注意事项】

1. 皮肤溃疡及糜烂取材,以无菌压舌板刮取糜烂或溃疡表面组织涂片。

2. 小结节取材,以小号针穿刺涂片即可。

(沈树红)

第六节 毛细血管脆性试验

毛细血管脆性试验(capillary fragility test,CFT),又称束臂试验,是对毛细血管施以压力,观察血管壁、血管内皮细胞、血小板等因素的综合止血作用。正常血管壁对血液的压力有一定的耐受力,如果血管脆性增加或血管内膜受损,以及血小板数量或质量异常,则在正常压力下即可出现多数出血点,而正常人无此现象。

【适应证】

1. 各种原因引起的血小板减少症。

2. 遗传性毛细血管扩张症。

3. 血小板功能障碍性疾病,如血管性血友病。

4. 过敏性紫癜、维生素 C 缺乏病、老年性紫癜。

5. 急性感染和中毒等因素对毛细血管壁的损伤,如脓毒血症、尿毒症。

6. 严重的凝血机制障碍性疾病。

7. 纤维蛋白原溶解系统亢进状态。

8. 肝脏病变、糖尿病、高血压等。

【禁忌证】

1. 血友病 A 和血友病 B。

2. 患儿生命体征不稳定,处于濒危状态,不宜做本试验。

3. 有明显的紫癜体征时无需做本试验。

4. 上臂有无出血、血肿及溃疡等。

【操作过程】

1. 在前臂肘窝下 4cm 处画一直径为 5cm 的圆圈,仔细观察圆圈内有无出血点,如发现有出血点则以标记笔标记。

2. 将血压计袖带缚于该侧上臂,先测量血压,然后使血压维持在收缩压与舒张压之间,持续 8 分钟,然后解除压力。

3. 解除压力 5 分钟后,计算圆圈内皮肤新出血点的数目。

4. 结果判定:6.7kPa,15 分钟,出血点正常男性 0~5 个,女性 0~10 个,若出血点>10 个为阳性,10~50 个为"+",>50 个为"++",前臂伸侧及手背有出血点者为"+++",前臂屈、伸侧以及手臂均有出血点或紫斑者为"++++"。

【注意事项】

1. 检查上臂有无出血、血肿及溃疡等。

2. 物品准备　血压计、标记笔、直尺。

3. 选择光线充足及适当的位置。

4. 检查时要求　本试验对检查毛细血管壁的缺陷比检查血小板的缺陷稍敏感。许多有血管或血小板异常并有出血症状的患儿,本试验可呈假阴性;而许多无症状的人可以呈阳性。

(沈树红　王　卓)

第七节　出血时间测定

在一定条件下，人为刺破皮肤毛细血管后，从血液自然流出到自然停止所需的时间，称为出血时间(bleeding time，BT)。BT测定受血小板的数量和质量、毛细血管结构和功能以及血小板与毛细血管之间相互作用的影响，而受血液凝固因子含量及活性作用影响较小。BT测定方法有Duke法和Ivy法，目前推荐使用标准化出血时间测定器法(template bleeding time，TBT)。

【临床意义】

本项目主要用于检查血小板疾病、血管与血小板之间功能的缺陷、某些凝血因子的缺陷。

1. **出血时间延长**

(1)血小板数量异常：如血小板减少症和血小板增多症。

(2)血小板质量缺陷：如先天性和获得性血小板病等。

(3)某些凝血因子缺乏：如血管性血友病、低(无)纤维蛋白原血症和弥散性血管内凝血等。

(4)血管疾病：如遗传性毛细血管扩张症等。

(5)药物影响：如服用双嘧达莫、阿司匹林等。

2. **出血时间缩短**　见于某些严重的高凝状态和血栓形成。

【正常值】

1. Duke法　0.5~6分钟。
2. IVY法　2~7分钟。
3. **出血时间测定器法**　2.3~9.5分钟。
4. **阿司匹林耐量试验**　服药后2小时出血时间较服药前延长2分钟为异常。

【操作前准备】

BT测定所需的器具包括：出血时间测定器，秒表，血压计，消毒滤纸，酒精拭子，蝶形胶布、纱布和长胶布，剃刀。

【操作方法及注意事项】

1. BT测定的影响因素　影响因素有皮肤切口深度、长度、位置、方向，毛细血管所受压力，皮肤温度等。其中，最重要的因素是切口深度。对有瘢痕形成史的患儿,可用瘀点计替代 TBT 作出血时间测定。BT 测定器法结果可靠,重复性好。根据需要,不同型号的测定器,可作不同长度和深度的标准切口,适用于不同年龄的患儿。Duke 法简单易行,被广泛应用,尤其是术前出血筛选,但因耳垂易受外界温度和血流分布的影响,加上穿刺深度和血流速度难于控制,故可靠性较差。

2. 采血(人工外伤)　需要注意保暖,尤其在冬季,否则会影响结果。Ivy 法和 Duke 法的穿刺伤口长度和深度要掌握好。避免结果误差。

3. 穿刺位置　要选择避开浅表静脉、瘢痕和病变皮肤。

4. Duke 法和 IVY 法的刀片长度与前臂平行,以保证伤口与神经、血管走向一致。测定器法对前臂的切口有两种:刀刃长轴与前臂垂直的为水平切口,与前臂平行的为垂直切口;水平切口敏感性高,为首选方法,但对 4 个月以下的婴儿宜作垂直切口,以免形成瘢痕。

5. 滤纸吸去血液时,避免与伤口接触,更不能挤压伤口。

6. 患儿在检测前应忌服对血管壁及血小板有影响的药物,如阿司匹林等。但如口服定量的阿司匹林,测定服药前和服药后 2 小时、4 小时的 BT,观察其变化,即阿司匹林耐量试验,比 BT 敏感,如轻型血管性血友病 BT 正常时此试验可为阳性。

(沈树红　王　卓)

第八节　凝血时间测定

凝血时间(clotting time,CT)是指血液离开血管,在体外发生凝固的时间。它与出血时间不同,主要是测定内源性凝血途径中各种凝血因子是否缺乏,功能是否正常,或者是否有抗凝物质增多。根据标本来源,凝血时间测定有毛细血管采血法和静脉采血法。

【操作方法】

1. **毛细血管采血法**　可用玻片法或毛细血管法测定。由于采血过程易混入较多组织液,即使有内源性凝血因子缺乏,也仍可发生外源性凝血,使本该异常的结果变为正常。本法极不敏感,仅能检测出Ⅷ:C 水平<2%的血友病患儿,漏检率达 95%,故属于淘汰的方法。

2. **静脉采血法** 因为血液中混入的组织液较少,所以对内源凝血因子缺乏的第三性比毛细血管采血法要高。目前有 3 种检测法:①普通试管法(Lee-White 法):仅能检测出Ⅷ:C 水平<2%的患儿,本法不敏感也趋于淘汰。②硅管法(SCT):本法与普通试管法的测定方法基本相同,唯一的区别是采用涂有硅油的试管。由于硅管内壁不易使内壁凝血因子接触活化,故凝血时间比普通试管法长,可检出因子Ⅷ:C 水平<45%患儿。

3. **活化凝血时间法** 活化凝血时间(activated clotting time,ACT)法是在待检全血中加入白陶土部分凝血活酶悬液,先充分激活接触活化系统的凝血因子Ⅶ、Ⅺ等,并为凝血反应提供丰富的催化表面,从而提高了试验的第三性,是内源性系统第三的筛选试验之一,能检出Ⅷ:C 水平<45%的亚临床血友病。ACT 法也是监护体外循环肝素用量的较好指标之一。

以上测定凝血时间的各种方法,在检测内源性凝血因子缺乏方面,无论敏感性或准确性均不如活化部分凝血活酶。

【正常范围】

1. **玻璃管法** 4~12 分钟。

2. **塑料管法** 10~19 分钟。

3. **硅管法** 15~32 分钟。

【临床意义】

1. **凝血时间延长** ①先天性凝血因子缺乏:如各型血友病;②获得性(后天性)凝血因子缺乏,如重症肝病、维生素 K 缺乏等;③纤溶蛋白溶解活力增强:如继发性、原发性纤维蛋白溶解功能亢进等;④血液循环中有抗凝物质:如有抗因子Ⅷ或因子Ⅸ抗体、弥散性血管内凝血(DIC)早期肝素治疗时等。

2. **凝血时间缩短** ①高凝状态:如促凝物质进入血液及凝血因子的活性增高等情况;②血栓性疾病:如心肌梗死、不稳定型心绞痛、脑血管病变、糖尿病伴血管病变、肺梗死、深静脉血栓形成、妊娠高血压综合征和肾病综合征等。

（沈树红 王 卓）

第九节 淋巴结穿刺术

淋巴结分布于全身各部，许多原因可使淋巴结肿大，如感染（细菌、病毒、真菌、丝虫）、结核病、造血系统肿瘤（白血病、淋巴瘤）、转移瘤等。淋巴结穿刺（lymph node puncture）取得抽出液，以其制作涂片作细胞学或细菌学检查可协助上述疾病的诊断。

【适应证】

1. 任何不明原因的体表淋巴结肿大。

2. 多枚淋巴结融合成团，切除有困难者。

3. 不能耐受淋巴结切除活组织检查者。

4. 其他疾病伴浅表淋巴结肿大需行淋巴结病理检查明确诊断者。

【禁忌证】

1. **相对禁忌** 穿刺部位有明显炎症改变者。

2. **相对禁忌** 存在凝血机制障碍者。

【操作前准备】

1. **患儿准备** 交代病情，解释该有创操作的必要性和相关风险，签署知情同意书。

2. **器械准备** 消毒液、棉签、6 号及 7 号针头、10ml 注射器、无菌敷料、载玻片等。

3. **操作者资质** 外科主治医师以上。

4. **消毒准备** 常规穿刺部位皮肤消毒。

【操作方法】

1. 取平卧位或坐位。

2. 常规消毒穿刺部位皮肤。

3. 用左手拇指和示指固定淋巴结，右手持针迅速刺入淋巴结。

4. 回抽空注射器至刻度 5ml 左右，以保持适当的负压。

5. 在病变组织内移动针尖，向不同方向穿刺数针，以便尽量多吸取组织,持续吸引30秒左右。

6. 吸到组织后,一定要放松针芯,使负压解除,然后拔针。

7. 拔出穿刺针后用纱布垫压迫穿刺部位。

8. 从注射器上取下针头将注射器内抽满空气,再接上针头,推动针芯将针头内的标本排出,在载玻片上制成涂片后送脱落细胞学检查。

【并发症及处理】

1. 穿刺部位感染、出血等。处理:及时注意观察穿刺点有无出血、红、肿、热、痛。处理:给予止血、抗感染治疗。

2. 穿刺锁骨　上和腋窝深部淋巴结时,一定不能穿得过深,以免引起气胸等。处理:密切观察活检后患儿的呼吸频率和节律,及时对症处理。

【操作后观察】

1. 涂片需要晾干后再浸入无水酒精中固定,立即送病理科。

2. 若标本过多或黏稠时,可用针尖铺开或玻片摊开。过少时可将针帽翻转,把针帽内残留的标本扣出在玻片上。

3. 注意观察穿刺点有无出血、红、肿、热、痛。

【注意事项】

1. 掌握好穿刺针的穿刺方向和深度,刺入淋巴结后见其可随针尖移动,证实已刺中淋巴结,即可抽吸。

2. 体表多枚淋巴结肿大时,请选用较大的淋巴结作为穿刺对象,以提高阳性确诊率。也可对两枚淋巴结同时穿刺。

3. 穿刺锁骨上和腋窝深部淋巴结时,一定不能穿得过深,以免引起气胸和损伤腋血管。

4. 淋巴结穿刺标本无法获得病理结构信息,因此对淋巴瘤等的诊断不能代替淋巴结活检。

（沈树红　米　蔷）

第十节　输血技术

狭义的输血(blood transfusion)是指输注全血,广义的输血是包括全血在内的由血液制备的各种有形或无形成分的输注,严格来说,造血干细胞(骨髓或外周血)也算是一种特殊的输血。血液由不同血细胞和血浆组成。将供者血液的不同成分应用科学方法分开,依据患儿病情的实际需要,分别输入有关血液成分,称为成分输血。成分输血具有疗效好、副作用小、节约血液资源以及便于保存和运输等优点,各地应积极推广。

【适应证】

(一)红细胞

1. **浓缩红细胞(CRC)**　适用于:①各种急性失血的输血;②各种慢性贫血;③高钾血症,肝、肾、心功能障碍者输血;④小儿、老年人。血红蛋白<60g/L 或红细胞比容<0.2 时可考虑输注。

2. **少白细胞红细胞(LPRC)**　适用于:①由于输血产生白细胞抗体,引起发热等输血不良反应的患儿;②防止产生白细胞抗体的输血(如器官移植的患儿)。

3. **洗涤红细胞(WRC)**　适用于:①对血浆蛋白有过敏反应的贫血患儿;②自身免疫性溶血性贫血患儿;③阵发性睡眠性血红蛋白尿症;④高钾血症及肝肾功能障碍。

(二)血小板

机器单采浓缩血小板适用于:①血小板减少所致的出血;②血小板功能障碍所致的出血。

(三)血浆

1. **新鲜冰冻血浆(FFP)**　适用于:①补充凝血因子;②大面积创伤、烧伤。要求与受血者 ABO 血型相同或相容 37℃摆动水浴融化。

2. **普通冰冻血浆(FP)**　适用于:①主要用于补充稳定的凝血因子缺乏,如Ⅱ、Ⅶ、Ⅸ、Ⅹ因子缺乏;②手术、外伤、烧伤、肠梗阻等大出血或血浆大量丢失。要求与受血者 ABO 血型相同或相容。

3. **冷沉淀(Cryo)**　适用于:①甲型血友病;②血管性血友病(vWD);③纤维蛋白原缺乏症。要求与受血者 ABO 血型相同或相容。

【禁忌证】

1. 不能配型的情况下，由于白细胞、血小板 HLA 不合，或对供血者血浆中某种成分过敏而发生反应者。

2. 免疫性疾病，由于血浆中抗红细胞抗体或补体可损害红细胞而发生溶血反应者。

3. 尿毒症、高钾血症及酸中毒患儿，由于库存血液红细胞破坏致血浆中钾浓度升高，乳酸含量升高。

4. 输血应从严掌握，可不输者尽量不输。尤其对并发急性肺水肿、肺栓塞、充血性心衰、恶性高血压者等，禁止输血。肾功能不全者慎输血。

【操作前准备】

1. 决定输血治疗前，经治医师应向患儿或其家长说明输同种异体血的不良反应和经血传播疾病的可能性，征得患儿或家长的同意，并在《输血治疗同意书》上签字。《输血治疗同意书》入病历。无家长签字的无自主意识患儿的紧急输血，应报医院职能部门或主管领导同意、备案，并记入病历。

2. 申请输血应由经治医师逐项填写《临床输血申请单》，由主治医师核准签字，连同受血者血样于预定输血日期前送交输血科（血库）备血。

3. 确定输血后，医护人员持输血申请单和贴好标签的试管，当面核对患儿姓名、性别、年龄、病案号、病室/门诊、床号、血型和诊断，采集血样。

4. 由医护人员或专门人员将受血者血样与输血申请单送交输血科（血库），双方进行逐项核对。

5. 受血者配血试验的血标本必须是输血前 3 天之内的。凡输注全血、浓缩红细胞、红细胞悬液、洗涤红细胞、冰冻红细胞、浓缩白细胞、手工分离浓缩血小板等的患儿，应进行交叉配血试验。机器单采浓缩血小板应 ABO 血型同型输注。输血科（血库）要逐项核对输血申请单、受血者和供血者血样，复查受血者和供血者 ABO 血型（正、反定型），并常规检查患儿 Rh（D）血型[急诊抢救患儿紧急输血时 Rh（D）检查可除外]，正确无误时可进行交叉配血。

6. 配血合格后，由医护人员到输血科（血库）取血。取血与发血的双方必须共同查对患儿姓名、性别、病案号、门急诊/病室、床号、血型有效期及配血试验结果，以及保存血的外观等，准确无误时，双方共同签字后方可发出。

7. 输血前由两名医护人员核对交叉配血报告单及血袋标签各项内容，检查血袋有无破损渗漏，血液颜色是否正常。准确无误方可输血。

【操作方法】

1. 输血时，由两名医护人员带病历共同到患儿床旁核对患儿姓名、性别、年龄、病案号、门急诊/病室、床号、血型等，确认与配血报告相符，再次核对血液后，用符合标准的输血器进行输血。

2. 输血前后用生理盐水冲洗输血管道。连续输用不同供血者的血液时，前一袋血输尽后，用静脉注射用生理盐水冲洗输血器，再接下一袋血继续输。

3. 输血过程应先慢后快，再根据病情和年龄调整输注速度，并严密观察受血者有无输血不良反应，如出现异常情况应及时处理。输血初期10~15分钟或输注最初30~50ml血液时，必须由医护人员密切注视有无不良反应。如果发生不良反应，须立即停止输血并报告负责医师及时诊治，同时通知输血科或血库做必要的原因调查。通常，输血不必加温血液。

4. 输血后将血袋保存于2~8℃冰箱24小时，以备出现意外情况时核查用。

5. 输血完毕，医护人员逐项填写输血反应调查回执，并于输血完毕后第二天退还输血科保存。输血科每月统计上报医务处（科），负责医师将输血情况记录在病历中。

6. 输血完毕后，医务人员将输血单第二联贴在病历中。

【并发症及处理】

1. 如输血过程中出现异常情况应及时处理：

（1）减慢或停止输血，用静脉注射生理盐水维持静脉通路。

（2）立即通知值班医师和输血科（血库）值班人员，及时检查、治疗和抢救，并查找原因，做好记录。

2. 急性输血反应　分为三种类型：

（1）轻度反应：是由于输入的血浆中含有某种蛋白所引起的轻度超敏反应，组胺在局部皮肤过多释放。处理：①减慢输血速度；②给予抗组胺药物（如氯苯那敏 0.1mg/kg 肌注）。如果经以上处理，30 分钟内症状缓解，可继续以正常速度输注，如 30 分钟内无临床改善或有恶化，则按照中重度反应处理。

（2）中重度反应：是由于库存的血液成分释放出细胞因子和（或）所输血中的白细胞与患儿血清中的抗体发生反应导致致热原释放引起的，又称非溶血性发热反应。在需要定期输血的患儿中，发生率约为 1%～2%。处理：

1）立即停止输血，更换输注器械，以生理盐水保持静脉通路通畅。

2）将输血器械及剩余血液、新鲜的尿样及从另一只手臂采集的血样（一份抗凝，一份不抗凝）送血库和检验部门分析。

3）肌内注射抗组胺药物（如氯苯那敏 0.1mg/kg 或与之相当的其他药物）。口服（对乙酰氨基酚 10mg/kg）或肛塞退热药物（如吲哚美辛栓 50～100mg）。

4）若出现过敏反应症状，如支气管痉挛和哮喘等，肌注肾上腺素。

5）一般经以上处理 15 分钟后症状改善，可换一袋血液重新缓慢输注，密切观察；如 15 分钟内无临床改善或有恶化趋势，则按照有生命危险的反应处理。

（3）有生命危险的反应：包括急性血管内溶血、细菌污染及败血症休克、液体超负荷、过敏性休克和输血相关肺损伤。

1）急性血管内溶血：是由于输注血型不合红细胞导致的。患儿血浆中抗体与输注的异型血红细胞发生溶血反应。处理：①立即停止输血，更换输注器械，以生理盐水保持静脉通路通畅。②保持呼吸道通畅，并给予高浓度面罩吸氧。③循环支持：输注生理盐水 20～30ml/kg，保持血容量和收缩压；如果需要，可用强心剂及升压药支持血液循环，如肾上腺素、多巴胺及多巴酚丁胺。④预防肾衰竭，在保持血容量及血压稳定前提下用利尿剂，如呋塞米 1～2mg/kg。⑤监测凝血状态，预防及纠正 DIC。

⑥核查血液标签及送检样本:将输血器械及剩余血液、新鲜的尿样及从另一只手臂采集的血样(一份抗凝,一份不抗凝)送血库和检验部门。核查交叉配血及血型,监测肾功能及血常规变化,检查直接抗人球蛋白试验、血气分析、尿潜血、血红蛋白尿及胆红素水平。⑦如出现过敏反应症状,如支气管痉挛和哮喘等,肌注肾上腺素。

2)疑为溶血性或细菌污染性输血反应:应立即停止输血,用静脉注射生理盐水维护静脉通路,及时报告上级医师。在积极治疗抢救的同时,做以下核对检查:①核对用血申请单、血袋标签、交叉配血试验记录。②核对受血者及供血者 ABO 血型、Rh(D)血型。用保存于冰箱中的受血者与供血者血样、新采集的受血者血样、血袋中血样,重测 ABO 血型、RH(D)血型、不规则抗体筛选及交叉配血试验(包括盐水相和非盐水相试验)。③立即抽取受血者血液加肝素抗凝剂,分离血浆,观察血浆颜色,测定血浆游离血红蛋白含量。④立即抽取受血者血液,检测血清胆红素含量、血浆游离血红蛋白含量、血浆结合珠蛋白测定、直接抗人球蛋白试验并检测相关抗体效价,如发现特殊抗体,应作进一步鉴定。⑤如怀疑细菌污染性输血反应,抽取血袋中血液做细菌学检验。⑥尽早检测血常规、尿常规及尿血红蛋白。⑦必要时,溶血反应发生后 5~7 小时测血清胆红素含量。

3)过敏性休克:输血相关的过敏性休克相对比较罕见。一旦发生应即刻肌注肾上腺素,生理盐水 20~30ml/kg 快速扩容,必要时给予血管活性药物。其他处理方法同急性血管内溶血。对于 IgA 抗体阳性患儿,应输注 IgA 阴性的血液制品。

3. 迟发性输血反应　是指发生于输血后数日、数周或数月的输血相关不良反应。基本可以分为两类:输血传播性疾病和其他迟发性输血反应。

(1)输血传播性疾病

1)获得性人类免疫缺陷病毒感染(acquired immunodeficiency syndrome, AIDS):是由于感染了人类免疫缺陷病毒(HIV)后引起的一种致死性传染病。HIV 主要破坏人体的免疫系统,使机体逐渐丧失防卫能力而不能抵抗外界的各种病原体,因此极易感染一般健康人所不易患的感染性疾病和肿瘤，最终导致死亡。HIV 传染途径主要是性传播和血传播。

2）输血后各种病毒感染：乙型肝炎是由乙肝病毒（HBV）引起的；丙型肝炎是由丙肝病毒（HCV）引起的，以肝脏炎性病变为主的一种传染病。还有巨细胞病毒（CMV）感染、成人 T 细胞淋巴瘤/白血病病毒等。

3）输血后梅毒感染。

4）其他少见的输血传播疾病：包括人类短小病毒 B19 感染、EB 病毒感染、锥虫病、布鲁菌病、弓形体病、传染性单核细胞增多症和莱姆病等。

（2）其他迟发性输血反应

【操作后观察】

1. 输血过程中要严密观察输血者有无不良反应，检查体温、脉搏、呼吸、血压等。

2. 输血者的皮肤有无红斑皮疹，巩膜有无黄染，尿色有无变化，小便量是否正常等。

3. 有溶血反应的输血者，溶血反应发生后 5~7 小时测血清胆红素含量。

【注意事项】

1. 输血前必须严格检查全血的外观，检查血袋有无破损渗漏，血液颜色是否合格；认真核对患儿交叉配合报告单和待输血液之间是否无误，包括患儿和献血者的姓名、性别、ABO 和 Rho（D）血型、交叉配合试验和抗球蛋白试验的结果、血袋号码、血类和血量等，并且应该有两人核对，准确无误方可输血。

2. 输血时应到患儿床前核对病案号、患儿姓名、血型等，确定受血者本人后，用装有滤器的标准输血器（滤网孔径约为 170μm，总有效过滤面积为 24~34cm^2，可以滤除血液和血液成分制品中可能存在的聚集的血小板、白细胞和纤维蛋白）进行输血。

3. 血液临输注前从冷藏箱内取出，在室温中停留的时间不得超过 30 分钟。输用前将血袋内的血液轻轻混匀，避免剧烈震荡。血液内不得加入其他药物，如需稀释只能用静脉注射用生理盐水。

（沈树红 米 蔷）

第十一节 鞘内注入药物术

鞘内注入药物术(intrathecal injection of drugs)是将药物通过穿刺针注射到椎管,即进入蛛网膜下腔以到达脑脊液(CSF),应用于脊髓麻醉、化学疗法或疼痛管理等方面。

【适应证】

1. 白血病患儿鞘内注入化疗药以治疗中枢神经系统白血病。

2. 中枢感染患儿鞘内注入抗感染药物以治疗颅内感染。

3. 其他可以鞘内注入的药物,且病情需要绕过血脑屏障进行治疗时。

【禁忌证】

1. 局部皮肤感染。

2. 凝血功能障碍。

3. 不能耐受操作。

4. 颅内压增高。

【操作前准备】

1. **患儿准备** 进行医患沟通,征得患儿或监护人同意并签署知情同意书。患儿注意术前尽量排空小便。将患儿送至已消毒的治疗室,核对姓名,尽量安抚患儿,减少紧张情绪,必要时术前镇静,测量血压、脉搏。可以在操作前进行麻醉,从而做到无痛操作。

2. **器械准备** 无菌腰椎穿刺包(内备有无菌管 2 根、洞巾、弯盘)、一次性无菌手套、无菌医用脱脂棉纱布、穿刺针、新洁尔灭酊(或 2.5%碘酊、酒精)、5ml、10ml 注射器、医用胶带、无菌手套、口罩、帽子。注意查看腰椎穿刺包封面中所含物品及有效期。常用注射药物准备。

3. **操作者资质** 经过培训的注册医师。

4. **消毒准备** 戴帽子、口罩，遵循消毒原则洗手，戴无菌手套，术者检查骨髓穿刺包内器械后，常规消毒皮肤3次，消毒顺序为从中心向外周，消毒范围10~15cm。

5. **其他** 常用注射药物准备。无菌环境下配制好鞘内注入所需药物。

【操作方法】

1. 见腰椎穿刺术。

2. 接上已备好化疗药物的注射器，缓慢推注。一般推注1ml回抽0.5ml，确保穿刺针位置正常，并且适当稀释化疗药物。推注完毕后连同注射器一起拔出穿刺针，用复合碘消毒棉签消毒穿刺点后，用无菌医用脱脂棉纱布按压伤口1分钟，防止出血及脑脊液渗漏，再用医用胶带固定覆盖于穿刺点的纱布。嘱患儿去枕平卧4~6小时。

【并发症及处理】

1. **化学药物刺激引起脑脊髓膜炎及白质脑病** 大多可以通过降颅压等处理缓解。

2. **中枢神经系统感染** 注意无菌操作，一旦发生感染按化脓性脑膜炎治疗。

3. **颅内压力升高** 引起头痛、呕吐、抽搐、癫痫发作、蛛网膜下腔出血，严重时可引起脑疝、昏迷、脑功能性障碍，甚至呼吸、心搏停止，乃至死亡。一旦发生应尽早给予相应治疗。

4. **术后低颅压综合征** 特殊的锥形针头可以减少术后低颅压的发生。一旦发生，可以通过改变体位缓解。

5. **鞘内注射药物可引起急性蛛网膜炎** 大多可以通过降颅压等处理缓解。

6. **鞘内注射药物过敏** 按过敏反应的常规处理措施紧急处理。

【操作后观察】

1. 观察操作局部出血情况。
2. 观察患儿呼吸、心率和血压变化。
3. 观察穿刺点有无出血、渗血和感染。

【注意事项】

1. 注射过程中,助手注意询问患儿腰背部、下肢及足部的感觉有无异常,若患儿感觉麻木及疼痛难忍,应适当放慢注射速度。若仍剧烈难忍,需立即停止注射,核对注射药物或请示上级医生,以决定下一步措施。

2. 注射时应注意注入与放出脑脊液的平衡,避免引起颅内压过高或过低所致的头痛。

3. 注射过程中患儿出现呼吸、脉搏、面色异常等症状时,应立即停止注射并做相应处理。

4. 有躁动不安和不能合作者,可在镇静剂或基础麻醉下进行,需有专人辅助。

(沈树红　汤燕静)

第十二节　干细胞移植术

造血干细胞移植是一种通过将正常人的造血干细胞或事先采集的自体健康造血干细胞植入患儿体内,从而达到患儿造血重建或免疫重建而恢复健康的治疗手段。其分类多样,根据不同的干细胞来源,可分为外周血造血干细胞移植、骨髓移植或脐血移植;根据供受者是否为同一个人,可分为异体移植和自体移植;根据供受者的关系,可分为亲缘相关供者移植和无关供者移植;根据造血干细胞是否接受特殊处理,可分为 CD34 纯化移植、去 T 细胞移植等;根据预处理强度不同,可分为清髓性移植和非清髓性移植等。

【适应证】

1. **恶性疾病**　如各种高危的急慢性白血病、实体肿瘤等。

2. **骨髓造血功能异常性疾病**　如各种先天性或后天获得性再生障碍性贫血、血红蛋白病、阵发性血红蛋白尿、骨髓纤维化等。

3. **各种先天性免疫缺陷病**　如重症联合免疫缺陷、Wiskott-Aldrich 综合征、慢性肉芽肿病、X 连锁高 IgM 血症、家族性噬血细胞综合征、Chediak-Hegashi 综合征等。

4. **部分先天性遗传代谢性疾病**　如黏多糖贮积症、戈谢症、尼曼—匹克病、溶酶体病、肾上腺脑白质营养不良、婴儿石骨症等。

【禁忌证】

1. 脏器功能不全不能耐受移植者　肝功能不全（TBIL 和 DBIL 超过正常 3 倍以上者）；肾功能不全，内生肌酐清除率<40ml/（min · 1.73m^2）；心功能不全，左心射血分数<40%。

2. 原发疾病不能从移植中获益者。

3. 合并严重感染者，为相对禁忌。

【操作前准备】

心电监护仪，造血干细胞专用输注皮条，急救设备，抗过敏药物，保持静脉通畅。

【操作方法】

1. **输注冻存造血干细胞**　输注前 4 小时起开始水化及碱化尿液，保证尿量>3ml/（kg · h），尿 pH>5，输注前 30 分开始应用甘露醇、止吐药、地塞米松等以预防冻存剂导致的神经系统不良反应、溶血反应及过敏反应等。回输前核对患儿信息及造血干细胞信息，核对无误后先将冷冻的干细胞袋在 37~40℃ 的水浴中解冻（1~2 分钟），解冻完毕后由护士通过外周静脉或中央静脉回输造血干细胞，回输过程前 30 分钟每 5 分钟监测一次患儿生命体征情况（包括体温、呼吸、心率、血压），30 分钟后每半小时监测一次直至全部输注完毕后 2 小时。开始回输时需缓慢输注，前 4 分钟为 3~5ml/min，如患儿能够忍受，增加速度到完全放开输液开关，输入 50ml 需要 5~10 分钟，待一袋输完后再通知解冻下一袋，直至全部输毕，每袋输注完毕后以生理盐水冲洗。

2. **输注新鲜造血干细胞**　输注前 12 小时保持静脉通畅，4 小时起开始水化碱化，保证尿量>3ml/（kg · h），尿 pH>5，必要时输注前可适当应用止吐和抗过敏药物。回输前核对患儿信息及造血干细胞信息，核对无误后由护士通过外周静脉或中央静脉回输造血干细胞，回输过程前 30 分钟每 5 分钟监测一次受者生命体征情况(包括体温、呼吸、心率、血压),30分钟后每半小时监测一次,直至全部输注完毕后2小时。开始输注速度一般为1ml/(kg·h),持续30分钟,以后每15分钟增加25%直至最大速度。每袋输注完毕后以生理盐水冲洗。

【并发症及处理】

（一）冻存干细胞并发症及处理

1. **细胞聚集** 红细胞和粒细胞解冻时易溶解,解冻后输注时间延迟会出现细胞聚集,故需解冻后立即输注。

2. **肾衰竭及血红蛋白尿** 由于冻存剂中含有二甲基亚砜(DMSO)成分,可造成溶血现象,可在12小时之内出现血红蛋白尿,由红细胞破裂引起,往往出现在冻存前有大量红细胞的脐血输注中。如果没有对红细胞溶解采取预防措施,可能会出现肾衰竭。尿素和肌酐在输注24~48小时内可增高,需在回输前后给予充分的水化碱化,如尿量偏少,给予适当利尿处理。

3. **冻存剂二甲基亚砜的其他副作用** DMSO味道将持续到输注完的24~48小时;高渗透压,需监测容量负荷,并可能导致脑细胞水肿,出现头痛、抽搐等并发症;组胺释放反应可引起头痛、抽搐、低血压、腹痛、呼吸困难、恶心、腹泻、心脏传导异常。处理主要有:每天输注的DMSO量应该<1ml/kg,如细胞冻存量较多,可分次、分天回输;回输前常规给予甘露醇、止吐药对症,回输前后需充分水化碱化等。

4. **过敏反应** 过敏反应较罕见,如出现过敏,可给予异丙嗪、氯雷他定、皮质激素等抗过敏药。如出现过敏性休克,按常规抢救处理。

5. **肺部微栓塞** 主要由于冻存细胞中可能有较多的细胞碎片所致,可出现胸痛、呼吸困难、刺激性咳嗽等表现,如出现以上症状,需减慢输注速度或停止输入,吸氧,必要时可加入枸橼酸葡萄糖。

（二）新鲜造血干细胞并发症及处理

1. 如细胞量输入过多,可引起液体过多、血压升高,如血型相同,可适当控制水化量,如液体量较多,必要时给予利尿处理。

2. 输血反应 ABO 血型不合或其他的抗原抗体反应有发生急性溶血反应的可能，需密切观察尿色、生命体征情况，如出现输血反应，按常规输血反应处理。

3. 过敏反应 患儿可能出现针对血浆蛋白或者其他成分的过敏反应，表现为寒战、发热、荨麻疹等，可给予异丙嗪、氯雷他定等抗过敏药物，如出现过敏性休克，按过敏性休克常规抢救。

4. 抗凝过度 新鲜的造血干细胞采集过程中一般使用肝素或枸橼酸钠抗凝，使用肝素时，快速输入可导致短暂的抗凝状态，一般不需特殊处理，能自行恢复。

5. 肺部微栓塞 出现胸痛、呼吸困难、咳嗽时需要减慢输注速度或停止输入，吸氧。如细胞碎片过多引起，可加入枸橼酸葡萄糖。

【回输后观察】

1. 按要求密切观察受者的体温、呼吸、心率、血压等生命体征情况，回输前后最好给予心电监护。

2. 密切注意尿量、尿色变化，回输后 12 小时内要求受者每 2 小时排 1 次小便，以记录尿量、尿色，保持尿量>3ml/(kg·h)。

3. 密切注意受者回输后有无皮疹、胸痛、呼吸困难、刺激性咳嗽等过敏情况发生。

【注意事项】

1. 无论冻存还是新鲜的造血干细胞，如干细胞数较多，输注持续时间不宜过长，否则易造成血细胞凝集。

2. 冻存干细胞建议输完一袋后再解冻下一袋，这样可以保证解冻后立即输注。

3. 去 T 细胞的干细胞应尽快输注。

4. 输注时不能采用滤器，不能使用输液泵泵入，需采用重力作用持续输注。

5. 新鲜的干细胞如非特殊情况，不建议输注前使用激素，否则可能影响 T 细胞活性。

（沈树红 罗成娟）

参考文献

1. 刘志浩,黄文源,刘方文.临床血液学及细胞学图谱.北京:科学出版社,2006.
2. 王永才,刘舒萍,王金鹏.最新血液骨髓细胞诊断学多媒体图谱.北京:人民军医出版社,2008.
3. 吴晓芝,阎佩珩,尚红.血液病诊断与鉴别诊断图谱.北京:人民卫生出版社,2009.

第八章　儿童肾脏科诊疗技术操作规范

第一节　导　尿　术

导尿术（transurethral bladder catheterization，TUBC）是指在严格无菌操作下，用导尿管经尿道插入膀胱引流尿液的方法。该方法是许多泌尿系统和非泌尿系统疾病诊断和治疗的常用操作之一。常用于解除尿潴留、留取尿标本检查及培养、记录尿量、膀胱疾病的诊断及治疗、盆腔器官术前准备及某些泌尿生殖疾病术后等。

【适应证】

1. 各种原因引起的急性或慢性尿潴留。

2. 无菌法尿标本的收集及尿细菌培养标本的收集，以避免皮肤和外生殖道病菌的污染。

3. 尿流动力学检查（尿流率测定、压力—流率测定、尿道压测定等）。

4. 用于膀胱疾病的诊断和治疗，可行膀胱、尿道造影检查；膀胱注水测漏试验，以了解有无膀胱破裂存在；膀胱残余尿量、膀胱容量、膀胱压力的测定；膀胱冲洗、膀胱药物灌注及神经源性膀胱的治疗等。

5. 急性肾衰竭、休克、昏迷等危重患儿尿量的监测。

6. 探查尿道有无狭窄及尿道长度的测定。

7. 尿路出血较多时为防止膀胱血块填塞而行导尿并冲洗。

8. 某些泌尿外科手术前留置导尿管。

9. 某些泌尿、生殖道术后留置导尿管，可促进膀胱功能的恢复及切口的愈合。

10. 大型或时间较长的手术前导尿，以便术中观察尿量，防止术中膀胱过度充盈。

【禁忌证】

1. **绝对禁忌证**　怀疑存在尿道损伤，此时若强行进行导尿术，可能使部分断裂的尿道完全断裂，因此除非造影显示尿道连续性完整，否则应禁止行导尿术。

2. **相对禁忌证**

(1)泌尿、生殖系统急性炎症，如急性尿道炎、急性膀胱炎、急性附睾炎、急性前列腺炎等。

(2)有尿道狭窄史或近期尿道、膀胱颈部手术史。

(3)女性月经期。

(4)不能耐受该操作者。

(5)极度不配合者。

当患儿存在这些情况时应权衡利弊，并向监护人明确交代病情、导尿操作的意义和风险，在征得监护人和(或)患儿的知情同意的前提下，细心操作，避免并发症的发生。

【操作前准备】

1. **患儿准备**　向监护人和(或)患儿告知操作的目的、意义、方法、配合要点及相关风险，征得监护人和(或)患儿的知情同意，并签操作同意书。

2. **器械准备**　根据患儿的年龄，选择合适大小的导尿管，一般<6个月婴儿用5F，6个月~8岁用8F，>8岁用10F。根据患儿病情需要，选择单腔导尿管(用于一次性导尿)、双腔导尿管(用于留置导尿)或三腔导尿管(用于膀胱冲洗或向膀胱内滴药)。一次性导尿包内含：①初步消毒用物：小方盘、消毒液棉球袋、镊子、纱布、手套；②再次消毒用物：弯盘、气囊导尿管、4个消毒液棉球袋、镊子2把、自戴无菌液体的10ml注射器、润滑油棉球袋、标本瓶、纱布、集尿袋、方盘、孔巾、手套、外包治疗巾；③导尿用物：手消毒液、弯盘、一次性垫巾或小橡胶单和治疗巾1套、浴巾、一次性无菌手套、消毒棉球、无菌血管钳、纱布、注射器、尿盆或便壶。

3. **操作者资质**　有经验的护士或医师。

4. **消毒准备** 聚维酮碘(0.5%碘伏)。

5. **环境准备** 根据环境情况酌情准备屏风,用围帘或屏风遮挡患儿,关闭门窗。保持合适的室温,光线充足或有足够的照明。

【操作方法】

1. 检查患儿生命体征 观察患儿的精神状态、意识,测量呼吸、心率和血压,必要时监测血氧饱和度。

2. 患儿体位 屈膝仰卧位,两腿略外展,暴露外阴(图8-1)。

3. 垫巾 将小橡胶单和治疗巾垫于患儿臀下,弯盘置于近外阴处,消毒双手,打开导尿包,取出初步消毒用物,操作者戴手套,将消毒液棉球倒入小方盘内。

4. 根据男、女性患儿尿道的解剖特点进行消毒、导尿。

(1)女患儿导尿术

1)初步消毒:操作者一只手持镊子取消毒液棉球初步消毒阴阜、大阴唇(每个棉球限用一次),另一只手分开大阴唇,消毒小阴唇和尿道口;污棉球置弯盘内;消毒完毕脱下手套置弯盘内,将弯盘及小方盘移至床尾处。

2)打开导尿包:用消毒液消毒双手后,将导尿包放在患儿两腿之间,按无菌技术操作原则打开导尿包。

3)戴无菌手套,铺孔巾于患儿外阴处并暴露会阴部。

4)检查、整理物品:检查无菌导尿包内的物品,用注射器检查导尿管是否通畅、气囊是否完好。于导尿管前端3~4cm处涂以液状石蜡润滑,根据需要将导尿管和集尿袋的引流管连接,取消毒液棉球放于弯盘内。

5)再次消毒:弯盘置于外阴处,一只手分开并固定小阴唇,另一只手持镊子夹取消毒液棉球,分别消毒尿道口、两侧小阴唇、阴道口。污棉球、弯盘、镊子放床尾弯盘内。

6)普通导尿:将弯盘置于孔巾旁,嘱患儿张口呼吸,用手或另一镊子夹持导尿管对准尿道口轻轻插入尿道4~6cm(图8-1),见尿液流出再插入1cm左右,松开固定小阴唇的手下移固定导尿管,将尿液入集尿袋或方盘内。若需做尿培养,用无菌标本瓶接取中段尿液5ml,盖好瓶盖,放置合适处。

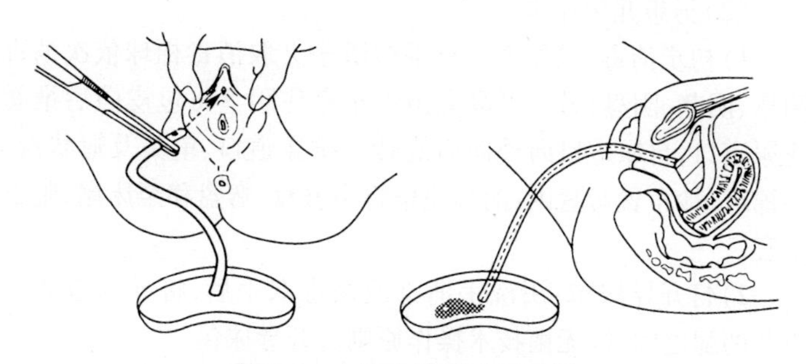

图 8-1 女患儿导尿术示意图

7)留置导尿管,选取双腔气囊导尿管。应用气囊导尿管时,应将导尿管充分置入膀胱内,操作者左手固定导尿管,右手用注射器向尿管气囊内注入适量的无菌生理盐水,注入量以选择的导尿管的型号而定,一般注入 2~5ml,然后缓缓抽出导尿管,让气囊固定于膀胱颈口处(图 8-2)。撤去洞巾,导尿管外端接尿袋,固定尿管和尿袋。无菌尿袋应固定于膀胱水平以下位置。当拔出气囊导尿管时,应先夹闭导尿管的尾端,用注射器完全抽出气囊内的液体,再缓缓拔除导尿管。

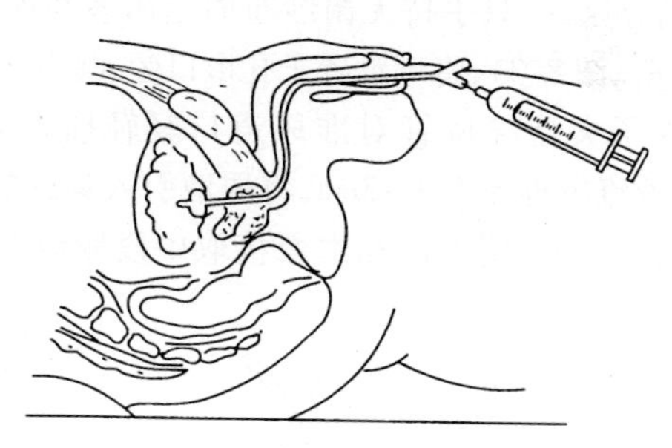

图 8-2 气囊导尿管固定法示意图

8)导尿毕,用纱布包裹导尿管拔出。撤下孔巾,擦净患儿外阴,撤出患儿臀下的小橡胶单和治疗巾放治疗车下层。脱去手套,用手消毒液消毒双手,协助患儿穿好裤子,协助患儿取适宜的体位,并向监护人和(或)患儿家长交代注意事项。

9)清理物品,物品归原位,医疗垃圾分类处置,标本送检。

(2)男患儿导尿术

1)初步消毒:操作者一只手持镊子夹取消毒棉球依次消毒阴阜、阴茎、阴囊;另一手取无菌纱布裹住阴茎将包皮向后推暴露尿道口,自尿道口向外向后旋转擦拭尿道口、龟头及冠状沟。污棉球、纱布置弯盘内;消毒完毕将小方盘、弯盘移至床尾,脱下手套。

2)打开导尿包:用洗手消毒液消毒双手后,将导尿包放在患儿两腿之间,按无菌技术操作原则打开导尿包。

3)戴无菌手套,铺孔巾于患儿的外阴处并暴露阴茎。

4)检查、整理物品:检查无菌导尿包内的物品,用注射器检查导尿管是否通畅、气囊是否完好。于导尿管前端6~12cm处涂以液状石蜡润滑,根据需要将导尿管和集尿袋的引流管连接,取消毒液棉球放于弯盘内。

5)再次消毒:弯盘移至近外阴处,一只手用纱布包住阴茎将包皮向后推,暴露尿道口;另一只手持镊子夹消毒棉球再次消毒尿道口、龟头及冠状沟(每个棉球限用一次)。污棉球、镊子放床尾弯盘内。

6)普通导尿:一只手持无菌纱布固定阴茎并提起,使之与腹壁成60°角(图8-3),将弯盘置于孔巾口旁,嘱患儿张口呼吸,用另一个镊子夹持导尿管对准尿道口轻轻插入尿道约6~12cm,见尿液流出再插入1~3cm,将尿液引入集尿袋内或方盘内。若需做尿培养,用无菌标本瓶接取中段尿液5ml,盖好瓶盖,放置合适处。

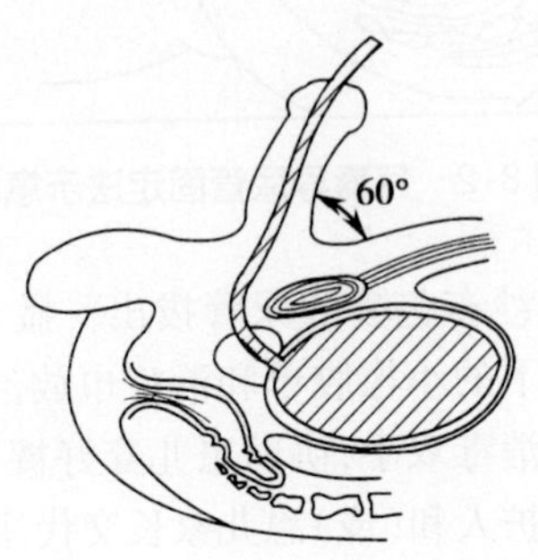

图8-3 男患儿导尿术示意图

7)若需留置导尿管,方法同女患儿导尿术。

8)导尿毕,用纱布包裹导尿管拔出,将患儿包皮复位。之后操作同女患儿导尿术。

【并发症及处理】

1. **医源性损伤** 可致患儿出现血尿、出血、感染,甚至尿道狭窄、假性尿道、致部分尿道断裂为完全尿道断裂,因此应严格掌握导尿术的适应证和禁忌证,在有经验的护士和医师的指导下,加强导尿术操作技能的训练,加强无菌观念,动作轻柔,尽量减少或避免操作过程中的损伤,必要时给予针对性的止血、抗感染或拔除导尿管等处理。

2. **包皮嵌顿** 男患儿导尿术后若未将包皮复位可致包皮嵌顿,因此男患儿导尿术后应及时将包皮复位。若患儿包皮难以翻转时,不必强求翻转包皮,以免出血。

3. **膀胱炎和肾盂肾炎** 导尿术操作时间过长或留置导尿管时间过久,可引起膀胱炎、肾盂肾炎等,应严格无菌操作,加强对尿道口、尿管、尿袋的护理,定期更换导尿管,必要时给予预防性抗感染治疗。

【操作后观察】

1. 观察患儿的呼吸、心率和血压的变化。

2. 观察患儿尿道口是否有出血及相关出血的表现。

3. 观察尿管是否通畅,尿袋内尿液的颜色、性状、尿量,并按病情要求准确记录尿量。

4. 观察患儿是否有发热、疼痛、血尿、腹痛等表现。

5. 拔除导尿管后,观察患儿排尿时是否有尿频、尿急、尿痛、尿不尽、尿潴留等症状。

【注意事项】

1. 在行导尿术前,应告知监护人和(或)患儿该项操作的目的、意义、操作方法及可能的并发症,征得他们的知情同意,并签署操作同意书。

2. 根据患儿的年龄和病情选择合适的导尿管。

3. 严格遵守无菌操作规程。

4. 动作应轻柔,避免出现尿道损伤。

5. 女患儿导尿时,若导尿管意外插入阴道,应换新导尿管,以免发生膀胱炎。青春期前的女患儿由于缺乏第二性征,且常有过多的处女膜遮盖了尿道外口,因此尿道外口不易辨认,可将患儿的阴唇向两侧轻轻分开,用棉签轻轻向下按压,有助于显露阴道口,以便辨别尿道外口。

6. 膀胱过度充盈的患儿,应反复多次放尿,成人首次放尿不超过1000ml,儿童应在此基础上酌减,首次放尿应少于正常同龄儿童一天总尿量的一半。避免一次放尿过多造成膀胱出血。

7. 男患儿导尿术后应及时将包皮复位。若患儿包皮难以翻转时,不必强求翻转包皮,以免出血。

8. 无菌尿袋应固定于患儿膀胱水平以下,防止尿液反流。需长期留置导尿管的男患儿,应将导尿管固定在前腹壁以降低尿道狭窄的发生。

9. 需长期留置导尿管的患儿,应加强对尿道口、尿管、尿袋的护理,每天用消毒棉球擦拭女患儿的外阴及尿道口、男患儿的尿道口、龟头及包皮。排便后及时清洗肛门及会阴部皮肤。每周更换集尿袋1~2次,若有尿液性状、颜色改变,需及时更换。每1~4周更换尿管1次。必要时给予预防性抗感染治疗。

10. 采用间歇性夹管方式训练膀胱反射功能。先夹闭导尿管,每3~4小时开放一次,使膀胱定时充盈和排空,促进膀胱功能的恢复。

11. 导尿管难以拔出时,应在有经验的泌尿外科医师的指导或协助下完成,避免强行拔出造成尿路损伤。

（蒋小云）

第二节　尿标本留取术

尿标本留取术(urine collection techniques)是指根据不同的检查目的,采用不同的尿液采集方法留取不同尿标本进行尿液分析的方法。尿液成分如尿蛋白、尿红细胞、尿白细胞、尿糖等的变化是肾脏疾病的重要表现之一，有时甚至是唯一表现。对尿标本进行分析是临床上常用的检查方法，可诊断或辅助诊断各种泌尿系统疾病和某些非泌尿系统疾病。根据尿标本采集的方法不同，常用的尿标本有随机尿、晨尿、清洁中段尿、导管尿、膀胱穿刺术尿、计时尿（24 小时、12 小时、8 小时、3 小时等）、餐后尿等。根据检查目的的不同，尿标本可分为常规标本、培养标本及 12 小时或 24 小时标本三种。正确掌握各种尿标本的留取方法有助于提高尿液分析结果的准确性和可靠性。

【适应证】

适用于所有需留取尿液标本进行检查的患儿，根据检查目的的不同，选取不同的尿液留取方法留取不同的尿标本。

【禁忌证】

无绝对的禁忌证。避免女患儿在月经期留尿。留取尿液标本时应注意避免尿标本受污染。

【操作前准备】

1. **患儿准备**　除少部分尿标本（如导管尿、膀胱穿刺尿等）的留取是由护士或医师操作外，绝大部分尿标本的留取可由患儿及家长或监护人进行。

（1）告知患儿及家长或监护人尿液收集的目的、意义、方法、时间及相关注意事项。

（2）评估患儿的病情、意识状态、合作程度及心理状况。

（3）评估患儿家长或监护人的配合和掌握要点的程度。

2. **物品准备**　根据尿液检查的目的、收集尿标本的方法，选取不同的尿标本收集和（或）培养的容器。容器应清洁、干燥，标注患儿的个人信息及留尿时间，有条件者使用条形码作唯一标识。

（1）尿常规标本：可用一次性尿常规标本容器，必要时备便盆或尿壶。

（2）尿培养标本：用无菌容器，备无菌手套、无菌棉球、消毒液、便器，必要时备导尿包。

（3）计时尿标本：收集尿液容器的容积应足够大（2～4L），并根据检验目的备不同的防腐剂。

3. **操作者资质**　护士或医师,患儿监护人或家人。

4. **消毒准备**　0.1%苯扎溴铵(新洁尔灭)。

5. **环境准备**　宽敞、安静、安全、隐蔽,必要时备屏风。

【操作方法】

1. 根据检验目的,选择适当留尿容器,贴标签。

2. 尿液标本的收集

(1)随机尿(random urine):患儿无需做特殊准备,不受时间限制随时排出的尿标本。一般用于门诊或急诊的尿液筛查和复查,但易受饮食、运动、用药等各种因素的影响。除测定尿比重需留100ml以外,其余检验留取10~15ml尿液即可。

(2)晨尿(morning urine):可分为第一次晨尿和第二次晨尿。第一次晨尿指清晨起床后,在未进食早餐、未做任何运动前排出的第一次尿液。第二次晨尿指排出第一次晨尿后2~4小时内排出的第二次尿液,同样要求不能进食和运动。人处于晚间睡眠状态,尿倾向于浓缩和酸化。细胞及管型等有形成分在酸性环境中较为稳定,同时可避免饮食及运动的干扰,保证化学成分测定的准确性,比较适于肾脏浓缩功能的评价和尿液细胞、管型等有形成分的检验,最适用于可疑及已知有泌尿系统疾病患儿尿液的一般检查。通常住院患儿留取第一次晨尿,门诊患儿留取第二次晨尿更可行。除测定尿比重需留100ml以外,其余检验留取10~15ml尿液即可。

(3)清洁中段尿(clean-catch midstream urine):为一次排尿过程中去除前1/3和后1/3尿液,中间1/3的尿液即为中段尿。收集清洁中段尿,应选取第一次晨尿或尿液在膀胱内存留4~6小时以上。先用清水清洗患儿的外阴,然后用0.1%苯扎溴铵(新洁尔灭)消毒尿道口,女患儿应翻开大、小阴唇,清洗尿道口及周围,男患儿应翻开包皮,清洗龟头、冠状沟、阴茎、尿道口等。消毒后嘱患儿排尿,留取中间段尿液于无菌容器内并及时送检。清洁中段尿一般用于病原菌的培养。

(4)导管尿(catheterized urine):指通过导尿管收集的尿液。该尿液标本受皮肤、尿道细菌的污染减少,提高了检查结果的准确性。

(5)膀胱穿刺尿(suprapubic aspiration urine):指经耻骨联合上进行膀胱穿刺取得的尿液标本。

(6)计时尿(timed collection urine):指在规定时间段内采集的尿液,一般包括3小时、8小时、12小时和24小时,其中以24小时尿标本最为重要和常用。

1)24小时尿:主要用于肌酐清除率,尿蛋白定量,尿生化指标如尿钠、钾、钙等的检查。应使用较大容器,并加入防腐剂。嘱患儿早晨7点钟或8点钟排空膀胱,此后将患儿所排的每次尿液收集于容器内,直至24小时后次日早晨的同一时间,患儿最后一次排尿并收集于同一容器中。准确记录患儿24小时容器内的尿液总量,充分混匀后取10ml送检。

2)12小时尿:嘱患儿于早晨8点钟排空膀胱后开始留取尿液至晚8点钟,留取最后一次尿液在同一容器内。多用于尿12小时艾迪计数。

3)8小时尿:一般收集晚10点钟至次日早晨6点钟的尿液,多用于8小时尿白蛋白排泄率的检查。

4)3小时尿:一般收集上午6~9点钟的尿液,多用于尿细胞排泄率的检查。

(7)餐后尿:通常在午餐后2小时收集尿标本。此标本对病理性蛋白尿、尿胆原和糖尿的检出更为敏感。

(8)特殊体位尿:怀疑有直立性蛋白尿或胡桃夹现象时,可采取特殊体位后留尿。

3. 尿液标本的保存

(1)尿标本采集后应于30~60分钟内进行检验,尤其是尿培养和尿液细胞学检查。

(2)不能及时检查的标本和计时尿标本须适当处理或保存。保存的方式主要有:①冷藏:置4℃冰箱,避光加盖。维持在弱酸性条件下,可防止一般细菌生长,并有利于有形成分的保存。如尿为碱性,可加少许冰醋酸使其呈弱酸性,注意有些标本冷藏后磷酸盐、尿酸盐等可析出,影响对有形成分的观察。②防腐剂:大多数防腐剂的作用是抑制细菌生长和维持酸性pH。常用的防腐剂见表8-1。

表 8-1　临床常用防腐剂及用途

防腐剂	作用	用法	临床应用
甲醛	防腐和固定尿液中的有机成分	每 30ml 尿液加 40%甲醛 1 滴或 5ml/L 尿	12h 尿艾迪计数
浓盐酸	保持尿液在酸性环境，防止尿中激素被氧化	5～10ml/L 尿	用于尿 17-羟或 17-酮类固醇、肾上腺素或去甲肾上腺素、儿茶酚胺、香草扁桃酸、丙酮等化学定量检查
甲苯或二甲苯	保持尿中化学成分不变	每 100ml 尿液中加 0.5%～1%甲苯 2ml，测尿中钠、钾、氯、肌酐、肌酸时加 10ml	用于尿糖、尿蛋白、丙酮、乙酰乙酸、尿生化等的防腐，加入足够量使其在尿标本表面形成一薄膜层，以阻止尿标本与空气接触
冰乙酸	保持尿液在酸性环境	醛固酮测定时用量为 3～5ml/L 尿，使尿酸度维持在 pH4.5。5-羟色胺测定用量 5～10ml/L，使尿酸度维持在 pH2	用于醛固酮、5-羟色胺的定量

【并发症及处理】

在留取导管尿和膀胱穿刺尿时，可出现损伤、感染、出血等相关并发症。

【操作后观察】

在留取导管尿和膀胱穿刺尿操作后，要对患儿进行观察。

【注意事项】

1. 收集尿常规标本的容器应清洁、干燥、一次性使用，并有较大的开口以便收集,必要时备便盆或尿壶。收集尿培养标本的容器应无菌,并按无菌常规收集。计时尿标本需要冰箱保存或加防腐剂。

2. 避免在月经期留取尿标本。应避免会阴分泌物、粪便、精液混入尿液。如会阴分泌物较多,应先清洁或冲洗后再收集。

3. 留尿前避免饮用大量饮料、茶、果汁、咖啡等。留取24小时尿时,应正常饮食、饮水,勿暴饮暴食,以免影响检查结果。

4. 尿培养标本最好在使用抗生素前或停药后3~5天留取,且最好收集晨尿或尿液在膀胱中潴留6小时以上。

5. 留取清洁中段尿时,要严格清洗外阴并消毒,避免尿道口及周围细菌的影响。开启无菌容器瓶盖前后应用酒精灯火焰消毒瓶外口及瓶盖,尽量减少其他可能的细菌感染。

6. 尿培养标本应在半小时内送检,尿常规标本应在1小时内送检,24小时尿检查不能与其他尿液检查项目同一天进行,但最好与血标本同时送检。

（蒋小云）

第三节　膀胱穿刺术

膀胱穿刺术是指在严格无菌操作下经前腹壁将穿刺针刺入膀胱获取尿液标本进行培养或解除患儿尿潴留的技术。该技术可避免尿道和皮肤病菌的污染,从而减少尿液污染的机会,常用于获取无菌尿标本以诊断尿路感染性疾病,或为有导尿术禁忌证的患儿解除尿潴留症状。在新生儿和小婴儿中,由于解剖因素的影响,导尿操作存在一定的技术难度和可能的并发症,因此膀胱穿刺术对年幼儿童显得尤为重要。

【适应证】

1. 无菌法尿标本的收集及尿细菌培养标本的收集。

2. 急性尿潴留患儿导尿未成功,而又急需排尿或送检尿标本者。

3. 存在导尿术禁忌证如急性尿道炎而需引流尿液者。

4. 存在导尿术禁忌证如尿道狭窄或损伤且不能手术而需膀胱造口引流尿液者。

5. 新生儿及小婴儿存在导尿技术困难者。

【禁忌证】

1. 绝对禁忌证

(1)触诊、叩诊未能触及膀胱或超声影像学检查未能证实膀胱充盈者。

(2)严重的脊柱畸形、肢体挛缩、重度肥胖,不易触诊膀胱者。

(3)泌尿生殖系统或内脏器官存在解剖异常者。

(4)凝血功能障碍者。

2. 相对禁忌证

(1)操作局部皮肤感染者。

(2)有腹部手术史者。

(3)有大量腹水者。

(4)患儿不能耐受此操作,极度不配合者。

【操作前准备】

1. 患儿准备

(1)向监护人和(或)患儿解释膀胱穿刺术的目的、意义、方法和安全性,消除紧张情绪。

(2)向监护人解释膀胱穿刺术是一种有创的侵入性检查和治疗方法;穿刺中及穿刺后可能出现的并发症,如麻醉意外、出血、感染等。由患儿监护人签署知情同意书。

(3)对烦躁不安或不能合作的患儿,于穿刺前30分钟给予镇静剂。

(4)必要时在B超引导下定位和穿刺。

(5)嘱患儿最大程度的憋尿。

2. 器械准备 膀胱穿刺包(内含治疗碗1个、弯盘1个、止血钳2把、培养瓶2个、纱布、棉球、无菌洞巾1块、20~22号穿刺针),无菌手套,2ml、10ml、50ml注射器,2%利多卡因,治疗巾,胶布,棉签,标本收集容器,小抢救包1个。

3. 操作者资质 有经验的医师。

4. 消毒准备 聚维酮碘(0.5%碘伏)。

【操作方法】

1. **检查患儿生命体征**　观察患儿的精神状态、意识，测量呼吸、心率和血压，必要时监测血氧饱和度。

2. **患儿体位**　患儿取仰卧位，双腿稍屈曲呈蛙腿状(图 8-4)。

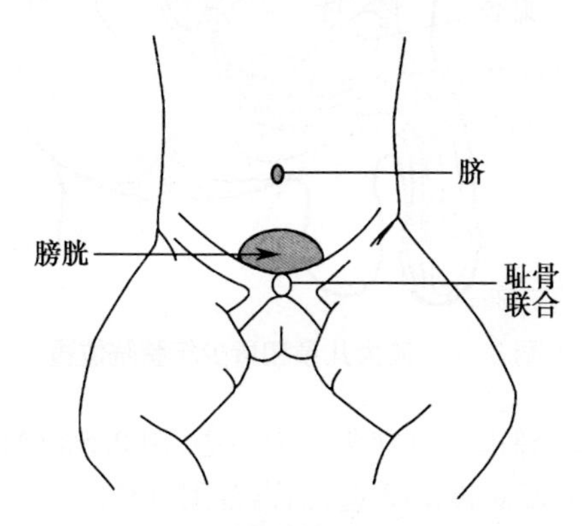

图 8-4　膀胱穿刺术患儿体位

3. **穿刺定位**　触诊、叩诊患儿腹部，定耻骨联合上 1~2cm，膀胱充盈区为穿刺点。必要时在 B 超引导下定位及穿刺。注意新生儿和婴幼儿的膀胱位于腹腔内，在耻骨联合后上方，随年龄增长，膀胱位置下移，较大儿童膀胱可位于腹部或下移进入盆腔(图 8-5，图 8-6)。新生儿和婴幼儿耻骨上膀胱穿刺点的选择和较大儿童相比应较高。

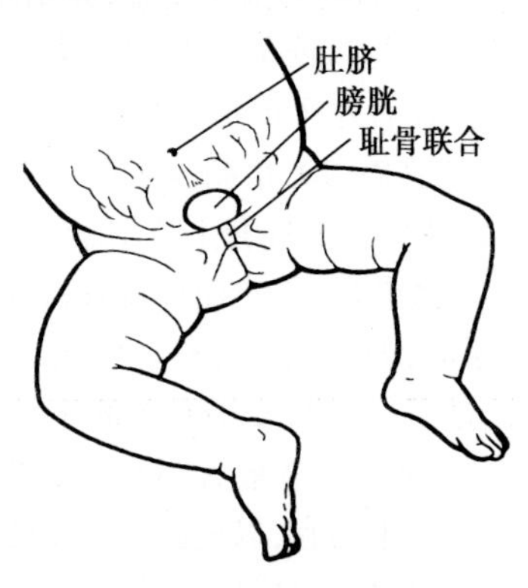

图 8-5　新生儿和婴儿膀胱位置

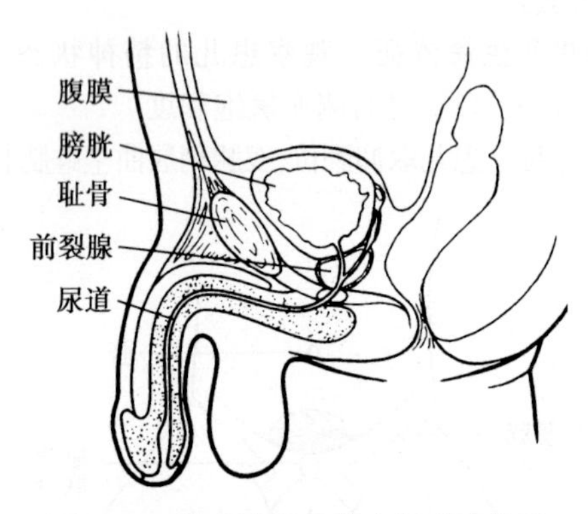

图 8-6　较大儿童和青少年膀胱位置

4. **消毒和铺巾**　以穿刺点为中心,用 0.5%碘伏沿穿刺点呈同心圆样消毒皮肤 2~3 遍,消毒范围直径约 15cm,且第二遍消毒范围应小于第一遍的消毒范围。操作者和助手戴无菌手套,盖无菌孔巾。

5. **局部麻醉**　以 1%利多卡因行穿刺点局麻。将注射器先斜行刺入皮内注射一小皮丘,然后自皮肤至壁腹膜进行缓慢逐层麻醉,每进针 2~3mm 时均应轻轻回抽,无回血时再注入麻药。一旦有尿液抽出,则表明已到达膀胱,应立即拔针,并测量进针深度,作为预定穿刺深度。

6. **穿刺**　穿刺针栓部接无菌橡皮管,并用止血钳夹闭。助手帮按住女患儿的尿道外口或男患儿的龟头以闭合尿道,以防止反射性的排尿。操作者左手拇指、示指固定穿刺部位,右手持穿刺针与皮肤垂直线呈 0~20°角刺入膀胱(图 8-7),见有尿液进针 1~2cm,然后在橡皮管末端套上注射器,松开止血钳,开始抽吸。当注射器内尿液装满后,夹闭橡皮管,将尿液注入收集容器内,再继续抽吸尿液,如此反复操作。膀胱过度膨胀的患儿,一次不可抽取尿液过多、过快,要视患儿的年龄、病情和个体耐受度而定。成人一次抽取尿液最大不超过 1000ml,儿童酌减,以不超过膀胱容积的一半为宜,以免膀胱内压骤降,而导致膀胱出血或发生休克。必要时留取尿标本送检。

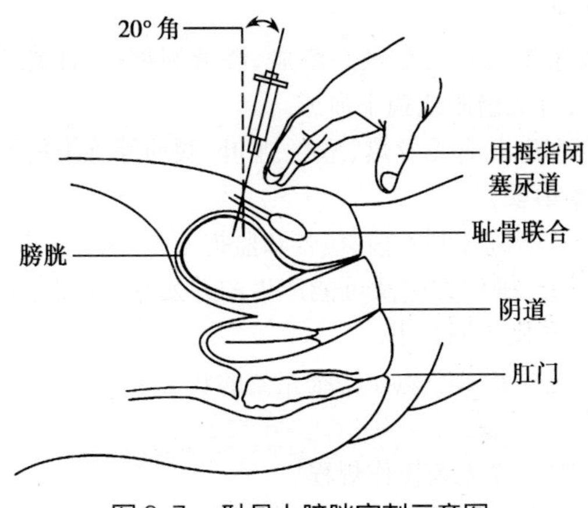

图 8-7　耻骨上膀胱穿刺示意图

7. **拔针及操作后处理**

(1)拔出穿刺针,按压穿刺点 3~5 秒,用 0.5%碘伏消毒后以无菌纱块覆盖,胶布固定。

(2)送患儿回病房,交代注意事项。

(3)物品归原位,医疗垃圾分类处置,记录尿量和性质,标本送检。

【并发症及处理】

1. **出血**　腹壁、膀胱壁和盆腔的小血肿呈自限性,可不特殊处理,若出现难以控制的出血,应积极采取相应的止血措施。

2. **感染**　感染性的并发症包括腹壁蜂窝织炎、腹壁脓肿、腹膜炎、膀胱炎、盆腔炎、败血症等,均为穿刺消毒不严、无菌观念不强所致。一旦发生需全身用抗生素治疗。

3. **邻近脏器损伤**　肠管穿孔、腹腔内脏器的损伤,多由穿刺进针位置不当所致。应加强操作训练,必要时在 B 超引导下进行定位和穿刺。

【操作后观察】

1. 观察患儿生命体征　监测血压、脉搏、呼吸情况,注意是否有脉细数、血压下降、四肢湿冷、脸色苍白、尿量减少或无尿等休克的表现。

2. 观察患儿有无穿刺点渗血、渗液和疼痛，注意外敷料上有无渗血，有无肉眼或镜下血尿。

3. 观察患儿有无发热、恶心、呕吐、腹痛等感染的征象。

【注意事项】

1. 在行膀胱穿刺术前，应告知监护人和(或)患儿该项操作的目的、意义、操作方法及可能产生的并发症，征得他们的知情同意，并签署操作同意书。

2. 膀胱穿刺术必须在膀胱充盈的状态下进行，否则有可能刺入腹腔。

3. 严格遵守无菌操作规程。

4. 在B超引导下定位和穿刺，可提高穿刺成功率，减少并发症的发生。

5. 若第一次穿刺不成功，可将穿刺针退回至皮下组织，并稍微调整角度再次进针。若第二次仍失败，则需待膀胱更充盈后再穿刺，或请泌尿外科医师会诊。

6. 新生儿和婴幼儿的膀胱位于腹腔内，在耻骨联合后上方，随年龄增长，膀胱位置下移，较大儿童膀胱可位于腹部或下移进入盆腔，在操作过程中应注意并准确定位，以减少并发症的产生。

7. 膀胱过度膨胀的患儿，一次不可抽取尿液过多、过快，要视患儿的年龄、病情和个体耐受度而定，以免膀胱内压骤降而导致膀胱出血或发生休克。

8. 留置膀胱造瘘管出血时可用无菌生理盐水冲洗。引流管的粗细应适当，并妥善固定，以防滑脱致尿液外渗。需定期更换尿袋和引流管，一般尿袋1周换一次，引流管2周换一次，造瘘管若无堵塞一般1个月更换1次，一旦有堵塞应立即清理疏通管道或换管。早期2~3天更换敷料1次，后期可3~5天更换敷料1次。

（蒋小云）

第四节　氯化钙负荷试验

氯化钙负荷试验(calcium chloride loading test)是一种用于鉴别儿童特发性高钙尿症不同型别的方法,指给特发性高钙尿症患儿低钙饮食5~7天后,分别检测清晨2小时空腹尿标本及钙负荷(10%氯化钙1g/1.73m^2或元素钙15~20mg/kg)后4小时尿标本的尿钙/尿肌酐,以鉴别特发性高钙尿症的型别是肠钙吸收亢进型(吸收型)还是肾小管重吸收钙障碍型(肾漏型),用以指导临床治疗。

【适应证】

特发性高钙尿症患儿。

【禁忌证】

1. **绝对禁忌证**　对氯化钙过敏者。

2. **相对禁忌证**　①高钙血症者;②长期应用激素者;③不能配合者。

【操作前准备】

1. **患儿准备**

(1)向监护人和(或)患儿解释该试验的目的、意义、方法和安全性,消除紧张情绪,取得配合,并由患儿监护人签署知情同意书。

(2)患儿低钙饮食7天,即停服牛奶及奶制品、豆制品、芝麻及其制品、海带和发菜等,摄入钙<250mg/d。

2. **器械准备**　留尿容器和试管。

【操作方法】

1. 低钙饮食7天后,试验前1天晚餐后禁食,于晚9点及午夜各饮水5~10ml/kg。

2. 试验日清晨7点钟排尿弃去,再饮与排尿量等量水。收集7~9点钟的尿液标本,混匀后取1管送检,测定空腹尿钙/尿肌酐。

3. 9点钟服10%氯化钙1g/1.73m^2或元素钙15~20mg/kg(与早餐同时进食),收集9~13点钟共4小时尿的尿标本,混匀后再取 1 管送检，测定钙负荷后尿钙/尿肌酐。

【注意事项】

1. **低钙饮食**　即停服牛奶及奶制品、豆制品、芝麻及其制品、海带和发菜等，摄入钙<250mg/d。

2. **停服对尿钙有影响的药物**　如钙剂、维生素 D、利尿药和肾上腺皮质激素等。

3. **须排除继发性高钙尿症**　常见者如下：

(1)高钙尿伴正常血钙：多见于因骨折行固定术或其他原因致活动受限者、用呋塞米及依他尼酸或激素治疗者、远端肾小管酸中毒、铅中毒、范可尼综合征、肝豆状核变性、抗利尿激素分泌异常综合征等。

(2)高钙尿伴血钙增高：多见于维生素 D 中毒或钙剂治疗患儿、甲状腺或甲状旁腺功能亢进、恶性肿瘤等。

【结果参考】

1. **吸收型**　空腹尿钙/尿肌酐<0. 21；氯化钙负荷后，尿钙/尿肌酐>0. 28。

2. **肾漏型**　不受限钙的影响，空腹及氯化钙负荷后均有尿钙/尿肌酐>0. 21。

（蒋小云）

第五节　尿浓缩稀释试验

尿浓缩稀释试验又称莫氏试验（Mosenthal test），是指通过测定正常 24 小时尿量、昼尿量与夜尿量之比，了解肾脏远端肾小管和集合管重吸收功能的检查方法。肾脏浓缩和稀释尿液的功能主要在远曲小管和集合管进行，在日常或特定条件下，可通过观察患儿尿量和尿比重的变化，判断和了解肾脏的浓缩与稀释功能。尿浓缩稀释试验是判断远曲小管功能的敏感指标。

【适应证】

1. 急性肾小球肾炎。

2. 慢性肾小球肾炎。

3. 肾小管疾病。

4. 慢性肾盂肾炎晚期。

5. 高血压肾病失代偿期。

【禁忌证】

1. **绝对禁忌证** 严重水肿者。

2. **相对禁忌证** 年龄小、不能配合试验要求者。

【操作前准备】

1. **患儿准备**

(1)向监护人和(或)患儿解释该试验的目的、意义、方法和安全性,消除紧张情绪,并由监护人签署知情同意书。

(2)试验前停用利尿剂。

(3)患儿正常进食,不宜进食含过多液体或富含水分的食物,如粥、西瓜、橙子等,每餐含水分不宜超过500ml。除进食外不再另饮水或任何液体。

2. **器械准备** 装尿容器、尿比重计、量筒。

【操作方法】

1. 试验前一天晚8时后禁食,试验当日正常进食,每餐含水分不宜超过约500ml,不再饮水或任何液体。

2. 试验日晨8时排尿弃去,于上午10、12时,下午2、4、6、8时(日间尿)分别留取尿液,晚8时之后至次晨8时间留尿1次(夜间尿),共收集7次尿液。

3. 准确测量和记录每次尿的尿量及尿比重。

【注意事项】

1. 正常饮食,饮食中不宜含过多液体或富含水分的食物,每餐含水分不宜超过约500ml。除进食外不再另饮水或任何液体。

2. 试验进行当中应观察患儿的一般情况,监测呼吸、心率和血压,如出现脱水症状或血压下降时应及时终止试验并补充液体。

3. 每次排尿要尽量排空膀胱。

4. 装尿容器应干净、干燥,并分别注明排尿时间及次数。尿比重计和量杯每次用后应洗净、干燥。

5. 尿比重易受尿中蛋白质含量影响，需矫正，100ml 尿液中含 1g 蛋白时应将所测得尿比重减去 0.003。

【结果判断】

尿浓缩稀释试验正常：24 小时尿量中日间尿量与夜间尿量之比≥2∶1，夜间尿比重>1.020。日间尿比重因饮水量而有变异，可波动在 1.002~1.020，最高与最低尿比重差>0.009。

【临床意义】

肾浓缩减退时，尿量多，夜间尿量增加，昼夜尿量相差不大，昼夜间尿量之比<2∶1；各次尿的比重接近，最高尿比重<1.018，最高与最低尿比重差<0.009，严重者甚至只有 0.001~0.002，常固定在 1.010 左右，提示远端肾单位的浓缩功能丧失。见于慢性肾小球肾炎及慢性肾盂肾炎晚期、高血压肾病失代偿期。

（蒋小云）

第六节 体位试验

体位试验（postural test）是采取直立位或腰部前凸的体位来诱发和检测体位性蛋白尿的试验，常用的有脊柱前凸试验（lordotic position）、West 方法（West method）及 Addis 方法（Addis method）。体位性蛋白尿在直立位或腰部前凸位时出现，卧位后消失，属生理性或功能性蛋白尿的一种，24 小时尿蛋白总量不超过 1.5g，亦可很高，常见于瘦长体型、青春期儿童。

【适应证】

疑有体位性蛋白尿者。

【禁忌证】

1. **绝对禁忌证** 无。

2. **相对禁忌证** ①年龄小、不能配合试验要求者；②不能耐受脊柱前凸位者。

【试验前准备】

1. **患儿准备**

（1）向监护人和（或）患儿解释该试验的目的、意义、方法和安全性，消除紧张情绪。

(2)教会患儿体位试验的具体要求及留尿时间。

(3)试验前一晚睡前排空膀胱后卧床、不起夜。

2. **器械准备** 留尿管。

【操作方法】

(一) 脊柱前凸试验

1. 患儿清晨起床后立即排尿1次，并留取尿标本。

2. 排尿后喝水200ml，靠墙站立，脚跟离开墙根15cm左右，头紧贴墙使脊椎前凸(图8-8)，如此站立约10~15分钟，1小时后再留取尿标本。

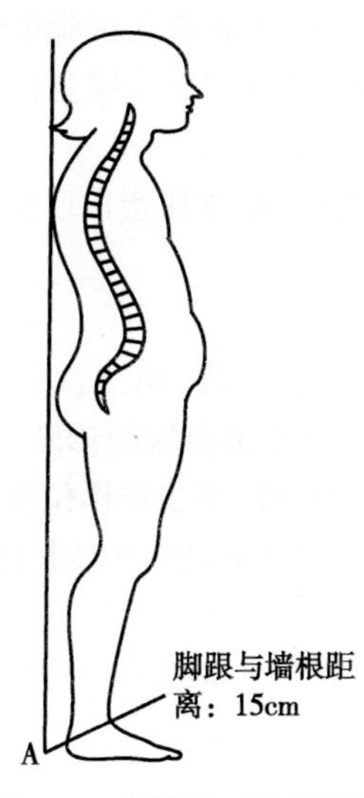

图8-8 脊柱前凸试验站位

3. 两次尿标本分别做尿蛋白定性检查。

(二) West方法

1. 睡前排尿1次，卧床1小时后再排尿1次弃去，此后开始至清晨起床时留取第1次尿标本。

2. 起床活动后2~3小时再留取第2次尿标本。

3. 两次尿标本分别做尿蛋白定性检查。

（三）Addis 方法

1. 准备两个留尿容器，分别标记“日间尿”及“夜间尿”。

2. 晨起早上 7 时排尿弃去，再收集至晚 10 时的尿于第一瓶内（日间尿）。

3. 晚 8 时开始卧床，并收集晚 10 时后至次日早晨 7 时的全部尿于第二瓶中（夜间尿）。

4. 送尿做蛋白定量检测。

【结果评价】

（一）脊柱前凸试验

1. 直立前（试验第一次尿）标本尿蛋白阴性，直立后（第二次）标本尿蛋白若≥（++）则为直立试验阳性，支持体位性蛋白尿的诊断。直立后（第二次）尿标本尿蛋白阴性，示直立试验阴性，不支持体位性蛋白尿的诊断。

2. 直立前（第一次）尿标本尿蛋白已呈阳性，不支持体位性蛋白尿。

（二）West 试验

1. 第一次标本尿蛋白阴性，第二次标本尿蛋白≥（+），为 West 试验阳性，支持体位性蛋白尿的诊断。若第二次尿标本尿蛋白阴性，为 West 试验阴性，不支持体位性蛋白尿的诊断。

2. 第一次标本尿蛋白已呈阳性，不支持体位性蛋白尿的诊断。

（三）Addis 方法

患儿总蛋白排泄量 >150mg/24h，而夜尿（第二瓶）尿蛋白 <75mg，即可诊断为直立性尿蛋白。

【注意事项】

1. 嘱咐患儿睡前排空膀胱，夜间卧睡不起床。

2. 体位试验留取的第一次尿标本应严格按起床后立即留取尿标本。

3. 在诊断体位性蛋白尿时，临床上一定要除外存在各种原发或继发性肾脏疾病、高血压、糖尿病等，对于既往有肾脏病及可累及肾脏的全身性疾病史者，更应慎重。

（蒋小云）

第七节 经皮肾活检术

经皮肾活检术(percutaneous renal biopsy)是指在实时超声波引导下用肾活检穿刺针经皮肤获取肾组织标本的操作技术。该技术是肾脏病临床最为重要的检查项目之一,不仅为绝大多数肾实质疾病的诊断、治疗方案的选择及预后的判断提供了客观的依据,还是研究肾脏病的发病机制、判断疗效和探讨疗效机制的重要手段。

【适应证】

凡有弥漫性肾实质损害,包括原发性和继发性肾小球疾病、小管间质疾病、肾血管性疾病等,其病因、病变程度、治疗和预后等问题尚未解决或不明确者,均为肾活检的适应证。儿科常见的适应证如下:

1. 难治性肾病综合征(包括激素耐药、激素依赖、频复发)。
2. 孤立性蛋白尿。
3. 持续性肾小球源性血尿(镜下或肉眼血尿)。
4. 急性肾炎起病,低补体血症超过8周。
5. 急进性肾炎。
6. 遗传性肾病。
7. 急、慢性肾功能不全原因不明者。
8. 继发性肾小球疾病。
9. 移植肾可疑有肾脏病复发者。

【禁忌证】

1. **绝对禁忌证** ①孤立肾;②肾位置异常;③固缩肾;④肾动脉瘤;⑤多囊肾;⑥抗凝治疗中;⑦出血体质并有明显出血倾向;⑧严重高血压未得到有效控制;⑨大量肾盂积液。

2. **相对禁忌证** ①肝素抗凝后不足24小时;②大量腹水;③未纠正的贫血,血红蛋白≤80g/L;④病情重,如心、肺功能不全等未纠正者;⑤肾肿瘤;⑥重度肥胖;⑦活动性感染性疾病:局部皮肤感染、呼吸道感染、急性肾盂肾炎、肾脓肿、肾结核等;

⑧不能耐受操作的患儿;⑨患儿监护人不同意操作。

【操作前准备】

1. 患儿准备

(1)明确肾活检术的适应证后,向监护人和(或)患儿解释肾活检术的必要性、意义、方法及可能的并发症,争取最佳配合。

(2)向监护人解释经皮肾活检术是一种有创的侵入性检查方法;穿刺中及穿刺后可能出现的并发症,如麻醉意外、出血、感染等。由患儿监护人签署肾活检同意书。

(3)术前检查:血常规、血型、出凝血时间、凝血酶原时间、活化部分凝血活酶时间、血尿素氮、肌酐和肌酐清除率等。

(4)停抗凝药物、抗血小板药物和非甾体类解热镇痛药3天以上,并复查凝血指标。

(5)B超检查了解肾脏大小、位置及活动度。

(6)血压偏高、血红蛋白≤80g/L、血小板计数≤80×10^9/L,术前纠正后再行肾活检。

(7)严重肾衰竭患儿在肾活检前血透数次,改善患儿一般情况后再行肾活检。

(8)避开女患儿月经期。

(9)训练患儿屏气和卧位排尿。

(10)对婴幼儿或不配合的患儿行全身麻醉时,术前需禁食、禁饮6~8小时,术前30分钟肌注苯巴比妥2~5mg/kg和东莨菪碱0.01mg/kg,并由麻醉医师行常规麻醉前评估。

(11)局麻者,术前30分钟口服地西泮镇静,剂量为0.1~0.3mg/kg。

(12)出血可能性较大的患儿术前使用维生素K及止血药。

2. 器械及物品准备 超声波探头及固定器、全自动活检枪、16号或18号Tru. Cut式活检针(图8-9)、肾活检穿刺包、注射器、2%利多卡因、无菌手套、无菌手术刀片、生理盐水、敷贴、胶布、小抢救包、培养皿、冰壶。需全身麻醉者备氧气、心电监护仪。

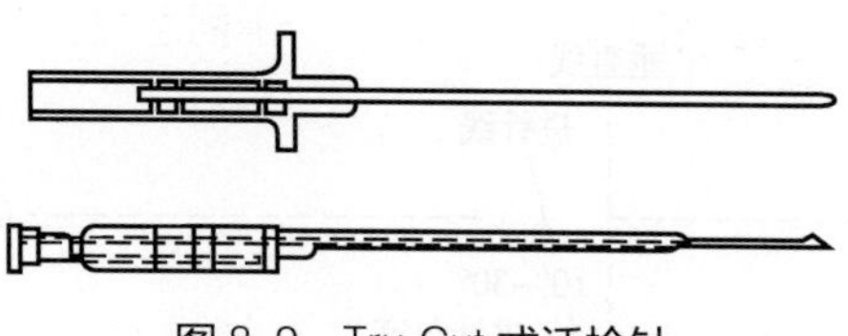

图 8-9 Tru.Cut 式活检针

3. **操作者资质** 经过培训的专科主治医师。

4. **消毒准备** 皮肤消毒用 1%碘伏。B 超探头用洁肤柔消毒剂擦拭，术前半小时固定器用 2%戊二醛消毒液浸泡，定位前用灭菌生理盐水将消毒液冲洗干净。

【操作方法】

1. **检查患儿生命体征** 观察患儿的精神状态、意识，测量呼吸、心率和血压，全身麻醉者予吸氧、心电、呼吸、血压、血氧饱和度监测。

2. **患儿体位** 患儿取俯卧位，腹部肋缘下（相当于肾区位置）垫一薄棉枕，使患儿腰背和胸臀在同一平面，将肾脏顶向背侧并减少肾脏的移动。患儿双上肢上举置于头两侧，头偏向一侧。嘱患儿平静呼吸。移植肾患儿取仰卧位。

3. **穿刺点定位** 在超声探测实时引导下，定位右肾下极或移植肾上极为穿刺点，并标记。超声波引导线即进针方向与肾脏表面纵轴的垂直线成 15°～30°夹角。穿刺点尽量靠近肾下级边缘，进针线一般选取肾下极与集合系统之间的外 1/3（图 8-10）。移植肾肾活检部位首选移植肾下极外侧区域，在下极无合适穿刺点时，可选择移植肾背侧或肾上极。采用斜角进针（与穿刺点肾脏表面的垂直线成 10°～30°夹角），应尽量避开肾脏集合系统和肾血管。

4. **估算穿刺距离** 测定皮肾距离（皮肤进针点与肾进针点间的距离），估算穿刺距离。估算方法为皮肾距离（cm）+B 超固定架长度+拟取肾组织长度（0.8～1.5cm）+穿刺时肾下移距离（1.0～1.5cm）。移植肾进针深度=皮肾距离+B 超探头距离+拟取肾组织的长度 1～1.5cm。

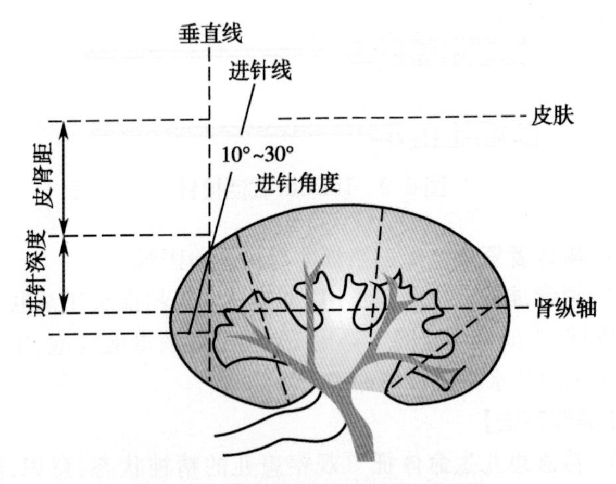

图 8-10 B 超引导下的穿刺模式图

5. **消毒和铺巾** 以穿刺点为中心，用 1%碘伏沿穿刺点消毒皮肤 3 遍，消毒范围直径约>15cm，上至肩胛下线、下至髂后上棘连线、两侧至腋后线，且第二遍消毒范围应小于第一遍的消毒范围。操作者和助手戴无菌手套，盖无菌孔巾。

6. **麻醉** ①全身麻醉者：由麻醉师执行麻醉。②局部麻醉者：以 1%利多卡因行穿刺点局部浸润麻醉。将注射器先斜行刺入皮内注射一小皮丘，然后自皮肤沿进针途径缓慢逐层麻醉至肾囊，每进针 2～3mm 时均应轻轻回抽，无回血时再注入麻药。

7. **穿刺** 用无菌手术刀做皮肤小切口，经超声穿刺针固定器的针槽及在实时 B 超引导下将穿刺针穿刺至肾包膜表面，套上穿刺枪，当肾脏处于最佳穿刺位置时，嘱患儿屏气（全麻时，在患儿呼气末或吸气末时），开动穿刺枪，完成穿刺以后即将针拔出（穿刺针实际肾内停留的时间不足 1 秒），患儿即可随意呼吸。

8. **活检组织的处理** 肾活检标本取出后，由病理技术员或术者检查有无肾小球，并立即对所取肾组织按各项病检查的要求进行分割处理，以备光镜、免疫荧光及电镜检查。通常将标本两头各切一小块，用 2%戊二醛固定，送电镜检查。其余标本置生理盐水润湿纱布上，放于培养皿内，冰壶送病理室作光镜及免疫荧光检查。若肾小球数量不够可重复取材。因穿刺针较细，常穿刺2针，取两条肾活检组织。

9. **操作后患儿的处理**

（1）拔出穿刺针，助手持无菌方纱以手掌按压穿刺点1~3分钟，用碘伏消毒后，以无菌纱块覆盖，胶布固定。移植肾活检术后必须按压穿刺部位30分钟以上。

（2）密切监测生命体征，观察腹部疼痛情况和伤口有无渗血。

（3）平移患儿至车床送回病房，并交代注意事项。

（4）物品归原位，医疗垃圾分类处置，标本送检。

【并发症及处理】

1. **血尿**　绝大多数患儿肾活检术后都有镜下血尿，一般在1~2天内自行消失。肉眼血尿发生率为2%~12%，1~3天转为镜下血尿，约0.5%的病例可持续2~3周。极少数在术后3~12天还会发生肉眼血尿。大多数肉眼血尿患儿皆不影响脉搏、血压及血红蛋白，延长卧床休息即可。仅有个别病例血尿严重，应积极采取止血措施，包括用神经垂体素、酚磺乙胺、维生素K等，避免用容易形成血凝块的止血药。当患儿血细胞比容下降超过6%或血红蛋白下降20g/L以上，或血流动力学不稳定时，需补液补充血容量，必要时需输血，甚或外科手术或介入处理活动性大出血。

2. **肾周血肿**　肾活检术后肾周血肿较常见，但多为小血肿，临床症状不明显。大血肿患儿常表现为腰或腹痛、恶心、呕吐，可伴低热，体检可见患儿腰、腹部压痛伴轻度肌紧张。大量出血可致血红蛋白下降。B型超声检查可确诊肾周血肿的存在。肾周小血肿一般无需特殊处理，以卧床休息为主，1~2周内可自行吸收而无后遗症，较大血肿可在3个月内吸收。严重大血肿伴血容量下降者的处理类似严重的肉眼血尿患儿。

3. **腰痛和腹痛**　肾活检部位钝痛较为常见，与肾周血肿或皮下血肿有关，多在1~3天内消失。如疼痛加重，可适当用止痛剂或镇静剂，但要密切监测血压、心率、血细胞比容、血红蛋白浓度和尿色等，确定有严重出血和（或）尿路梗阻时及时处理。

4. **动静脉瘘** 发生率约为 10%，大部分无症状，可自发缓解。肾活检后如存在持续肉眼血尿、并发高血压、一侧肾功能下降或肾脏缩小，应考虑并发动静脉瘘，肾动脉造影或彩色多普勒检查可确诊。破裂时可发生严重血尿或肾周血肿、顽固性高血压。大的动静脉瘘破裂可引起进行性心力衰竭及腰腹部血管杂音。动静脉瘘导致持续肉眼血尿、顽固性高血压者可行选择性肾动脉栓塞治疗。

5. **尿潴留** 因情绪紧张或疼痛所致的尿潴留，可予舒缓紧张情绪、热敷等协助排尿，必要时予导尿。血凝块致尿路梗阻引起的严重尿潴留，应采取膀胱穿刺导尿或三腔导尿管导尿，并反复冲洗膀胱，直至患儿肾出血停止。

6. **感染** 严格无菌操作，发生率并不高。偶尔发生肾脓肿及败血症等，可予抗感染等对症处理。

7. **其他并发症** 包括肾破裂，肾盂、肾盏瘘，偶尔有穿刺针误刺入其他器官如肝、脾、胰或小肠等，临床罕见，可予相应的对症处理。

【操作后观察】

1. 观察患儿生命体征 监测血压、脉搏、呼吸情况，注意是否有脉细数、血压下降、四肢湿冷、脸色苍白、尿量减少或无尿等休克的表现。一般肾活检后第 1 个小时内每 15 分钟测血压及脉搏，之后每小时监测 1 次，共 4 次，如无异常，可改为每 4 小时 1 次至 24 小时。

2. 观察尿量、尿色 尿留置于清洁透明的塑料杯内，标明日期和时间，第一次尿送检尿常规，以后放置床旁以便观察和对比。注意观察有无肉眼血尿、血块、尿量减少或无尿。

3. 观察患儿有无腰痛或腹痛、腹胀等症状 观察患儿穿刺点有无疼痛，敷料有无渗血、渗液。

4. 观察患儿有无发热、恶心、呕吐、持续性腹痛等感染的征象 必要时查血象和 C- 反应蛋白。

5. 术后第二天监测血常规和尿常规。

【注意事项】

1. 在行肾活检穿刺术前,应告知监护人和(或)患儿该项操作的必要性、目的、意义、操作方法及可能产生的并发症,征得他们的知情同意,并签署操作同意书。

2. 严格遵守无菌操作规程。

3. 全麻患儿术前 8 小时需禁食、禁水,术前可适当补液。术后待患儿完全清醒后先试饮水,如无呕吐、腹痛,才可进食。

4. 移植肾肾活检时应避开手术切口(瘢痕组织形成部位),避免穿入腹腔,避开肾周血肿和淋巴漏部位。

5. 拔出穿刺针后,助手持无菌方纱以手掌按压穿刺点 1~3 分钟,移植肾需按压 30 分钟。

6. 术后移动患儿要平移,采取平卧位,严格腰部制动 4~6 小时,平卧 24 小时。

7. 术后嘱多饮水,第一次尿送检尿常规,第二天复查血常规和尿常规。患儿有明显血尿或持续性腹痛时要及时复查血常规。

8. 术后 3 周内禁止剧烈运动或重体力活动。

9. 在保证安全的前提下应尽量获取足够的肾小球,一般要作出正确诊断至少应有 10 个以上的肾小球。一次获取肾组织的长度不应超过 1.5cm,尤其在慢性肾功能不全、肾皮质变薄的患儿,更不宜取过长肾组织,以免伤及大血管和肾盏,造成严重的出血性并发症。

(蒋小云)

第八节　腹膜透析术

腹膜透析(peritoneal dialysis,PD)是利用患儿自身腹膜的半透膜特性,通过弥散和对流的原理,规律、定时地向腹腔内灌入透析液并将废液排出体外,以清除体内潴留的代谢产物、纠正电解质和酸碱失衡、超滤过多水分的肾脏替代治疗方法。随着 PD 技术和方法的不断改进,其有效性和安全性明显提高,已成为治疗儿童急性肾损伤和慢性肾衰竭有效的肾脏替代治疗方法之一。

【适应证】

1. 急性肾衰竭(ARF)或急性肾损伤

(1)严重水钠潴留,有充血性心衰、肺水肿、脑水肿、严重高血压倾向。

(2)有明显的尿毒症症状,如频繁呕吐、心包炎、神经病变或无法解释的精神恶化或出血。

(3)血钾持续或反复超过 6.5mmol/L。

(4)肌酐清除率较正常下降超过 50%、血尿素氮(BUN)>43mmol/L 或高分解代谢,即每天 BUN 上升超过 14.3mmol/L,肌酐(Cr)上升超过 17μmol/L。

(5)持续难以纠正的酸中毒(CO_2CP<10mmol/L)。

(6)需除去可透析的有害物质,如引起中毒的药物、毒素和毒物。

2. 慢性肾衰竭(CRF)

(1)当残余肾肌酐清除率减退至 9~14ml/(min · 1.73m^2)或每周尿素清除指数<2.0 时。

(2)当患儿出现持续、难以控制的严重营养不良、慢性贫血、生长障碍、水潴留、高血压或电解质紊乱等严重并发症时,应及早透析治疗。

3. 水、电解质紊乱　各种原因所致重度菌血症、高钾血症、稀释性低钠血症、严重高钠血症、严重代谢性酸中毒等,经一般治疗无效者,可行 PD。

4. 外源性毒物或药物中毒　毒物如氯、碘、氟、砷、铜、锂、汞及某些可透析的有机毒物;药物如水杨酸制剂、巴比妥类、苯妥英钠、磺胺、异烟肼等,易被透出或在血中不与蛋白结合或结合较松弛的药物。

5. 其他　肝性脑病、难治性充血性心力衰竭、出血坏死性胰腺炎、Reye 综合征等。

【禁忌证】

(一)绝对禁忌证

1. 腹腔内广泛粘连、严重感染或肠麻痹。

2. 腹壁有广泛感染或蜂窝织炎。

3. 腹膜腔缺失或腹膜无功能。

4. 难以纠正的机械性问题，如外科难以修补的横膈裂孔疝、脐突出、腹裂、膀胱外翻等。

5. 腹腔内有性质不明的病变或疑有腹内脏器损伤时。

（二）相对禁忌证

1. 腹部手术3天以内。

2. 心肺疾患不能增加腹压。

3. 腹部有外科引流管。

4. 重度肠梗阻。

5. 腹内巨大肿瘤及巨大多囊肾。

6. 休克或恶病质。

7. 缺乏合适的看护者。

8. 依从性差。

9. 不能耐受透析置管和透析操作。

【操作前准备】

1. 患儿准备

（1）对疾病状态的评估：PD前要对患儿原发病、残余肾功能、贫血状况、血压、液体和酸碱平衡、营养状态、尿毒症症状、饮食、睡眠、心理状态以及临床用药等进行整体临床评估。

（2）手术风险的评估：术前要对患儿是否适合腹膜透析置管术、术中耐受性、手术风险及透析耐受性进行评估。

（3）明确腹膜透析术的适应证后，向监护人和（或）患儿解释腹膜透析的必要性、意义、方法和可能的并发症，争取最佳配合。

（4）向监护人解释经腹膜透析置管术是一种有创的侵入性方法；置管中、置管后及透析中可能出现的并发症，如麻醉意外、出血、感染、渗漏、堵管等。由患儿监护人签署腹膜透析置管术和腹膜透析同意书。

（5）术前检查：血常规，血型，出凝血时间，凝血酶原时间，活化部分凝血活酶时间，血白蛋白，血电解质，肝功能，肾功能，心肌酶，心电图，血源传播性疾病相关指标如HIV、梅毒、肝炎等,原发病相关指标等。

(6)置管前了解患儿有无便秘,如有应先灌肠或服用泻剂治疗。

(7)置管前确定透析管的型号和长度。急性透析可选用单或双涤纶套 Tenckhoff 管,慢性透析选用双涤纶套 Tenckhoff 直管。体重≤5kg 的婴儿可选用新生儿 PD 管(腹腔内段长 10~12cm,内径 0.5mm),5kg<体重≤30kg 的患儿选用儿童 PD 管(腹腔内段长 12~14cm,内径 1.8mm),体重>30kg 的患儿可选用成人 Tenckhoff 管。小婴儿也可采用胸骨前鹅颈管。

(8)术前设计并在体表标记好导管进入腹腔的位置、皮下隧道的途径、内袖套的位置以及出口的位置。

(9)术前用药:术前 1 小时预防性使用抗生素,推荐第一代或第二代头孢菌素 1~2g;有高血压者应常规降压治疗;精神过度紧张者可酌情使用镇静药物。

(10)术前禁食、禁饮 6~8 小时,术前 30 分钟肌注苯巴比妥 2~5mg/kg 和东莨菪碱 0.01mg/kg,并由麻醉医师行常规麻醉前评估。

2. 器械及物品准备 腹膜透析管、透析液、无菌铜丝及手术所需相关用品。常规准备地塞米松、肾上腺素等急救药品和器材。

3. 操作者资质 经过培训的熟练的专科医师,主刀须为主治及以上医师。

4. 消毒准备 手术部位皮肤用聚维酮碘(碘伏)或氯己定消毒。在手术区域四周铺上无菌外科巾单,仅暴露需要手术的腹部皮肤。

5. 环境准备 腹膜透析手术室要按相应法规和标准严格消毒、管理。

【操作方法】

(一)腹腔置管术

腹腔置管术有手术切开放置法、腹腔镜下放置法和经皮穿刺放置法。经皮穿刺法简单易行,主要用于急性透析,但由于盲目插入易致肠和腹腔其他器官损伤,也易致腹腔感染,国内很少应用，特别在新生儿和小婴儿不主张应用。腹腔镜下放置法可在直视下将腹膜透析导管末端置于直肠膀胱陷凹或直肠子宫陷凹。此法简便、安全、创伤小、恢复快，但该法技术要求较高，需要专门设备及由专科医师实施。手术切开放置法仍是最常用、最可靠的方法。下面介绍此方法：

1. **检查患儿生命体征**　观察患儿的精神状态、意识，予心电、呼吸、血压、血氧饱和度监测。

2. **患儿体位**　取仰卧位。

3. **手术过程**　麻醉成功后，常规消毒腹部皮肤，选择切口，可选在腹正中线或正中旁线脐下 3cm 处，也可选在右下腹麦氏切口，切口长 2~4cm。切开皮肤，剪开腹直肌前鞘及后鞘，暴露腹膜做 0.5~0.8cm 的小切口，并在周围作荷包缝线，暂不结扎，置管前先用小量肝素冲洗管腔，无腹水者先向腹腔内注入 200ml 透析液，防止损伤肠管（有腹水者除外）。用金属管线插进 PD 管内，以协助从切口处向直肠膀胱陷凹徐徐放入 PD 管，收紧荷包缝线，结扎腹膜切口，将第一个涤纶套固定于腹直肌鞘前，再于腹壁脂肪层下，用止血钳紧贴腹直肌鞘分离一长约 6~8cm 隧道，从隧道上口拉出导管。将第二个涤纶套固定于皮肤出口 0.5cm 处。PD 管出口在小婴儿，选择出口在尿布区域以上；使用胸骨前鹅颈管者，选择出口在前胸壁；学龄前儿童可选于腰部以上，学龄儿童可选于腰部以下，最好选择出口于腹左侧。缝合皮肤切口，并将 PD 管固定。建议在置管时切除部分大网膜，可降低腹膜透析管阻塞的发生率。

4. **术后护理**

（1）出口覆盖无菌纱布，及时更换敷料，一般 10 天左右可拆线。

（2）建议在置管 2 周后进行腹膜透析。若需立即进行透析，建议在卧位或半卧位下或用腹膜透析机进行，透析量宜小，从 15~20ml/kg 开始，逐渐加量，同时应在 PD 液内加入肝素及抗生素。

（3）进行出口处护理时应戴帽子和口罩，操作前常规洗手。

（4）定期清洗隧道口，可采用生理盐水清洗隧道口，再用含碘消毒液消毒隧道口皮肤后无菌纱布覆盖。如无感染情况下,每周至少应清洗消毒1次。

(5)保持导管出口处干燥,不行盆浴和游泳。淋浴时应用肛袋保护出口处,淋浴完毕后应及时清洗消毒出口处。

5. 连接管道的护理

(1)术后两周内应特别注意导管固定,否则可导致出口处损伤和愈合不良。应使用敷料或胶布固定导管,在进行各项操作时注意不要牵扯导管。

(2)外露导管及连接管道之间应紧密连接,避免脱落。

(3)在进行外露导管及连接管道维护时不可接触剪刀等锐利物品。

(4)连接短管6个月更换一次,如有破损或开关失灵时应立即更换。

(5)碘伏帽一次性使用,无需使用消毒剂,不可用碘伏直接消毒短管。

(二)腹膜透析术

1. 透析液

(1)葡萄糖腹膜透析液:葡萄糖浓度分为1.5%、2.5%、4.25%,渗透压在346~485mOsm/L,pH为5.2。适用于各种腹膜透析治疗模式。一般首选1.5%葡萄糖腹膜透析液。水负荷过重需要加强超滤时,可以逐渐增加高浓度葡萄糖腹膜透析液的使用。4.25%的葡萄糖腹膜透析液一般用于长留腹。

(2)艾考糊精腹膜透析液:以7.5%艾考糊精为渗透剂,pH为5~6,渗透压为284mOsm/L,超滤作用靠胶体渗透压获得。每天用1次,主要用于CAPD夜间长留腹和APD日间留腹,尤其适用于腹膜超滤衰竭、高转运或高平均转运、糖尿病患和容量负荷过多而超滤不足者。

(3)氨基酸腹膜透析液:常用1.1%的氨基酸腹膜透析液,pH为6.6,渗透压为365mOsm/L。主要用于营养不良的维持性腹膜透析患儿,不能用于长时间留腹。因其可加重代谢性酸中毒,增加血尿素氮水平,所以未纠正的酸中毒、严重肝衰竭、高血氨症等情况下应慎用。

（4）碳酸氢盐腹膜透析液：以碳酸氢盐代替乳酸盐作为缓冲剂，pH为7.4。适用于用酸性腹膜透析液时有灌注痛和不适的患儿。

（5）低钙腹膜透析液：采用生理性的钙离子浓度（1.25mmol/L），适用于高血磷、高血钙或严重甲状旁腺功能亢进须使用大剂量活性维生素 D_3 治疗者。

2. 透析液的调整

（1）钾盐：根据患儿血钾水平来调整。血钾高可选用无钾透析液，一般透析4~6次后血钾即可下降，再改用含半钾的透析液（即加入10%氯化钾1.5ml/L，钾浓度相当于2mmol/L）。如为患儿低血钾，可选用含全钾透析液（即加入10%氯化钾3ml/L，钾浓度相当于4mmol/L）。

（2）葡萄糖：如患儿无明显水肿，不需清除水分，一般用1.5%葡萄糖等渗透析液。如患儿有水肿、高血压、血容量过多时则需用2.5%或4%的高渗透析液，提高超滤体内多余水分的效果。但持续应用高渗腹透液可引起血糖过高，甚至发生高渗性非酮症性昏迷，并且易引起腹痛及增加蛋白质丢失，降低腹膜吞噬细胞功能。因此，一般在透析过程中，将1.5%葡萄糖与2.5%或4.0%葡萄糖透析液交替使用，或在高渗透析液中加胰岛素，可减少高渗透析液所致副作用。

（3）抗生素：加用抗生素指征：①导管插入初期，手术重置透析管后1~2周；②可疑有腹膜炎时应加用抗生素。可选用氨苄西林（50mg/L）、头孢唑啉（50~125mg/L）或庆大霉素（80mg/L），一般用1~2周。

（4）肝素：透析液内加用肝素指征：①插管头两周内；②每周透析天数在2天以下者；③有腹膜炎或其他腹膜刺激表现者；④透析液内有纤维素条或块者；⑤导管移位纠正或手术后均应加用肝素，防止导管阻塞。肝素用量为4mg/L，疗程10~14天。

3. 透析前准备 ①测量患儿体温、脉搏、血压及体重，并做好记录。②按医嘱配好药物，如在透析液中加肝素、抗生素等。配药过程中要注意严格无菌操作，药物加入透析袋后称重量，并做好记录。③使用前预热至37℃，可在温箱或热水中预热。

4. 透析操作及注意事项

(1)如在插管当天透析，输入量按每次15~20ml/kg计算，以后可逐渐增加至30~40ml/kg。全天透析量在5000~8000ml。透析液停留时间应按透析目的而异。如欲透出体内过多液体，停留时间为15~20分钟；如以透出尿毒物质或电解质为目的，应停留30~60分钟。透析时数取决于：①患儿的代谢状态；②残存肾功能；③腹膜清除能力；④患儿体重。如通过透析患儿自觉良好，食欲改善，无胃肠道症状，能保持较好的活动能力，血尿素氮维持在25mmol/L(70mg/dl)以下，舒张压90mmHg以下，透析时数已合适，可在密切观察下逐渐减少每周透析时数，以确定更合适的透析时数。

(2)操作者戴好口罩，消毒液洗手，必要时可戴无菌手套。

(3)透析袋口用碘伏消毒，更换透析袋的每个环节均必须严格注意无菌操作。

(4)PD液输入前应加温，输入时间为5~10分钟，输入太快可引起腹痛；PD液放出时间为10~15分钟，放出太快，可致PD管形成负压，吸附肠或大网膜。

(5)将空袋置低位使腹腔内液体流出(图8-11)。

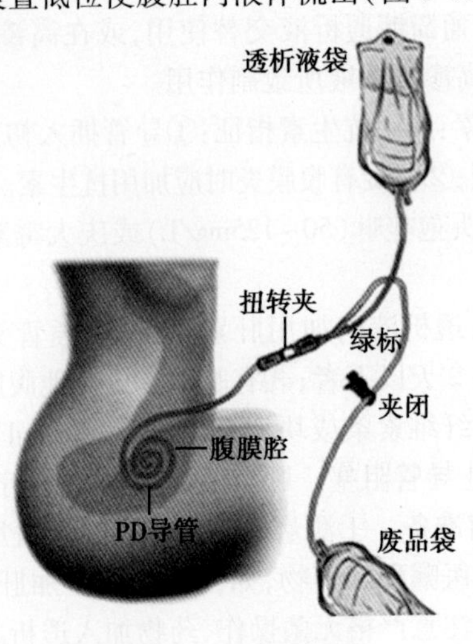

图8-11　腹膜透析图

(6)更换新袋并将其置高位,使液体流入腹腔,将透析液全部注入后,将空袋固定于腰部。

(7)测透出液重量,观察透出液性状,有无混浊、出血及絮状物。每天送腹水常规,视病情送检腹水生化和培养。

(8)做好出入量记录。

5. PD 方案

(1)急性 PD:一般患儿可用间歇性腹膜透析(IPD);重症监护患儿可采用改良急性 PD 方案,称之为连续性 PD(CPD),效果更好。

(2)慢性 PD:常包括以下方案:

1)持续性非卧床 PD(CAPD):是治疗 CRF 患儿的首选方法。儿童标准的 CAPD,每天交换 PD 液 3~5 次,每次量为 50ml/kg 或 1100ml/m^2,白天在腹腔内留置 4~6 小时后放出,夜间留置 10~12 小时。当透析液注入后,连同塑料袋一起卷曲于患儿腰部,患儿可自由活动、上学或工作。一般经 2 周培训可在家庭进行,较适用于较大年龄 PD 患儿。

2)自动 PD(APD):操作过程由一台全自动腹膜透析机完成,能解决低龄儿童需要低剂量灌入量的难题,同时可利用患儿夜间自动进行透析,白天可自由安排活动或上学,有利于改善生活质量。

3)持续循环 PD(CCPD):是 APD 的主要模式,将全天透析量的 3/4 利用自动透析机于夜间进行,白天腹腔仅保留 1/4 液体。CCPD 是目前最适合儿童的透析方式,其效果与 CAPD 相似,但需要专门的机器设备且价格较贵。

4)间歇性 PD(IPD):仅适用于慢性腹透治疗的最初 3~10 天,一般每天推荐透析交换 8~10 次(即 8~10 个透析周期),每次透析液 30~50ml/kg,每次最多不能超过 2000ml/m^2。由于 PD 液留腹时间仅为 30~40 分钟,对中、大分子物质清除效果差,因此不作为慢性腹透的常规。

5)夜间间歇性 PD(NIPD):是在夜间利用腹膜透析机进行的间歇性腹膜透析形式,白天腹腔内不留透析液,夜间交换次数为 8~10 次。由于 NIPD 透析液在腹腔内停留时间短,对溶质清除受到限制,特别是对中、大分子物质清除效果差,不适合在儿科应用。

6. **腹膜透析处方的调整程序** 在开始PD时，应首先对患儿的临床状态、体表面积及残余肾功能进行评估，制订初步的透析方案。透析2～4周后进行腹膜平衡试验（PET），同时评估PD的充分性，包括患儿的食欲、生长发育、营养状况、溶质清除状况、容量平衡、酸碱电解质平衡和社会适应能力等。如达到治疗目标，按原方案继续透析，如未达到治疗目标，可根据调整处方的变量更改透析方案，直至达到治疗目标。K/DOQI指南建议儿童采用每周总Kt/V（肾脏+透析）作为评价溶质清除充分性的单一指标，目标值为每周超过1.8。PD处方调整步骤见图8-12。

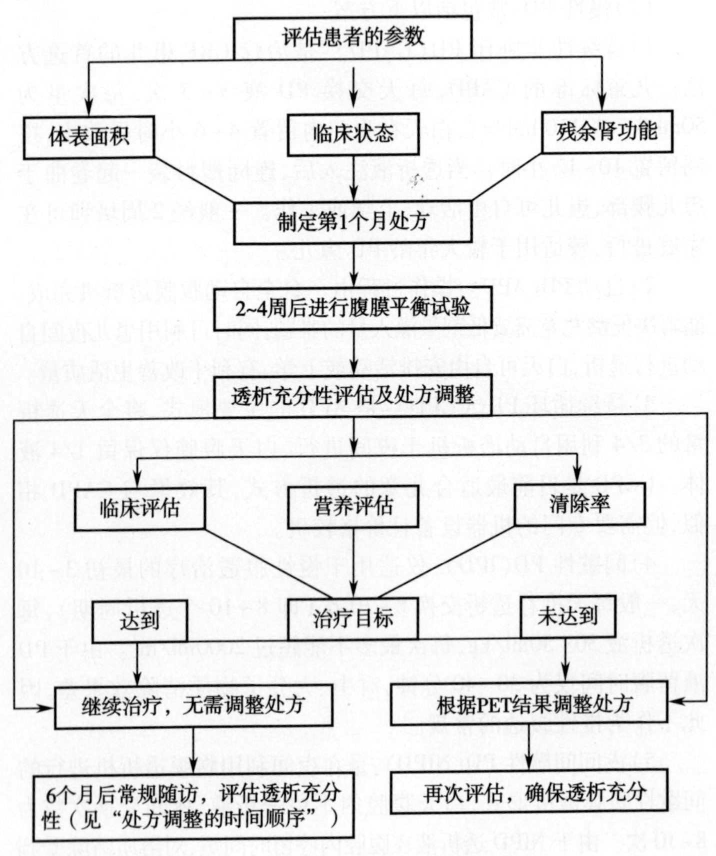

图8-12 腹膜透析处方调整程序

【并发症及处理】

（一）腹膜透析相关感染并发症及处理

1. 导管出口处及隧道感染（ESI/TI） ESI是指导管出口处脓性分泌物和（或）红肿，病原微生物培养可为阳性或阴性。TI是指皮下导管隧道出现红肿和疼痛，病原微生物培养可为阳性或阴性。行局部涂片和病原菌培养，加强护理，予敏感抗生素外用、口服或静脉用药，必要时行外口清创治疗。经局部处理及全身用药2周，感染难以控制者应考虑拔除导管或去除皮下袖套。

2. 腹膜炎

（1）诊断标准：PD患儿如出现以下三条中的两条，可诊断。①透出液浑浊和（或）腹痛；②透出液常规WBC>100×10^6/L，中性粒细胞比例>50%；③透析引流液病原微生物检查阳性。一旦出现腹透液混浊，无论有无腹痛，应怀疑腹膜炎。

（2）病原菌：最常见的病原菌为凝固酶阴性葡萄糖球菌、金黄色葡萄球菌、链球菌革兰氏阳性菌，约占60%；革兰氏阴性菌近年呈逐渐增多的趋势，约占40%。真菌性腹膜炎和分枝杆菌腹膜炎临床相对少见，约占3%。

（3）处理：一旦考虑腹膜炎，应及时留取第一袋浑浊透出液送检，包括细胞计数和分类、革兰氏染色和病原学培养。留取标本后即应开始经验性抗感染治疗，可联合使用抗生素，选用覆盖革兰氏阴性菌和革兰氏阳性菌的抗生素。如有发热等全身症状，应腹腔用药和静脉用药同时进行。如腹水浑浊明显或疼痛剧烈，可采用数袋1.5%腹透液加抗生素冲洗腹腔。为避免纤维蛋白凝块形成，可在腹透液中加入适量肝素。一旦诊断为真菌性腹膜炎，则应拔除导管，使用抗真菌药物。一般病原菌抗生素疗程2周左右，金黄色葡萄糖球菌、铜绿假单胞菌及肠球菌等为3周。结核性腹膜炎一般采取四联疗法，局部和全身用药相结合，无效者拔除导管并继续抗结核治疗。

（二）腹膜透析非感染并发症及处理

1. 导管功能障碍 ①常见原因：血块、纤维蛋白凝块阻塞、大网膜包裹腹透管、导管受压扭曲、导管尖端移位、患儿便秘或膀胱充盈至导管功能性引流障碍。②临床表现:透析液注入或引流单向或双向障碍。③处理:可变换透析导管置入位置;适当活动,予轻泻剂,生理盐水灌肠刺激肠道运动;当透出液含血性物、纤维块时,应预防性使用肝素(500~1000U/L),用尿激酶封管;以上处理无效者属不可逆性阻塞,或可能为大网膜缠绕,均需重新置管。

2. **透析液渗漏** ①常见原因:置管手术腹膜荷包结扎不严密、腹膜存在先天性或后天性缺陷、腹膜透析注入腹腔后导致腹内压升高等。②临床表现:透析液漏出到腹腔以外的部位,引起管周渗漏出口处潮湿、肿胀、胸腔积液、腹壁肿胀、阴囊肿大、阴唇肿胀等。③处理:暂停腹膜透析,如必须透析,可采用小剂量半卧位PD,并缩短留腹时间或转作血液透析1~2周,预防性使用抗生素,必要时局部修补重置导管。

3. **疝** 包括脐疝、腹股沟疝及切口疝,主要与局部腹壁薄弱和腹内压升高有关。临床表现轻者仅见腹壁局部肿块,重者可出现肠梗阻或肠坏死,少数患儿可并发腹膜炎。疝应尽可能手术修复,如反复复发治疗无效者,改血液透析。

4. **出血性并发症** ①常见原因:凝血功能障碍、使用抗凝药、术中不慎损伤腹壁动脉及其分支等;②处理:伤口或出口处出血压迫止血,血性腹水用0.5~1L冷生理盐水或腹透液冲洗,外科手术处理。

5. **腹膜衰竭** 与多次腹膜炎或长期使用生物不相容性透析液导致腹膜结构和功能异常有关。处理包括:防治腹膜炎,使用生物相容性透析液,尽量少用高糖透析液,为增加超滤可加用艾考糊精透析液;改腹透方式为短存留,夜间不保留透析液,但需兼顾溶质清除;腹膜休息4周,暂予血液透析;无效者改行血液透析。

6. **蛋白质能量营养不良** ①常见原因:包括透析不充分,毒性产物潴留,使蛋白质和热量摄入减少;代谢性酸中毒、感染(包括腹膜炎)等导致高分解代谢状态;透析液蛋白质、氨基酸和微量元素丢失，残余肾功能减退，原发病影响等。②处理：加强透析，注意小分子溶质清除特别是水钠平衡。应根据患儿残余肾功能及腹膜转运特性个体化透析处方，防治感染、代谢性酸中毒等并发症，保护残余肾功能，避免使用肾损害药物；进行心理干预，增强患儿成功透析的信心；每6个月进行一次营养评估，接受个体化营养指导。

【操作后观察】

1. 观察患儿生命体征　监测血压、脉搏、呼吸情况，必要时行血氧饱和度监测。

2. 观察患儿导管出口处和皮下导管隧道有无红肿、疼痛和脓性分泌物，有无腹痛、腹胀、发热等感染的征象。

3. 观察透析进液、出液是否顺利，透出液是否浑浊，是否有血性或含血块、纤维蛋白凝块。

4. 观察有无出血、透析液渗漏、疝、腹膜衰竭等并发症的发生。

【注意事项】

1. 在行腹膜透析置管和腹膜透析术前，应告知监护人和（或）患儿该项操作的必要性、目的、意义、操作方法及可能产生的并发症，征得他们的知情同意，并签署操作同意书。

2. 严格遵守无菌操作规程。

3. 充分进行术前评估　包括腹膜透析置管术和透析耐受性、凝血状态、营养状态，有无导致腹壁薄弱危险因素、有无疝病史、有无便秘等。

4. 在置管时要注意　①外涤纶套距皮肤出口处距离应在2cm，出口处方向最好向下；②术后妥善固定导管，避免过多牵拉，加强导管维护；③定期清洗出口处皮肤，保持其清洁干燥；④隧道口愈合期、感染期避免盆浴及游泳；⑤如患儿鼻部携带有金黄色葡萄球菌，鼻腔涂用抗生素软膏。

5. 根据患儿的病情选择合适的透析方式，并定期进行透析充分性的评估，及时调整透析方案。

6. 加强腹膜透析患儿的随访和监测　随访由腹膜透析专职医生和护士共同完成，随访频度根据患儿病情和治疗需要而定。一般新入院患儿出院后2周至1个月后返回医院完成首次随访；病情稳定患儿每1~3个月随访1次；病情不稳定患儿随时随访或住院治疗。腹膜透析患儿的随访流程见图8-13，随访评价的指标和监测频度见表8-2。

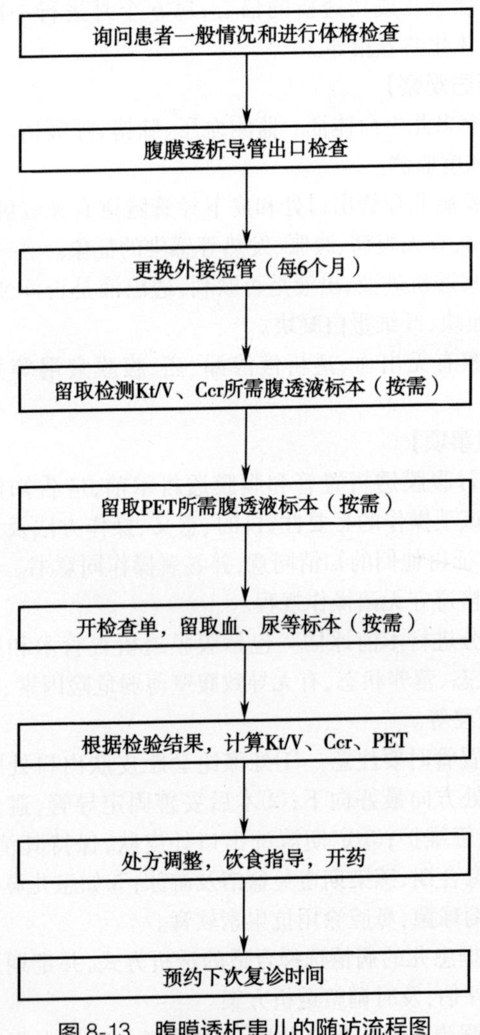

图8-13　腹膜透析患儿的随访流程图

表8-2　腹膜透析患儿随访的评价指标和监测频度

评价指标	监测频度	评价指标	监测频度
临床症状评价	每个月1次	血清铁蛋白	每3个月1次
身高	每个月1次	血清铁	每3个月1次
体重	每个月1次	总铁饱和度	每3个月1次
头围(婴儿)	每个月1次	血清碱性磷酸酶	每3个月1次
血压	每个月1次	甲状旁腺素	每3个月1次
血尿素氮和肌酐	每个月1次	Kt/V和Ccr	每3个月1次
血电解质	每个月1次	神经运动发育评价	每年1次
血气分析	每个月1次	24小时动态血压监测	每年1次
血红蛋白/血红细胞比容	每个月1次	超声心动图	每年1次
血清蛋白	每个月1次	腕骨骨龄	每年1次
每日尿量和超滤量	每个月1次		

7. 加强维持性腹膜透析的管理　包括患儿的宣传教育与培训、腹膜透析中心的管理。

（蒋小云）

第九节　血液透析术

血液透析(hemodialysis,HD)俗称“人工肾”,是利用半透膜原理使溶质通过弥散、溶液对流以及透析膜的吸附、分离作用来完成清除患儿毒素和水分,达到血液净化,从而替代肾功能的目的。血液透析是有效救治小儿肾衰竭的重要方法。近年来,其治疗范围逐步扩大,已进入免疫性疾病的治疗领域,成为人工器官研究最活跃的领域之一。与腹膜透析相比,其优点是透析效率高、透析时间短、蛋白丢失较少、无发生腹膜炎危险。但血液透析对设备和技术条件要求比较高,易致患儿低血压、失衡综合征等,尤其是年幼儿童。

【适应证】

1. 急性透析指征 少尿或无尿2天以上。

(1)严重水钠潴留,有充血性心衰、肺水肿、脑水肿、严重高血压倾向。

(2)有明显的尿毒症症状,如频繁呕吐、心包炎、神经、精神症状。

(3)血钾持续或反复超过6.5mmol/L。

(4)血尿素氮(BUN)>35.7mmol/L或高分解代谢,即每天BUN上升超过9mmol/L,血肌酐(Cr)>620μmol/L。

(5)持续难以纠正的酸中毒(CO_2CP<10mmol/L)。

(6)急性中毒:①可快速清除的物质,如阿司匹林、氨基糖苷类抗生素、长作用巴比妥类和磺胺类药物;②可中度清除的物质,如异烟肼、四环素、新霉素、苯妥英钠、环磷酰胺、樟脑、四氯化碳、汞和煤酚等;③可低度清除的物质,如地西泮、洋地黄、短作用巴比妥类药等。

(7)代谢紊乱的救治:如高钙血症、高尿酸血症、代谢性碱中毒、乳酸性酸中毒、高渗性昏迷等。

2. 慢性透析指征

(1)肾小球滤过率(GRF)<15ml/(min·1.73m^2)。

(2)患儿GFR虽未降至15ml/(min·1.73m^2),但出现以下药物和饮食治疗无效的并发症:高钾血症、高磷血症、高钙或低钙血症、贫血、代谢性酸中毒、顽固性细胞外液超负荷、高血压、神经系统异常、胸膜炎、心包炎、消化系统症状、体重下降或营养不良、不能解释的日常生活障碍和生活质量的下降。

【禁忌证】

无绝对禁忌证。相对禁忌证包括以下:

1. 血流动力学不稳定,严重低血压、休克及严重心功能不全者。

2. 严重感染如败血症。

3. 凝血功能障碍，严重出血或严重贫血者。

4. 严重高血压及脑血管病者。

5. 插管局部皮肤感染者。

6. 精神不正常、不能合作者。

7. 患儿不能耐受操作。

8. 患儿监护人不同意者。

【操作前准备】

1. 患儿准备

（1）对疾病状态的评估：HD 前要对患儿的原发病、残余肾功能、贫血状况、血压、液体和酸碱平衡、营养状态、尿毒症症状、饮食、睡眠、心理状态以及临床用药等进行整体临床评估。

（2）血透风险的评估：对患儿血管通路的建立、风险及透析耐受性进行评估。

（3）明确 HD 适应证后，向监护人和（或）患儿解释 HD 的必要性、意义、方法和相关危险性，争取最佳配合。

（4）向监护人解释经血管通路的建立是一种有创的侵入性方法，可能会出麻醉意外、出血、感染、堵管等并发症。由患儿监护人签署建立血管通路和 HD 知情同意书。

（5）术前检查：监测血压，检测血小板计数、出凝血时间、凝血酶原时间、活化部分凝血活酶时间、血红蛋白、血型、血尿素氮、肌酐和肌酐清除率，查胸片、心电图及传染病病原学如 HIV、梅毒、肝炎等。

（6）术前用药：有高血压者应常规降压治疗；精神过度紧张者可酌情使用镇静药物。需全麻建立血管通路者术前禁食、禁饮 6~8 小时，术前 30 分钟肌注苯巴比妥 2~5mg/kg 和东莨菪碱 0.01mg/kg，并由麻醉医师行常规麻醉前评估。

2. 机器及物品准备

（1）透析机准备：检查透析机的供水、供电状态，打开相应开关，检查透析机是否完成消毒冲洗过程，查对 A、B 液浓度和有效期，连接 A/B 浓缩液，完成透析机自检，检查透析机屏幕显示是否正常。

（2）透析管路准备：原则是透析器和连接管道储血量不超

过患儿血容量的10%。透析器透析面积,可按患儿体重选择,小于10kg用$0.25m^2$;10~20kg用$0.5\sim0.6m^2$;25~35kg用$0.7\sim0.8m^2$;超过40kg用$0.9\sim1.0m^2$。

(3)穿刺针、无菌治疗巾、生理盐水、碘伏和棉签等消毒物品、止血带、一次性手套、透析液等。

(4)常规准备地塞米松、肾上腺素等急救药品和器材。

3. **操作者资质**　经过培训的专科医师和护士。

4. **消毒准备**　穿刺部位皮肤用聚维酮碘(碘伏)消毒。

5. **环境准备**　血液透析室要按相应的法规和标准建设,严格消毒和管理。

【操作方法】

1. **检查患儿生命体征**　监测血压、脉搏、呼吸,必要时行血氧饱和度监测。

2. **患儿体外取卧位或半卧位。**

3. **建立血管通路**　根据患儿的年龄、身高、体重、病情、透析时间、血管条件、专业手术经验、移植前需要等待时间、患儿的选择意愿及合作程度等,建立临时性、长期性(半永久性)和永久性血管通路。一般紧急、短期的透析宜选用中心静脉如股静脉、颈内静脉置管。早产儿及生后3~5天的新生儿可选用脐静脉置管。维持性HD首选动静脉内瘘或应用式隧道涤纶套导管,优先次序为自体动静脉内瘘(AVF)、移植性内瘘(AVG)、长期导管。

4. **透析处方确定及调整**

(1)首次透析:①透析时间:1.5~2小时为宜,最初2~3天可连续透析,以后可间隔1~3天透析1次;②血流量:3ml/(kg·min)或稍低;③透析液流速:一般为500ml/min,婴幼儿可减为250ml/min;④超滤量:首次超滤量不应超过体重的3%~5%;⑤确立抗凝方案:评估患儿的凝血状态,选择抗凝药物和方案;⑥根据患儿病情调整透析液中的钠、钾、碳酸氢盐的浓度,避免使用低钙透析液。

(2)维持性透析:每次透析前均应对患儿的症状和体征进行评估,观察有无出血,测量体重,评估血管通路,并定期进行血生化检查及透析充分性的评估,以调整透析处方。①透析次数:

每周 2~3 次。②透析时间：每次 3~4 小时。③血流速度：3~5ml/(kg·min)，应用永久性血管通路者，血流量可达 6~8ml/(kg·min)。④超滤量：测透析前体重和干体重，在两次透析间患儿体重增加最好不要超过体重的 10%。根据患儿的干体重，调整超滤量。⑤确立抗凝方案：评估患儿的凝血状态，选择抗凝药物和方案。⑥评价透析的充分性：尿素下降率(URR)的目标值为 65%，尿素清除指数(Kt/V)的目标值是 1.2~1.4，标准蛋白分解率目标值>1g/(kg·d)。

5. **血液透析操作流程**　依次为患儿的查对、血管通路准备、设置血泵流速为 50ml/min[小婴儿为 2ml/(kg·min)]、连接动脉端、连接静脉端、打开血泵、开始透析、测量生命体征、记录透析参数(见文末彩图 8-14，彩图 8-15)。

【并发症及处理】

（一）急性并发症及处理

1. **低血压**　发生率为 10%~50%。主要原因有循环血容量急速降低、血浆渗透压降低、血管反应性变化、重度贫血、出血等。

处理：对有症状的透析中低血压应立即采取措施处理。采取头低位，停止超滤，补充生理盐水 100ml、20% 甘露醇或白蛋白溶液等。经处理，如血压好转，则逐步恢复超滤，期间仍应密切监测血压变化；如血压无好转，应再次予以补充生理盐水等扩容治疗，减慢血流速度，并立即寻找原因，对可纠正诱因进行干预。如上述处理后血压仍快速降低，则需应用升压药物治疗，并停止血透，必要时可以转换治疗模式，如单纯超滤、血液滤过或腹膜透析。其中最常采用的技术是单纯超滤与透析治疗结合的序贯治疗。

预防：限制体外循环血容量<8ml/kg，采用小面积透析器及儿童专用管路，控制超滤量和超滤速度，提高透析液的钠浓度，降低透析液温度(低温透析)，合理使用降压药和镇静剂。

2. **失衡综合征**　发生率为 0.46%~18.5%。发生机制：由于 HD 快速清除溶质，导致患儿血液溶质浓度快速下降，血浆渗透压下降，血液和脑组织液渗透压差增大，水向脑组织转移，从而引起颅内压增高、颅内 pH 改变。失衡综合征可以发生在任何一次透析过程中，但多见于首次透析、透前血肌酐和血尿素高、快速清除毒素(如高效透析)等情况。

治疗:①轻者仅需减慢血流速度,以减少溶质清除,减轻血浆渗透压和pH过度变化。对伴肌肉痉挛者可同时输注高张盐水或高渗葡萄糖,并予相应对症处理。如经上述处理仍无缓解,则提前终止透析。②重者如出现抽搐、意识障碍和昏迷等,建议立即终止透析,并作出鉴别诊断,排除脑血管意外,同时予输注甘露醇。之后根据治疗反应给予其他相应处理。透析失衡综合征引起的昏迷一般可于24小时内好转。

预防:控制血流速度和透析时间,以减少溶质排出效率和避免血pH迅速变化。首次透析时尿素降低应小于30%~40%,时间一般不超过2小时。

3. **高血压** 可分为透析中高血压和透析间期高血压。应积极寻找原因,预防失衡综合征,限制水钠的摄入,合理使用降压药和镇静药。

4. **透析器综合征** 又名"首次使用综合征",也见于透析器复用患儿。主要原因与透析器消毒剂、透析器生物相容性不好、合用药物影响、补体激活等有关。临床分为两类:A型反应(过敏反应型)和B型反应。

治疗:①紧急处理:立即停止透析,夹闭血路管,丢弃管路和透析器中血液,给予抗组胺药、激素或肾上腺素药物治疗;如出现呼吸、循环障碍,应立即给予心脏、呼吸支持治疗。②寻找并明确原因。

5. **出血** 主要原因为肾衰竭毒素致血小板功能障碍、凝血功能异常、应用肝素及中心静脉创口过大等。

处理:对症止血治疗,有出血倾向者用低分子肝素或无肝素透析。

6. **体外循环凝血** 常与不用抗凝剂或抗凝剂用量不足等有关,如血流速度过慢、外周血Hb过高、超滤率过高,透析中输血、血制品或脂肪乳剂、透析通路再循环过大等也易导致凝血的发生。

处理:①轻度凝血常可追加抗凝剂用量,调高血流速度。②重度凝血常需立即回血。如凝血重而不能回血,建议直接丢弃体外循环管路和透析器,不主张强行回血,以免凝血块进入体内发生栓塞。

7. **发热**　主要为致热源、病原体进入血液或原有感染因透析而扩散所致；少见原因如急性溶血、高温透析等。

处理：①高热患儿，首先予对症处理，包括物理降温、口服退热药等，并适当调低透析液温度。②考虑细菌感染时做血培养，并予抗生素治疗。通常由致热源引起者24小时内可好转；如无好转应考虑是感染引起，应继续寻找病原体证据和抗生素治疗。③考虑非感染引起者，可应用小剂量糖皮质激素治疗。

8. **其他并发症**　尚可引起痉挛、恶心、呕吐、头痛、空气栓塞、溶血、心律失常等急性并发症。

（二）慢性并发症

慢性并发症在长期维持性透析过程中出现，可涉及各个系统，主要表现为营养不良、生长发育迟缓、肾性骨病、贫血、感染、高血压和精神心理障碍，均应给予相应的处理。

【操作后观察】

1. 体外循环建立后，立即测量血压、脉搏，观察有无不适反应，详细记录在血液透析记录单上。

2. 血液透析治疗过程中，每1小时仔细询问患儿的自我感觉，观察患儿的精神状态，测量血压、心率，并准确记录。如患儿血压、心率等生命体征出现明显变化，应随时监测，必要时给予心电监护。

3. 观察穿刺部位有无渗血、穿刺针有无脱出移位，并准确记录。

4. 观察有无急性透析并发症的发生。

5. 按照体外循环管路走向的顺序，依次查对体外循环管路系统各连接处和管路开口处，未使用的管路开口应处于加帽密封和夹闭管夹的双保险状态。

6. 根据医嘱查对机器治疗参数。

【注意事项】

1. 在建立血管通路和行HD前，应告知监护人和（或）患儿该项操作的必要性、目的、意义、操作方法及可能产生的并发症，征得他们的知情同意，并签署操作同意书。

2. 任何操作都应严格遵守操作规程。

3. 根据患儿的病情、年龄、体重、身高、透析时间等制订合适的透析方案，积极防治透析急性并发症。

4. 在透析过程中做好患儿、透析机的监护。

5. 加强血液透析患儿的管理及监测。

(1)建立系统、完整的病历档案。

(2)透析期间患儿的管理。

(3)并发症和并发症的定期评估与处理

1)血常规、肾功能、血电解质：每个月检查1次，一旦发现异常应及时调整透析处方和药物治疗。

2)血糖、血脂：每1~3个月检测1次。

3)铁指标：每3个月检查1次。

4)iPTH：每3个月检查1次。

5)整体营养评估及炎症状态评估：每3个月评估1次。

6)Kt/V和URR评估：每3个月评估1次。

7)传染病学指标：包括肝炎病毒、HIV和梅毒血清学指标。开始透析不满6个月者，应每1~3个月检测1次；维持性透析6个月以上的患儿，应每6个月检测1次。

8)心血管结构和功能测定：包括心电图、心脏超声波、外周血管彩色超声等检查，每6~12个月1次。

9)内瘘血管的检查和评估：每次内瘘穿刺前均应检查内瘘皮肤、血管震颤、有无肿块等改变，并定期进行内瘘血管流量、血管壁彩色超声等检查。

(蒋小云)

第十节　血浆置换术

血浆置换(plasma exchange，PE)是一种用来清除血液中大分子物质如免疫球蛋白、自身抗体、与蛋白结合的毒物、药物等的体外血液净化疗法。因为血浆置换能快速清除体内的致病大分子物质，显效迅速，使病情得到缓解，为原发病的进一步治疗奠定基础，所以治疗的疾病谱也逐渐扩大。其基本过程是将患儿血液经血泵引出，经过血浆分离器，分离血浆和细胞成分，去除致病血浆或选择性地去除血浆中的某些致病因子，然后将细胞成分、净化后血浆及所需补充的置换液输回体内。

【适应证】

1. **风湿免疫性疾病**　系统性红斑狼疮（尤其是狼疮性脑病）、难治性类风湿关节炎、系统性硬化症、抗磷脂抗体综合征等。

2. **免疫性神经系统疾病**　重症肌无力、急性炎症性脱髓鞘性多发性神经病、Lambert-Eaton 肌无力综合征、多发性硬化病、慢性炎症性脱髓鞘性多发性神经病等。

3. **消化系统疾病**　重症肝炎、严重肝衰竭、肝性脑病、胆汁淤积性肝病、高胆红素血症等。

4. **血液系统疾病**　多发性骨髓瘤、高 γ-球蛋白血症、冷球蛋白血症、高黏滞综合征（巨球蛋白血症）、血栓性微血管病、新生儿溶血性疾病、白血病、淋巴瘤、重度血型不合的妊娠、自身免疫性血友病甲等。

5. **肾脏疾病**　抗肾小球基底膜病、急进性肾小球肾炎、难治性局灶节段性肾小球硬化症、系统性小血管炎、重症狼疮性肾炎等。

6. **器官移植**　器官移植前去除抗体（ABO 血型不兼容移植、免疫高致敏受者移植等）、器官移植后排斥反应。

7. **自身免疫性皮肤疾病**　大疱性皮肤病、天疱疮、类天疱疮、中毒性表皮坏死松解症、坏疽性脓皮病等。

8. **代谢性疾病**　纯合子型家族性高胆固醇血症等。

9. **药物中毒或药物过量**　如洋地黄中毒等，与蛋白结合的毒物中毒。

10. **其他**　浸润性突眼等自身免疫性甲状腺疾病、多脏器衰竭等。

2010 年美国血浆置换学会制订了血浆置换适应证，将上述疾病分为了Ⅰ、Ⅱ、Ⅲ类。Ⅰ类疾病指血浆置换是标准的首选方案或有价值的一线辅助疗法，可以是独立治疗方法，也可联合其他治疗方法，如急性炎症性脱髓鞘性多发性神经病、重症肌无力、HUS、抗肾小球基底膜病、血栓性微血管病等；Ⅱ类疾病指血浆置换为普遍应用的辅助治疗且疗效肯定，既可以作为独立治疗手段，又可联合其他疗法，如ABO不相容性器官移植、抗磷脂综合征、冷球蛋白血症、多发性硬化等；Ⅲ类疾病指血浆置换提示有效，但在有效性或风险/效益上证据尚显不足，应根据患儿个体情况谨慎选择，如急性肝衰竭、再生障碍性贫血、硬皮病、白细胞增多症等。

【禁忌证】

1. 绝对禁忌证 对血浆、人血白蛋白、肝素严重过敏者。

2. 相对禁忌证 ①插管局部皮肤感染者；②严重活动性出血、DIC；③药物难以纠正的全身循环衰竭；④非稳定期的心、脑梗死；⑤颅内出血或重度脑水肿伴有脑疝；⑥不能耐受操作者；⑦患儿监护人不同意操作者。

【操作前准备】

1. 患儿准备

(1)明确PE适应证后，向监护人和(或)患儿解释PE的必要性、意义、方法和相关风险，争取最佳配合。

(2)向监护人解释建立血管通路是一种有创的侵入性方法，可能会出麻醉意外、出血、感染、堵管等并发症。由患儿监护人签署建立血管通路和PE同意书。

(3)术前检查：血常规、血型、出凝血时间、凝血酶原时间、活化部分凝血活酶时间、血白蛋白、血电解质、肝功能、肾功能、心肌酶、心电图、血源传播性疾病相关指标如HIV、梅毒、肝炎等、原发病相关指标等。

(4)术前用药：有高血压者应常规降压治疗；精神过度紧张者可酌情使用镇静药物。继续原发病的用药。

2. 设备及物品准备

(1)血浆分离器、血浆成分吸附器、专用血液吸附管路，核对其型号和有效期。

(2)准备置换液：5%白蛋白、新鲜冰冻血浆、生理盐水和低分子右旋糖酐。

(3)穿刺针、无菌治疗巾、生理盐水、葡萄糖溶液、抗凝剂、配制含有抗凝剂的生理盐水、止血钳、注射器、碘伏、棉签、止血带、一次性手套。

(4)常规准备地塞米松、肾上腺素等急救药品和器材。

3. **操作者资质** 经过培训有经验的专科医师和护士。

4. **消毒准备** 穿刺部位皮肤用聚维酮碘(碘伏)消毒。

5. **环境准备** 按相应的法规和标准建立的血液净化中心或净化室,严格消毒和管理。

【操作方法】

1. **检查患儿生命体征** 监测血压、脉搏、呼吸,必要时行血氧饱和度监测。

2. **患儿体位** 卧位。

3. **建立血管通路** 根据患儿的年龄、病情、选择意愿及合作程度等建立血管通路,多数使用临时性通路,如中心静脉置管。

4. **确定治疗方案** 根据患儿的病情选择血浆置换模式、单次血浆置换量、置换频度、抗凝药物和置换液。

5. **血浆置换操作程序和步骤** 由于血浆置换存在不同治疗模式,不同设备其操作程序也不尽相同,应根据设备和管路说明进行操作。血浆置换主要程序如下(图8-16):

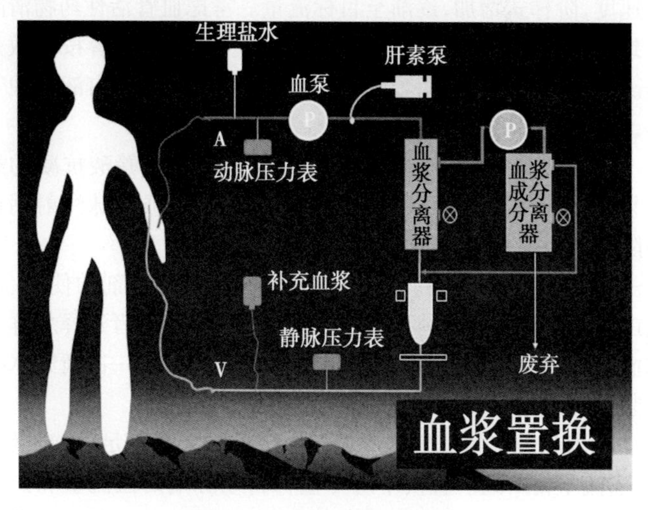

图8-16 血浆置换示意图

(1)开机后选择治疗模式。

(2)选择合适的血浆滤器配套并安装在机器上。

(3)按机器要求预冲管路和血浆分离器,结束后自动检测。

(4)连接抗凝剂管道,并把抗凝剂注射器装满,将注射器与泵连接。

(5)治疗管路与患儿血管通路和置换液连接。

(6)设定治疗参数:包括血流速度、置换液流速、血浆置换率、抗凝剂剂量等。置换开始前2~5分钟给患儿肝素化。

【并发症及处理】

1. **过敏和变态反应** 发生率为10%~20%,与大量输入异体血浆、白蛋白有关。患儿可表现为皮疹、皮肤瘙痒、畏寒、高热,严重者出现过敏性休克。出现症状时应减慢或停止血浆泵,停止输入可疑血浆或血浆成分,予以糖皮质激素、抗组胺类药物治疗,出现过敏性休克时按休克处理。常在治疗前适量应用激素和抗组胺药预防。

2. **低血压** 与置换液补充量不足、血管活性药物清除或过敏反应有关,根据不同的原因进行相应处理。考虑置换液补充量不足者,应正确计算需要补充的血浆量,治疗开始时,减慢放血速度,阶梯式增加,逐渐至目标流量。考虑血管活性药物清除所致者,必要时适量使用血管活性药物。考虑过敏者按过敏处理。应选用与患儿相匹配的滤器,可用血浆或白蛋白液预冲管路,避免使用晶体置换液。

3. **低钙血症** 用新鲜冰冻血浆置换或用枸橼酸抗凝的患儿易出现低钙血症。可在置换前、置换中口服或静脉注射钙剂预防。

4. **出血** 与置换过程中血小板的破坏、抗凝剂的使用、白蛋白置换致凝血因子的丢失有关。对有出血倾向者选择新鲜冰冻血浆可降低出血风险。用白蛋白置换后可输注一次新鲜冰冻血浆。

5. **血浆分离器或管路凝血** 多因肝素用量不足、血流量不足、引流不畅所致。置换中应尽量保持动脉端的血流量和血流速度,检测凝血指标,及时调整肝素用量。如发生了凝血应更换分离器及管路。

6. **其他并发症**　细胞成分丢失、药物清除、维生素丢失、血管紧张素转换酶抑制剂(ACEI)相关反应、感染等。应进行相关监测和处理。

【操作后观察】

1. 密切监测生命体征　治疗初始20分钟应每3~5分钟测一次血压和心电监护,以后每15~30分钟监测血压一次。

2. 观察管路连接点有无渗漏、排液袋有无粉红色或红色。

3. 监测跨膜压,不能超过滤器设定的最大跨膜压。

4. 监测液体平衡,记录置换液和引流液量。

5. 观察穿刺部位有无渗血、穿刺针有无脱出移位,并准确记录。

6. 观察有无血浆置换并发症出现。

【注意事项】

1. 在建立血管通路和行血浆置换治疗前,应告知监护人和(或)患儿该项操作的必要性、目的、意义、操作方法及可能产生的并发症,征得他们的知情同意,并签署操作同意书。

2. 任何操作严格遵守无菌观念和操作规程。

3. 肝素剂量应依据患儿的凝血状态个体化调整。

4. 血浆作为置换液时要确认患儿血型和置换液一致。

5. 血浆置换后因被清除物质的重新分布会出现反跳现象,常需连续置换几次。

6. 对自身免疫性疾病,PE不能代替激素、免疫抑制剂,应同时用激素、免疫抑制剂。

7. 注意PE对某些药物如水杨酸、普萘洛尔等清除率较高,这些药物应在置换后使用或补充。

8. ACEI相关反应者,建议PE前24小时停服短效ACEI药,48小时前停服长效ACEI药。

(蒋小云)

第十一节 血浆吸附疗法

血浆吸附(plasma adsorption)疗法是指将血液引出体外后首先进入血浆分离器将血液的有形成分(血细胞、血小板)和血浆分开,有形成分输回患儿体内,血浆再进入吸附器进行吸附清除各种致病因子或物质,吸附后血浆回输至患儿体内(图8-17)。血浆吸附根据吸附剂的特性分为分子筛吸附和免疫吸附两大类。分子筛吸附是利用分子筛原理通过吸附剂携带的电荷和孔隙,非特异性地吸附电荷和分子大小与之相对应的物质,如药用炭、树脂和阳离子型吸附剂等;免疫吸附是利用特异的抗原—抗体反应或有特定物理、化学亲和力的物质(配基)结合在吸附材料(载体)上,用于清除血浆或全血中特定物质(配体),如蛋白A 吸附、胆红素吸附等。近年来,免疫吸附疗法在临床应用广泛,几乎涵盖了各个系统的疾病。

【适应证】

1. 免疫相关性疾病　重症系统性红斑狼疮、重症肌无力、急性炎症性脱髓鞘性多发性神经病、抗肾小球基底膜病、系统性小血管炎、免疫性肝病等。

2. 血脂代谢紊乱　家族性高胆固醇血症、高甘油三酯、脂蛋白肾病等。

3. 肝功能衰竭,尤其是合并高胆红素血症血症者。

4. 器官移植排斥　肝、肾移植后排斥反应,移植后超敏反应。

5. 重症药物或毒物中毒。

6. 其他疾病　银屑病、原发性血小板减少性紫癜、类风湿关节炎等。

美国 FDA 批准免疫吸附治疗的指征包括:特发性血小板减少性紫癜、类风湿关节炎和血友病。指征外建议应用的疾病包括:血栓性血小板减少性紫癜和 HUS。其他经研究建议使用的疾病包括:慢性炎症性脱髓鞘性多发性神经病、皮肌炎、重症肌无力、扩张性心肌病、肾移植、系统性红斑狼疮。

【禁忌证】

1. **绝对禁忌证**　对血浆分离器、吸附器的膜或管道严重过敏者。

2. **相对禁忌证**　①插管局部皮肤感染者；②严重活动性出血、DIC；③药物难以纠正的全身循环衰竭；④非稳定期的心、脑梗死；⑤颅内出血或重度脑水肿伴有脑疝；⑥不能耐受操作者；⑦患儿监护人不同意操作者。

【操作前准备】

1. **患儿准备**

(1)明确血浆吸附适应证后，向监护人和(或)患儿解释其必要性、意义、方法和相关风险，争取最佳配合。

(2)向监护人解释建立血管通路是一种有创的侵入性方法，可能会出麻醉意外、出血、感染、堵管等并发症。由患儿监护人签署建立血管通路和血浆吸附同意书。

(3)术前检查：血常规、血型、出凝血时间、凝血酶原时间、活化部分凝血活酶时间、血白蛋白、血电解质、肝功能、肾功能、心肌酶、心电图、血源传播性疾病相关指标如 HIV、梅毒、肝炎等、原发病相关指标等。

(4)术前用药：有高血压者应常规降压治疗；精神过度紧张者可酌情使用镇静药物。为防止过敏，治疗开始前可给予激素和抗组织胺药物。

2. **设备及物品准备**

(1)血浆分离器、血浆成分吸附器、专用血浆吸附管路，核对其型号和有效期。

(2)穿刺针、无菌治疗巾、生理盐水、葡萄糖溶液、抗凝剂、配制含有抗凝剂的生理盐水、止血钳、注射器、碘伏、棉签、止血带、一次性手套。

(3)常规准备地塞米松、肾上腺素等急救药品和器材。

3. **操作者资质**　经过培训、熟练、有经验的专科医师和护士。

4. **消毒准备**　穿刺部位皮肤用聚维酮碘(碘伏)消毒。

5. **环境准备**　按相应的法规和标准建立的血液净化中心

或净化室,严格消毒和管理。

【操作方法】

1. **检查患儿生命体征** 监测血压、脉搏、呼吸、体温、血氧饱和度等。

2. **患儿体位** 卧位。

3. **建立血管通路** 根据患儿的年龄、病情、患儿的选择意愿及合作程度等建立血管通路,多采用临时性血管通路,如中心静脉置管。

4. **血浆吸附操作程序和步骤** 由于血浆吸附存在不同的吸附剂类型和不同的治疗模式,其操作程序也不尽相同,应参照不同的治疗方法、不同吸附柱及不同机器设备和管路说明进行操作。血浆吸附示意图见图 8-17。主要程序如下:

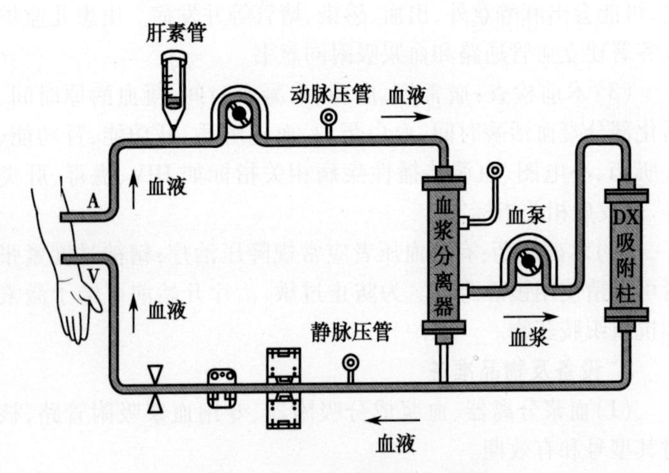

图 8-17 血浆吸附疗法示意图

(1)正确无菌安装血浆分离器、吸附柱、血滤器和管路。

(2)计算血浆吸附量:单次吸附治疗的剂量为 2~3 倍血浆容量,治疗持续时间 2~3 小时为宜。若有必要可更换一个吸附器继续吸附,或定时、定期再进行吸附,具体疗程可根据患儿抗体、免疫球蛋白 IgG 等致病因子水平来决定。

(3)开机,机器自动检测。

(4)预冲管路及血浆分离器:以 4mg/dl 的肝素生理盐水预冲、在闭路循环下保留灌注血浆分离器和吸附柱 20 分后,再以生理盐水 500ml 冲洗。

(5)查对患儿,检查生命体征并记录后给予抗凝药物。

(6)设定血浆吸附参数:分离血浆量速度为 200~300ml/h,置换时间为每次 2~3 小时。治疗开始时血流量要比成人慢[成人一般从 25~50ml/min,逐渐增加至 3~5ml/(kg·min)]。

(7)连接患儿的中置管,引流至血路,密切观察机器的运行状态和患儿的生命体征。

(8)达治疗量后,进入回血程序。回血毕,肝素液封管,消毒、包扎固定好血管通路。观察并记录患儿的生命体征、治疗参数及治疗经过。

【并发症及处理】

1. **过敏反应**　与吸附剂微粒有关。出现症状时应予以糖皮质激素、抗组胺类药物治疗,出现过敏性休克时按休克处理,必要时停止血浆吸附治疗。治疗前各种滤器要充分预冲,并适量应用激素和抗组胺药预防。

2. **低血压**　如体外循环血容量超过患儿循环血容量的 10%,患儿易发生低血压。处理包括:治疗开始时缓慢引血或不放掉预冲液直接接上静脉端,必要时补充血浆、白蛋白、生理盐水。监测血压,血压下降时及时处理,必要时给予升压药物,无效者立即停止吸附治疗。

3. **出血**　与置换过程中血小板的破坏、抗凝剂的使用有关。监测出凝血功能,及时调整肝素的剂量。

4. **凝血**　包括血浆分离器、血浆吸附器、透析器和管路凝血,多因肝素用量不足、血流量不足、引流不畅或伴高脂血症所致。密切观察跨膜压变化,及时调整肝素用量。如出现滤器破膜,应立即更换。

【操作后观察】

1. 密切监测生命体征　治疗初始 20 分钟应每 3~5 分钟测一次血压和心电监护,以后每 15~30 分钟监测血压一次。

2. 观察管路连接点有无渗漏,避免管路弯曲,以保证充足的血流量和通畅的静脉回路。

3. 监测动脉压、静脉压和跨膜压，压力明显升高时，予生理盐水 50～100ml 冲洗分离器，防止发生溶血和破膜。

4. 监测液体平衡，记录置换液和引流液量。

5. 观察穿刺部位有无渗血、穿刺针有无脱出移位，并准确记录。

6. 观察有无血浆吸附并发症出现。

【注意事项】

1. 在建立血管通路和行血浆吸附治疗前，应告知监护人和（或）患儿该项操作的必要性、目的、意义、操作方法及可能产生的并发症，征得他们的知情同意，并签署操作同意书。

2. 严格遵守无菌观念和操作规程。

3. 肝素剂量应依据患儿的凝血状态个体化调整。肝素化患儿如有出血倾向，可在治疗结束时予等量鱼精蛋白中和。

4. 正确预冲洗，预冲和排气时禁止用止血钳敲打血浆分离器和吸附柱。严禁将高浓度的肝素盐水输入患儿体内。

5. 血浆吸附疗法是危重患儿疾病早期或极期的一种抢救措施，是一种对症治疗手段，需配合药物治疗等才能巩固疗效和稳定病情。

（蒋小云）

第十二节　连续性肾脏替代疗法

连续性肾脏替代疗法（continuous renal replacement therapy，CRRT）是指一组体外血液净化的治疗技术，是所有连续、缓慢清除水分和溶质分子，对脏器功能起支持作用的治疗方式的总称。近年来更扩展到常见危重疾病的急救，成为各种危重病救治中最重要的支持措施之一。目前主要包括以下技术：连续性动脉—静脉血液滤过（continuous arterial-venous hemofiltration，CAVH）、连续性静脉—静脉血液滤过（continuous veno-venous hemofiltration，CVVH）、连续性动脉—静脉血液透析（continuous arterial-venous hemodialysis，CAVHD）、连续性静脉—静脉血液透析（continuous veno-venous hemodialysis，CVVHD）、连续性静脉—静脉血液透析滤过（continuous veno-venous hemodiafiltration，CVVHDF）、连续性高通量透析（continuous high flux dialysis，CHFD）、连续性高容量血液滤过（high volume hemofiltration，HVHF）、连续性血浆滤过吸附（continuous plasma filtration adsorption，CPFA）。

【适应证】

1. **肾脏疾病**　①重症急性肾损伤（AKI），伴血流动力学不稳定和需要持续清除过多液体或毒性物质，如AKI合并严重电解质紊乱、酸碱代谢失衡、心力衰竭、肺水肿、脑水肿、急性呼吸窘迫综合征（ARDS）、外科术后、严重感染等；②慢性肾衰竭（CRF）合并急性肺水肿、尿毒症脑病、心力衰竭、血流动力学不稳定等。

2. **非肾脏疾病**　包括多器官功能障碍综合征（MODS）、脓毒血症或败血症性休克、急性呼吸窘迫综合征（ARDS）、挤压综合征、乳酸酸中毒、急性重症胰腺炎、心肺体外循环手术、慢性心力衰竭、肝性脑病、药物或毒物中毒、严重液体潴留、需要大量补液、电解质和酸碱代谢紊乱、肿瘤溶解综合征、高热等。

【禁忌证】

无绝对禁忌证。相对禁忌证包括：

1. 无法建立合适的血管通路者，如置管局部皮肤感染、外伤等。

2. 严重活动性出血和凝血功能障碍，特别是颅内出血者。

3. 无法获得适合小婴儿的滤器。

4. 不能耐受操作者。

5. 患儿监护人不同意操作者。

【操作前准备】

1. **患儿准备**

（1）明确CRRT适应证后，向监护人和（或）患儿解释其必要性、意义、方法和相关风险，争取最佳配合。

（2）向监护人解释建立血管通路是一种有创的侵入性方

法,可能会出麻醉意外、出血、感染、堵管等并发症。由患儿监护人签署建立血管通路和 CRRT 知情同意书。

(3)术前检查:血常规、血型、出凝血时间、凝血酶原时间、活化部分凝血活酶时间、血白蛋白、血电解质、肝功能、肾功能、心肌酶、心电图、血源传播性疾病相关指标如 HIV、梅毒、肝炎等、原发病相关指标等。

(4)术前用药:有高血压者应常规降压治疗;精神过度紧张者可酌情使用镇静药物。继续原发病的用药。

2. 设备及物品准备

(1)连续性血液净化设备、血滤器/血透器、管路、置换液。

(2)穿刺针、无菌治疗巾、生理盐水、葡萄糖溶液、抗凝剂、配制含有抗凝剂的生理盐水、止血钳、注射器、碘伏、棉签、止血带、一次性手套。

(3)常规准备地塞米松、肾上腺素等急救药品和器材。

3. 操作者资质 经过培训有经验的专科医师和护士。

4. 消毒准备 穿刺部位皮肤用碘伏消毒。

5. 环境准备 按相应的法规和标准建立的血液净化中心或净化室,严格消毒和管理。

【操作方法】

1. 检查患儿生命体征 监测血压、脉搏、呼吸、体温、血氧饱和度等。

2. 患儿体位 卧位。

3. 建立血管通路 根据患儿的年龄和体重选择合适的单针双腔管,婴幼儿(7~10kg 以上体重)可选 6.5F,学龄前儿童选 8F,学龄儿童选 11.5F。多选择股静脉、颈内静脉,采用经皮穿刺术(Seldinger 技术)置管。

4. 选择滤器和管路 一般认为体外循环总量(滤器容量+管路容量)应控制在总血容量的 10%以下,即新生儿<30ml,婴幼儿<50ml,儿童<100ml。根据患儿的年龄、体重选择合适的滤器膜面积,体重<20kg 时选 0.2~0.4m^2膜面积的滤器,20≤体重<30kg 时选 0.4~0.8m^2膜面积的滤器,30≤体重<40kg 时选 0.8~1.0m^2膜面积的滤器,体重≥40kg 时选成人滤器。

5. **治疗模式选择** 临床上应根据病情严重程度以及不同病因采取相应的CRRT模式及设定参数。常用CRRT模式比较见表8-3。SCUF和CVVH适用于要清除过多液体的患儿;CVVHD适用于高分解代谢需要清除大量小分子溶质的患儿;CHFD适用于ARF伴高分解代谢者;CVVHDF有利于清除炎症介质,适用于脓毒症患儿;CPFA主要用于去除内毒素及炎症介质。

表8-3 CRRT常用治疗模式的比较

	SCUF	CVVH	CVVHD	CVVHDF
血流量(ml/min)	50~100	50~200	50~200	50~200
透析液流量(ml/min)	-	-	10~20	10~20
清除率(L/24h)	-	12~36	14~36	20~40
超滤率(ml/min)	2~5	8~25	2~4	8~12
中分子清除力	+	+++	-	+++
血滤器/透析器	高通量	高通量	低通量	高通量
置换液	无	需要	无	需要
溶质转运方式	无	对流	弥散	对流+弥散
有效性	清除液体	清除较大分子物质	清除小分子物质	清除中分子物质

6. **设定净化参数** 根据年龄和治疗方式设定参数。

(1)置换液速度:CVVH及CVVHDF时应>35ml/(kg·h),HVHF时应为50~100ml/(kg·h)。

(2)透析液流量:15~20ml/(min·m^2)。

(3)血流量:按3~5ml/(kg·min)计算,一般新生儿为10~20ml/min、婴幼儿为20~40ml/min,体重<20kg儿童为50~70ml/min,体重≥20kg儿童为75~125ml/min。

(4)超滤速度:新生儿、婴幼儿为8~10ml/(min·m^2),儿童为10~15ml/(min·m^2)。

(5)液体清除(正超):一般按每天尿量计算,为1~2ml/

(kg·h),如肾功能正常,无水潴留,可采取“零超滤”;如果水潴留明显,可超滤2~5ml/(kg·h)。

7. **选择抗凝方式**　凝血功能正常的儿童可采取常规肝素、低分子肝素或枸橼酸抗凝法。注意在危重患儿、肝功能不全和严重酸中毒患儿不宜用枸橼酸抗凝法。对凝血功能明显延长的患儿应采取局部或无肝素抗凝法。肝素首剂为50~100U/kg或0.5~1mg/kg,维持量为5~15U/(kg·h)。结束治疗后采用正压法肝素封管,封管生理盐水量为导管总容量的120%为宜,需1.2~1.4ml,并应定期用肝素生理盐水进行血管导管正压冲洗维护。

8. **CRRT操作程序和步骤**

(1)检查并连接电源,打开机器电源开关。根据机器显示屏提示步骤,逐步安装CRRT血滤器及管路,安放换液袋,连接置换液、生理盐水预冲液、抗凝用肝素溶液及废液袋,打开各管路夹,进行管路预冲及机器自检。CRRT机自检通过后,检查显示是否正常,发现问题及时对其进行调整。关闭动脉夹和静脉夹。

(2)监测APTT或ACT,然后推注肝素,ACT达170~220秒,或APTT达2~2.5倍。合并凝血功能异常的患儿最好在开机流转前再次测ACT,根据检测结果调整肝素剂量。

(3)打开患儿留置导管封帽,消毒导管口,抽出导管内封管溶液并注入生理盐水冲洗管内血液,确认导管通畅后从静脉端给予负荷剂量肝素。

(4)将管路动脉端与导管动脉端连接,打开管路动脉夹及静脉夹,按治疗键,CRRT机开始运转,放出适量管路预冲液后停止血泵,关闭管路静脉夹,将管路静脉端与导管静脉端连接后,打开夹子,开启血泵继续治疗。如无需放出管路预冲液,则在连接管路与导管时,将动脉端及静脉端一同接好,打开夹子进行治疗即可。用止血钳固定好管路,治疗巾遮盖好留置导管连接处。

(5)逐步调整血流量等参数至目标治疗量,查看机器各监测系统处于监测状态,整理用物。

(6)根据机器提示,及时补充肝素溶液,倒空废液袋,更换管路及透析器。

(7)治疗结束,按结束治疗键,停血泵,关闭管路及留置导管动脉夹,分离管路动脉端与留置导管动脉端,将管路动脉端与生理盐水连接,将血流速减至100ml/min以下,开启血泵缓慢回血。

(8)回血完毕停止血泵,关闭管路及留置导管静脉夹,分离管路静脉端与留置导管静脉端。

(9)消毒留置导管管口,生理盐水冲洗留置导管管腔,根据管腔容量采用1000~1500U/ml肝素1.2~1.4ml封管,包扎固定。

(10)根据机器提示步骤,卸下透析器、管路及各液体袋。关闭电源,擦净机器,推至保管室内待用。

【并发症及处理】

1. CRRT并发症同血液透析和血液滤过等技术,但由于CRRT治疗对象为危重患儿,血流动力学常不稳定,且治疗时间长,故低血压、低钾或高钾血症、低钙血症、酸碱失衡、感染以及机械因素相关并发症的发病率较高,且程度较重,处理更为困难。

2. 由于治疗时间长,肝素等抗凝剂应用总量较大,故容易出血;但如血流量较低、红细胞比容较高或抗凝剂剂量不足,则容易出现凝血。这些凝血功能的异常要早期发现并及时处理。

3. 如治疗时间较长,可导致维生素、微量元素和氨基酸等的丢失,应适当补充。

【操作后观察】

1. 专人床旁监测,密切监测生命体征:治疗初始20分钟应每3~5分钟测一次血压和心电监护,以后每15~30分钟监测血压一次。

2. 检查管路是否紧密、牢固连接,管路上各夹子松开,回路各开口关/开到位。

3. 机器是否处于正常状态;绿灯亮,显示屏开始显示治疗量。

4. 观察管路凝血情况，心电监护每小时记录一次治疗参数及治疗量，核实是否与医嘱一致。

5. 根据机器提示，及时补充肝素溶液，倒空废液袋，更换管路及透析器。

6. 发生报警时，迅速根据机器提示进行操作，解除报警。如报警无法解除且血泵停止运转，应立即停止治疗，手动回血，并速请维修人员到场处理。

7. 观察穿刺部位有无渗血、穿刺针有无脱出移位，并准确记录。

8. 观察有无CRRT并发症出现。

【注意事项】

1. 在建立血管通路和行CRRT治疗前，应告知监护人和(或)患儿该治疗的必要性、目的、意义、操作方法及可能产生的并发症，征得他们的知情同意，并签署操作同意书。

2. 严格遵守无菌观念和操作规程。

3. 应参照说明书使用连续性血液净化机器。

4. 在低氧血症和循环衰竭情况下，不宜用枸橼酸盐抗凝。肝素剂量应依据患儿的凝血状态个体化调整。肝素化患儿如有出血倾向，可在治疗结束时予等量鱼精蛋白中和。

5. 当滤器滤过率下降50%以上，无其他临床或技术性原因时，应更换新的滤器。

(蒋小云)

参考文献

1. 宋路线.临床急诊手册操作与技巧.第4版.北京:人民卫生出版社,2004.
2. 魏捷.急诊操作规程图解.北京:中国医药科技出版社,2010.
3. 王世平.小儿外科护理手册.北京:科学出版社,2011.
4. 申昆玲,易著文.儿科临床技能.北京:人民军医出版社,2010.
5. 李小寒,尚少梅.基础护理学.第5版.北京:人民卫生出版社,2012.
6. 中华医学会.临床技能操作规范肾脏病学分册.北京:人民军医出版社,2009.

7. 刘晓丹.小儿护理规范化操作.北京:人民军医出版社,2011.
8. 易著文.小儿临床肾脏病学.北京:人民卫生出版社,1998.
9. 徐虹.儿童特发性高钙尿症.中国医刊,2005,40(3):23-25.
10. Tarak S, Andrew S. Diagnosis and management of hypercalciuria in children. Curr Opin Pediatr,2009,21(2):214-219.
11. Chadha V, Garg U, Alon US. Measurement of urinary concentration: a critical appraisal of methodologies. Pediatr Nephrol,2001,16:374-382.
12. 杨霁云,白克敏.小儿肾脏病基础与临床.北京:人民卫生出版社,2000.
13. Ragazzi M, Milani G, Edefonti A, et al. Left renal vein entrapment: a frequent feature in children with postural proteinuria. Pediatr Nephrol, 2008,23:1837-1839.
14. Sebestyen JF, Alon US. The Teenager With Asymptomatic Proteinuria: Think Orthostatic First, Clinical Pediatrics,2011,50(3):179-182.
15. 黎磊石,刘志红. 中国肾脏病学. 北京:人民军医出版社,2008.
16. Ahmad I. Biopsy of the Transplanted Kidney.Seminars in Interventional Radiology,2004,21(4):275-281.
17. 殷立平,刘志红,陈惠萍,等.1200次移植肾活检的并发症及临床意义分析. 中华器官移植杂志,2002,23(2):81-83.
18. 陈香美. 腹膜透析标准操作规程.北京:人民卫生出版社,2010.
19. 沈颖,易著文.儿科血液净化技术.北京:清华大学出版社,2012.

第九章 儿童免疫科诊疗技术操作规范

第一节 过敏原皮肤点刺试验

过敏原皮肤点刺试验(skin prick test,SPT)是一种用于检测变应原的方法,属IgE介导的速发型过敏反应,操作方便、经济、安全、有效、快捷、灵敏度高,是全球公认的用于过敏性疾病变应原检测手段。其原理是将少量高度纯化的变应原液体滴于患儿皮肤,再用点刺针轻轻刺入皮肤表层,变应原与患儿皮肤中致敏肥大细胞的变应原特异性IgE发生反应,形成变应原抗体反应,导致肥大细胞受体交联,诱导预成介质组胺等活性物质释放,使局部毛细血管扩张(红斑),毛细血管通透性增强(水肿、风团),阳性者表示对该抗原过敏。皮肤点刺试验的目的是通过皮肤过敏原点刺结果了解患儿过敏性疾病的主要变应原,有利于患儿及时发现过敏原,促进疾病的恢复;也可应用于发现潜在过敏性皮肤病患儿,及时有效地避免及去除过敏原,减少过敏性疾病的发生。

【适应证】

1. 过敏性皮炎。
2. 过敏性鼻炎。
3. 哮喘。
4. 慢性咳嗽。
5. 过敏性胃肠炎。
6. 过敏性结膜炎。
7. 反复过敏性紫癜。

【禁忌证】

1. 局部皮肤感染(绝对禁忌)。

2. 对待测变应原有过敏性休克史(绝对禁忌)。

3. 患儿不能耐受操作(绝对禁忌)。

4. 凝血功能障碍(相对禁忌)。

5. 孕妇(相对禁忌)。

【操作前准备】

1. **患儿准备**　了解患儿身体情况、用药史,评估患儿局部皮肤情况。

2. **器械准备**　一次性点刺针,皮肤记号笔1支。

3. **操作者资质**　接受过变态反应专科培训,具有儿科医师资质或护士资质的医护人员。

4. **消毒准备**　受试部位一般取前臂屈侧(最常使用),大腿内侧或背部,生理盐水清洗待干。若皮脂过多,可用酒精轻轻擦拭,然后用生理盐水清洗待干。

5. **其他**　做好患儿思想沟通,避免其担心、惊恐及操作时不合作。

【操作方法】

1. 检查患儿生命体征　体温正常,呼吸、脉搏及血压平稳,无皮肤急性炎症表现。

2. 患儿体位　自由体位,根据受试部位(一般取前臂屈侧、大腿内侧或背部)自然暴露。

3. 用记号笔在前臂中部标记所用点刺液名称,两种点刺液间的距离不小于2cm,以防止反应红晕融合。

4. 消毒皮肤(生理盐水或酒精)。

5. 自下而上滴各种点刺液1小滴(比针尖大即可)。

6. 用一次性消毒点刺针垂直点在每一液滴中,轻压刺破皮肤(以不出血为度,仅用示指顶住针尾,向下轻压刺破皮肤,如图9-1)。注意不可用力过猛,以防出血而影响皮肤反应的结果,约1秒后提起点刺针并弃去,2~3分钟后将全部液滴擦去(擦液时宜向旁边擦,切勿向其他点刺点方向擦,以免过敏原点刺液混合,造成假阳性结果),15~20分钟后观察并记录皮肤反应。

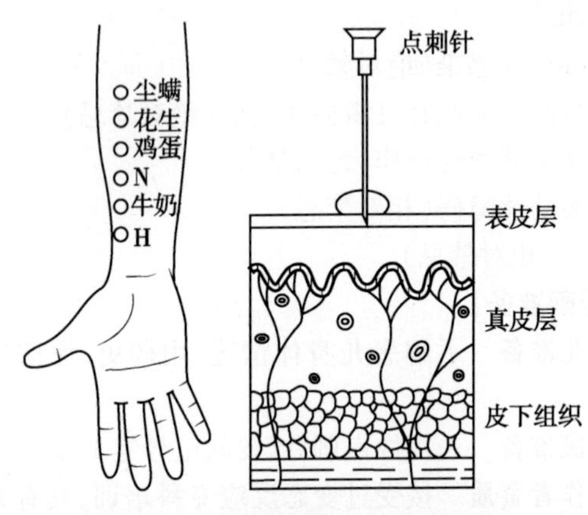

图 9-1　过敏原皮肤点刺试验位置

7. 为避免假阴性和假阳性，必须同时在变应原液滴上方 3cm 处作一个阴性对照(N)和变应原下方 3cm 处作一个阳性对照(H)。阴性对照用生理盐水，阳性对照一般用组胺，如同时做多种变应原测试，阴性和阳性对照可以共用，不必一一对照。注意，组胺反应高峰在 8~10 分钟，往后消退较快，此时应先作记录以备用参考。

8. 结果评定标准(以组胺为标准)　组胺引起的皮丘不论大小定为+++，比组胺大的皮丘为++++，与组胺一样大的皮丘为+++，比组胺小的皮丘为++，甚至+，阴性为 θ。SPT 反应表现为风团和红晕，如用计量法测定，可用直尺分别量风团和红晕的最长径及与其垂直的横径，两者相加后平均，称谓平均直径[$D=(a+b)/2$]。原则上以风团反应为准(风团大小直径至少≥3mm)，红晕反应仅作参考，如文末彩图 9-2。

9. 为记录反应形态，可用圆珠笔依风团和红晕的外缘绘两个圈，内圈绘风团用实线，外圈绘红晕用虚线。然后用透明胶带贴平在风团和红晕上，使圈色粘到胶带上，揭下后转贴到计算纸上作为记录。此法不仅方便计算平均直径，还可以反映面积。

【并发症及处理】

1. **过敏反应**　试验期间出现严重过敏反应，如喘息、呼吸困难、面色苍白、冒汗、头晕、皮肤花斑纹和休克表现等，应及时终止试验，予肾上腺素肌注、生理盐水扩容并留院监护治疗；操作局部强烈的过敏反应，必要时可局部使用含类固醇乳膏或口服抗组胺药物。

2. **操作部位出血**　局部按压止血，注意凝血功能。

【操作后观察】

1. 观察操作局部有无出血情况（尽量避免，否则影响观察结果）。

2. 观察患儿呼吸、心率、肤色和血压变化（是否出现过敏性休克的表现）。

3. 注意有无操作部位以外的皮肤过敏表现。

4. 结果观察

（1）阴性结果判断：皮肤局部无风团形成或风团形成与生理盐水对照范围相同者为阴性（-）。

（2）阳性结果判断：以变应原及组胺所致风团面积比确定其反应级别，比值为组胺风团 1/4 以上者为+，≥1/2 组胺对照面积者为++，与组胺对照面积相等者为+++，>2 倍组胺对照面积者为++++。

（3）可疑阳性判断：介于（-）与（+）之间者，为可疑阳性，仅供临床参考。

【注意事项】

1. 应准备肾上腺素注射液、生理盐水，以备抢救可能发生的过敏性休克。

2. 有相应变应原过敏性休克史者禁止行此类试验。

3. 明显损害全身症状的疾病、试验部位存在皮肤病变的患儿不宜进行。

4. 孕期点刺试验可能引起过敏反应，故应尽量避免。

5. 点刺试验应在疾病无症状或基本上无临床症状时才进行。

6. 口服或外用抗组胺药物、皮质类固醇药物和伴有抗组胺作用的药物，会引起假阴性结果，因此，点刺试验前尽可能在此类药品生产厂家标注的药物作用时间内使用上述药物（一般为

3天）。

7. 尽可能不要暴露于天然变应原。

8. 应设生理盐水和组胺液作阴性及阳性对照。

9. 结果为阴性时，应继续观察3~4天，必要时，3~4周后重复试验；重复试验于测验新的过敏原或患儿出现新的临床症状时执行。

10. PST后3天内不建议进行预防接种。

11. 患儿在进行点刺试验后，至少接受监护30分钟，随后由医务人员作出评价。

12. 没有年龄限制，但原则上以患儿大于2岁有表达能力为宜。

（曾华松　谢　颖）

第二节　皮肤斑贴试验

皮肤斑贴试验（skin patch test）是一种测定机体变态反应的辅助诊断方法，用于迟发型变态反应。当患儿因皮肤或黏膜接触致敏原产生过敏后，在同一致敏原或化学结构类似、具有相同抗原性物质再次接触到体表的任何部位，就将很快在接触部位出现皮肤炎症改变，此即变态反应性接触性皮炎。斑贴试验就是利用这一原理，人为地将可疑的致敏原配制成一定浓度，放置在一特制的小室内敷贴于人体遮盖部位（常在后背、前臂屈侧），经过一定时间，根据有否阳性反应来确定受试物是否系致敏原（即致敏物质）。如能从中查到引起机体过敏的物质，就能更早地预防和治疗。斑贴试验的主要目的是寻找致敏原，确定其与临床的相关性，指导患儿在今后的生活和工作中避免接触有相同或相似分子结构及功能基团的物质，从而避免变应性皮肤病的发生和恶化，是机体预防迟发型接触性变态反应性皮肤病的重要措施。

【适应证】

1. 皮肤湿疹样改变，怀疑或有待排除接触性过敏原。

2. 皮肤湿疹样改变，对预期治疗的疗效不好。

3. 慢性手足湿疹。

4. 持续性或间断性面部、眼睑、耳部和会阴部湿疹。

5. 静脉曲张所致湿疹。

【禁忌证】

1. 皮炎急性期。

2. 孕妇。

【操作前准备】

1. **患儿准备**　①皮炎急性期不宜作斑贴试验，患儿应在皮炎完全消退两周后作斑贴试验。②必须嘱咐患儿或监护人，如试验期间发生强烈反应，可随时去掉斑贴试验物。③患儿受试前两周及受试期间不要内服皮质类固醇激素（可抑制斑贴试验反应），试验前两天及受试期间停用抗组胺类药物。④斑贴试验期间不宜洗澡、饮酒及挠试验部位，尽量减少出汗、日光照射。⑤叮嘱患儿应保持斑贴试验物在皮肤上停留48小时，尽量不要过早地去除，试验部位要有标记，胶带粘贴一定要密闭，以避免出现假阳性结果。必要时（如高度怀疑对该变应原过敏而72小时呈阴性者），在斑贴后第7天进行第二次观察或重复试验。

2. **器械准备**　①液体测试物；②斑贴测试器；③判读图版1份；④皮肤标记笔1支。

3. **操作者资质**　接受过变态反应专科培训，具有儿科医师资质或护士资质的医护人员。

4. **消毒准备**　受试部位一般取前臂屈侧或背部，生理盐水清洗待干。若皮脂过多，可用酒精轻轻擦拭，然后用生理盐水清洗待干。

5. **其他**　斑贴过筛试验的同时，不应忽视对患儿实际接触的可疑致敏物质进行斑贴试验。

【操作方法】

1. 检查患儿生命体征　体温正常，呼吸、心搏平稳，无皮肤急性炎症表现。

2. 患儿体位　受试部位一般取前臂屈侧或背部，自然暴露前臂或背部。

3. 去除斑试器的保护纸,将准备好的变应原按顺序置于铝制斑试器内。斑试物排列顺序为自上而下、自左向右,并做标记。斑试剂用量:软膏制剂用 25μl,直接放入斑试器中;液体制剂用 25μl,滴在放入斑试器中的滤纸片上。注意加斑试物时尽量不要沾到斑试器边缘(见文末彩图 9-3,彩图 9-4)。

4. 将加有斑试物的斑试器胶带自下向上贴牢、贴平,并用手掌轻轻压几下,以便排出空气(见文末彩图 9-5)。

5. 斑贴试验时间　48 小时。

6. 观察结果时间　贴敷后 48 小时,首先去除斑试器,为避免斑试器压迫皮肤可能造成的反应,应在去除斑试器至少 30 分钟后观察结果。撕下斑贴器后应在相应的区域内记下标记,同时,在贴敷区域覆盖一张干燥清洁的方纱,保护局部皮肤,72 小时打开方纱,记录 72 小时观察结果(见文末彩图 9-6,彩图 9-7)。

【并发症及处理】

1. 试验期间发生强烈反应,可随时去掉斑试物,及时来医院检查。

2. 贴敷后 72 小时至贴敷后 1 周内斑试部位出现红斑、瘙痒等情况,应及时来医院检查。

3. 试验期间出现严重过敏反应,如喘息、呼吸困难、皮肤水肿和休克表现者,应及时终止试验并留院监护治疗。

【操作后观察】

1. -　阴性反应。

2. +?　可疑反应(仅有轻度红斑)。

3. +　弱阳反应(红斑、浸润,可有少量丘疹)。

4. ++　强阳反应(红斑、浸润、丘疹、水疱)。

5. +++　极强反应(红斑、浸润明显、丘疹,出现水疱、大疱)。

【注意事项】

1. 在皮炎急性期最好不要进行斑贴试验,可能由于局部反应性增高或皮肤屏障功能破坏、刺激性增加而出现假阳性反应。

2. 由于紫外线能抑制迟发性变态反应。在暴晒后的 4 周内最好不进行试验。

3. 试验中应告知患儿勿沐浴、勿剧烈运动，避免搔抓。

4. 在进行斑贴试验前停用抗组胺药物 3 天（长效的为 3 周），具体的停药时间根据不同抗组胺药物的半衰期灵活掌握。

（曾华松　谢　颖）

第三节　雷诺现象激发试验

雷诺现象是指因小动脉阵发性或持续性痉挛导致的肢端（甚至内脏）痉挛性灌注异常而出现的症状或体征，即交替在肢端（指、趾、耳和鼻）皮肤出现颜色的间歇性苍白、发绀和潮红变化，苍白从指端向手掌发展，但很少跨过腕关节；发作时手指僵硬，伴或不伴冷、麻或刺痛感。严重时因甲周微循环的异常可出现部分指甲发紫（提示可能存在肺间质和血管床的病变）。当皮肤呈弥漫性潮红时跳动感觉增强，最后恢复正常。通常左右对称出现，发作时相应区域的动脉触诊正常。雷诺现象可在遇冷、紧张刺激和握拳后发生，通过检查肢体血管舒缩功能的方法可诱发此现象。

【相对禁忌】

由于长期的雷诺现象可导致心肌缺血后再灌注损伤的积累效应、反复脑卒中和肺动脉高压，若患儿已存在明确的心肌损伤、肺动脉高压和脑损伤时应慎重考虑刺激试验的必要性。

【试验方法与判断】

1. **冷水试验**　患儿在室温中待 20 分钟后，将两手手指浸入 4~10℃的冷水中 1~10 分钟，观察手指肤色的变化，若显示阵发性苍白→发绀→潮红的三相变化即为阳性。发作可持续数分钟或更长时间。

2. **握拳试验**　嘱患儿双手握拳 1 分钟后，逐渐松开至手指轻度弯曲状态，观察手指皮肤颜色的改变。阳性为与冷水试验相似的手指肤色变化。

（曾华松　谢　颖）

第四节 特异性 IgE 抗体检测

特异性 IgE 抗体检测(detection of specific IgE)是采用夹心 ELISA 方法定量检测过敏原特异性 IgE 抗体。在孵育过程中，微孔板表面包被的抗人 IgE 抗体捕获血清中的 IgE 抗体。特异性 IgE 与固相抗体结合，配以过敏原—生物素、辣根过氧化物酶—链霉亲和素(HRP)结合液、TMB 等试剂，加入硫酸终止反应，在酶标仪 450nm 读数。根据已知浓度的标准血清绘制标准曲线，利用标准曲线得出过敏原特异性 IgE 抗体的浓度。

【适应证】

可疑存在特异性过敏的所有患儿。

【禁忌证】

不能耐受抽血者。

【操作前准备】

1. **患儿准备** 黄头管或红头管，静脉采血 2~5ml。

2. **器械准备** 采血后标本应尽快常温送检，若当天无法送检应置于 2~8℃冰箱中保存，室温放置不超过 8 小时，分离血清备用。标本受污染、错用其他采血管、严重溶血、脂血、标本量不足、标本条码信息错误视为不合格标本。备好移液器、吸头等用具。

3. **操作者资质** 操作者需持有资格证并经过适当培训。

【操作方法】

1. 平衡 取出所有试剂，平衡至室温(18~25℃)，微孔板开封后，余者应用自封袋封存。

2. 配液 将整瓶浓缩清洗液充分摇匀(如有晶体应充分溶解)，按照 1∶25 的比例进行稀释。

3. 编号 将微孔条固定与支架上，按顺序编号。

4. 分别吸取 50μl 标准品、质控及样本，加入到相应微孔中，室温孵育 60 分钟(20~25℃)，见文末彩图 9-8。

5. 用洗板机清洗 3 次，每次 300μl 清洗液。在吸水纸上将微孔板残留的液体拍干。

6. 在患儿样本中加入 100μl 相应的过敏原液体，在阴、阳质控孔中加入 100μl 屋尘螨 D1 液体，在标准品中加入 100μl 生物素标记的 IgE 抗体结合液。封板，室温孵育 60 分钟后，进行洗板（见文末彩图 9-9）。

7. 每孔加入 100μl 链霉亲和素标记的辣根过氧化物酶结合液，封板，室温孵育 30 分钟后进行洗板。

8. 每孔加入 100μl TMB 底物液，封板，避光、室温孵育 30 分钟。

9. 按照加入底物液的顺序，每孔加入 100μl 终止液，轻拍混匀，5 分钟后用酶标仪在 450nm 波长处读数。按照标准曲线计算样本浓度，并记录结果（见文末彩图 9-10）。

10. 结果判断　根据 REAST 分级和（或）国际单位（IU/ml），利用标准曲线计算 sIgE 的含量，评估结果见表 9-1。

表 9-1　特异性 IgE 检测结果判断

级别	IU/ml	特异 IgE 浓度
6	>100	极高
5	50~100	很高
4	17.5~50	非常高
3	3.5~17.5	高
2	0.7~3.5	中
1	0.35~0.7	低
0	<0.35	检测不到

【注意事项】

1. 干扰物质　严重溶血、脂血、受污染等。
2. 阴性的检测结果不能排除 I 型过敏。
3. 检测结果需要考虑患儿的病史。
4. 极高 IgE 含量样本（>1000IU/ml）的检测结果有可能低于预期值。
5. 使用混合过敏原进行检测可视为半定量。

（曾华松　谢　颖）

第五节 关节腔穿刺术

关节腔穿刺术(joint cavity paracentesis)是通过穿刺关节腔,抽取腔内滑液,引流,注射药物、空气或造影剂等进行检查和治疗的方法。关节腔穿刺术可为临床诊断提供确切依据,并可向关节腔内注射药物治疗关节疾病。

【适应证】

1. 急性发病的关节肿胀、疼痛或伴有局部皮肤发红和发热,尤其表现在单个关节,怀疑感染性或创伤性关节炎。

2. 未确诊的关节肿痛伴积液,需采集关节液做诊断用途。如取关节液行偏振光镜检查尿酸盐结晶,以诊断痛风性关节炎。

3. 已确诊的关节炎,个别关节较多积液,影响关节功能。

4. 通过关节镜进行肉眼观察、滑膜活检或切除,可同时抽取关节腔液。

5. 向关节腔内注入造影剂以行关节造影等检查。

6. 向关节腔内注入药物等治疗措施的术前操作。

【禁忌证】

1. 穿刺部位局部皮肤有破溃、严重皮疹或感染。

2. 严重凝血机制障碍,如血友病等。

3. 全身症状严重,如休克未控制、重度脱水、多器官功能不全等。

【术前准备】

1. 需经主治医或上级医生确定该项操作,主管医生须向患儿监护人解释该项操作的必要性、可能出现的问题及术前和术后的注意事项,征得患儿监护人的同意后,由患儿监护人签字确认。

2. 穿刺前必须完成各种关键性检查,如凝血功能、乙型肝炎抗体、丙型肝炎抗体、梅毒抗体、艾滋病毒抗体、血常规等。

3. 观察穿刺部位有无皮肤及皮下组织的感染及破溃。如皮肤不清洁时应给予必要的清洗。

4. 选择好合适大小的穿刺针,检查穿刺包和关节腔用药是否超过有效期。

5. 有条件可以先行B超或X线定位，并用记号笔标记。

【各关节的穿刺位置】

1. **髋关节穿刺**

（1）前侧穿刺点位于腹股沟韧带中点下方2cm左右，在股动脉外侧1.5cm处，垂直进针穿刺。

（2）外侧穿刺点位于股骨大粗隆顶点前缘，与大腿呈45°角，向内、后、上进针穿刺。

2. **膝关节穿刺** 髌骨两侧缘各作一条与肢体相平行的线，再在髌骨上、下缘各作一条与前两线相垂直的线，各线相交的四点处均可进针穿刺。穿刺针和髌骨平面成45°角，针尖刺向髌骨下即可进入关节腔（见文末彩图9-11）。

3. **踝关节穿刺** 穿刺点位于伸趾肌腱外缘与外踝之间的凹陷处，刺向下、内、后方向可达关节腔（见文末彩图9-12）。

4. **肩关节穿刺**

（1）前侧穿刺：上臂轻度外展外旋位，在喙突和肱骨小结节间隙（三角肌前缘）垂直向后进针穿刺。

（2）后侧穿刺：上臂外展内旋位，在肩峰下三角肌和冈下肌间，垂直进针穿刺。

5. **肘关节穿刺**

（1）后侧穿刺：肘关节屈曲90°，在肘关节后侧尺骨鹰嘴突尖端和肱骨外上髁间隙，靠近鹰嘴进行穿刺。

（2）外侧穿刺：肘关节屈曲90°，在桡骨小头和肱骨小头间隙，靠近尺骨鹰嘴进针穿刺。

6. **腕关节穿刺** 在腕关节背侧、拇长伸肌腱和示指固有伸肌腱之间进针穿刺。

【操作步骤】

1. **选择穿刺点** 应避开血管、神经、肌腱、皮损等。可通过活动关节并触摸关节间隙来证实穿刺点。穿刺部位选定后，以记号笔做标记。

2. **操作时应遵守无菌原则** 术者应戴一次性帽子、口罩及无菌手套，使用关节腔穿刺包。

3. **术前准备**　准备好需要注射的药物，常规消毒和铺洞巾，用2%的利多卡因局部麻醉，穿刺时让患儿放松，必要时予以镇静。

4. **穿刺操作**　穿刺针进入皮肤速度要快，轻轻抽取同时将针向前推进，直到出现关节腔液。穿刺完毕，拔除针头后，应消毒穿刺点。

5. **术后**　负重关节穿刺应休息1~2天；接受抗凝治疗的患儿应制动1~2天；关节腔有明显积液者，穿刺后应用弹性绷带加压包扎；适当给予固定，必要时关节附近可加用冰块。

【并发症及处理】

1. **关节积血、积液**　延长用弹力绷带厚棉垫加压包扎时间。避免过度活动，调整活动量，抬高患肢。

2. **伤口、关节腔感染**　保持伤口外敷料清洁干燥，避免潮湿。局部渗出或敷料脱落时应及时换药。轻度感染可加强抗生素的应用；严重的感染，如关节腔已经化脓者，需切开排脓并持续灌洗引流。

3. **关节不稳或疼痛**　加强肌肉功能训练，适当减少关节的负重。

【操作后观察】

1. 观察操作局部出血情况。

2. 观察患儿呼吸、心率、体温和血压变化。

3. 观察局部肿胀、渗液。

【注意事项】

1. 为了便于关节内容物重新悬浮，操作前应使患儿的关节做主动或被动的全方位运动。

2. 关节腔穿刺的全程应遵守无菌操作原则，否则可致关节腔继发感染。

3. 术前充分镇静，患儿哭闹挣扎可使关节内的压力增高，导致穿刺失败。

4. 穿刺时，切忌在深部大幅度改变方向或反复穿刺，以免损伤关节。

5. 注射皮质类固醇时先用局麻剂稀释，或先注射激素再注射局麻剂至关节腔稀释;某些严重感染,如心内膜炎、肾盂肾炎引起的败血症或化脓性关节炎,应禁止激素关节内注射;避免将激素直接注入附近的神经或肌腱;1 天内注射的关节数量限于 2 个以内,1 年内同一关节注射的次数最好不超过 3 次;关节越小,注射激素的量应越小。

6. 穿刺如遇到骨性阻挡,宜略退针少许或略退后并稍改换穿刺方向,再边抽吸边进针;穿刺时边抽吸边进针,如突然发现在关节囊外有感染性液体或脓液,应立即停止继续进针;最好先对穿刺到的软组织感染区进行抗菌治疗,如对有明显脓液的感染灶切开引流,应探明感染灶的范围并明确其与关节腔的关系,切不可轻易进入关节腔。

7. 抽液时注意有无新鲜血流,如有则说明刺入血管,应将穿刺针退出少许,改变方向后再继续进针。当抽出液体后,再稍将穿刺针刺入少许,尽量抽尽关节腔内的积液,但不可刺入过深,以免损伤关节软骨。如抽出困难,可改变穿刺方向或旋转针尖斜面方向。

(曾华松 谢 颖)

第六节 风湿病相关活检术

肌肉活检(muscle biopsy,MB)是诊断肌肉及周围神经疾病的重要手段之一,通过光学显微镜和组织化学染色等技术,可正确诊断特发性炎症性肌病及许多疑难肌病。随着分子遗传缺陷诊断技术的发展,在一些疾病,如脊髓性肌萎缩、进行性肌营养不良等,基因分析可以提供直接的证据证明诊断,无需肌肉活检。但基因型和 DNA 分析结果并不总与表型相关,而且临床严重程度并不能单独通过基因分析加以决定。肌肉活检取材方便,技术简单,危险性低,是一项非常具有临床价值的技术。唇腺活检(minor salivary gland biopsy,MSGB)是从唇腺取出小腺体进行病理检查的过程,是诊断干燥综合征的金标准。唇腺活检术操作流程成熟,已成为风湿免疫科干燥综合征诊疗的常规。总之,肌肉和腺体组织的分析可以为风湿性疾病的诊断和治疗提供帮助,同时也是评价患儿病情的重要组成部分。

一、肌肉活检术

【适应证】

1. 代谢性肌病　不但能提供组织学证据,还可获得生化改变的依据。如线粒体肌病、脂质沉积性肌病等。

2. 先天性肌病　如中央轴空病等。

3. 局部或弥漫性炎症性肌病　如多发性肌炎、皮肌炎等。

4. 鉴别神经源与肌源性损害　如进行性肌营养不良与脊髓性肌萎缩的鉴别。

5. 不明原因的肌无力。

【禁忌证】

肌肉活检是一个相对简单的操作,一般情况下,没有绝对禁忌证。当有下列情况时应暂缓检查:

1. 局部皮肤感染。

2. 凝血功能障碍。

3. 不能耐受操作。

【操作前准备】

1. **患儿准备**　必须常规检查凝血四项,并向患儿及家长介绍活检的目的、方法和注意事项,以取得合作。患儿家长签署知情同意书。

2. **器械准备**　消毒器械包。

3. **操作者资质**　具备外科医师资格或超声医师资格。

4. **消毒准备**　手术室或操作室的消毒准备(空气消毒等)。

5. **其他**　备用急救药品等;保留静脉通道,以防麻醉过敏或偶尔出现休克。

【操作方法】

1. **检查患儿生命体征**　测量体温、呼吸、脉搏及血压。

2. **患儿体位**　平卧。

3. **肌肉活检部位**　以安全、能反映病情为原则。常取决于肌无力的分布,多首选上肢肱二头肌和下肢股四头肌外侧肌(见文末彩图 9-13),因这些肌肉活检后对患儿活动及美容影响较少。对急性肌病如多发性肌炎,应选压痛明显或肌无力较重的部位;有条件者可根据超声检查或肌肉磁共振图像选择活检部位。

4. **麻醉**　局部麻醉,很少需要全身麻醉。

5. **取材方法**　肌肉活检有开放创口式和针刺式两种。

(1)开放创口式肌肉活检:按常规外科无菌手术操作,先行局部麻醉,注意避免麻醉药针刺伤待检的肌肉或液体浸润待检查组织。按照肌束纵轴走向切开皮肤,长度约 2~3cm,切口深度最好能直接到达肌膜表面以减少皮下出血,充分暴露肌肉,将待检肌刺两端轻轻缝合固定,然后切下圆柱形肌肉组织块,约为 0.50cm×1cm×0.5cm,1~2 块。切取肌肉标本时动作要轻柔,不可过度牵拉或挤压肌肉,避免钳夹肌肉纤维,一般用刀背分离肌肉,然后两端用线结扎后再用刀片切断。立即将标本置于生理盐水浸湿的滤纸或纱布上,或固定在夹板上,以避免肌纤维回缩。需送电镜的从一端留取少许,放入戊二醛固定液中为电镜检查备用,其余部分快速放入冰壶并尽快送病理室检查,须注意避免标本直接接触冰块。

(2)针刺式肌肉活检:针刺式肌肉活检在超声引导下进行,是近年提倡的方式,具有操作时间短、取材准确、便于重复或多点取材的优势。该术式创伤小、无辐射、疼痛轻微,体表仅有不足 2mm 的针眼,无手术瘢痕,无需缝合、换药、拆线,特别适合儿童。

具体操作方法如下:患儿俯卧位。不配合患儿采用全身静脉复合麻醉;配合患儿使用局部麻醉方法。充分暴露双下肢,超声检查选择穿刺点,做体表标记。消毒手术野,以体表标记为圆心半径约 10cm,铺洞巾,用 7 号尖刀切开皮肤皮下组织。安装引导装置,选用自动活检枪(见文末彩图 9-14,彩图 9-15),14G 槽式活检针,根据引导线确定穿刺的部位和进针深度,由引导装置进针或徒手穿刺至股四头肌表面,启动活检枪开关且听到响声后,迅速将活检针拔出体外。重复取材 3~4 次,以保障病理检查所需标本量。从针芯槽中取出条状肌组织，放入相应的固定液中。标本分 3 份：1 份标本放入 2.5%戊二醛固定液中保存，用于电镜检查；1 份标本放入 4%甲醛液中固定保存，用于光镜检查；1 份标本用湿盐水包裹，用于特殊染色。标本低温保存送病理科。术后适度加压包扎。全麻患儿由麻醉科复苏，嘱平卧位 6 小时，必要时使用止血药。

【并发症及处理】

1. **疼痛** 可将 1 个冰袋放在切口上，或口服镇痛剂布洛芬或对乙酰氨基酚。

2. **出血** 应用止血剂，注射酚磺乙胺等。

3. **血管与神经损伤** 止血、纠正休克和预防感染。理疗、按摩及适当电刺激，保持肌肉张力，改进肢体功能。

【操作后观察】

1. 观察切口局部出血情况。

2. 观察患儿呼吸、心率和血压变化。

【注意事项】

1. 部位选择 部位选择要合适，一定要注意不选择严重受累的肌肉，因严重受累部位的大部分肌肉组织多被脂肪和结缔组织所代替，仅残留一点疾病过程的痕迹；也不要选择受累非常轻的肌肉，因这些部位还没有表现出足够的形态学改变。可以采取 MRI 或肌肉超声检查协助选择活检部位。

2. 不宜在肌电图检查的部位活检 可在肌电图检查的对侧取活检，以免针电极对肌组织的损伤造成病理判断上的困难而影响结果。

3. 选择合适的取材部位和标本大小 避免给患儿带来不必要的痛苦。

4. 不能牵拉标本 取出的标本绝对不能被牵拉，因牵拉可导致肌肉形态的改变，影响诊断；标本一定要速冻，冷冻不良的肌肉标本无法观察。

5. 标本运输 标本应尽快送到附近的病理实验室，常温保存一般不要超过 2 小时；肌肉标本绝对不要浸入盐水或其他液体或浸入固定液中。不能及时送检时，肌肉标本应尽快冷藏并妥善保存,以免影响检测结果的准确性。

6. 至少冷藏保留一个样本备用。

7. 术后　术后伤口处轻轻加压,并防水。术后10~12天拆线。

二、唇腺活检术

【适应证】

1. 干燥综合征。

2. 其他口腔疾病的鉴别诊断(反复性口腔溃疡)。

【禁忌证】

1. 局部皮肤感染。

2. 凝血功能障碍。

3. 不能耐受操作。

【操作前准备】

1. **患儿准备**　评估患儿有无手术的禁忌证和药物过敏史,检查血常规、出凝血时间;联系口腔科与病理科做好术前准备工作等。患儿父母签署知情同意书。

2. **器械准备**　唇腺活检手术包由手术刀柄、11号手术刀、镊子、止血钳、持针器、缝针等组成。

3. **操作者资质**　口腔科医师。

4. **消毒准备**　手术室或操作室空气消毒。

5. **其他**　急救药品等备用;保留静脉通道,以防麻醉过敏或偶尔出现休克。

【操作方法】

1. 检查患儿生命体征　测量体温、脉搏、呼吸、血压。

2. 患儿体位　仰卧位。

3. 部位选择　以下唇内侧血管欠丰富处为佳,一般取下唇,中线稍偏外。

4. 局部常规消毒,局部阻滞麻醉(颏神经)、铺无菌洞巾,将手术刀套在刀柄上。

5. 助手用无菌纱布包裹患儿下唇并向下牵拉,尽量暴露下唇腺区域,术者在手术部位作梭形切口,剪去黏膜上皮,分离黏膜等其他组织,找到唇腺组织(见文末彩图9-16),镊子夹住,手术剪剪下该组织，放入甲醛液中固定送检，缝合切口，局部消毒，2%碘酊棉球涂布轻压后再用干棉球压迫创口。1 周后可拆线。

6. 标本送检　唇腺组织用 10%甲醛液固定，石蜡包埋切片，HE 染色，镜下观察见>1 个淋巴细胞浸润灶（浸润淋巴细胞 >50/4mm^{2}为 1 个灶）则为阳性标本。唇腺活检病理分级按 Chisholm 标准分为Ⅰ～Ⅳ级，按浸润淋巴细胞>50/4mm^{2}为 1 个灶（Ⅳ级），中等量淋巴细胞浸润为Ⅱ级，少量为Ⅰ级，介于Ⅱ～Ⅳ级间者为Ⅲ级。

【并发症及处理】

唇腺活检术是一项简便、快速、痛苦小、安全的检查。极少出现出血、感染、面神经或三叉神经损伤、麻药过敏等并发症。一旦出现并发症，对症处理即可。

【操作后观察】

1. 观察操作局部出血情况。

2. 观察患儿呼吸、心率和血压变化。

【注意事项】

1. 选取部位不能在血管丰富处，切口要有一定深度。

2. 取唇腺组织时，应尽量减少机械损伤，不宜使用染料类消毒剂，以免细胞变形或着色影响诊断。

3. 注意预防感染，应用抗生素。

4. 术后 4 小时内不能进食固体食物。症状缓解后，可根据病情选择软、清淡、易消化、营养丰富的食物，少食多餐，避免辛辣刺激性食物，有利于减轻疼痛和营养吸收。

5. 注意保持口腔清洁，漱口及刷牙时动作轻柔，避免损伤手术伤口。

（曾华松　谢　颖）

第七节　免疫学标本采集术

免疫学标本采集多用于采取原发性免疫缺陷性病（primary immunodeficiency diseases）患儿外周血液标本以检测是否存在

致病性基因。

【适应证】

各种不明原因的长期、反复、难治性感染，如符合以下情况之一：

1. 1年内患8次或以上化脓性中耳炎。

2. 1年内患2次或以上严重化脓性鼻窦炎。

3. 感染性疾病需要持续使用抗生素2个月或更久，但疗效不好。

4. 1年内患2次或以上肺炎。

5. 婴幼儿生长发育迟缓。

6. 复发性深部皮肤或器官脓肿。

7. 1岁后持续性鹅口疮或播散性皮肤念珠菌感染。

8. 需要静脉使用抗生素清除感染。

9. 2次以上的深部感染，如脑膜炎、骨髓炎、蜂窝织炎、败血症等。

10. 有原发性免疫缺陷病的家族史。

【禁忌证】

一般情况下，没有绝对禁忌证。当有下列情况时应停止采集标本：

1. 局部皮肤感染(可避开感染区进行采血)。

2. 凝血功能障碍。

3. 患儿不能耐受操作。

【操作前准备】

1. **患儿准备**　饮食对样本采集的影响：采血前应禁食10小时或以上；体力活动对检测结果的影响：嘱咐患儿在安静状态下或正常活动状态下收集样本。

2. **器械准备**　器械准备清洁盘、穿刺针包、DNA提取试剂盒。

3. **操作者资质**　采样人员必须经过培训合格后，方可进行采样。对于患儿自行收取的样本，须接受专业人员的指导。

4. **消毒准备**　30g/L碘酊、酒精、消毒棉质/棉球等。

5. **其他**　一次性器材只能使用一次，不能重复使用。

【操作方法】

1. 患儿及其家长的知情同意(签署知情同意书);患儿的准备(凝血功能正常,局部皮肤穿刺部位无感染表现,患儿可耐受操作)。

2. 专业的血液标本采集人员的准备(熟练的穿刺技术,准备好穿刺的相关物品,严格的无菌操作步骤)。

3. 以含有乙二胺四乙酸(EDTA)盐的抗凝管抽取外周静脉血 2ml,立即送至免疫实验室;如不能马上送检的标本应于 4℃暂存,并尽快送检以进一步提取分离外周血单个核细胞,应由专人送检并保持低温运送。

4. 免疫实验室人员接到标本后应核对患儿信息,准确无误后可采用葡聚糖—泛影葡胺密度梯度离心法分离外周血单个核细胞。

5. 外周血单个核细胞可立即进行分析或存于-80℃的冰箱或液氮罐内保存,以备相关的实验室检验分析(PCR、单个核细胞培养等)。

6. 提取外周血单个核细胞的 DNA 或 RNA 以备进行 PCR 分析,操作步骤严格按照外周血单个核细胞的 DNA 或 RNA 提取试剂盒执行。

7. PCR 后的基因片段应进一步行基因分析并比对,以明确异常基因。

8. 分析结果并核对患儿信息,出书面报告,必要时行家族相关基因分析。

【并发症及处理】

1. **疼痛**　可将一个冰袋放在切口上,或口服镇痛剂布洛芬或对乙酰氨基酚。

2. **淤血或出血**　若局部出现淤血,抽血的 24 小时后可用温热毛巾湿敷,以促进局部血液循环,促进淤血消散;若出血可应用止血剂,注射酚磺乙胺等。

【操作后观察】

1. 观察穿刺处有无皮下血肿、未能止血等情况。

2. 观察患儿呼吸、心率和血压变化。

【注意事项】

1. 抽血后立即用消毒过的干棉块压紧穿刺部位,需在针孔及向上 2cm 进针处的范围进行局部按压 3~5 分钟,进行止血。

2. 外周血单个核细胞可立即进行分析或存于-80℃的冰箱、液氮罐内保存。

(曾华松 谢颖)

参考文献

1. Bousquet J, Heinzerling L, Bachert C, et al. Practical guide to skin prick tests in allergy to aeroallergens. Allergy, 2012, 67(1): 18-24.
2. Heinzerling L, Mari A, Bergmann KC, et al. The skin prick test - European standards. Clin Transl Allergy, 2013, 3(1): 3.
3. Rueff F, Bergmann KC, Brockow K, et al. Skin tests for diagnostics of allergic immediate-type reactions. Guideline of the German Society for Allergology and Clinical Immunology. Pneumologie, 2011, 65 (8) : 484-495.
4. 中华医学会.临床技术操作规范皮肤病与性病分册.北京:人民军医出版社,2006.
5. 秦鸥,王学民.诊断性斑贴试验的临床应用.临床皮肤科杂志,2007,36(12):800-802.
6. 朱汉民.临床实验诊断学.上海:上海科技出版社,2004.
7. 杨振华.临床实验室质量管理.北京:人民卫生出版社,2003.
8. Mikell CB, Chan AK, Stein GE, et al. Muscle and nerve biopsies: Techniques for the neurologist and neurosurgeon. Clin NeurolNeurosurg, 2013, 13 (13): 164-169.
9. Dy CJ, Lange DJ, Jones KJ, et al. Diagnostic biopsy of the pronator teres and a motor branch of the median nerve: indications and technique. J Hand Surg Am, 2012, 37A: 2570-2575.
10. Skram MK, Gulati S, Larsson E. Muscle biopsies in children--an evaluation of histopathology and clinical value during a 5-year period. Ups J Med Sci, 2009, 114(1): 41-45.
11. 王维治,王新德.神经系统疾病治疗学.北京:人民卫生出版社,2011.

12. O'Sullivan PJ, Gorman GM, Hardiman OM, et al. Sonographically guided percutaneous muscle biopsy in diagnosis of neuromuscular disease: a useful alternative to open surgical biopsy. J Ultrasound Med, 2006, 25 (1): 1-6.
13. Guellec D, Cornec D, Jousse-Joulin S, et al. Diagnostic value of labial minor salivary gland biopsy for Sjögren's syndrome: a systematic review. Autoimmun Rev, 2013, 12(3): 416-420.
14. Pijpe J, Kalk WW, van der Wal JE, et al. Parotid gland biopsy compared with labial biopsy in the diagnosis of patients with primary Sjogren's syndrome. Rheumatology (Oxford), 2007, 46(2): 335-341.
15. Colella G, Cannavale R, Vicidomini A, et al. Salivary gland biopsy: a comprehensive review of techniques and related complications. Rheumatology (Oxford), 2010, 49(11): 2117-2121.
16. Boyle JM, Buckley RH. Population prevalence of diagnosed primary immunodeficiency diseases in the United States. Clin lmmunol, 2007, 27 (5): 497-502.
17. Geha RS, Notarangelo LD, Casanova JL. Primary immunodeficiency diseases: an update from the International Union of Immunological Societies Primary Immunodeficiency Diseases Classification Committee. J. Allergy Clin. Immunol, 2007, 120(4): 776-794.
18. International Union of Immunological Societies Expert Committee on Primary Immunodeficiencies, Notarangelo LD, Fischer A, Geha RS, et al. Primary immunodeficiencies: 2009 update. J Allergy Clin Immunol, 2009, 124 (6): 1161-1178.

第十章 儿童内分泌科诊疗技术操作规范

第一节 生长轴分泌功能测定

一、生长激素生理性筛查试验

人体的生长激素(growth hormone,GH)分泌呈脉冲式分泌,以夜间深睡眠状态分泌最为旺盛,在分泌低峰时,尤其是白天,在血液循环中难以检测到;起床后轻微活动,即可见 GH 水平上升,剧烈活动后 GH 明显升高,因此运动激发试验(provocation test by athletics)可以作为生长激素缺乏症的筛查试验。该试验简便易行,可以在门诊进行。

【适应证】

适用于矮小的学龄儿童 GH 缺乏症的筛查。

【禁忌证】

有心、肺或其他系统疾病者,年龄小于 8 岁者不宜做此项检查。

【操作前准备】

试验日早晨空腹,到达试验点休息 10 分钟。

【操作方法】

先记录基础心率,取血 2ml 待测 GH,然后开始运动,先快走 15 分钟,然后快跑 5 分钟,运动结束记录心率(要求心率 >120 次/min),再取血 2ml 送检 GH。

【结果评价】

GH 峰值<5μg/L 提示 GHD 可能,进一步诊断需要做 GH 药物激发试验;GH 峰值>10μg/L,提示 GH 不缺乏。

【注意事项】

1. 由于运动不规范，本试验有20%的假阳性结果。

2. 少数患儿可有哮喘发作，如有哮喘发作，可按照支气管哮喘的治疗方案进行处理。

二、GH药物刺激试验

GH药物刺激试验（pharmacological GH stimulation test）为GH缺乏症的确诊试验。临床上常用的激发试验药物有胰岛素、精氨酸、L-多巴、可乐定、胰高血糖素。一般选择两种作用机制不同的药物作刺激试验，以避免假阴性。如果两种药物激发后GH峰值<10μg/L，考虑GH缺乏。

（一）胰岛素激发试验

胰岛素激发试验（insulin stimulation test）是通过胰岛素诱导低血糖而刺激GH分泌，低血糖经中枢α-肾上腺素途径，使下丘脑GHRH释放，从而促进垂体GH的合成与分泌。

1. **适应证**　适用于2岁以上矮小儿童的GHD诊断。

2. **禁忌证**　有癫痫病史、心肌缺血、怀疑全垂体功能低下者不宜做此项检查。

3. **操作前准备**

（1）患儿从午夜起禁食、禁水。幼童在试验前一天睡前加餐一次。

（2）记录患儿身高、体重。

（3）提前安置静脉留置针头2个，1个取血用，另1个备用（出现低血糖症状时静脉应用葡萄糖），试验在上午8时开始。

（4）试验第一小时内需在临床医生监护下进行。

（5）准备10%、50%的葡萄糖20ml各一支。

4. **操作方法**　禁食8小时，试验前静卧1小时后安置静脉留置针头，常规胰岛素0.05～0.1U/kg（怀疑ACTH缺乏者用常规胰岛素0.05U/kg）加生理盐水2ml静脉注射（时间大于1分钟），注射前及注射后15、30、45、60、90分钟取血测定血糖及GH。

5. **结果评价**　GH峰值>10μg/L可排除GHD，5～10μg/L为部分缺乏，<5μg/L为完全缺乏。

6. **注意事项**

(1)血糖下降幅度>基础值的50%或血糖≤2.6mmol/L,试验有效。

(2)不良反应为低血糖,一般发生在胰岛素注射后15~30分钟,一旦出现面色苍白、出汗、脉速、嗜睡等低血糖症状,即以10%葡萄糖2ml/kg静脉注射,4~5分钟后再测定血糖水平,同时仍按时采集血标本。

(3)试验结束,立刻进食。

(4)血糖监测正常后才能回家。

(二)L-多巴激发试验

左旋多巴是大脑儿茶酚胺类神经递质,L-多巴激发试验(L-Dopa stimulation test)是使用多巴胺刺激下丘脑GHRH释放,从而使垂体GH分泌增多。

1. **适应证**　适用于矮小儿童的GHD诊断。

2. **禁忌证**　癫痫、溃疡病患儿慎用。

3. **操作前准备**

(1)患儿从午夜起禁食(幼儿至少禁食6小时)。幼童在试验前一天睡前加餐一次。

(2)记录患儿身高、体重。

(3)提前安置静脉留置针头,试验在上午8时开始。

(4)血压计1台。

4. **操作方法**　禁食6~8小时,空腹口服L-多巴10mg/kg,最大量为500mg,于口服前及口服后30、60、90、120分钟取血测定GH,同时监测血压。

5. **结果评价**　GH峰值>10μg/L可排除GHD,5~10μg/L为部分缺乏,<5μg/L为完全缺乏。

6. **注意事项**　此试验无明显不良反应,少数患儿有恶心、呕吐、嗜睡,不需特殊处理。严重时可引起腹痛,溃疡病患儿可引起消化道出血;如有消化道出血,按消化道出血处理原则处理。口服L-多巴可引起直立性低血压,因此试验时应平卧。如有低血压发生,可先抬高下肢;如仍有低血压,按低血压处理原则处理。试验结束立即进食。

（三）可乐定激发试验

可乐定是选择性α肾上腺素能增强剂，作用于中枢神经系统α肾上腺素能受体。可乐定激发试验（clonidine stimulation test）是应用可乐定刺激下丘脑 GHRH 的释放，使 GH 分泌增多。

1. **适应证** 适用于矮小儿童的 GHD 诊断。

2. **禁忌证** 有脑血管疾病、冠状动脉供血不足、精神抑郁、窦房结功能低下者慎用。

3. **操作前准备**

（1）患儿从午夜起禁食（幼儿至少禁食 6 小时）。幼童在试验前一天睡前加餐一次。

（2）记录患儿身高、体重。

（3）提前安置静脉留置针头，试验在上午 8 时开始。

（4）准备血压机 1 台。

4. **操作方法** 禁食 6~8 小时，空腹口服可乐定，按 4μg/kg（0.15g/m^2），最大量为 250μg，于服药前及服药后 30、60、90、120 分钟取血测定 GH，并同时监测血压。

5. **结果评价** GH 峰值>10μg/L 可排除 GHD，5~10μg/L 为部分缺乏，<5μg/L 为完全缺乏。

6. **注意事项** 可有恶心、呕吐、嗜睡、血压下降等反应，试验中要监测血压。如血压下降明显，可以抬高下肢；如仍有低血压，按低血压处理原则处理。试验结束立即进食。试验完毕后观察 30 分钟，血压稳定后方可回家。

（四）精氨酸激发试验

精氨酸激发试验（arginine stimulation test）是应用精氨酸通过α受体的作用，抑制生长激素释放抑制激素的分泌，从而刺激 GH 分泌。

1. **适应证** 适用于矮小儿童的 GHD 诊断。

2. **禁忌证** 高氯性酸中毒、肾功能不全、无尿者禁用。

3. **操作前准备**

（1）患儿从午夜起禁食（幼儿至少禁食 6 小时）。幼童在试验前一天睡前加餐一次。

（2）记录患儿身高、体重。

(3)提前安置静脉留置针头两个,一个用于取血,另一个用于静滴精氨酸,试验在上午8时开始。

4. **操作方法**　禁食6~8小时,25%精氨酸按0.5g/kg,最大量30g计算,以生理盐水稀释成10%溶液,在30分钟内静脉滴入,于静滴前及静滴后30、60、90、120分钟取血测定GH。

5. **结果评价**　GH峰值>10μg/L可排除GHD,5~10μg/L为部分缺乏,<5μg/L为完全缺乏。

6. **注意事项**

(1)本试验比较安全,少数患儿有呕吐、皮肤潮红;可引起高氯性酸中毒,要监测血气。

(2)试验以静滴开始时计时。

(3)静滴时应避免药物漏出血管,以防局部红、肿、痛反应。

三、生长激素释放因子激发试验

生长激素释放因子由下丘脑分泌,能刺激垂体释放GH。GHD儿童用GHRH激发试验(growth hormone-releasing hormone stimulation test)可鉴别下丘脑病变和垂体病变引起的GHD。

【适应证】

适用于需鉴别下丘脑性与垂体性GHD的患儿。

【禁忌证】

对GHRH过敏者慎用。

【操作前准备】

1. 患儿从午夜起禁食(幼儿至少禁食6小时)。幼童在试验前一天睡前加餐一次。

2. 记录患儿身高、体重。

3. 提前安置静脉留置针头,试验在上午8时开始。

【操作方法】

晚10时禁食,次日晨8时行激发试验,GHRH 1μg/kg(最大量100μg)静脉注射,0、15、30、45、60、90分钟测定GH。

【结果评价】

GH峰值≥10μg/L为下丘脑性GHD,GH峰值<10μg/L为垂体性GHD或GHRH受体功能异常。

【注意事项】

1. 如果正在应用生长激素,需停药1周以上。

2. 少数患儿有面部潮红,多数无不良反应。

3. 长期内源性GHRH缺乏,可引起垂体GH细胞的萎缩,尤其是5岁以上的GHD患儿,对GHRH反应差,需要多次注射GHRH,才能使GH分泌功能恢复正常。

四、IGF-1生成试验

GH的促生长作用主要通过IGF-1介导。IGF-1主要由肝和肾脏合成,受GH的调节,同时也与性激素水平及营养状态有关。GH药物激发试验中GH峰值>10μg/L而IGF水平低下的矮小儿童,宜作IGF-1生成试验,以明确有无GH抵抗。

【适应证】

适用于IGF-1低而GH峰值>10μg/L的矮小儿童。

【禁忌证】

无。

【操作前准备】

1. 午夜起禁食(幼儿至少禁食6小时)。

2. 测量体重,正确计算GH用量。

【操作方法】

第1天上午8时空腹采血,分离血清,测定IGF-1、IGF-BP3基础水平,然后rhGH 0.1μg/kg每晚7时皮下注射,连续应用4天,第5天上午8时(空腹)测定IGF-1、IGFBP3。

【结果评价】

1. 基础IGF-1,IGFBP3<均数-2SD,结合GH激发试验,GH峰值<10μg/L提示GHD。

2. 基础IGF-1,IGFBP3<均数-2SD,GH激发试验,GH峰值>10μg/L,而rhGH应用后IGF-1不增加(正常增加20%以上),为Laron侏儒。

【注意事项】

IGF-1测定值受年龄、性别、营养状态、性发育程度、性激素水平、甲状腺功能状态影响,分析结果时要综合考虑。

五、生长激素葡萄糖抑制试验

下丘脑神经原细胞表面有调节 GH 分泌的糖受体,血糖升高通过下丘脑神经原细胞表面的糖受体抑制 GHRH 分泌,使 GH 水平下降。GH 分泌瘤的患儿,其 GH 分泌不受血糖的影响。生长激素葡萄糖抑制试验(growth hormone-glucose suppressive test)用于巨人症的诊断。

【适应证】

适用于生长迅速的儿童,明确是否有生长激素分泌过多。

【禁忌证】

糖尿病患儿慎用。

【操作前准备】

1. 患儿从午夜起禁食(幼儿至少禁食 6 小时)。幼童在试验前一天睡前加餐一次。

2. 记录患儿体重并计算葡萄糖用量。

3. 提前安置静脉留置针头,试验在上午 8 时开始。

【操作方法】

上午 8 时空腹采血测定 GH 及葡萄糖,然后口服葡萄糖 1.75g/kg(最大量 75g),每克加水 3~4ml,5~10 分钟内服完,服后 30、60、90、120、150、180 分钟采血测定 GH,同时监测血糖,每 30 分钟一次,直到 5 小时以上。

【结果评价】

1. **正常**　口服葡萄糖后,随血糖升高,GH 被明显抑制,在 30~60 分钟内测不出。

2. **巨人症**　GH 不被抑制,或不能降低到基础值的 50%。

【注意事项】

1. 注意血糖上升 50% 为试验有效。

2. 迟发性低血糖常发生在高胰岛素血症的儿童,必须监测血糖,每 30 分钟一次,直到 5 小时以上。

3. 午餐后确定无低血糖危险可拔除静脉留置针头。

(傅君芬　蒋优君)

第二节 甲状腺轴分泌功能测定

一、T_3、FT_3、FT_4及T_4测定

血清中的甲状腺激素包括甲状腺素(T_4)和三碘甲状腺原氨酸(T_3)。T_3主要由T_4在外周组织中转化而来,其活性较T_4大5倍左右。T_3、T_4有游离和结合两种形式,游离甲状腺素(FT_3、FT_4)不受血中甲状腺素结合蛋白(TBG)水平的影响,更能反映甲状腺的功能状态。测定血中各种甲状腺激素水平,可判断下丘脑—垂体—甲状腺轴的功能状态。

【适应证】

怀疑甲状腺功能异常者。

【禁忌证】

无。

【操作前准备】

午夜起禁食(幼儿至少禁食6小时)。

【操作方法】

空腹上午8时采血,分离血清,测定甲状腺激素。

【结果评价】

1. **典型甲状腺功能亢进** FT_3、FT_4、TT_3、TT_4增高,轻型甲亢或早期甲亢;TT_3、FT_3增高而TT_4、FT_4正常。

2. **轻型甲状腺功能减退或早期甲状腺功能减退** TT_4、FT_4下降,严重的甲状腺功能减退TT_4、TT_3、FT_4、FT_3均下降。

【注意事项】

1. 糖尿病、各种慢性疾病均会影响甲状腺功能;血浆中TBG浓度改变会影响TT_4、TT_3的浓度,在分析结果时应注意考虑。

2. 血标本要及时检测,不能及时检测的应放置-20℃以下保存,避免反复冻融。

二、高敏促甲状腺激素测定

高敏促甲状腺激素(assay of sensitive thyroid stimulation hormone,sTSH)由腺垂体分泌,能促进甲状腺素的合成和分泌。它受血中甲状腺激素水平及下丘脑促甲状腺激素释放激素的调节,测定血清中 TSH 水平可以了解下丘脑—垂体的功能,还可以判断治疗的疗效。

【适应证】

怀疑有甲状腺功能异常者。

【禁忌证】

无。

【操作前准备】

午夜起禁食(幼儿至少禁食 6 小时)。

【操作方法】

空腹上午 8 时采血,分离血清,测定 TSH。

【结果评价】

1. **Graves 病**　sTSH 下降是最早期和最敏感的指标,可用于亚临床甲亢的诊断。

2. **下丘脑性甲亢、异位 TSH 分泌**　sTSH 升高。

3. **原发性甲状腺功能减退**　sTSH 升高比 TT_4、FT_4 下降更敏感,尤其在疾病早期。

4. **继发性甲状腺功能减退**　sTSH 下降,且有 TT_4、FT_4 和(或)TT_3、FT_3 下降。

【注意事项】

1. 有些内分泌疾病如皮质醇增多、GH 分泌过多的患儿会出现 sTSH 水平下降,在分析结果时要考虑上述因素。

2. 血标本要及时检测,不能及时检测的应放置-20℃以下保存,避免反复冻融。

三、甲状腺特异性抗体测定

甲状腺特异性抗体(assay of anti-thyroid antibody)主要来源于甲状腺细胞,是针对甲状腺球蛋白(TG)、甲状腺过氧化物酶(TPO)及促甲状腺激素受体(TR)等抗原产生的自身抗体,即 TGAb、TPOAb、TRAb,其中 TRAb 又分为甲状腺刺激抗体(TRSAb)和甲状腺刺激阻断抗体(TRBAb),这些抗体是自身免疫性甲状腺疾病患儿机体免疫功能紊乱的标志。测定血清中甲状腺自身抗体的水平可以评估免疫性甲状腺疾病的病情,同时可以作为停药的参考指标。

【适应证】

怀疑免疫性甲状腺疾病的患儿。

【禁忌证】

无。

【操作前准备】

午夜起禁食(幼儿至少禁食6小时)。

【操作方法】

上午8时空腹采血,分离血清,测定TGAb、TPOAb、TRAb。

【结果评价】

1. TRSAb是诊断Graves病的重要指标,可反映疾病的活动程度,TRAb转阴可以作为抗甲状腺药物停药的指标。

2. TGAb、TPOAb在Graves病的患儿常呈阳性,但滴度不如桥本甲状腺炎患儿高。

【注意事项】

1. 血标本要及时检测,不能及时检测的应放置-20℃以下保存,避免反复冻融。

2. 健康人群中TGAb、TPOAb有一定的阳性率,大约为6%~10%,随着年龄增大阳性率增高。

四、促甲状腺激素释放激素刺激试验

促甲状腺激素释放激素(TRH)是下丘脑分泌的激素,主要作用为促进垂体TSH和泌乳素的释放。促甲状腺激素释放激素刺激试验(thyrotropin-releasing hormone stimulation test)是通过注射外源性TRH,观察垂体TSH分泌来评价垂体和甲状腺功能。

【适应证】

应用于继发性甲状腺功能低下的病因鉴别。

【禁忌证】

有高血压、支气管哮喘、心脏疾病者慎用。

【操作前准备】

1. 不需要禁食。

2. 提前安置静脉留置针头，试验在上午8时开始。

3. 试验前1个月停用皮质醇、甲状腺制剂、左旋多巴及抗甲状腺药物等。

【操作方法】

先测定基础T_3、TSH，然后TRH 7μg/kg（最大量200μg）及生理盐水3ml静脉注射（缓慢注射>3分钟），注射后15、30、60、120分钟测定TSH，最后一次采血加测T_3。

【结果评价】

1. **正常**　静滴TRH后15~30分钟TSH出现峰值，60分钟时下降，TSH的高峰为基础值的2倍以上；T_3在注射后120分钟出现峰值，较基础增高20%~70%。

2. **下丘脑性甲状腺功能减退**　TSH峰值出现时间≥60分钟。

3. **垂体性甲状腺功能减退**　TSH无改变。

4. **原发性甲状腺功能减退**　基础TSH增高，对TRH反应也增强。

5. **甲状腺毒症**　TSH浓度在整个试验中均被抑制。

【注意事项】

患儿可有轻微恶心、面部潮红、头痛，少数出现气管痉挛、心脏停搏、一过性高血压。如发生上述情况应及时对症处理。

（傅君芬　蒋优君）

第三节　甲状旁腺轴分泌功能测定

一、钙、磷平衡试验

钙、磷平衡试验（calcium and phosphorus balance test）是指在固定钙、磷饮食使体内达到平衡稳定状态后，连续测定血钙、血磷水平及尿钙、尿磷，以了解机体钙、磷的基础代谢情况。

【适应证】

无热惊厥且怀疑甲状旁腺功能异常的患儿。

【禁忌证】

无。

【操作前准备】

1. 定钙、定磷饮食　饮食含钙量300mg/d，含磷量1000mg/d，需用蒸馏水做饮食和饮用水。

2. 连续应用6天。

3. 告知患儿家长留24小时尿的方法。

4. 第3天晚上10时后禁食。

【操作方法】

于定钙、定磷饮食第4天开始，连续3天，每天空腹上午8时采血测定血肌酐、血磷、血钙，并开始留24小时尿测定24小时尿肌酐、尿磷、尿钙。

【结果评价】

1. **血钙正常、低血磷、高尿磷**　提示肾性低血磷。

2. **高血钙、低血磷、高尿磷、高尿钙**　提示甲状旁腺功能亢进。

3. **高血钙**　可见于维生素D中毒、结节病、骨髓瘤。

4. **低血钙、高血磷**　提示甲状旁腺功能低下可能。

5. **低血钙、低血磷**　可见于维生素D缺乏。

【注意事项】

1. 试验前停用利尿药、皮质激素。

2. 甲状腺功能异常可影响血钙水平，分析结果时应注意。

二、磷廓清率及肾小管重吸收磷率试验

甲状旁腺素（PTH）具有促进肾小管钙的重吸收、抑制磷的重吸收的作用。磷廓清率及肾小管重吸收磷率试验（phosphorus clearance and tubular reabsorbtion of phosphorus）是通过测定肾小管重吸收磷的能力来间接判断甲状旁腺的能力。

【适应证】

同钙、磷平衡试验。

【禁忌证】

有肾脏疾病者不宜做此项试验。

【操作前准备】

同钙、磷平衡试验。

【操作方法】

于定钙、定磷饮食第4天开始，连续3天，每天空腹上午8时采血并开始留24小时尿，测定血肌酐、血磷、血钙及24小时尿肌酐、尿磷、尿钙。根据公式计算磷廓清率（CP）及肾小管重吸收磷率（TRP）。

磷廓清率 CP（ml/min）= 尿磷（mg/dl）×尿量（ml）/血磷（mg/dl）×1400

磷小管回吸收率 TRP（%）=［1-尿磷（mg/dl）×血肌酐（mg/dl）/血磷（mg/dl）×尿肌酐（mg/dl）］×100%

【结果评价】

1. **甲状旁腺功能低下** 肾小管重吸收磷增加，尿磷减少，血磷增加，TRP升高，但是与正常人有重叠。同时，磷廓清率较正常人明显降低。

2. **甲状旁腺功能亢进** 肾小管重吸收磷明显减少，血磷减少而尿磷增加，TRP降低。

【注意事项】

1. TPR异常可见于其他疾病，如痛风、结节病、骨髓瘤、甲状腺功能低下、皮质醇增多、肝硬化及继发性甲状旁功能亢进。

2. 肾功能损害时，磷重吸收减少，尿磷排出增加。

3. 饮食中的磷含量不应过低，因低磷可使TRP升高，反之高磷饮食可使TRP降低，在分析结果时要注意鉴别。

三、甲状旁腺素测定

PTH由甲状旁腺主细胞合成和分泌，血液中PTH有三种形式：①完整的PTH为84氨基酸肽；②氨基端N-PTH（1-34肽）：有完整的生物活性；③羧基端（C-PTH56-84）：无生物活性，但血中浓度相对稳定。血钙浓度是调节PTH分泌的主要因素。

【适应证】

怀疑有甲状旁腺功能异常者。

【禁忌证】

无。

【操作前准备】

空腹过夜，停用维生素 D、维生素 A、维生素 E、普萘洛尔、前列腺素、降钙素、皮质激素 1 周以上。

【操作方法】

晚上 10 时后禁食，次日上午 8 时采血测定 PTH、钙、磷、镁。

【结果评价】

1. **甲状旁腺功能低下** 血钙下降、PTH 下降。

2. **假性甲状旁腺功能低下** 血钙下降、PTH 升高。

3. **原发性甲状旁腺功能亢进** 血钙升高、血 PTH 增加。

4. **继发性甲状旁腺功能亢进** 血钙下降或正常、PTH 升高。

【注意事项】

1. PTH 分泌有昼夜变化规律，分泌高峰在凌晨 2~4 时。

2. PTH 分泌与季节有关，冬季高于夏季，同时与年龄、性别、性发育有关。女性高于男性，新生儿期有暂时性低下，5~9 岁为平稳期，青春期增高。

3. 严重的低镁血症、维生素 D、普萘洛尔等可有 PTH 分泌不足，维生素 A、维生素 E、降钙素、皮质激素可引起 PTH 分泌增多，在分析甲状旁腺功能时要考虑上述因素。

四、甲状旁腺素刺激试验

甲状旁腺素（PTH）可抑制肾小管的重吸收磷，给予外源性的 PTH 后尿磷排出明显增加。cAMP 和钙离子是 PTH 产生生理效应的第二信使，测定尿中 cAMP 含量可间接反映 PTH 的变化，可用于鉴别甲状旁腺功能低下及假性甲状旁腺功能低下。

【适应证】

适用于低钙血症的病因诊断。

【禁忌证】

过敏者禁用,心、肾疾病慎用。

【操作前准备】

1. 患儿从午夜起禁食(幼儿至少禁食 6 小时),但可饮清水。

2. 提前安置静脉留置针头。

3. 试验过程患儿应卧床。

4. 先做 PTH 皮试。

5. 试验前 1 小时至少饮水 1000ml 以上,试验中还需饮水 1000ml。

【操作方法】

甲状旁腺素刺激试验操作,见图 10-1。

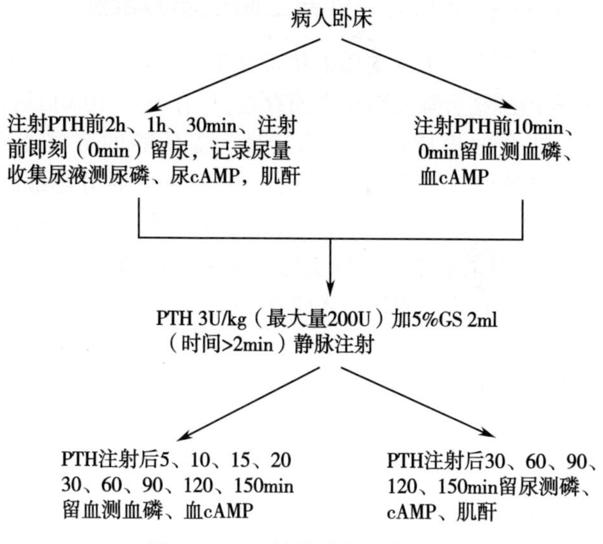

图 10-1　甲状旁腺素刺激试验

【结果评价】

1. **正常人**　应用 PTH 后 5 分钟血 cAMP 明显增高,10 分钟达高峰,比基础增加 4~6 倍,尿磷和 cAMP 增加 2~4 倍。

2. **特发性甲状旁腺功能减退**　反应同正常人。

3. **假性甲状旁腺功能减退**　Ⅰ型:在 PTH 刺激后尿和血浆

中 cAMP 无明显增高,尿磷也无明显增加;Ⅱ型:尿中 cAMP 在注射前、后均升高,尿磷无明显增加。

【注意事项】

因为 cAMP 在室温降解迅速,所以在处理血、尿标本时要注意,血标本应放置在 EDTA 试管中,并尽快分离血浆,立即冰冻备测;尿标本同样立即冰冻备测。

(傅君芬 蒋优君)

第四节 肾上腺皮质轴功能测定

一、血浆皮质醇、促肾上腺皮质激素测定

皮质醇是由肾上腺皮质束状带分泌的一种糖皮质激素,大部分与类固醇结合球蛋白结合而存在,只有 5%~10%以游离形式存在,结合的皮质醇无生物活性。皮质醇的分泌受垂体 ACTH 的调节,有昼夜节律的变化,一般上午 8 时分泌最高,以后逐渐下降,午夜最低。根据昼夜变化节律,临床上多选择上午 8 时、下午 4 时采血来评估肾上腺皮质的功能情况。注意这种肾上腺分泌节律在 3 岁以后才建立。

【适应证】

怀疑肾上腺皮质功能减退或亢进的患儿,可作为初筛试验。

【禁忌证】

无。

【操作前准备】

停用类固醇激素、水杨酸、降压药、抗癫痫药、镇静剂 1 周以上。受试者处于非应激状态。

【操作方法】

分别于上午 8 时、下午 4 时,采血浆测定 ACTH、COR。

【结果评价】

1. 皮质醇增多症及部分肥胖的患儿 COR 水平升高,失去昼夜节律。

2. **腺垂体功能低下的患儿**　ACTH、COR 水平下降。

3. **原发性肾上腺皮质功能减退的患儿**　ACTH 升高而 COR 下降。

【注意事项】

1. 各种应激状态、肝肾功能不全可引起皮质醇分泌增多，某些药物如水杨酸、降压药、抗癫痫药、镇静剂可抑制皮质醇分泌，在测定 ACTH、COR 时要避免上述影响因素。

2. 3 岁以下尚未建立 ACTH、COR 的昼夜节律。

3. 血标本要及时检测，不能及时检测应放置-20℃以下保存，避免反复冻融。

二、24 小时尿游离皮质醇和尿 17-酮类固醇测定

血中游离皮质醇可通过肾小球滤过，未被肾小管回吸收的部分随尿排出，即为 24 小时尿游离皮质醇（UFC），UFC 的量与血浆游离皮质醇量成正比，且不受昼夜节律的影响，可准确反映肾上腺皮质的分泌功能。尿 17-酮类固醇（17-KS）代表肾上腺皮质和睾丸分泌的雄性激素及代谢产物，但主要反映肾上腺皮质分泌雄性激素的能力。尿 17-KS 在儿童期，男、女无差别，在青春期男性高于女性。尿 17-KS 测定可反映肾上腺皮质及睾丸的功能。

【适应证】

怀疑肾上腺皮质功能减退或亢进的患儿，可作为初筛试验。

【禁忌证】

无。

【操作前准备】

1. 停用类固醇激素、水杨酸、降压药、抗癫痫药、镇静剂 1 周以上。

2. 受试者处于非应激状态。

3. 准备 1 个干净的容器，内放少许冰醋酸防腐，用于留 24 小时尿。

【操作方法】

当日上午 7 时排尿，弃去。此后将全部尿留存在容器中。直

至次日上午7时排最后一次尿为止，将全部尿液混匀，记录24小时尿量，取其中50ml及时送检，根据需要测定UFC或17-KS。

【结果评价】

1. **肾上腺皮质功能减退**　24小时UFC、17-KS下降。

2. **肾上腺皮质功能亢进**　24小时UFC、17-KS增多。

3. **有男性化的先天性肾上腺皮质增生症**　17-KS增高而UFC下降。

【注意事项】

1. 留尿前最好禁用一切药物，同时避免处于应激状态。

2. 冷藏保存尿液。

三、ACTH激发试验

ACTH可刺激肾上腺皮质束状带分泌皮质醇，ACTH激发试验（adrenocorticotropic hormone stimulation test）是利用外源性ACTH兴奋肾上腺皮质来评价其储备功能，以皮质醇、尿17-羟类固醇（17-OHCS）等作为测定指标，用于肾上腺皮质功能减退诊断及病因鉴别，也可用于不典型先天性肾上腺皮质增生症的诊断。

（一）标准快速人工合成ACTH刺激试验

1. **适应证**　需要评价肾上腺皮质储备功能的患儿。

2. **禁忌证**　对ACTH过敏、高血压、结核病、糖尿病、溃疡病慎用。

3. **操作前准备**

（1）可以不空腹。

（2）提前1小时安置静脉留置针头，试验在上午8时开始。

4. **操作方法**　试验前采血浆测定COR，然后ACTH加生理盐水3ml缓慢静脉注射（大于3分钟），注射后30、60分钟测定COR，必要时可加测定17-羟孕酮。ACTH剂量：<6个月62.5μg，6～24个月125μg，>24个月250μg（怀疑CAH可在试验前用DXM0.75mg口服）。

5. **结果评价**

（1）正常：ACTH静脉注射后COR峰值>550nmol/L，或较基础增加 200nmol/L。

（2）原发性肾上腺皮质功能减退：ACTH 静脉注射后 COR 不增高。

（3）垂体性肾上腺皮质功能减退：ACTH 静脉注射后 COR 增高低于正常人，但高于原发性肾上腺皮质功能减退，少数患儿反应延迟，病重者无反应，需要长时间的 ACTH 刺激试验。

（4）不典型 CAH：17-OHP 较基础增加>10moml/L。

（5）长期应用激素，肾上腺皮质功能抑制，ACTH 静脉注射后 COR 不升高或轻度升高，需要长程 ACTH 激发。

6. **注意事项**　试验前 3 天停用泼尼松，试验前 12 小时停用氢化可的松，如果必须要用，可用 DXM 代替。少数患儿有过敏反应、高血压。

（二）长程 ACTH 激发试验

1. **适应证**　对快速 ACTH 刺激反应迟钝或无反应者。

2. **禁忌证**　同上。

3. **操作前准备**　无特殊要求。

4. **操作方法**　不要空腹，留第一天上午 9 时的血，测定 COR，然后 ACTH 肌注，每天 1 次，连用 3 天，剂量：<6 个月为 250μg，6~24 个月为 500μg，>24 个月为 1mg，在每天肌注后 4~6 小时测定 COR。

5. **结果评价**

（1）正常：ACTH 肌注后 COR 上升 3 倍以上，或峰值>550nmol/L，或较基础增加 200nmol/L。

（2）继发性肾上腺皮质功能减退和长期应用激素：出现延迟反应，给予足量的 ACTH，肾上腺逐渐兴奋，皮质醇浓度增加。

（3）原发性肾上腺皮质功能减退：对 ACTH 刺激无反应。

6. **注意事项**　同上。

四、地塞米松抑制试验

根据下丘脑—垂体—肾上腺轴的反馈抑制原理，给予外源性的皮质激素（地塞米松），观察下丘脑—垂体—肾上腺轴的抑制情况，用于皮质醇增多症的诊断，也可用于病因的鉴别。同时，由于地塞米松的代谢产物非17-羟类固醇，且代谢产物由尿中排出很少，不影响尿中类固醇激素的测定，因此地塞米松抑制试验被广泛应用于临床。

（一）过夜地塞米松抑制试验

1. **适应证** 皮质醇分泌节律紊乱的患儿适宜该试验，用以筛查Cushing综合征。

2. **禁忌证** 有感染性疾病、精神疾患、糖尿病、溃疡病者慎用。

3. **操作前准备**

（1）患儿从午夜起禁食（幼儿至少禁食6小时）。

（2）试验前1周停止使用类固醇激素、抗癫痫药、利福平。

（3）提前安置静脉留置针头。

4. **操作方法** 试验日上午8时（空腹）和下午4时分别采血浆测定皮质醇（COR）、促肾上腺皮质激素（ACTH），如果怀疑有分泌雄性激素的肾上腺肿瘤可加测睾酮、硫酸脱氢表雄酮（DHEAS），夜间11时口服DXM 0.3mg/m^2（最大量1mg），次日上午8时采血浆测定ACTH、COR、DHEAS、T。

5. **结果评价**

（1）正常人应用DXM后，次日上午8时血ACTH、COR被抑制。

（2）Cushing综合征患儿ACTH、COR不被抑制，需要进一步作小剂量DXM试验。

（3）分泌雄性激素的肾上腺肿瘤患儿，其肾上腺雄性激素也不被抑制。

6. **注意事项** 试验前服用抗癫痫药、利福平可引起假阳性；而慢性肝病或肾病会引起假阴性，因此分析结果时要注意区分。

（二）小剂量地塞米松抑制试验

1. **适应证** 初筛结果怀疑为皮质醇增多症的患儿。

2. **禁忌证** 同上。

3. **操作前准备**

（1）患儿从午夜起禁食（幼儿至少禁食6小时）。

(2)试验前1周停止使用类固醇激素、抗癫痫药、利福平。

(3)提前安置静脉留置针头。

4. 操作方法 服药前1日,准确留24小时尿,测定24小时尿游离皮质醇(UFC)作为对照,试验日上午8时(空腹)采血浆测定ACTH、COR,根据需要可以同时测定DHEA、T、雄稀二酮,然后口服DXM 5μg/kg,连用8次每6小时一次;试验第2日再次留24小时尿,同时继续服药,试验第48小时采血测定ACTH、COR,并测定24小时UFC,如怀疑肾上腺肿瘤时应加测DHEA、T、雄稀二酮。

5. 结果评价

(1)正常:服DXM 48小时后,COR、UFC被抑制到基础值的50%以下。DHE、T、雄稀二酮也被抑制。

(2)皮质醇增多:COR、UFC不被抑制。

(3)分泌雄激素肿瘤:服DXM 48小时后,DHEA、T、雄稀二酮不被抑制。

6. 注意事项 同上。

(三)大剂量地塞米松抑制试验

1. 适应证 诊断为皮质醇增多症的患儿,需要明确其病因者。

2. 禁忌证 同上。

3. 操作前准备 同上。

4. 操作方法 试验前一天开始留24小时尿,测定24小时尿游离皮质醇(24小时UFC)作为对照,试验日上午8时(空腹)采血浆测定ACTH、COR,然后口服DXM 20μg/kg,连用8次,每6小时一次,试验第2日再次留24小时尿,并继续服药,试验第48小时采血测定ACTH、COR,并测定24小时尿UFC。

5. 结果评价

(1)垂体依赖性肾上腺皮质增生:服DXM 48小时后,COR、UFC被抑制到基础值的50%以下。

(2)肾上腺皮质结节性增生、肿瘤、异位ACTH分泌:COR、UFC不被抑制或抑制到基础值的50%以上。

(3)少数垂体ACTH肿瘤,可能大剂量的DXM试验仍不能抑制皮质醇的分泌，需要应用更大剂量的DXM才能抑制其分泌。

6. **注意事项**　同上。

五、促皮质激素释放激素试验

CRH由下丘脑室旁核特定的神经元分泌，能刺激腺垂体分泌ACTH。促皮质激素释放激素试验（corticotropin releasing hormone test）是给予外源性CRH后，检测其血中ACTH、皮质醇的变化，主要用于鉴别导致ACTH过度分泌的病因或单纯ACTH缺乏的鉴别诊断。

【适应证】

皮质醇过多或皮质醇降低的病因诊断。

【禁忌证】

CRH过敏者禁用。

【操作前准备】

1. 患儿从午夜起禁食，2岁以下患儿要求空腹6小时。

2. 记录患儿身高、体重。

3. 提前安置静脉留置针头，试验在上午8时开始，试验前休息2小时。

4. 准备血压计1台。

5. 试验前停用皮质醇。

【操作方法】

午夜空腹，上午8时取血测定基础ACTH、COR，然后CRH 1μg/kg（最大量100μg）加生理盐水1ml静脉注射，注射后15、30、45、60、90、120分钟分别抽血测定ACTH、COR。

【结果评价】

1. 正常　CRH静脉注射后30分钟ACTH达高峰，为基础值的2~4倍，皮质醇60分钟达高峰。

2. 垂体性肾上腺皮质功能减退　CRH静脉注射后ACTH、COR不增高。

3. 原发性肾上腺皮质功能减退　CRH静脉注射后ACTH上升而COR不升高。

4. 下丘脑性　CRH 静脉注射后 ACTH、COR 升高。

5. 异位 ACTH 分泌　基础 ACTH 增高，而 CRH 刺激后 ACTH 无反应。

6. ACTH 分泌瘤　应用 CRH 后，ACTH 较基础值增加 50% 以上，或 COR 较基础值增加 20% 以上。

7. 垂体瘤手术后，CRH 刺激后 ACTH 无增高提示手术成功。

【注意事项】

试验前停用皮质醇，试验中注意低血压及过敏反应，少数有面部潮红。如发生上述情况，对症处理。

（傅君芬　蒋优君）

第五节　性腺轴分泌功能测定

一、血清促性腺激素及性激素测定

黄体生成激素（luteinizing hormone，LH）、卵泡刺激素（follicle stimulating hormone，FSH）是腺垂体分泌的促性腺激素，受下丘脑 GnRH 的正反馈及性激素的负反馈调节。LH 的作用：在女性促进排卵和黄体生成；在男性促进睾丸间质细胞合成和分泌睾酮。FSH 的作用：在女性促进卵泡成熟及分泌雌激素；在男性促进精子的成熟。测定 LH、FSH 及性激素基础水平可了解垂体和性腺功能状态。

【适应证】

性早熟或性发育迟缓儿童的病因诊断，同时了解儿童性发育的程度。

【禁忌证】

无。

【操作前准备】

无。

【操作方法】

LH、FSH 在体内呈脉冲式分泌，尤其在青春发育的早期，促性腺激素夜间脉冲性分泌增多,常规采用清晨8~9时静脉血测定,可不禁食。

【结果评价】

1. **LH、FSH增高** T/E_2水平降低常见原发性性腺功能障碍,如Turner综合征、Klinefelter综合征、Noonan综合征,或睾丸、卵巢因手术及肿瘤、外伤等所致的功能障碍。

2. **FSH和(或)LH轻度增高,T/E_2水平降低、正常或升高** 可见于性早熟儿童。一般认为基础LH>0.83IU/L可以诊断为中枢性性早熟,其敏感性为93%,特异性为100%,而基础LH<0.1IU/L可以排除中枢性性早熟。

3. **LH、FSH、T/E_2降低** 见于下丘脑先天性或后天性疾病使GnRH分泌不足,如Kallmann综合征、Prader-Willi综合征等。

4. **LH、FSH不高而T或E_2增高** 见于睾丸、卵巢、肾上腺肿瘤或肾上腺增生。

【注意事项】

LH、FSH、T/E_2的水平与患儿年龄、性别、分泌相、青春发育期及实验方法有关,结果分析时要综合考虑。

二、促性腺激素释放激素激发试验

GnRH是下丘脑分泌的激素,主要刺激垂体LH、FSH的分泌,戈那瑞林为人工合成的GnRH,能刺激垂体LH、FSH的分泌,根据垂体LH、FSH水平判断下丘脑—垂体—性腺轴的功能。本试验可用于鉴别性早熟的种类,同时对青春期延迟与促性腺激素减低引起的性发育延迟有鉴别诊断意义。

【适应证】

性早熟或性发育迟缓儿童的病因诊断。

【禁忌证】

过敏者禁止此试验。

【操作前准备】

1. 不需要禁食,先安置好静脉留置针。
2. 测量体重。
3. 试验前停用性激素、地高辛、多巴胺拮抗剂、吩噻嗪类、左旋多巴、螺内酯等药物。

【操作方法】

上午 8 时采血测定基础 LH、FSH、T/E_2，然后戈那瑞林 2.5μg/kg（最大量 100μg）加生理盐水 5ml 静脉注射，注射后 15、30、60、90 分钟采血测定 LH、FSH、E_2/T。

【结果评价】

1. **按化学发光法测定** LH 峰值>3.3~5.0IU/L，LH 峰/FSH 峰>0.6 提示中枢性性早熟；若以 FSH 增高为主，FSH 峰/LH 峰>0.6 提示部分性性早熟；若对 GnRH 刺激无反应且有第二性征发育的儿童提示周围性性早熟。

2. **原发性性腺功能障碍** LH、FSH 基础值增高，对 GnRH 反应增强。

3. **低促性腺激素性性发育落后或青春期延迟** 对 GnRH 反应不良或无反应。

【注意事项】

少数患儿有头痛、恶心、腹部不适、注射部位皮疹、血栓性静脉炎、肿胀、过敏反应及支气管痉挛等。如发生上述情况应对症处理。

三、人绒毛膜促性腺激素试验

人绒毛膜促性腺激素（hCG）为胎盘绒毛膜滋养层细胞合成和分泌的激素。其分子结构、生理作用与 LH 相似，是胎内刺激睾丸间质细胞产生睾酮的主要激素，可用于检测睾丸 Leydig 细胞的储备功能及有无 5α-还原酶缺乏。

【适应证】

性发育延迟的病因诊断。

【禁忌证】

对本品过敏者不宜做此试验，患有哮喘、癫痫、心、肾疾病者要慎用。

【操作前准备】

试验前测量睾丸位置及容积，并测定基础睾酮（T）、双氢睾酮（DHT）、硫酸脱氢表雄酮（DHEAS）、雄稀二酮。

【操作方法】

hCG 肌内注射,每天 1 次,连续 3 天。剂量:<1 岁,500IU/d;1~10 岁,1000IU/d;>10 岁,1500IU/d;第 4 天测定 T 及 DHT、DHEAS、雄稀二酮。

【结果评价】

1. **正常或体质性性发育延迟** hCG 注射后 T 上升 2~3 倍,睾丸容积>3ml。

2. **原发性睾丸功能障碍** hCG 注射后无反应,如同时有基础 LH、FSH 增高提示睾丸发育不良。

3. **继发性睾丸功能障碍** hCG 注射后反应迟钝,应作延长试验。

4. **雄激素抵抗** 基础 T 增高,hCG 注射后呈现过强反应。

5. **17β-羟脱氢酶缺乏** 雄稀二酮增高而睾酮不升高,两者比值上升。

【注意事项】

应用 hCG 可有头痛、情绪变化、水肿、注射部位疼痛,偶见过敏反应。

四、延长 hCG 激发试验

对于 3 天 hCG 刺激试验反应迟钝,怀疑低促性腺激素性性发育落后或无睾症的儿童,可作 3 周 hCG 试验来判断睾丸合成睾酮的能力。

【适应证】

隐睾或者怀疑促性腺激素缺乏者。

【禁忌证】

同上。

【操作前准备】

1. 试验前测量睾丸位置及容积。

2. 试验前测定基础睾酮(T)、双氢睾酮(DHT)、硫酸脱氢表雄酮(DHEAS)、雄稀二酮。

【操作方法】

每周 2 次肌注 hCG,共 3 周。剂量:<1 岁,500IU/d;1~10

岁,1000IU/d;>10 岁,1500IU/d;在最后一次注射后 24 小时,测定睾酮、双氢睾酮(DHT)、硫酸脱氢表雄酮(DHEAS)、雄稀二酮,并测量阴茎大小、睾丸容积。

【结果评价】

3 天 hCG 试验为轻度反应者,延长 hCG 激发试验后,如 T 明显升高,可排除睾丸功能不全引起的性发育落后,可能为继发性睾丸功能减退。

【注意事项】

应用 hCG 可有头痛、情绪变化、水肿、注射部位疼痛,偶见过敏反应。

(傅君芬 蒋优君)

第六节 尿崩症功能测定

一、禁水试验

神经垂体分泌的抗利尿激素(ADH)能调节血容量及渗透压。正常人禁饮后,血容量减少,渗透压上升,刺激神经垂体 ADH 分泌,使远曲小管对水的重吸收增加,尿量减少,尿比重及渗透压上升。而尿崩症患儿由于 ADH 缺乏或对器官极不敏感,禁饮后尿量不减少,尿比重不上升。禁水试验(water deprivation test)用于精神性多尿及尿崩症的鉴别。

【适应证】

有多饮、多尿症状的儿童。

【禁忌证】

血压不稳定者禁止此试验。

【操作前准备】

1. 试验前严格记录患儿 24 小时的尿量及饮水量。

2. 试验前要评估皮质醇状况,如果有皮质醇缺乏,建议试验前 48 小时给予氢化可的松治疗。

3. 试验前测量体重,并计算 5%体重值。

4. 试验前需禁茶、咖啡,并停用抗利尿药,试验日早晨禁食。

5. 静脉留置针头。

6. 血压计 1 台。

【操作方法】

试验前测体重、血钠、尿比重、血渗透压[血渗透压 = 2×(Na^++K^+)+血糖+血尿素氮]、尿渗透压;1 小时内饮水,20ml/kg;然后禁饮食 6~8 小时,每小时 1 次测量尿量、尿比重、尿渗透压、体重、脉搏、血压,共 6 次;试验结束时采血测血钠、血糖、血尿素氮。

【结果评价】

精神性多饮:禁饮后尿量明显减少,尿比重达 1.015 以上,尿渗透压达 750mOsm/L 以上;禁饮后尿量不减少,尿比重 <1.010,尿渗透压不上升而血渗透压上升,尿渗透压/血渗透压 <1 提示尿崩症。

【注意事项】

试验有一定的危险性,应密切观察患儿的脱水情况,注意监测血压、体重。如果患儿出现明显脱水、体重丢失大于 5%或血钠>150mmol/L 应终止试验。

二、加压素试验

加压素由神经垂体分泌,其靶器官为远端肾小管,作用是促进远端肾小管对水和钠的重吸收。对于禁水试验诊断为尿崩症的患儿,鉴别其多饮、多尿是缺乏垂体 ADH 还是肾脏对 ADH 无反应,可以采用加压素试验。

【适应证】

禁水试验后尿量不减少,尿比重<1.010 的尿崩症患儿。

【禁忌证】

对 ADH 过敏,高血压患儿禁做此项试验。

【操作前准备】

同禁水试验。

【操作方法】

禁饮食 6~8 小时后尿量不减少,尿比重仍<1.010 的尿崩

症患儿,给加压素 0.1~0.2U/kg 皮下注射,注射后每小时测 1 次尿比重、尿量、尿渗透压。

【结果评价】

注射加压素后 30~60 分钟,尿量明显减少,尿比重达 1.015 以上,或尿渗透压较应用加压素之前增加 50%以上,为完全性中枢性尿崩症;如果尿渗透压较应用加压素之前增加 9%~50%,考虑部分性中枢性尿崩症;如使用加压素后尿渗透压较应用之前增加小于 10%,为肾性尿崩症(表 10-1)。

表 10-1 禁水—加压素试验

禁水后尿渗透压(mmol/L)	注射加压素后尿渗透压(mmol/L)	诊断
>750	>750	正常,原发性多尿
<300	>750	中枢性尿崩症
<300	<300	肾性尿崩症
300~750	<750	部分性多尿或原发性多饮

【注意事项】

试验有一定的危险性,偶有过敏反应,应密切观察患儿的脱水情况,注意监测血压、体重。该试验能进清淡食物,并可按每小时尿量饮同等水,试验结束后仍需注意监测当晚患儿的尿量及饮水量,以避免水中毒及脱水。

(傅君芬 蒋优君)

第七节 肾素—血管紧张素—醛固酮系统刺激试验

一、血浆醛固酮及肾素活性激发试验

醛固酮由肾上腺皮质球状带分泌,对水和电解质的调节起着十分重要的作用。它主要受肾素、血管紧张素、电解质水平的调节，其次受 ACTH 的调节。血浆醛固酮及肾素活性激发试验(plasma aldosterone and rennin activity stimulation test)是根据肾素—血管紧张素—醛固酮系统的负反馈调节机制，利用排钠利尿剂降低血容量而激发肾素、血管紧张素、醛固酮的分泌增加。通过直立及运动刺激肾脏交感神经，使肾小动脉收缩，肾素、血管紧张素增加，促使醛固酮分泌。主要用于高血压的病因诊断，同时用于醛固酮增多症诊断。

【适应证】

儿童高血压的病因诊断。

【禁忌证】

严重高血压，心、肺功能不全不适宜此项检查。

【操作前准备】

1. 试验前停用各种降压药、利尿剂、血管扩张剂、甾体激素等药物 2 周以上。

2. 试验前正常饮食，保持血容量、电解质水平正常。

3. 静脉留置针头。

4. 患儿从午夜起禁食，不起床。

5. 血压计 1 台。

【操作方法】

患儿过夜空腹静卧；上午 8 时测定肾素、血管紧张素、醛固酮，然后嘱其立位活动，不能坐下，并肌注呋塞米 0.7mg/kg(最大量<40mg)，活动 2 小时，测定肾素、血管紧张素、醛固酮。

【结果评价】

1. **原发性醛固酮增高**　基础醛固酮增高而肾素下降，立位激发后醛固酮、肾素无明显增高。

2. **继发性醛固酮增高、原发性高血压及肾血管性高血压**　基础醛固酮、肾素均增高，激发后醛固酮、肾素明显增高。

3. **原发性肾上腺皮质功能减退(除外 CAH 中 11-OHD、17-OHD)**　基础醛固酮下降而肾素增高。

4. **CAH 中 11-OHD、17-OHD、Liddle 综合征、原发性低肾素性高血压**　基础醛固酮，肾素下降。

【注意事项】

1. 采血用专用抗凝管，并放置在冰水浴中。

2. 血标本应尽快低温离心，分类血浆，冰冻保存。

3. 血浆醛固酮、肾素活性的测定值根据年龄、电解质水平、体位不同而不同。

二、卡托普利试验

卡托普利是血管紧张素酶抑制剂，抑制血管紧张素Ⅰ向血管紧张素Ⅱ转换，使醛固酮分泌减少。本试验可用于原发性醛固酮增多症的诊断。

【适应证】

用于高血压的病因鉴别。

【禁忌证】

高钾血症禁用，双侧肾动脉狭窄或残存单肾动脉狭窄可致急性肾功能不全应禁用。

【操作前准备】

同血浆醛固酮及肾素活性激发试验。

【操作方法】

进普通饮食过夜空腹；上午8时空腹卧床测量血压，取血测定血浆醛固酮及肾素活性，然后口服卡托普利1~2mg/kg，继续卧床2小时；于上午10时卧位取血，测定血浆醛固酮及肾素活性并监测血压。

【结果评价】

正常人和原发性高血压的患儿，口服卡托普利后血浆醛固酮下降，而原发性醛固酮增多症患儿不被抑制。

【注意事项】

同血浆醛固酮及肾素活性激发试验。口服卡托普利会引起血压下降，有引起休克的危险，对高肾素患儿更要注意。如有休克发生，应按休克处理原则处理。

（傅君芬　蒋优君）

第八节　低血糖功能试验

血糖低于2.6mmol/L时可伴或不伴低血糖的症状。导致低血糖的原因很多,包括胰岛素过量、胰岛素的反调节激素缺乏和先天代谢缺陷等情况。低血糖功能试验(hypoglycemic provocation test)是指为明确病因,在患儿低血糖发作时(使用葡萄糖之前)立即抽血化验各种中间代谢物和激素水平。除此之外,低血糖的病史调查应细致。在无低血糖出现时,可用禁食激发试验。患儿在禁食期间,可能会出现低血糖的发作,在此时测定血液的各种中间代谢产物和激素的水平,对于发现多种内分泌和代谢的紊乱会有很大帮助。

一、禁食激发试验

【适应证】

1. 低血糖症病因的探究。

2. 胰岛素瘤的诊断。

【禁忌证】

对有癫痫病史、心肌缺血者不宜做此项检查。

【操作前准备】

1. 根据患儿的年龄决定禁食时间。各年龄患儿最长禁食时间为:<6个月为8小时,6~8个月为12小时,8~12个月为16小时,1~2岁为18小时,2~8岁为20小时,>8岁为24小时。

2. 禁食期间可以适当饮用淡水。

3. 试验前放置好适当的静脉留置针。

【操作方法】

1. 在禁食开始后,每小时监测生命体征、血压和血糖。

2. 若患儿出现低血糖(血糖<2.6mmol/L),或有临床症状(苍白、多汗、倦怠等)应终止禁食。

3. 根据需要选送如下项目:血糖;乳酸、丙酮酸、β-羟丁酸和乙酰乙酸;非饱和脂肪酸;血清胰岛素和C-肽;GH;皮质醇;IGF-1和IGFBP-3和乙酰肉碱等(事先准备好各种特殊试管)。

4. 禁食后第一份尿样应进行有机酸分析。

5. 记录禁食开始时间和试验过程及取血化验的时间。

【结果评价】

1. 正常人在血糖<2.6mmol/L 时停止分泌胰岛素，而胰高血糖素、GH 和皮质醇等的分泌量增加，β-羟丁酸、游离脂肪酸和乙酰乙酸均升高。

2. 低血糖时胰岛素水平>10μU/ml（免疫反应性胰岛素，IRI），计算胰岛素与血糖比值，如>0.3 即提示存在高胰岛素血症，同时测定 C-肽，如>1.5ng/ml，提示内源性胰岛素分泌增加。高胰岛素血症时，游离脂肪酸和酮体降低。

3. 若患儿为脂肪酸 β-氧化缺陷，游离脂肪酸浓度增加，而 β-羟丁酸和乙酰乙酸会降低。

4. 在禁食条件下，尿有机酸和血乙酰肉碱的检测对各种有机酸和氨基酸尿症以及肉碱缺乏症具有特殊性诊断意义。

5. 禁食期间乳酸浓度应低于 2mmol/L，而糖异生障碍者可出现乳酸升高，运动量较大的儿童也可能乳酸升高。

6. 在低血糖时如反调节激素浓度较低，提示可能存在 GH 和（或）皮质醇缺陷（例如全垂体功能减低），此时需要进一步评估垂体功能。

【注意事项】

1. 由于可能突然出现低血糖，此试验有一定的危险性，应对患儿进行细致的个体监测。

2. 如果出现低血糖和临床症状，应在留取血样后 3 分钟内尽快静脉给予葡萄糖 0.2g/kg（10%葡萄糖 2mk/kg）。

3. 禁食结束后应立即进食。

二、胰高血糖素刺激试验

对胰高血糖素的反应需要充分的肝糖原储备和正常的糖原代谢通路。胰高血糖素刺激试验（glucagon provocation test）可用于糖原代谢障碍性疾病和高胰岛素血症的诊断。

【适应证】

糖原代谢障碍性疾病，高胰岛素血症。

【禁忌证】

糖尿病酮症酸中毒、高渗性昏迷者禁忌。

【操作前准备】

1. 患儿应适当禁食(可饮水)，禁食时间根据年龄、耐受程度和糖需要量决定。

2. 本试验也可在早餐后2小时进行。

3. 试验前放置好静脉留置针。

【操作方法】

1. 检查患儿生命体征。

2. 胰高血糖素剂量为100μg/kg(0.1mg/kg)，最大量不超过1mg，肌内注射。

3. 于0、30、60、90、120、150、180分钟分别取血送检。测定血糖、乳酸、β-羟丁酸、非饱和脂肪酸等。

【结果评价】

1. 正常人血糖峰值比空腹值升高1.4~4.2mmol/L。

2. 无反应者提示肝糖原代谢紊乱。

3. 胰岛素峰值>80mU/L提示高胰岛素血症。由于胰高血糖素的刺激，血糖过分升高，引起胰岛素的大量分泌而导致继发性低血糖。酮体和非饱和脂肪酸的浓度减低。

【注意事项】

1. 试验具有潜在危险性，对患儿应进行细致的个体监测。

2. 由于胰高血糖素可导致继发性低血糖，因此血糖检测应持续到240分钟。

3. 一旦出现低血糖，应及时处理。

(傅君芬　王秀敏)

第九节　胰岛β细胞功能试验

狭义的β细胞功能仅指β细胞在葡萄糖刺激下分泌胰岛素以维持血糖水平稳定的功能。广义的β细胞功能是指细胞在葡萄糖及葡萄糖以外的因素，如精氨酸、胰升糖素、化学药物等刺激下,分泌胰岛素来维持血糖水平稳定的能力。狭义定义可用于评定与药物治疗无关的β细胞胰岛素分泌功能。广义的定义则用于评定与药物治疗有关的胰岛素分泌功能,例如改善胰岛素敏感性、刺激胰岛素的分泌、纠正高血糖的毒性等是否引起β细胞功能变化及变化的机制。

一、血糖水平

血糖水平是β细胞功能最直接的反映,是β细胞功能最简单可靠的标志。任何血糖升高都意味着胰岛素相对或绝对缺乏,即β细胞胰岛素分泌功能受损。但要考虑到,血糖水平受胰岛素分泌能力及机体胰岛素敏感性的双重影响。空腹血糖(fasting blood glucose,FBG)是诊断糖代谢紊乱最常用和最重要的指标。FBG易受肝脏功能、内分泌激素、神经因素和抗凝剂等多种因素的影响,且不同检验方法的结果也不尽相同。

【适应证】

1. 糖尿病的筛选或诊断。

2. 糖尿病治疗监测。

3. 评价碳水化合物代谢　孕妇、慢性肝病、急性肝炎、急性胰腺炎、慢性胰腺炎、肢端肥大症、全垂体功能减退等。

4. 低血糖症的诊断或筛选　如高胰岛素血症等。

5. 儿童期先天性代谢性疾病等。

【禁忌证】

无。

【操作前准备】

血糖仪、采血针、血糖试纸等。

【操作方法】

葡萄糖氧化酶法血糖测定:血清中的葡萄糖在葡萄糖氧化酶的催化下,生成葡萄糖酸和过氧化氢,后者在过氧化物酶的作用下,与4-氨基安替比林及对羟基苯甲酸钠缩合成红色醌类化合物,在510nm波长下进行比色。

【结果评价】

葡萄糖氧化酶法:正常范围3.9~6.1mmol/L。

1. FBG 增高 FBG 增高又未达到诊断糖尿病标准时，称为空腹血糖受损（impaired fasting glucose）。FBG 增高超过 7.0mmol/L 以上时称为高糖血症（hyperglycemia），见于：

（1）生理性增高：餐后 1~2 小时、高糖饮食、剧烈运动、情绪激动、胃倾倒综合征等。

（2）病理性增高：①各型糖尿病；②内分泌疾病：如甲状腺功能亢进症、巨人症、肢端肥大症、皮质醇增多症、嗜铬细胞瘤和胰高血糖素瘤等；③应激性因素：如颅内压增高、颅脑损伤、中枢神经系统感染、心肌梗死、大面积烧伤、急性脑血管病等；④药物影响：如噻嗪类利尿剂、口服避孕药、泼尼松等；⑤肝脏和胰腺疾病：如严重肝病、坏死性胰腺炎、胰腺癌等；⑥其他：如高热、呕吐、腹泻、脱水、麻醉和缺氧等。

2. FBG 减低 FBG 低于 3.9mmol/L 时称为血糖减低。病理性减低见于以下情况：①胰岛素过多：如胰岛素用量过大、口服降糖药、胰岛 β 细胞增生或肿瘤等；②对抗胰岛素的激素分泌不足：如肾上腺皮质激素、生长激素缺乏；③肝糖原储存缺乏：如急性肝坏死、急性肝炎、肝癌、肝淤血等；④急性乙醇中毒；⑤先天性糖原代谢酶缺乏：如Ⅰ、Ⅲ型糖原累积病等；⑥消耗性疾病：如严重营养不良、恶病质等；⑦非降糖药物影响：如磺胺药、水杨酸、吲哚美辛等；⑧特发性低血糖。

【注意事项】

1. 分离血清要求使用未溶血样品，否则测定结果偏大。

2. 要求在 30 分钟内分离血清，糖酵解在全血中以每小时 7%的速度进行。

3. 样本在 4~8℃可稳定 24 小时，样本放置时间过长会使结果偏低。

二、口服糖耐量试验

正常人服葡萄糖或进餐 30 分钟后血糖开始升高，60 分钟达高峰，120 分钟左右血糖恢复至空腹水平。同时胰岛素、C-肽的释放也随血糖的变化而变化。在测血糖的同时检测胰岛素、C-肽的分泌情况有助于鉴别 1 型和 2 型糖尿病。口服葡萄糖耐量试验(oral glucose tolerance test,OGTT)是目前公认的诊断糖尿病的金标准。口服葡萄糖耐量试验还可用于评价胰岛素抵抗情况,在患儿伴有肥胖、黑棘皮病、多囊卵巢综合征、胰岛素受体缺陷和具有胰岛素抵抗家族史等情况时应用。在婴儿持续高胰岛素血症导致的低血糖症(PHHI)时,葡萄糖负荷可增强促胰岛素释放的作用,并且在血糖浓度恢复正常时胰岛素的分泌仍不减少,导致低血糖的发生。

【适应证】

1. **用于糖尿病的诊断**　①空腹血糖>5.6mmol/L且<7.0mmol/L者;②餐后2小时血糖>7.8mmol/L且<11.1mmol/L者;③女性患儿有过期妊娠、产出巨大胎儿或死产病史者;④发生自发性低血糖者。

2. **判断胰岛β细胞分泌功能**　一般以服糖0~30分钟胰岛素分泌的上升量(μU/ml)与血糖上升量(mg/dl)的比值△IRI/△PG作为判断指标,该比值<0.4者可判断为胰岛β细胞分泌功能低下。例如测得某患儿0→30分钟血糖90→200(mg/dl),胰岛素10→50(μU/ml),则该患儿的△IRI/△PG为:(50-10)/(200-90)=40/110=0.36,提示该患儿胰岛β细胞功能低下。

3. **其他**　如用于判断胰岛素抵抗等。

【禁忌证】

1. **明确诊断的糖尿病患儿**　有些糖尿病患儿需要判断胰岛β细胞分泌功能,要根据血糖情况判断能否进行口服葡萄糖耐量试验。血糖控制不佳,空腹血糖中等程度以上升高者禁忌进行该试验。

2. **严重的肝病患儿**　严重的肝病患儿,如急性肝炎、严重肝硬化等,肝细胞不能迅速摄取葡萄糖并在胰岛素的参与下转化为糖原储存,服糖后血糖往往超过诊断标准,易被误诊为糖尿病,因此一般不行口服葡萄糖耐量试验。

3. **已行胃切除手术者**　已经进行胃切除者或胃大部切除者,口服葡萄糖后快速进入小肠而被迅速吸收,血糖在短时间内急剧升高,这是特殊病理生理情况下的葡萄糖吸收异常,对诊断糖尿病并无价值,故不宜进行口服葡萄糖耐量试验。

【操作前准备】

1. 患儿接受试验前应避开脑梗死、心肌梗死、外伤、手术等各种应激状态，至少2周以上。

2. 停用能够影响血糖的各种药物，如糖皮质激素、避孕药、噻嗪类利尿剂等，至少1周以上。

3. 试验前应进平衡饮食至少3天，每天碳水化合物入量不少于150g，从试验前午夜禁食，可饮水。幼儿在试验前一晚可加餐一次。

4. 对患儿进行监护并安放静脉留置针头，穿刺后应休息1小时。

5. 记录患儿体重，计算葡萄糖用量。

6. 糖尿病患儿试验当天需停用外源性胰岛素及口服降糖药。

【操作方法】

1. 试验前禁食10小时以上。

2. 口服葡萄糖1.75g/kg，最大量75g。每克葡萄糖加水3~4ml，在5~10分钟内服完。

3. 于0、30、60、120及180分钟取血3ml，测定血糖、胰岛素、C-肽浓度。

4. 已明确糖尿病诊断的患儿采用馒头餐试验(100g面粉制作的馒头相当75g葡萄糖)。

【结果评价】

1. 正常人血糖高峰一般不超过8.9mmol/L，在120分钟时降至<6.1mmol/L。服糖后30~60分钟，胰岛素分泌达高峰可为空腹的5倍以上，在120~180分钟基本恢复空腹水平。

2. 空腹血糖(FPG)≥126mg/dl(7.0mmol/L)或OGTT中2小时血糖≥200mg/dl(11.1mmol/L)诊断为糖尿病。

3. 空腹血糖≥110mg/dl(6.1mmol/L)且<126mg/dl时，为空腹血糖受损(impaired fasting glucose，IFG)。

4. 空腹血糖<100mg/dl，OGTT中2小时血糖≥140mg/dl(7.8mmol/L)但<200mg/dl，为糖耐量受损(impaired glucose tolerance，IGT)。

5. 1型糖尿病患儿胰岛素、C-肽释放曲线明显低于正常人。

6. 2型糖尿病早期患儿的空腹胰岛素(FINS)正常或高于正常,服糖后胰岛素的增加量与正常人相近或增高,其主要异常为胰岛素分泌的第一时相消失和高峰延迟。如有条件可测定胰岛素原或真胰岛素水平,则更能说明其胰岛β细胞的功能状态。

7. 胰岛素抵抗患儿的空腹INS水平明显增高,服糖后30~60分钟,胰岛素分泌高峰可能明显高于正常人群;在120~180分钟仍不能恢复至空腹水平,呈现持续高胰岛素分泌状态,可采用稳态模型胰岛素抵抗指数即HOMA-IR=(FPG×FINS)/22.5[FPG为空腹血糖(mmol/L),FINS为空腹胰岛素(μU/ml)],及胰岛β细胞功能指数即HBCI=20×FINS/(FPG-3.5)评价患儿胰岛素的敏感性。

【注意事项】

1. 试验对高胰岛素血症的患儿有风险,因为过量的胰岛素分泌可导致迟发性低血糖,所以必须严密监测血糖至300分钟。

2. 试验结束后正常进食午餐,午餐后撤去静脉通路。

三、血清胰岛素检测和胰岛素释放试验

糖尿病时,胰岛β细胞功能障碍和胰岛素生物学效应不足(胰岛素抵抗),可出现血糖增高和胰岛素降低的分离现象。在进行OGTT的同时,分别于空腹和口服葡糖糖后0.5、1、2、3小时检测血清胰岛素的变化称为胰岛素释放试验,该试验可了解胰岛β细胞的基础状态和储备功能状态,间接了解血糖控制情况。

【适应证】

1. 判断胰岛β细胞的分泌功能。

2. 判断是否有胰岛素抵抗。

【禁忌证】

同OGTT试验。

【操作前准备】

同OGTT试验。

【操作方法】

同 OGTT 试验。

【结果评价】

空腹胰岛素：10~20mIU/L。释放试验：口服葡萄糖后，胰岛素高峰在 0.5~1 小时，峰值为空腹胰岛素的 5~10 倍；2 小时胰岛素<30mIU/L；3 小时后达到空腹水平。血清胰岛素检测和胰岛素释放试验主要用于糖尿病的分型诊断及低血糖的诊断和鉴别诊断。

1. **糖尿病**　①1 型糖尿病空腹胰岛素明显降低，口服葡萄糖后释放曲线低平；②2 型糖尿病空腹胰岛素可正常、稍高或降低，口服葡萄糖后胰岛素呈延迟释放反应。

2. **胰岛 β 细胞瘤**　胰岛 β 细胞瘤常出现高胰岛素血症，胰岛呈高水平曲线，但血糖降低。

3. **其他**　肥胖、肝功能损伤、肾功能不全、肢端肥大症、巨人症等，血清胰岛素水平增高；腺垂体功能低下、肾上腺皮质功能不全或饥饿，血清胰岛素水平减低。

【注意事项】

同 OGTT 试验。

四、血清 C-肽检测

C-肽（connective peptide）是胰岛素原在蛋白水解酶的作用下分裂而成的与胰岛素等分子的肽类物，检测空腹 C-肽水平、C-肽释放试验可用于评价胰岛 β 细胞分泌功能和储备功能。

【适应证】

1. 1 型糖尿病的诊断。
2. 1 型糖尿病和 2 型糖尿病的鉴别诊断。
3. 评价胰岛 β 细胞的分泌功能和储备功能。

【禁忌证】

同 OGTT 试验。

【操作前准备】

同 OGTT 试验。

【操作方法】

同 OGTT 试验。

【结果评价】

1. **空腹 C-肽** 0.3~1.3nmol/L。

2. **C-肽释放试验** 口服葡萄糖后 0.5~1 小时出现高峰，其峰值为空腹 C-肽的 5~6 倍。C-肽检测常用于糖尿病的分型诊断，其意义与血清胰岛素一样，C-肽可以真实反映实际胰岛素水平，指导临床治疗中胰岛素用量的调整。

(1)C-肽水平增高:①胰岛 β 细胞瘤时空腹血清 C-肽增高，C-肽释放试验呈高水平曲线。②肝硬化时血清 C-肽增高，且 C-肽/胰岛素比值减低。

(2)C-肽水平减低:①空腹血清 C-肽降低，见于糖尿病。②C-肽释放试验:口服葡萄糖后 1 小时血清 C-肽水平降低，提示胰岛 β 细胞储备功能不足。释放曲线低平提示 1 型糖尿病;释放延迟或低水平见于 2 型糖尿病。③C-肽水平不升高，而胰岛素增高，提示为外源性高胰岛素血症，如胰岛素用量过多。

【注意事项】

同 OGTT 试验。

五、第一时相胰岛素分泌

测定静脉 25g 葡萄糖负荷后 10 分钟内胰岛素分泌的总量，称为急性胰岛素释放量，被认为是非进食情况下机体胰岛素分泌对最大强度的脉冲刺激反应，是公认的较好的 β 细胞功能指数，可预测发生糖尿病的危险。

【适应证】

1. 糖尿病的诊断。

2. 评估机体 β 细胞功能。

【禁忌证】

同 OGTT 试验。

【操作前准备】

同 OGTT 试验。

【操作方法】

静脉注射 25g 葡萄糖，测定 0、3、4、5、8、10 分钟的血浆胰岛素。

【结果评价】

正常人高峰值可达 250~300mU/L，IGT 者约为 200mU/L，而糖尿病患儿常低于 50mU/L，这种方法测定的 β 细胞功能受胰岛素抵抗的干扰，调整胰岛素敏感性后，可恰当评估机体 β 细胞功能。但在糖负荷 2 小时血糖水平高于 10mmol/L 者 AIR 就已消失，这使得它难以评估中晚期糖尿病患儿的胰岛素分泌功能。

【注意事项】

同 OGTT 试验。

（傅君芬　王秀敏）

第十节　持续胰岛素泵皮下注射技术

持续胰岛素泵皮下注射（continuous subcutaneous insulin infusion，CSII）是采用人工智能控制的胰岛素输入装置，通过持续皮下输注胰岛素的方式，模拟胰岛素生理性分泌模式从而控制高血糖的胰岛素治疗方式。

【适应证】

1. 短期胰岛素泵治疗的适应证　T1DM 患儿和需要长期胰岛素强化治疗的 T2DM 患儿，在住院期间可通过胰岛素泵治疗稳定控制血糖、缩短住院天数，并为优化多次胰岛素注射的方案提供参考数据。

（1）需要短期胰岛素治疗的 T2DM 患儿。

（2）糖尿病患儿的围手术期血糖控制。

（3）应激性高血糖患儿的血糖控制。

（4）妊娠糖尿病或糖尿病合并妊娠者。

2. 长期胰岛素泵治疗的适应证　T1DM 患儿和需要长期胰岛素强化治疗的 T2DM 患儿，特别是：

(1)血糖波动大,虽采用多次胰岛素皮下注射方案,血糖仍无法得到平稳控制的糖尿病患儿。

(2)无感知低血糖。

(3)频发低血糖者。

(4)黎明现象严重导致血糖总体控制不佳者。

(5)作息时间不规律,不能按时就餐者。

(6)要求提高生活质量者。

(7)胃轻瘫或进食时间长的患儿。

【禁忌证】

1. **不宜短期应用胰岛素泵治疗者** 酮症酸中毒、高渗性非酮症性昏迷、伴有严重循环障碍的高血糖者。

2. **不宜长期应用胰岛素泵治疗者**

(1)不需要长期胰岛素治疗者。

(2)对皮下输液管过敏者。

(3)不愿长期皮下埋置输液管或不愿长期佩戴泵者。

(4)患儿及其家长缺乏胰岛素泵使用相关知识,接受培训后仍无法正确掌握如何使用胰岛素泵者。

(5)有严重的心理障碍或精神异常者。

(6)无监护人的年幼或年长儿,生活无法自理者。

【操作前准备】

1. 准备相关物品 胰岛素泵、胰岛素、储药器和输注管路、助针器、酒精棉签及胶布等。

2. 确认胰岛素笔芯效期及是否变质。

3. 使用前需将胰岛素恢复至室温,以减少使用中气泡的产生,建议提前8小时(炎热天气请酌情缩短时间)。

【操作方法】

1. 检查患儿生命体征。

2. 输注部位 首选腹部,其次可依次选择上臂、大腿外侧、后腰、臀部等,需避开腹中线、瘢痕、胰岛素注射硬结、腰带位置、妊娠纹和脐周2~3cm以内。

3. 步骤 准备药品和材料→清洁洗手防止感染→抽取胰岛素填充储药器并排气泡→连接输液管→安装→充盈→埋植皮

下输入装置→开启胰岛素泵。

【结果评价】

根据血糖监测结果调整胰岛素用量。

【并发症及处理】

1. **低血糖反应** 血糖值≤3.9mmol/L或出现低血糖症状。怀疑低血糖时应立即测定血糖以确诊，并了解发生低血糖的原因。

2. **处理低血糖**

(1)每15分钟监测血糖一次，直至血糖稳定。

(2)如需要，可暂停泵治疗。

(3)检查泵是否工作正常。

(4)检查设定程序是否正确：时间、基础输注率、餐前大剂量、每日总量。

(5)检查状态屏及储药器，如储药器内的胰岛素量少于状态屏的显示量，可能为胰岛素泵输注胰岛素过量。

(6)如考虑低血糖是由于胰岛素用量过大所致，应调整胰岛素用量：①空腹低血糖：降低夜间基础输注率；②中晚餐前低血糖：降低餐前基础输注率或减少前一餐的餐前大剂量；③三餐后低血糖：减少餐前大剂量；④夜间低血糖：调整低血糖时段的基础输注率或减少晚餐前大剂量。

(7)发生低血糖后增加近期血糖监测次数。

(8)注意无感知低血糖，尤其是夜间低血糖，必要时使用动态血糖监测了解血糖的波动情况。

【操作后观察】

1. 观察埋置局部出血情况。

2. 注意处理胰岛素泵报警。

【注意事项】

1. **胰岛素泵需及时更换耗材** 电池、储药器、输液管等。

2. **胰岛素泵日常护理** 注射部位应经常轮换，胰岛素泵需避免静电、浸水、撞击和磁场。

（傅君芬 王秀敏）

第十一节　动态血糖监测技术

血糖监测是糖尿病管理中的重要组成部分，血糖监测的结果有助于评估糖尿病患儿糖代谢紊乱的程度，制订降糖方案，同时反映降糖治疗的效果并指导对治疗方案的调整。患儿进行自我血糖监测（self-monitoring of blood glucose，SMBG）是血糖监测的基本形式，而糖化血红蛋白（HbA1c）是反映长期血糖控制水平的金标准，两者都存在一定的局限性。

HbA1C反映的是过去2~3个月的平均血糖水平，因此对于调整治疗后的评估存在“延迟效应”，同时HbA1c不能反映低血糖的风险，也不能精确反映血糖波动的特征。SMBG无法完整反映患儿的全天血糖谱，存在监测的“盲区”。因此，近年来发展的动态血糖监测（continuous glucose monitoring system，CGMS）成为传统血糖监测方法的有效补充，并逐渐在临床上得到推广和应用。

CGM是指通过葡萄糖感应器监测皮下组织间液的葡萄糖浓度而间接反映血糖水平的监测技术，可以提供连续、全面、可靠的全天血糖信息，了解糖波动的趋势，发现不易被传统方法检测到的高血糖和低血糖。

【适应证】

1. 1型糖尿病。

2. 需要胰岛素强化治疗　例如需要每天3次以上皮下胰岛素注射治疗或胰岛素泵强化治疗的2型糖尿病患儿。

3. 在SMBG的指导下降糖治疗的2型糖尿病患儿仍出现下列情况者　①无法解释的严重低血糖或反复低血糖、无症状性低血糖、夜间低血糖；②无法解释的高血糖，特别是空腹高血糖；③血糖波动大；④出于对低血糖的恐惧，刻意保持高血糖状态；⑤妊娠期糖尿病或糖尿病合并妊娠。

4. 已发现与下列因素有关的血糖变化　如食物种类、运动类型、药物品种、精神因素、生活方式等。

5. 提供一种用于糖尿病教育的可视化手段。

【禁忌证】

1. 局部皮肤感染。

2. 凝血功能障碍。

3. 不能耐受操作。

【操作前准备】

1. **患儿准备**　向患儿介绍使用动态血糖监测仪的目的、安装过程以及使用的注意事项，以消除患儿的紧张、恐惧心理，取得配合。安装前可以建议患儿沐浴1次，以清洁皮肤，减少安装后沐浴的不便。

2. **仪器准备**　设置正确的日期和时间，输入患儿的ID号码，清除上一位患儿的血糖记录。

3. **物品准备**　提前30分钟从冰箱取出探头。治疗盘内放置酒精、棉签、弯盘、敷贴、助针器、动态血糖监测仪1套。

【操作方法】

1. 检查患儿生命体征。

2. 患儿取坐位或站立位，选择探头植入的部位，在脐周5cm处，但要避开有瘢痕、结节、炎症，以及系腰带或皮带的部位。将探头安装入助针器，消毒选择好的皮肤，用左手绷紧皮肤，将助针器呈45°角贴紧皮肤。注入角度需根据患儿皮下脂肪及肌层的厚度加以变化，如果患儿较瘦，角度应偏小；如果患儿较胖，角度应垂直点。植入探头后，连接仪器的导联线接头，检查电流值，当电流值在10～100nA范围内时，即可拔除内芯针，用敷贴固定探头，开始设置初始化。不同的仪器按照说明书指导进行。

【结果评价】

结果评价见表10-2。

【并发症及处理】

无。

【操作后观察】

1. 观察操作局部出血情况。

2. 观察患儿呼吸、心率和血压变化。

表 10-2　血糖动态监测结果评价

参数类型	参数名称	计算方法	临床意义
血糖水平	平均血糖值	CGMS 测定值的平均水平	评价总体的血糖水平
	餐前 1h 平均血糖值	三餐前 1~60min 的血糖平均值	反映餐前和餐后的血糖特征，即进餐对血糖的影响
	餐后 3h 平均血糖值	三餐后 1~180min 的血糖平均值	
	血糖的时间百分率(PT)	血糖值高于、低于和处于目标范围的次数及总时间	着重反映血糖变化的时间特点，该参数比较直观易懂，适合糖尿病教育
	血糖的曲线下面积(AUC)	CGMS 监测的血糖曲线和目标血糖曲线之间的面积	分析血糖变化时间和程度的较为全面的统计方法
血糖波动	血糖水平的标准差(SDBG)	CGMS 监测期间测定值的标准差	评价总体偏离平均血糖值的程度，但无法区分主要的和细小的波动
	最大血糖波动幅度(LAGE)	CGMS 监测期间最大和最小血糖值之差	评价最大血糖波动的幅度
	平均血糖波动幅度(MAGE)	去除所有幅度未超过一定阈值(一般为 1 SDBG)的血糖波动后，根据第一个有效波动的方向计算血糖波动幅度而得到的平均值	采用“滤波”的方法，能真正反映血糖波动而不仅是统计学意义上的离散特征
	日间血糖平均绝对差(MODD)	连续 2d 内相对应测定值间相减所得差的绝对值的平均水平	评估日间血糖的波动程度，体现每日之间血糖的重复性

【注意事项】

探头报警:CGMS 报警原因及解决方案可参见说明书。临床上最为常见的报警原因依次为校正错误报警、断开报警和高电压报警。在临床监测过程中,应安排专职人员负责 CGMS 管理,规范临床应用的流程和操作,并及时进行故障报警排除。

（傅君芬　王秀敏）

参考文献

1. 徐静华,谢国锦,陈小琴,等.运动筛查与生长激素激发试验在矮小症中的应用.国际检验医学杂志,2012,33(21):2594-2595.
2. Blair JC, Canacho-Hubner C, Miraki Moud F, et al. Standard and low-dose IGF-1 generation tests and spontaneous growth hormone secretion in children with idiopathic short stature. Clinical Endocrinology, 2004, 60:163-168.
3. 高兰英,于宝生,王安茹,等.血清胰岛素样生长因子-1 生成试验在矮小症儿童诊断中的价值初探.儿科药学杂志,2012,18(12):13-15.
4. 中华医学会儿科学分会内分泌遗传代谢学组.矮身材儿童诊治指南.中华儿科杂志,2008,46(6):428-430.
5. Groisne C, Trivin C, Souberbielle JC, et al. Factors influencing the growth hormone to growth hormone-releasing hormone in children with idiopathic growth hormone deficiency. Horm Res, 2002, 58:94-98.
6. Amer KS. Advance in assessment, diagnosis, and treatment of hyperthyroidism in children. J Pediatr Nursing, 2005, 20(2):119-125.
7. Feingold SB, Smith J, Houtz J, et al. Prevalence and function significance of thyrotropin receptor blocking antibodies in children and adolescents with chronic lymphocytic thyroiditis. J Clin Endocrinol Metab, 2009, 94(12):4742-4748.
8. Kabelitz M, Liesenkotter B, Willgerodt H, et al. The prevalence of anti-thyroid peroxidase antibodies and autoimmune thyroiditis in children and adolescents in an iodine replete area. European J Endocrinology, 2003, 148:301-307.
9. Mei VQ, Burch HB. A stepwise approach to the evaluation and treatment of subclinical hyperthyroidism. Endocr Pract, 2012, 18(5):772-780.

10. Smith J, Brown RS. Persistence of thyrotropin receptor antibodies in children and adolescents with Graves' disease treated using anti-thyroid medication.Thyroid,2007,17(11):1103-1107.
11. 颜纯,王慕逖.小儿内分泌学.第2版.北京:人民卫生出版社,2006.
12. 熊丰.甲状旁腺功能减退症.中国实用儿科杂志,2006,21(11):815-817.
13. Bilezikian JP.Primary hyperparathyroidism.Endocr Pract,2012,18(5):781-790.
14. Owens BB.A review of primary hyperparathyroidism.J Infusion Nursing,2009,32(2):87-92.
15. Findling JW, Raff H.Screening and diagnosis of Cushing's syndrome. Endocrinol Metab Clin North Am,2005,34:385-402.
16. Nalini SS, Joe G, Shrikrishna VA, et al.Cushing disease in children and adolescents: twenty years experience in a tertiary case center in india. Endocr Pract,2011,17(3):369-376.
17. Nicola N, Lynnette N. Adrenal insufficiency; etiology, diagnosis and treatment.current opinion in endocrinology, diabetes and obesity,2010,17:217-223.
18. Ameeta M, Peter CH, Mehul T.An update on the biochemical diagnosis of congenital ACTH Insufficiency. Clinical Endocrinology, 2005, 63:307-314.
19. 吕建新,郑景晨.内分泌及代谢疾病的检验诊断.北京:人民卫生出版社,2007.
20. Pasternak Y, Friger M, Loewenthal N, et al.The utility of basal serum LH in prediction of central precocious puberty in girls.J European Endocrinology,2012,166:295-299.
21. Kim HK, Kee SJ, Seo JY, et al.Gonadotropin-releasing hormone stimulation test or precocious puberty. Korean J Lab Med, 2011, 31:244-249.
22. Houk CP, Kunselman AR, Lee PA.Adequacy of a single un-stimulated luteinizing hormone level to diagnose central precocious puberty in girls.Pediatrics,2009,123:1059-1063.
23. Terry YS, Ameeta M, Antoinette A, et al.Role of gonadotropin-releasing hormone and human chorionic gonadotropin stimulation test in differen-

tiating patients with hypogonadotropic hypogonadism from those with constitutional delay of growth and puberty. J Clin Endocrinol Metab, 2009,94(3):789-785.

24. Fenske W, Allolio B. Current stats and future perspectives in the diagnosis of diabetes insipidus: A clinical review. J Clin Endocrinol Metab, 2012,97(10):3426-4337.

25. Wong LP, Man SS. Water deprivation test in children with polyuria. J Pediatr Endocr Met, 2012,25(9-10):869-874.

26. Fenske W, Quinkler M, Lorenz D, et al. Copeptin in the differential diagnosis of the polydipsia-polyuria syndrome—revisiting the direct and indirect water deprivation tests. J Clin Endocrinol Metab, 2011,96(5):1506-1515.

27. Arunabha G. Primary aldosteronism. New England J Med, 1998, 339(25):1828-1833.

28. 贺冶冰.原发性醛固酮增多症继发性高血压的诊断进展.临床肾脏病杂志,2008,8(4):150-152.

29. 陈昌辉,李茂军,吴青,等.美国儿科学会胎儿和新生儿委员会《新生儿低血糖症筛查和后续管理指南(2011 年版)》解读.实用医院临床杂志,2011,8(6):70-73.

30. Rozance PJ, Hay WW. Describing hypoglycemia--definition or operational threshold? Early Hum Dev, 2010,86(5):275-280.

31. Lim SH, Vasanwala R, Lek N, et al. Quantifying the risk of hypoglycaemia in children undergoing the glucagon stimulation test. Clin Endocrinol (Oxf), 2011,75(4):489-494.

32. 朱敏,贾伟平.胰岛 B 细胞功能的检测方法及其临床意义.国外医学内分泌学分册,2002,22(7):211-214.

33. 李光伟.胰岛 B 细胞功能评估.国外医学内分泌学分册,2003,23(3):159-162.

34. 贾伟平,项坤三.胰岛 B 细胞功能评估-从基础到临床.中华内分泌代谢杂志,2005,21(3):199-202.

35. Choi CS, Kim MY, Han K, et al. Assessment of β-cell function in human patients. Islets, 2012,4(2):79-83.

36. Meier JJ, Menge BA, Breuer TG, et al. Functional assessment of pancreatic beta-cell area in humans. Diabetes, 2009,58(7):1595-603.

37. 中华医学会糖尿病学分会.中国2型糖尿病防治指南(2007年版).中华医学杂志,2008,88:1227-1445.
38. 中华医学会内分泌学分会,中华医学会糖尿病学分会.中国胰岛素泵治疗指南(2010).中国医学前沿杂志(电子版),2011,1(4):78-87.
39. American Diabetes Association.Standards of medical care in diabetes--2013.Diabetes Care,2013,36(1):S11-66.
40. 母义明.中国胰岛素泵治疗指南　关键点解读.药品评价,2010,7(3):10-13.
41. 中华医学会糖尿病学分会.中国动态血糖监测临床应用指南(2009年版).中华医学杂志,2009,89(5):3388-3392.
42. 中华医学会糖尿病学分会.中国血糖监测临床应用指南(2012年版).中华糖尿病杂志,2012,4(10):582-589.
43. Klonof DC, Buckingham B, Christiansen JS, et a1. Continuous glucose nmnitoring: an endocrine society clinical practice guideline. J Clin Endocrinol Metab, 2011, 96: 2968-2979.

第十一章 儿童感染科诊疗技术操作规范

第一节 洗手方法

洗手包括普通洗手和消毒洗手。普通洗手是指医务人员用肥皂(皂液)和流动水洗手,去除手部皮肤污垢、碎屑和部分致病菌的过程。消毒洗手是指医务人员用含消毒剂的洗手产品清洁双手,减少手上暂居菌的过程。洗手的目的是防止感染性病原体通过手部接触而发生传播感染。

【适应证】

1. 接触患儿前后;接触不同患儿之间;接触特殊易感患儿前后。

2. 接触患儿的血液、体液、排泄物、分泌物和被污染的物品后;接触患儿黏膜、破损皮肤或伤口前后。

3. 进入和离开隔离病房穿戴防护用品前、脱掉防护用品后;穿脱隔离衣前后。

4. 在同一患儿身上,从污染操作转为清洁操作之间;进行无菌操作前后;处理清洁、无菌物品之前;处理污染物品之后。

5. 戴手套之前;摘手套之后。

6. 当医务人员的手有可见的污染物或者被患儿的血液、体液污染后。

【操作前准备】

1. **洗手池** 洗手池应设置在病房入口处附近,大小适度,易于清洁。洗手池应当每天清洁。

2. **水及水龙头** 采用流动水洗手,采用非手触式水龙头开关,安装位置方便使用。

3. **洗手液** 使用液体肥皂。盛装皂液的容器为一次性使用。如非一次性使用的容器应每周消毒。出液器应当采用非接触式,手消毒剂放置的位置应当方便医务人员使用。

4. **擦手纸** 采用消毒毛巾或擦手纸擦手。

【操作方法】

1. 采用流动水洗手,使双手充分浸湿。

2. 取适量洗手液,均匀涂抹至整个手掌、手背、手指和指缝。

3. 七步洗手法 认真揉搓双手至少15秒钟,应注意清洗双手所有皮肤,清洗指背、指尖和指缝,具体揉搓步骤为(见文末彩图11-1):

(1)掌心对掌心搓擦:掌心相对,手指并拢,相互揉搓。

(2)手指交错掌心对手背搓擦:手心对手背沿指缝相互揉搓,交换进行。

(3)手指交错掌心对掌心搓擦:掌心相对,双手交叉指缝相互揉搓。

(4)两手互握互搓指背:一只手弯曲手指使关节在另一只手掌心旋转揉搓,交换进行。

(5)拇指在掌中转动搓擦:右手握住左手大拇指旋转揉搓,交换进行。

(6)指尖在掌心中摩擦:将5个手指尖并拢放在另一只手掌心旋转揉搓,交换进行。

必要时增加对手腕的清洗。

4. 在流动水下彻底冲净双手,擦干,取适量护手液护肤。

5. 医务人员洗手时应当彻底清洗容易污染微生物的部位,如指甲、指尖、指甲缝、指关节及配戴饰物的部位等。

6. 在更换洗手液时,应当在清洁取液器后,重新更换洗手液或者最好使用一次性包装的洗手液。禁止将洗手液直接添加到未用完的取液器中。

【注意事项】

1. 每次洗手要用洗手液均匀涂抹双手。

2. 特别注意指尖、指缝等容易被忽视的部位。

3. 洗手时间不少于30秒。

4. 用流动的水洗手。

（俞　蕙）

第二节　穿脱隔离衣方法

穿脱隔离衣是穿隔离衣、脱隔离衣两项方法的简称，是在接触传染病患儿前、后进行的防止发生传染病院内感染的有效防护方法之一。

【适应证】

1. 接触需要隔离的各种传染病患儿的医护人员。

2. 进入严格隔离病区时。

【操作方法】

1. **穿隔离衣**（图11-2）

（1）戴好帽子、口罩，将衣袖卷过肘部。

（2）手持衣领，从衣钩上取下隔离衣，使清洁面面向自己，两手将衣领的两端向外折，袖筒口对着自己。

（3）右手持领边，左手插入袖筒内，举手使袖轻轻抖至臂上，手伸出袖口外；换左手提衣领，依同样方法使右手伸入袖内，注意勿碰到面部。

（4）双手由衣领前沿摸到颈后，将领部短节打好，放下手臂使衣袖落下，将袖口倒向一边折叠，系好袖带。

（5）解开腰带活结，自一侧衣缝腰下约5cm处将隔离衣后身向前拉，见到边缘后用同侧手捏住；用同样方法捏住另一侧。

（6）双手捏住边缘，扯向背后对齐（清洁面相对），向一侧折叠，一只手按住折叠处，松开另一只手回前面，将腰带拉向背后并压好折叠处，换手回前面取另一侧腰带至背后交叉，绕回前面打一活结。

2. **脱隔离衣**（图11-3）

（1）解开腰带，在前面松松地打一活结，注意勿使腰带触及地面，开两侧袖带，捏衣袖外面，将袖口拉到肘部，掖于工作服袖下（不得露出工作服）。

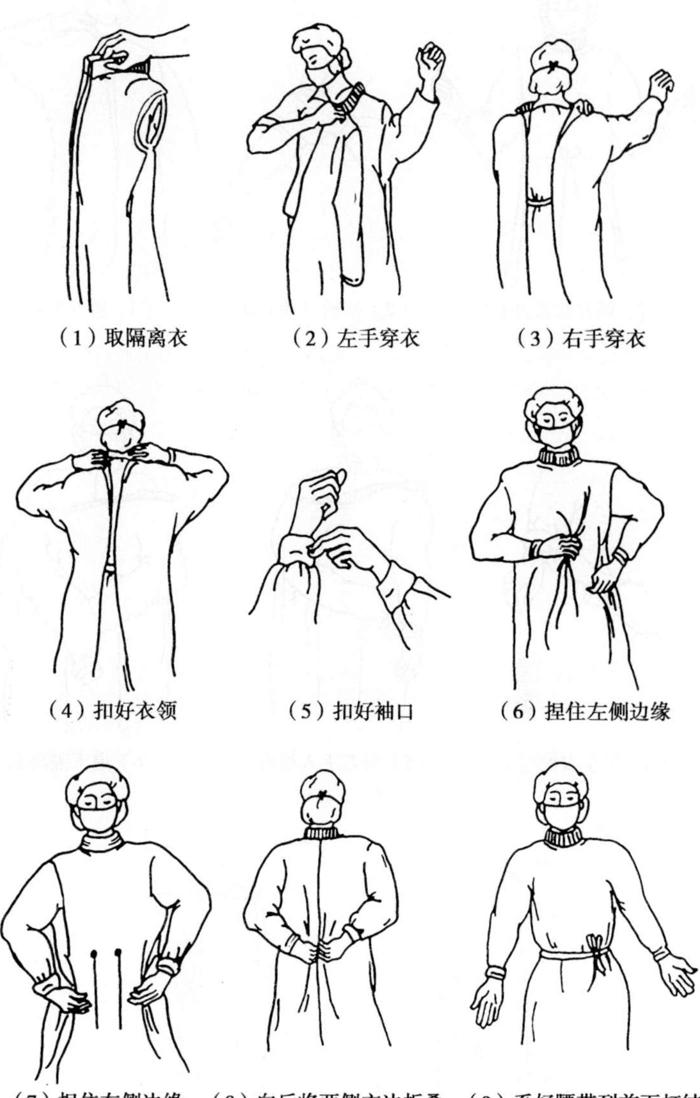
（1）取隔离衣
（2）左手穿衣
（3）右手穿衣
（4）扣好衣领
（5）扣好袖口
（6）捏住左侧边缘
（7）捏住右侧边缘
（8）向后将两侧衣边折叠
（9）系好腰带到前面打结

图 11-2　穿隔离衣步骤

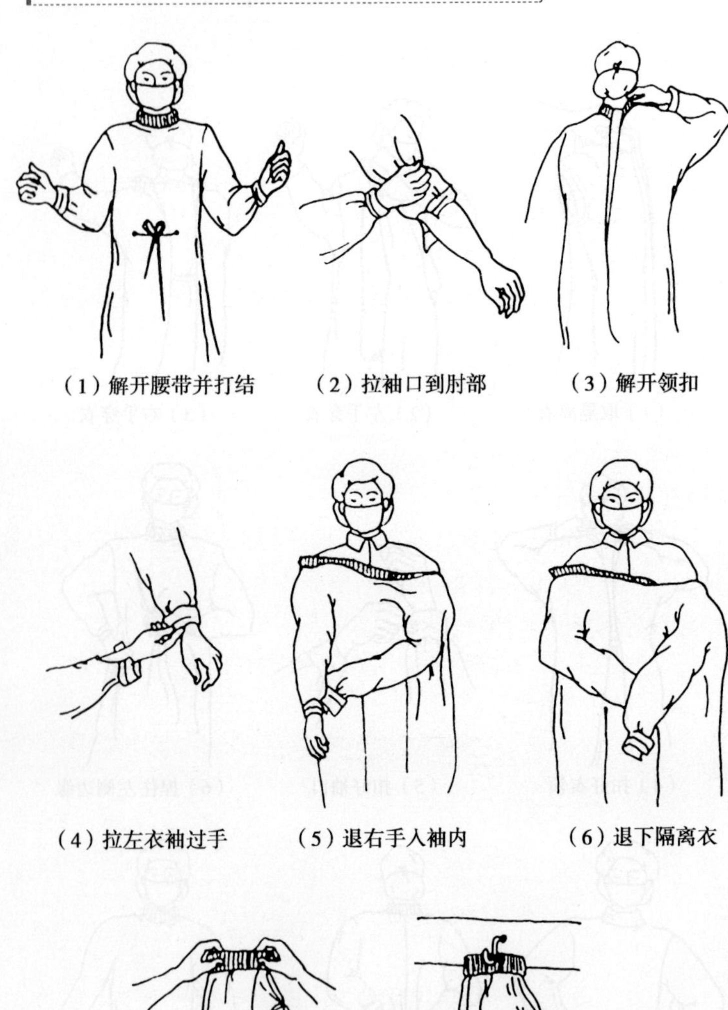

（1）解开腰带并打结　（2）拉袖口到肘部　（3）解开领扣

（4）拉左衣袖过手　（5）退右手入袖内　（6）退下隔离衣

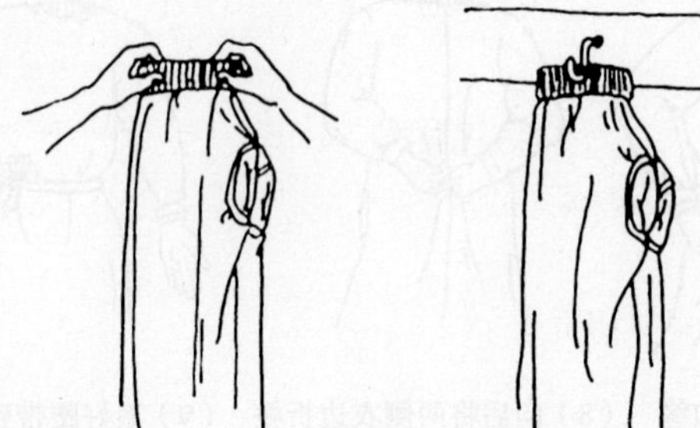

（7）折好隔离衣使清洁面向外　（8）挂好隔离衣

图 11-3　脱隔离衣步骤

（2）洗手后擦干，用清洁的手解开衣领短带。

（3）右手食、中指插入左袖口内，捏住衣内面，拉下衣袖过手部。

（4）左手在袖内捏住右袖外面，帮助右手退入袖内。

（5）双手缩入袖筒内，对齐袖口，双臂逐渐退出。

（6）双手将领边里面对齐，一只手持衣领，另一只手将隔离衣后缘对齐，并对折一次，使清洁面向外，如在污染区，则将污染面向外。

（7）将隔离衣挂上衣钩，以备下次使用；如不再使用，则将清洁面向外卷起，放入污物袋。

（8）再次洗手，脱去帽子、口罩。

【注意事项】

1. 穿隔离衣前应准备好工作中的一切用物，穿隔离衣后只能在规定的范围内活动，不得进入清洁区。

2. 隔离衣为各病室专用，不可串用。

3. 隔离衣每24小时需更换1次，有弄湿或破损需立即更换。

4. 必须分清隔离衣的清洁面与污染面，并保持清洁面不被污染。如清洁面受到污染，应立即更换隔离衣；清洁的手触及到污染面时，应立即洗手。

（俞　蕙）

第三节　咽拭子术

咽拭子术是用咽拭子采样咽部的分泌物进行病原微生物检验，以明确上呼吸道感染的病因。

【适应证】

上呼吸道感染患儿。

【操作前准备】

1. 患儿病情评估，核对医嘱、患儿姓名、性别、年龄、病历号等信息。

2. 能漱口的儿童，进行咽拭子术前用清水漱口，清洁口腔中的食物残渣。

3. 操作者洗手,戴口罩。

4. 操作用品准备,咽拭子管、治疗盘等。

【操作方法】

将患儿头部固定,用压舌板压住舌根部,将咽拭子越过舌根到咽后壁悬雍垂的后侧,在咽部反复涂抹数次,迅速将拭子放入咽拭子管中,进行病原学送检。

【注意事项】

1. 采样时动作要轻柔。

2. 咽部采样部位要正确。

（俞　蕙）

第四节　静脉穿刺血培养技术

静脉穿刺血培养技术(technique for obtaining blood cultures)用于血液细菌学检查。婴幼儿由于外周静脉细,选取外周静脉穿刺的部位主要是颈外静脉或股静脉。

一、颈外静脉穿刺血培养技术

【适应证】

1. 不明原因的发热,体温>38.5℃。

2. 发热伴有不明原因的意识改变。

3. 寒战、败血症表现(如低血压、意识改变、休克等),伴或不伴发热。

4. 疑似感染性心内膜炎、化脓性脑膜炎、化脓性关节炎、骨髓炎、腹腔感染等感染性疾病。

5. 选择经验性抗生素治疗前。

6. 血培养阳性患儿经足程、有效抗生素治疗后,停用抗生素24~48小时。

【禁忌证】

1. 严重心肺疾病、缺氧表现等病情危重者。

2. 凝血功能异常、有出血倾向者。

3. 局部皮肤感染者。

【操作前准备】

1. **患儿准备**　评估患儿意识状态及合作程度，观察穿刺局部皮肤、血管情况。

2. **操作者准备**　①告知患儿家长血培养的目的、操作方法，获得家长和患儿的配合；②核对医嘱、化验单、条形码、患儿一般信息（姓名、性别、年龄、门诊或住院号等）；③检查血培养瓶有无裂缝，标注日期是否在有效期内；④洗手，戴口罩和橡胶手套。

3. **器具准备**　静脉采血盘、一次性注射器 5ml、垫巾、皮肤消毒剂、棉签、无菌棉球、胶布、血培养瓶（需养菌、厌氧菌、真菌）。

【操作方法】

1. 患儿仰卧，将肩部用垫巾适当垫高，头偏向一侧垂于检查台；助手帮助固定头部、躯干和四肢。

2. 术者将患儿头部向取血对侧旋转，后仰 45°，显露颈外静脉（见文末彩图 11-4）。

3. 消毒皮肤，用左手拇指绷紧皮肤，右手持注射器，待患儿啼哭静脉显露明显时，于颈外静脉上、中 1/3 交界处将针头刺入，有回血时固定针头，抽取所需血量。

4. 消毒棉球压迫进针部位，迅速拔针，继续压迫 5 分钟，同时抱起患儿于坐位。

5. 由助手将血培养瓶瓶盖打开，并将一个新打开的注射器的针头插在血培养瓶上，将取血所用注射器针头拔除，注射器插入血培养瓶上针头，将血液注入培养瓶中。

【并发症及处理】

1. 穿刺局部皮肤感染可外用莫匹罗星软膏。

2. 穿刺部位血肿。

【操作后观察】

1. 穿刺部位有无出血、渗血。

2. 患儿生命体征是否稳定。

【注意事项】

1. 采集血培养标本注意严格的无菌操作，应同时采集两个不同部位的标本，并根据疾病可能诊断在使用抗生素前进行需氧菌、厌氧菌、真菌培养，采血量每项培养1.5ml/10kg。

2. 选用5~10ml注射器，针头接上后要检查是否漏气，在穿刺针进入血管时，为避免气体栓塞，需要负压抽血。

3. 压迫止血并迅速改变患儿体位于坐位，以减轻头部静脉压，避免出现血肿。

4. 操作中不能蒙住患儿口鼻，以防窒息发生。

二、股静脉穿刺血培养技术

【适应证】

同颈外静脉穿刺血培养技术。

【禁忌证】

1. 新生儿。
2. 血小板减少、凝血功能障碍或有出血倾向者。
3. 肾病综合征患儿。
4. 股骨头或股骨关节腔有炎症、创伤者。
5. 局部皮肤感染者。

【操作前准备】

同颈外静脉穿刺血培养技术。

【操作方法】

1. 患儿取仰卧位，用垫巾垫高穿刺侧臀部，将穿刺侧大腿稍外展屈膝；助手帮助固定患儿躯干和双下肢。

2. 用左手示指于腹股沟内1/3附近触摸寻找股静脉（见文末彩图11-5）搏动处，以此波动点为中心，常规消毒取血部位和术者左手示指，用消毒后的手指继续触摸股静脉搏动。

3. 右手持注射器，于股静脉内侧距腹股沟韧带下1~3cm，与皮肤成45°角，斜刺进针，边进边吸，见血即固定，继续抽血至足够量，然后拔针，用消毒棉球压迫止血。

4. 由助手将血培养瓶瓶盖打开，并将一个新打开的注射器的针头插在血培养瓶上，将取血所用注射器针头拔除，注射器插入血培养瓶上针头，将血液注入培养瓶中。

【并发症及处理】

同颈外静脉穿刺血培养技术。

【操作后观察】

同颈外静脉穿刺血培养技术。

【注意事项】

1. 采集血培养标本注意严格的无菌操作，应同时采集两个不同部位的标本，并根据疾病可能诊断在使用抗生素前进行需氧菌、厌氧菌、真菌培养，采血量每项培养1.5ml/10kg。

2. 选用5~10ml注射器，针头接上后要检查是否漏气，在穿刺针进入血管时，为避免气体栓塞，需要负压抽血。

3. 压迫止血5分钟，防止局部血肿。如穿刺时误入股动脉，取血后用纱布紧压穿刺部位，持续5~10分钟，用胶布固定。

（俞 蕙）

第五节 破伤风抗毒素皮试术

破伤风抗毒素皮试又称破伤风抗毒素过敏试验，是在使用破伤风抗毒素前进行的药物皮内试验，用以判断临床是否能应用破伤风抗毒素。

【适应证】

凡需注射破伤风抗毒素者，在使用前均需行破伤风抗毒素皮试。

【操作前准备】

1. 患儿病情评估 了解患儿既往药物过敏史、药物使用史，注射局部皮肤情况。

2. 告知患儿家长操作的目的、方法、操作后观察及注意事项。

3. 操作护士洗手，戴口罩。

4. 操作用品准备 破伤风抗毒素皮试液配制，1ml一次性注射器，酒精，棉签，治疗盘等。

【操作方法】

1. 核对医嘱、患儿姓名、性别、年龄、病历号等信息。

2. 用注射器抽取破伤风抗毒素皮试液 0.1ml(含 15U)放于治疗盘中。

3. 患儿取舒适体位,暴露前臂注射部位(前臂屈侧中下1/3),酒精消毒皮肤。

4. 再次核对药物和患儿,排出注射器内空气。

5. 左手绷紧注射部位皮肤,右手持注射器,针头斜面向上,与皮肤成 5°角刺入皮内,待针头斜面进入皮内后,平放注射器,左手拇指固定针栓,右手推药液,使局部形成一圆形隆起的皮丘,注射完毕,迅速拔出针头。

6. 记录注射时间,20 分钟后观察结果。

【并发症及处理】

1. 荨麻疹。

2. 过敏性休克,处理同青霉素过敏性休克。

【操作后观察】

1. 皮试后 20 分钟观察皮试结果

(1)皮丘无改变,周围无红肿和红晕,无自觉不适,提示皮试阴性反应。

(2)局部皮丘隆起,硬结直径>1.5cm 或红晕>4cm,有伪足,痒感,提示皮试阳性反应。严重者可出现过敏性休克。

2. 患儿一般情况。

【注意事项】

破伤风抗毒素皮试阳性者,在注射破伤风抗毒素全量前,必须进行脱敏或破伤风免疫球蛋白治疗。

(俞 蕙)

第六节 结核菌素试验

结核菌素试验又称结核菌素皮试,是采用结核菌纯蛋白衍生物(purified protein derivative,PPD)进行皮内注射,辅助诊断有无结核感染的皮肤试验。

【适应证】

1. 怀疑结核病的辅助诊断。

2. 卡介苗接种后3个月以上，了解机体对卡介苗的细胞免疫反应。

【禁忌证】

1. 确诊有活动性结核患儿。

2. 危重病例。

【操作前准备】

1. 患儿病情评估，了解既往药物过敏史、注射局部皮肤情况。

2. 告知患儿家长操作的目的、方法、操作后观察及注意事项。

3. 操作护士洗手，戴口罩。

4. 操作用品准备 PPD，一次性注射器(1ml)，酒精，棉签，治疗盘等。

【操作方法】

1. 核对医嘱、患儿姓名、性别、年龄、病历号等信息。

2. 用注射器抽取0.1ml PPD(含1U，0.000 02mg)，放于治疗盘中。

3. 患儿取舒适体位，暴露前臂注射部位(前臂屈侧中下1/3)，酒精消毒皮肤。

4. 左手绷紧注射部位皮肤，右手持注射器，针头斜面向上，与皮肤成5°角刺入皮内，待针头斜面进入皮内后，平放注射器，左手拇指固定针栓，右手推药液，使局部形成7~8mm圆形隆起的皮丘，注射完毕，迅速拔出针头。

5. 记录注射时间，24~72小时后观察硬结横径和长径。

【并发症及处理】

注射局部皮肤红肿、破溃。

【操作后观察】

注射后24、48、72小时均要记录注射部位硬结大小，但最终以72小时硬结平均直径的结果作为判断依据。平均直径=(横径+长径)÷2。

1. **阴性反应** 无硬结或硬结平均直径<5mm。

2. **轻度阳性反应(+)** 硬结平均直径5~9mm。

3. **中度阳性反应(++)** 硬结平均直径10~19mm。

4. **强阳性反应(+++)**　硬结平均直径≥20mm。

5. **极强阳性反应(++++)**　除硬结外,局部皮肤出现水疱、破溃、坏死或有淋巴管炎。

【注意事项】

1. 结核菌素试验不能用于区别卡介苗接种免疫反应和结核分枝杆菌自然感染;也不能区别结核分枝杆菌感染和非结核分枝杆菌感染。

2. 在辅助诊断结核病时,应充分认识结核菌素试验的局限性。许多因素会影响试验的结果,包括皮内注射失败、PPD 失效、细胞免疫功能低下、严重结核感染、基础疾病、使用激素或免疫制剂药物者。

3. 用 PPD 1U(0.000 02mg)结核菌素试验阴性者,可再进行 5U(0.0001mg)皮试。

(俞　蕙)

参考文献

1. 关广聚.临床实践技能培训指南.北京:人民卫生出版社,2009.
2. 马丹,艾永循,宋文剑.临床技能学基础.武汉:湖北科学技术出版社,2007.
3. 中华医学会.临床技术操作规范儿科学分册.北京:人民军医出版社,2009.
4. Dean AJ, Lee DC. Beside laboratory and microbiologic procedures. 5th ed.Clinical Procedures in Emergency Medicine, 2010.
5. Sigman LJ. Charpter 3 Procedures. 9th ed. The Harriet Lane Handbook, 2012.
6. 胡仪吉.儿科基本技能.北京:科学出版社,2002.
7. 北京儿童医院.儿科临床操作手册.北京:人民卫生出版社,2010.

第十二章 儿童重症医学与急诊科诊疗技术操作规范

第一节 心肺脑复苏术

心肺复苏(cardiopulmonary resuscitation,CPR)是指采用急诊医学手段,恢复已中断的呼吸循环功能,为急救技术中最重要、最关键的抢救措施。心肺复苏的最终目的不仅是重建呼吸和循环,还要维持脑细胞功能,不遗留神经系统后遗症,保障生存价值。随着对保护脑功能和脑复苏重要性认识的深化,更宜将复苏全过程称为心肺脑复苏(cardiopulmonary cerebral resuscitation,CPCR)。

【适应证】

1. 因各种原因造成的呼吸、循环骤停(包括心搏骤停、心室纤颤及心搏极弱)。

2. 凡突然昏迷伴大动脉搏动或心音消失者。

【禁忌证】

1. 无绝对禁忌证。

2. 胸壁开放性损伤。

3. 肋骨骨折。

4. 胸廓畸形或心脏压塞。

5. 凡已明确心、肺、脑等重要器官功能衰竭无法逆转者,可不必进行复苏术。

【儿童心肺复苏流程】

(一)儿童基础生命支持

儿童基础生命支持流程,见图12-1。

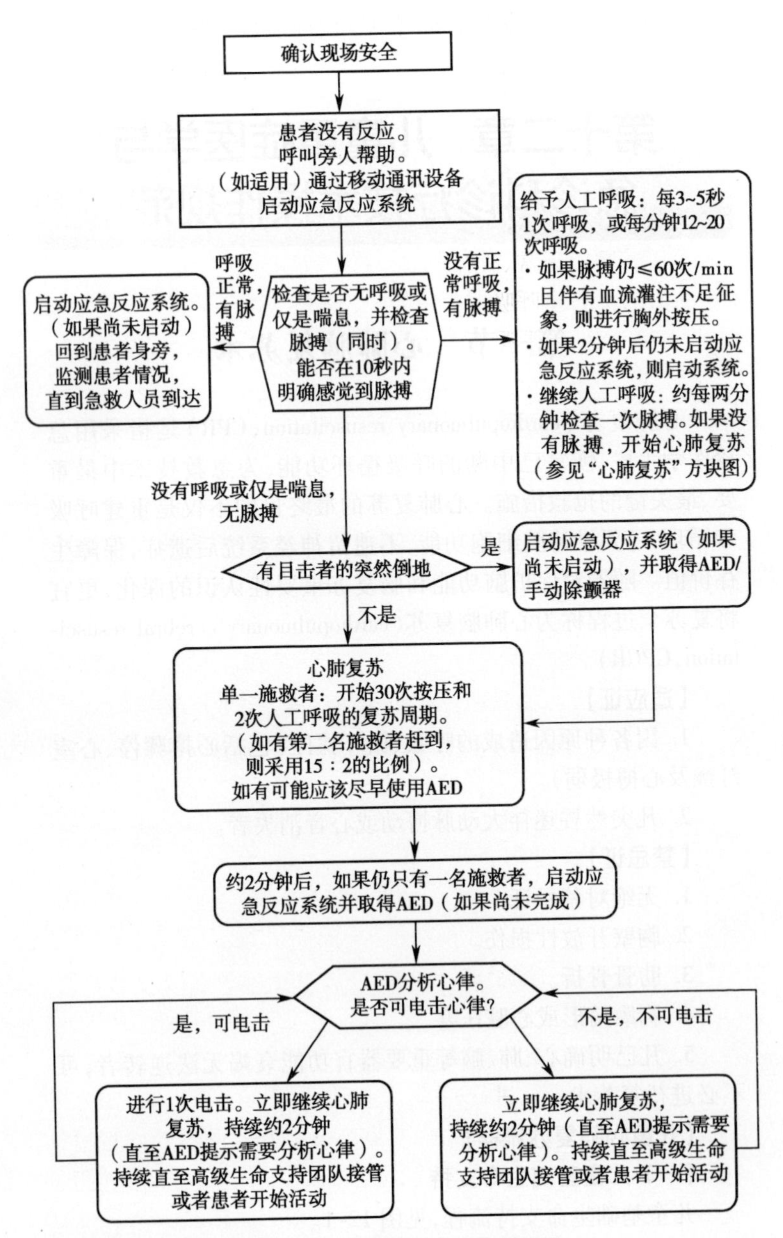

图 12-1　儿童基础生命支持流程

1. **检查反应** 发现患儿倒地后轻拍患儿双肩,并大声与其说话,同时检查患儿是否有肢体活动或语言;对于小婴儿,轻拍其足底,检查婴儿是否有反应。如患儿无反应,呼叫旁人帮助或打电话启动应急反应系统。

2. **评估呼吸和脉搏** 最多用10秒检查患儿有无呼吸和脉搏(婴儿触摸肱动脉,儿童触摸颈动脉或股动脉)。

(1)若呼吸正常、有脉搏,监测患儿情况。

(2)若无自主呼吸或呼吸微弱,但存在大动脉搏动,予每分钟12~20次人工呼吸,2分钟后再次检查脉搏,如≤60次/min开始胸外按压。

(3)若无呼吸或仅有叹息样呼吸,无脉搏,对有目击者的突然倒地者立刻取来自动除颤器(AED),无目击者的则立刻以胸外按压开始心肺复苏。

3. **胸外心脏按压** 根据患儿年龄和身材,可采用双掌按压法、单掌按压法、双指按压法或双手环抱按压法。

(1)按压频率为100~120次/min。

(2)按压深度不低于胸廓前后径的1/3,婴儿为4cm,儿童为5cm。一旦进入青春期,则深度至少5cm,但不超过6cm。

4. **打开气道** 在无头、颈部损伤情况下,以仰头—提颏法打开气道。怀疑存在头部或颈部外伤,应使用推举下颌法打开气道,若推举下颌法无法有效打开气道时,仍使用仰头—提颏法。

5. **人工呼吸** 采用口对口或使用气囊面罩通气。气囊面罩人工通气过程中,最好使用100%的氧气。

6. **按压与通气的协调** 未建立高级气道(气管插管)时,按压通气比单人复苏为30∶2,双人复苏为15∶2。建立高级气道后,负责按压者以100次/min的频率进行不间断按压,负责通气者以8~10次/min进行通气。

7. **使用自动体外除颤器** 1岁以下婴儿首选手动除颤器,如无法获得可考虑使用能量衰减型AED,如两者均无法获得,使用标准型AED。

8. **高质量心肺复苏** 具体要求包括:①胸外按压频率至少

100~120 次/min;②按压幅度至少达到胸廓前后径的 1/3,婴儿不少于 4cm,儿童不少于 5cm,青春期至少 5cm,不超过 6cm;③每次按压后保证胸廓完全回弹复位;④尽量缩短中止按压的时间;⑤避免过度通气。

(二) 儿童高级生命支持

儿童高级生命支持流程,见图 12-2。

1. **尽快做好监护** 尽快行心电监护,气管插管后监测呼气末 CO_2。

2. **建立高级气道** 应尽快予气管插管。气管插管插入后立刻验证位置是否恰当,确认恰当后固定插管,并开始经气管插管正压通气,通气过程中应使用纯氧。

3. **建立血管通路** 周围静脉穿刺困难时可予骨髓穿刺,建立骨髓通路。

4. **药物治疗** 常用药物适应证、剂量和给药途径见表 12-1。

5. **除颤** 发现心室颤动(VF)或无脉性室性心动过速应尽快除颤。首次除颤剂量 2J/kg,第 2 次及以后除颤应至少达 4J/kg,最高不超过 10J/kg 或成人剂量。每次除颤后立刻开始胸外按压和 CPR,2 分钟后评估心律是否恢复。

6. **终止心肺复苏的指征** 对自主循环不能恢复者,目前尚无证据支持何时终止心肺复苏最为恰当。意识和自主呼吸等中枢神经系统功能未恢复的表现不能作为终止复苏的指征;在复苏期间不作脑死亡判断,必须待心血管功能重新恢复后再做判断。只要心脏对各种刺激(包括药物)有反应,CPR 至少应持续 1 小时。

(三) 复苏后稳定阶段

经人工呼吸、心脏按压及药物急救治疗自主循环恢复并能维持者,进入复苏后稳定阶段。

1. 维持呼吸功能 复苏后继续保持有效通气和维持氧供、保持气道通畅。一旦自主循环恢复,应监测血氧饱和度,逐渐调节吸入氧浓度使动脉血氧饱和度维持在≥94%,但<100%。

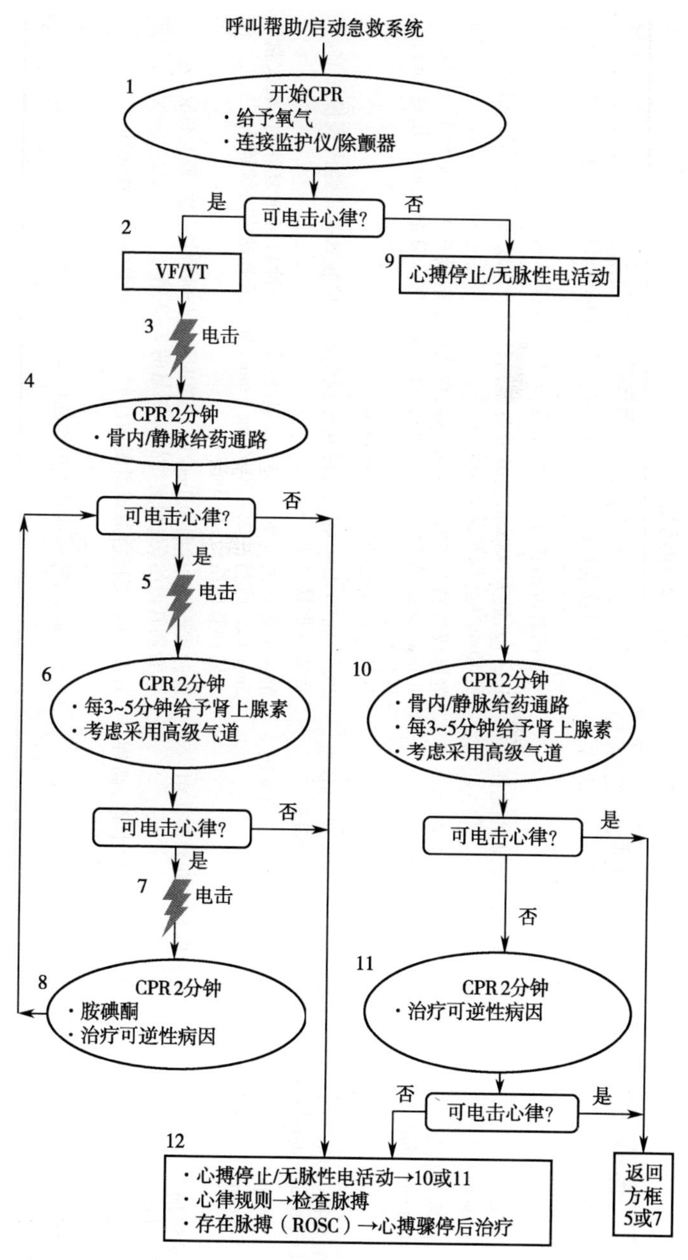

图 12-2　儿童高级生命支持流程

表 12-1　儿童复苏常用药物

药物名称	适应证	剂量和用法
肾上腺素 (epinephrine)	无脉性心脏骤停、有症状的心动过缓	静脉或骨髓内注射：1∶10 000 浓度 0.01mg/kg(0.1ml/kg)，3~5 分钟一次，单次最大剂量 1mg； 气管插管内给药：1∶1000 浓度，0.1ml/kg(0.1mg/kg)
胺碘酮 (amiodarone)	心室颤动或无脉性室性心动过速	5mg/kg，最大 300mg，静脉或骨髓内注射。无效可重复，每天最大剂量 15mg/kg(或总量 2.2g)
硫酸阿托品 (atropine sulfate)	有症状的心动过缓	静脉或骨髓内注射：0.02mg/kg，单次最小剂量 0.1mg；单次最大剂量儿童 0.5mg，青少年 1mg。无效可重复一次。总剂量最大儿童 1mg，青少年 2mg。 气管插管内给药：0.04~0.06mg/kg
氯化钙(10%) (calcium chloride 10%)	低钙血症、高钾血症、高镁血症、钙通道阻滞剂过量	20mg/kg(0.2ml/kg)，心脏骤停或低血压时静脉或骨髓内缓慢注射。必要时重复
利多卡因 (lidocaine)	心室颤动或室性心动过速	静脉或骨髓内注射：1mg/kg，若无效 15 分钟后可重复注射，最大量 5mg/kg。维持量 25~50g/(kg·min)静脉或骨髓内持续输入。 气管插管内给药：2~3mg/kg
纳洛酮 (naloxone)	逆转阿片类麻醉药作用	静脉或骨髓内注射：0.1mg/kg，必要时每 2 分钟重复一次，最大剂量 2mg； 气管插管内给药：剂量为静脉剂量的 2~3 倍
碳酸氢钠 (sodium bicarbonate)	严重代谢性酸中毒、高钾血症	1mEq/kg，缓慢静脉或骨髓内注射。使用时要保证有效通气
葡萄糖 (dextrose，glucose)	低血糖	0.5~1g/kg，静脉或骨髓内输注

2. 稳定循环功能　心肺复苏后确认或怀疑有心血管功能障碍者，应该给予血管活性药物调节心血管功能。

3. 积极脑复苏　避免常规使用过度通气，采用治疗性低体温，控制惊厥，纠正低血糖或电解质紊乱等代谢异常，消除可能损害脑细胞的生化代谢因素。

4. 维持肾功能和维持水与电解质平衡。

5. 治疗原发病及防治感染　应特别注意寻找并尽快治疗可逆性的病因。为方便记忆和查找病因，将引起心搏骤停和血流动力学改变的潜在可逆因素归结为6H和5T。6H指：低血容量（hypovolemia）、缺氧（hypoxia）、高/低血钾（hyper-hypokalemia）、低血糖（hypoglycemia）及低温（hypothermia）。5T指：中毒（toxia）、创伤（trauma）、心脏压塞（tamponade cardiac）、张力性气胸（tension pneumothorax）及栓塞（thrombosis）。

【并发症及处理】

1. **胃区过度胀气和吸入性肺炎**　CPR前清理呼吸道分泌物；使用呼吸囊或进行口对口人工呼吸时避免过度通气（送气使胸廓抬起即可）；CPR过程中注意观察胃区有无隆起；发生反流时将头偏向一侧，院内实施复苏时备好吸引器及相应管道。

2. **肺挫伤和血气胸**　明确按压位置、力度及方法是否准确（具体同上）；及时清理呼吸道保证送气通畅；一旦发生气胸，紧急针头穿刺排气。

【操作后观察】

观察患儿呼吸、心率和血压变化。

（高恒妙　钱素云）

第二节　气管插管术

气管插管（endotracheal intubation，EI）是指将特制的气管导管，通过口腔或鼻腔插入患儿气管内。气管插管是一种气管内麻醉和抢救患儿的技术，也是保持上呼吸道通畅的最可靠手段。

【适应证】

1. 上呼吸道梗阻。

2. 心肺功能衰竭。

3. 深昏迷患儿，存在延髓麻痹需建立人工气道以防止误吸窒息。

4. 呼吸衰竭需要进行机械通气。

5. 循环衰竭(可降低呼吸功)。

6. 清理下呼吸道分泌物、肺部灌洗。

7. 抢救生命时因无法建立静脉通路，需经气管插管给予肾上腺素、利多卡因、阿托品或纳洛酮等。

【禁忌证】

1. 无绝对禁忌证。

2. 如果有鼻息肉、鼻咽部血管瘤等情况不宜行经鼻气管插管。

3. 存在严重喉头水肿、严重凝血功能障碍、巨大动脉瘤等时需慎重操作，应镇静患儿，避免咳嗽和躁动，插管动作要轻柔、熟练，避免加剧损伤。

【操作前准备】

在应用复苏气囊面罩充分有效通气给氧的同时进行插管准备。

1. **检查患儿** 插管前应检查患儿鼻腔、牙齿、张口度、颈部活动度、咽喉部情况，决定插管途径(经口或经鼻)，判断是否存在插管困难等问题。

2. **准备用品**

(1)器械：包括喉镜，管径合适的气管导管、引导丝、吸引管、吸引器、牙垫、固定胶布，必要时准备插管钳。

(2)药物：包括镇静药、麻醉剂、阿托品、肾上腺素等。

(3)监护设备：包括心电、呼吸、氧饱和度监测，有条件可使用呼气末二氧化碳监测了解气管插管是否在气管内。

3. 选择气管导管

(1)气管导管:分为带套囊和无套囊两类。带套囊导管可降低吸入风险;对肺顺应性差、高气道阻力、声门气漏量多者,可优先选用带套囊气管导管;可提供可靠的二氧化碳、通气量监测;应避免为了保证良好通气而选择过粗的导管,以减少术后喉部的并发症;应注意套囊内压力不能过大,应用带套囊的导管应监测套囊内压,通常应<25cmH_2O,且必须将套囊内气体抽出后再拔管。长时间插管者应定时放松气囊并小心充气,可防止压迫而致的气管损伤。无套囊导管容易出现漏气,因为作用于气道的压力较小,所以拔管后气道黏膜水肿较轻。

(2)导管内径:导管内径可用法制 F 标号和 ID 来表示,F=导管外径(mm)×3.14,ID=F/4。选择合适内径的导管,可避免压迫声门(管径不要过大)、避免漏气(导管过细)。导管内径粗细可根据年龄选择,也可参考计算公式(适于≥2 岁):导管内径(mm)=年龄(岁)/4+4(无套囊导管);导管内径(mm)=年龄(岁)/4+3.5(带套囊导管);或根据患儿小手指大小作为导管内径大小。

(3)气管插管方式:气管导管可经口或经鼻插入,插入深度计算公式:经口插入的深度约为:年龄(岁)/2+12cm 或 ID×3cm;经鼻插入长度为:年龄(岁)/2+14cm 或 ID×3+2cm。不同年龄气管导管内径的选择见表 12-2。

表 12-2 不同年龄患儿气管插管的内径及长度参考值

年龄	插管内径(mm)	经口插管深度(cm)
早产儿	2.5~3.0	6~8
足月儿	3.0~3.5	9~10
1~9 个月	3.5~4.0	11~12
9~18 个月	4.0~4.5	12~13
18~36 个月	4.5~5.0	13~14
4~5 岁	5.0~5.5	14~16

续表

年龄	插管内径(mm)	经口插管深度(cm)
6~7 岁	5.5~6.0	16~18
8~10 岁	6.0~6.5	17~19
11~13 岁	6.0~7.0	18~21
14~16 岁	7.0~7.5	20~21

【操作方法】

小儿的气道在解剖和生理方面不同于成人，操作具有一定难度，且容易出现并发症。插管前应先使用复苏囊面罩加压纯氧通气，插管过程应迅速，时间应控制在 30 秒内，以免出现严重低氧血症。

气管插管方法可分为经口气管插管和经鼻气管插管。

1. 经口气管插管　借助喉镜在直视下暴露声门后，将导管经口腔插入气管内。经口插管操作较简单、迅速，适用于急救复苏和不宜经鼻气管插管的患儿。但导管较易活动，易脱管；容易压迫、摩擦喉、声门，造成损伤；不能经口喂养，影响吞咽和口腔护理；清醒患儿不易耐受。

具体操作步骤：

(1)准备工作就绪后，患儿仰卧，头部呈“嗅物位”，使头部与口腔、咽、喉在同一轴线。

(2)插管时，左手持喉镜柄，镜片从右侧口角进入口腔，将舌推到一侧。

(3)暴露声门：如使用直喉镜片，可向前越过会厌后直接挑起会厌，暴露声门；如使用弯喉镜片则将镜片顶端插入，置于会厌与舌根交界处(会厌谷)，向前提起舌根暴露声门。插管时助手可用手指轻压患儿环状软骨以暴露声门。

(4)送管：右手持气管导管从右侧口角进入后送入声门，将导管上黑色的声门标记置于声带水平即可，若是带套囊导管则将套囊送入声带下即可。

注意：操作需轻柔，不能硬性操作，以免造成局部损害。上门齿不能作为喉镜撬动的支点，尤其对换牙期的小儿更要注意保护牙齿。借助管芯插管时，当导管尖端入声门后，应拔出管芯后再将导管插入气管内。

2. 经鼻气管插管　容易固定，脱管机会少，便于口腔护理；但是插管操作和吸痰不如经口插管方便，导管可压迫鼻腔造成损伤，并将鼻部感染带入下呼吸道。

具体操作步骤：

(1)将气管插管自一侧鼻孔插入，通过后鼻道达咽部。

(2)左手持喉镜柄，镜片从右侧口角进入口腔，将舌推到一侧。

(3)暴露声门。

(4)在直视下，用插管钳将插管送入气道。

经鼻气管插管比经口者略长，其长度大致可按耳屏到鼻孔的2倍计算。

3. 插管后评估　气管插管完成后必须确认导管位置是否合适，可立即予气囊正压通气进行评估。评估内容包括：观察双侧胸廓起伏情况及是否对称一致；听双侧呼吸音是否对称；腹部听诊了解有无呼吸音；监测呼气末 CO_2 水平(有条件的情况下该方法为首选)。如怀疑气管插管位置不当，可用喉镜查看；如双肺呼吸音不对称，尤其是右肺呼吸音强，可能存在插管位置过深，可每次退0.5cm再评估，直至双肺呼吸音和胸廓起伏一致，需除外气胸或胸腔积液的因素。

4. 评估完毕后立即固定，记录插管深度(即门齿至管端深度)，放入牙垫，粘贴固定。

【并发症及处理】

1. 插管操作技术不规范，可致牙齿损伤或脱落，口腔、咽喉部和鼻腔的黏膜损伤引起出血。用力不当或过猛，严重者可致下颌关节脱位。

2. 严重的迷走神经反射可导致心律失常，甚至心搏骤停。可在插管前行喉头和气管内表面麻醉预防。

3. 气管导管内径过小，可使呼吸阻力增加；导管内径过大或质地过硬，易损伤呼吸道黏膜，甚至引起急性喉头水肿或慢性肉芽肿。导管过软容易变形，或因压迫、扭折而引起呼吸道梗阻。

4. 导管插入过深可误入一侧支气管内，引起通气不足、缺氧，甚至肺不张；导管插入过浅可因患儿体位变动而意外脱出。插管后及改变体位时应再次确认插管位置。

【操作后观察】

1. 观察患儿气管插管固定情况，拍摄胸片明确气管插管位置。

2. 观察患儿呼吸、心率和血压变化。

【注意事项】

1. 选择气管插管的时机不可过于保守，要根据临床情况全面综合判断，而不能只靠血气分析，应及时纠正呼吸功能障碍，避免对患儿的进一步危害。

2. 气管插管前要充分给氧，以防插管时突然呼吸停止，加重缺氧。

3. 用力不能过猛，插入不能过深，以免损伤会厌及声带。

4. 注意导管和牙垫的固定，随时吸尽口腔分泌物，防止脱管。

5. 由于通气和氧合改善，病情有可能很快好转，一旦病情改善应尽早拔管，以最大限度地减少并发症。

6. 气管插管留置时间长短与患儿的病情有关，婴儿耐受气管插管时间较长。临床医生必须充分考虑长时间插管可能发生的永久性喉损伤，如果患儿 2 周以上无法撤机或脱离人工气道，为减轻对喉部声带的损伤，可进行气管切开。

7. 气管插管后患儿失去上呼吸道的生理保护作用，易造成下呼吸道感染，不能有效咳嗽、讲话，患儿不能经口喂养，需加强护理。

（陈 晖 钱素云）

第三节 气管切开术

气管切开术（tracheotomy）是临床最常用的急救手术之一，主要用于解除较为严重的喉梗阻，以挽救患儿的生命。气管切开术包括常规气管切开术、紧急气管切开术、环甲膜切开术、经皮扩张气管切开术等，本节重点讨论常规气管切开术。

【适应证】

1. 急、慢性喉阻塞　如急性喉炎、白喉、喉水肿、异物、咽喉部肿瘤、瘢痕狭窄等引起的严重喉阻塞，呼吸困难明显，而病因不能很快解除时，应及时气管切开。

2. 下呼吸道分泌物潴留　由各种原因引起的咳嗽、排痰功能减弱，呼吸道分泌物潴留，为了便于吸痰，保持气道通畅，可考虑气管切开，如重型颅脑外伤，颅脑肿瘤，中、重度昏迷，周围神经疾患，破伤风，呼吸道烧伤，重大胸、腹部手术后等。

3. 喉外伤、颌面咽喉部大手术后上呼吸道阻塞。

4. 呼吸道异物　无法经口取出者。

5. 预防性气管切开　有些头颈部大手术为了便于麻醉，防止血液流入下呼吸道，保持呼吸道通畅，须做预防性气管切开术。

【禁忌证】

1. **绝对禁忌证**　①气管切开部位存在感染；②气管切开部位存在恶性肿瘤；③解剖标志难以辨别；④气管切开部位以下占位性病变所致的呼吸道梗阻。

2. **相对禁忌证**　①甲状腺增生肥大；②气管切开部位曾行手术（如甲状腺切除术等）；③出凝血功能障碍。

【操作前准备】

1. **患儿准备**　征得患儿家长同意，说明手术必要性及可能发生的意外。小儿不会配合手术，采用局部麻醉时，必须约束好手脚，设专人固定头部，以保证患儿体位正确。

2. **器械准备**　包括：①切皮刀和气管切开弯刀片；②甲状腺拉钩；③气管撑开器；④适合患儿气管粗细的气管套管（外

套管、内套管和套管芯，图 12-3)；⑤吸引器和吸引管。另外还要准备好手术照明灯、氧气、直接喉镜、气管插管及各种抢救药物。

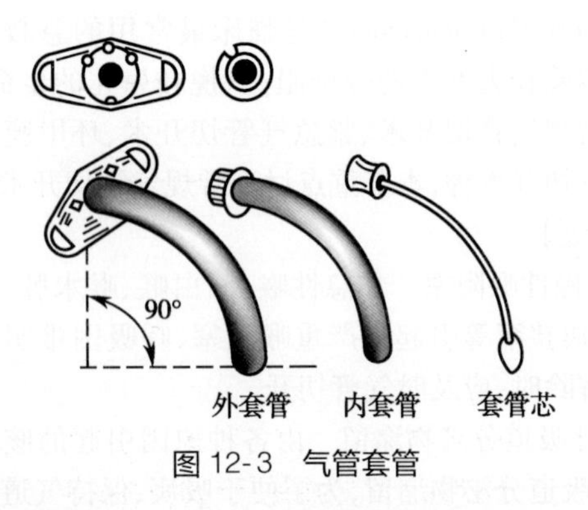

图 12-3 气管套管

3. **操作者资质** 具有资质的耳鼻喉科医师。

【操作方法】

1. 术前要监测患儿的生命体征。

2. 体位 仰卧位，肩、颈下垫枕，头部正中并保持头后仰，使气管向前突出，暴露充分，以利于手术。

3. 麻醉 常规消毒铺无菌巾后，沿颈前正中上自甲状软骨下缘下至胸骨上窝，以 1% 普鲁卡因局麻浸润麻醉；昏迷、危重或窒息的患儿已无知觉者也可不予麻醉。

4. 切口 有横、纵两种切口，各有优点，纵切口操作方便，横切口术后瘢痕轻。纵切口：自甲状软骨下缘至接近胸骨上窝处，沿颈前正中线切开皮肤和皮下组织；也可在第 2、3 颈横纹之间采用直切口，很容易暴露气管的第 2～4 环。横切口：环状软骨下缘一横指处沿皮纹作横切口（图 12-4）。

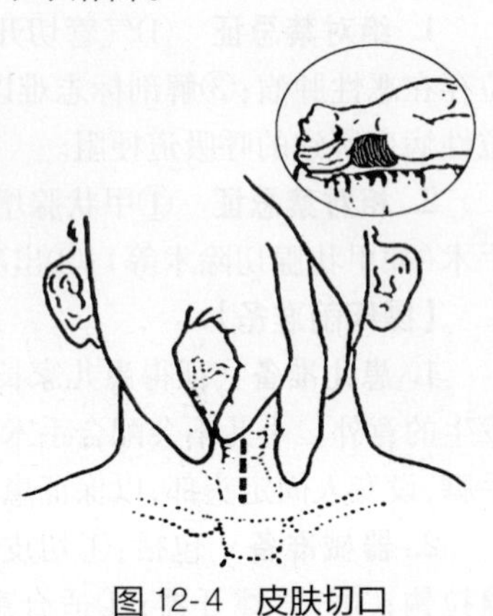

图 12-4 皮肤切口

5. 分离颈前肌层　将皮下组织颈浅筋膜和颈阔肌切开，直至颈前肌，用止血钳沿颈中线做钝性分离，以拉钩将胸骨舌骨肌、胸骨甲状肌用相等力量向两侧牵拉，以保持气管在正中位置。

6. 分离甲状腺峡部　用手指探摸气管并向下分离，可见甲状腺峡部，用弯止血钳在峡部和气管间进行分离后，用小钩将峡部向上拉开。峡部较大者，可用两把弯止血钳钳夹后切断，即可看到气管环（图 12-5）。

7. 确认气管　分离甲状腺后，可看到气管环，用手指可摸到软骨的环状结构。

8. 切开气管　确定气管后，一般于第 2~4 气管环处，用尖刀片自下向上挑开 2 个气管环（切开第 4~5 环者为低位气管切开术），刀尖勿插入过深，以免刺伤气管后壁和食管前壁，引起气管食管瘘（图 12-6）。

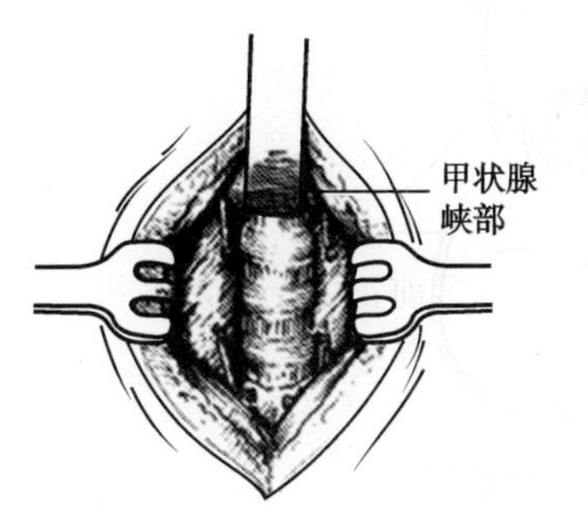

图 12-5　向上拉甲状腺峡部，显露气管

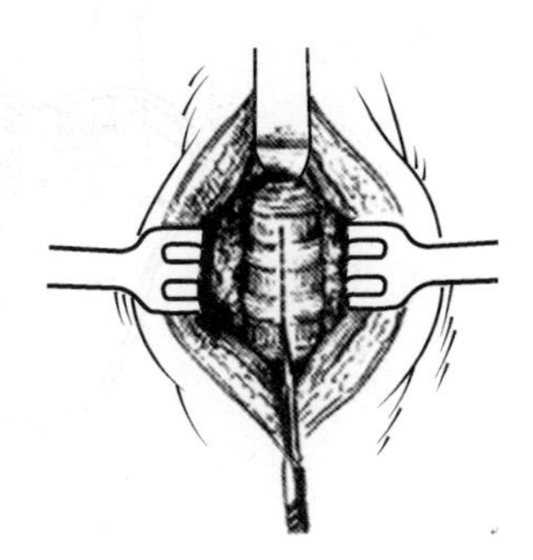

图 12-6　自下向上挑开气管第 2～4 软骨环

9. 插入气管套管　以弯钳或气管切口扩张器，撑开气管切口，插入带有管芯的气管套管，插入外管后，立即取出管芯，并用吸引器吸尽气管内分泌物及血性液体，再放入内套管（图 12-7）。

10. 创口处理　气管套管上的带子系于颈部，打成死结以牢固固定，松紧要合适。切口一般不予缝合，以免引起皮下气肿。最后用一块开口纱布垫于伤口与套管之间（图 12-8）。

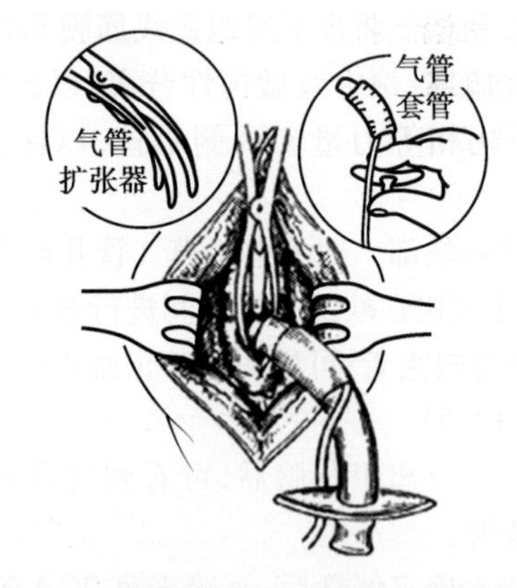

图 12-7 撑开气管切口，插入气管套管

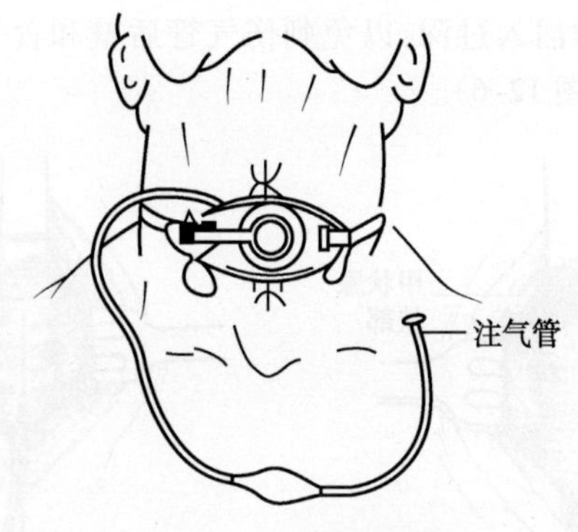

图 12-8 固定套管

【并发症及处理】

1. **皮下气肿** 主要由于气管前软组织分离过多、皮肤缝合过紧和术后咳嗽所致。单纯的皮下气肿无需特殊处理。

2. **纵隔气肿和气胸** 由于小儿胸膜顶较高，手术时容易损伤胸膜顶，发生纵隔气肿或气胸机会较多，严重者可引起呼吸困难，应行闭式引流。

3. **气管切口处出血** 少量出血可局部压迫止血，出血量大者应用止血药物，严重者需手术处理。

4. **伤口感染** 其防范措施为注意无菌操作、适当的引流。

必要时可给予抗生素治疗。

5. **气管套管阻塞** 气管套管可被黏稠的痰液和血凝块阻塞，也可因套管移位至周围软组织中，或由于开口顶在气管壁上而阻塞。如果吸痰后仍不能有效通气，应立即更换内管或整个套管。

6. **气道狭窄** 气道狭窄常发生于气管切口处和套囊所在部位。气管切口内肉芽组织增生、瘢痕形成和凹陷是气管狭窄的成因，表现为拔管后出现呼吸困难、喘鸣等，可结合气管镜及X线断层检查确诊。轻者不需处理，重者可行手术。

7. **气管套管脱出或移位** 一经发现，应紧急处理。

8. **气管食管瘘** 不常见，可因手术中气管前壁切开时切入过深误伤食管，或气管套管的气囊压迫时间长和腐蚀气管壁，向后方破坏即可形成气管食管瘘。若术中发现应立即修补；若术后发现，瘘孔小者经鼻饲观察可能自愈，瘘孔大者需手术修补。

【操作后观察】

1. 观察局部出血情况。

2. 观察患儿生命体征（呼吸、心率、血压）。

3. 密切注意有无呼吸困难、呼吸次数增多和阻力增大等，并及时寻找原因，予以处理。

4. 小儿或神志不清的患儿有可能自行拔除套管者，要固定其手臂。

【注意事项】

1. **术中注意事项** ①手术时，患儿头部位置要保持正中后仰位；保持切口在颈中线进行；术中随时探摸气管位置，指导分离的方向和深度。②在分离皮下组织与肌肉时，两侧拉钩力量应均衡，保持切口正中位，以免将气管拉向一侧。③小儿右侧胸膜顶较高，气管切开位置要正确，注意防止损伤。④术中止血要完善，皮肤不能缝合过紧，以防止发生血肿或气肿。

2. **术后注意事项** ①保持套管通畅：应经常吸痰，每天定时清洗内管，煮沸消毒数次。②保持下呼吸道通畅：室内保持适当温度（22°C 左右）和湿度（相对湿度 90%以上），可雾化吸入，定时通过气管套管滴入少许生理盐水、0.05%糜蛋白酶等。每天更换两层湿盐水纱布遮盖套管口,防止灰尘及异物吸入,防止干痂形成。③防止伤口感染:由于痰液污染,术后伤口易感染,应至少每天换药一次。④防止外管脱出:要经常注意套管是否在气管内,防止意外脱出。⑤使用带气囊的气管套管的患儿应按时放气,以减轻对气管壁的损伤。⑥当病情允许拔除气管套管时应及时拔管,经堵塞气管套管观察24~48小时无异常方可拔管,拔管后伤口可不缝合,可用油纱布包扎或用蝶形胶布拉拢伤口。

(许 峰)

第四节 机械通气术

正确对小儿进行机械通气(mechanical ventilation)是当代重症医学的重要内容和重症监护室的主要任务。应用人工呼吸机的目的是维持代谢所需的肺泡通气,纠正高碳酸血症;提供适合的氧浓度,纠正难治性低氧血症;改善氧输送,减少呼吸功,降低氧耗量,缓解呼吸肌疲劳。

【适应证】

1. 心肺复苏。

2. 神经肌肉疾病引起的呼吸衰竭 重症肌无力、脊髓灰质炎、肌萎缩性侧索硬化症、急性感染性多发神经炎等。

3. ARDS或其他原因的肺水肿、肺炎、哮喘等引起的呼吸衰竭。

4. 各种中毒引起的呼吸衰竭。

5. 脑炎、脑外伤、脑水肿等引起的呼吸衰竭。

6. 充血性心力衰竭或心肌梗死并发呼吸衰竭。

7. 呼吸停止,呼吸暂停大于20秒,呼吸次数减少至正常的一半以下。

8. 动脉血气分析异常 ① FiO_2 >0.6, PaO_2 <50mmHg;② $PaCO_2$ 增高:急性>60~70mmHg,慢性>75mmHg,动脉血气进

行性恶化，$PaCO_2$增加10mmHg/h；③氧分数<250。

【禁忌证】

无绝对禁忌证；但对有气胸、纵隔气肿、肺大疱、支气管异物、先天性肺囊肿合并感染、低血容量休克、心肌梗死等患儿，宜采用较低的气道压力和较快的通气频率。

【操作前准备】

呼吸机使用前必须进行检查，主要包括以下几步：

1. 检查呼吸机及通路功能，以保证它们能正常工作，没有漏气。

2. 湿化器加满蒸馏水，设置湿化的温度以保证达到气道的气体温度大约在31~35℃。

3. 检查氧气和空气源。

4. 检查报警值。

5. 保证心电监护已连接。

6. 检查和固定好气管插管，以防患儿气道移动或损伤。

7. 提供吸痰装置。

8. 根据患儿病情调节好通气模式和呼吸机参数。

【操作方法】

1. 模式和功能的概念

(1)模式：是指一种独立的通气方式，依靠这种通气方式，患儿就能接受呼吸治疗，并可以基本解决或完成呼吸动作，如A/C、SIMV、IMV。

(2)功能：是指呼吸机所附带的某些特殊功能，依靠这些功能通气，可以更好地解决或改善患儿某种类型呼吸功能不全和障碍，但它不是一种独立通气方式，需要与某种通气功能同时应用。

2. 主要的机械通气模式和功能

(1)间歇正压通气(IPPV)：预定的频率、潮气量(或压力)，提供全部所需的呼吸功和分钟通气量。IPPV是临床出现最早、应用最普遍的通气方式，临床上泛指的机械通气就是IPPV，主要用于自主呼吸完全消失或很微弱，和人为使用过度通气和药物(镇静、麻醉肌松剂)等需抑制其呼吸的患儿。

（2）间歇指令通气（IMV）和同步间歇指令通气（SIMV）：IMV 和 SIMV 工作原理大致相同，均是在每分钟内按操作者在呼吸机上设置的呼吸参数，给予患儿指令性呼吸，唯一不同的是 IMV 没有同步装置，SIMV 设有同步装置，呼吸机提供的指令性通气由患儿自主呼吸触发，每次供气在呼吸周期中出现的时间恒定，主要用于辅助患儿脱离呼吸机的过程。

（3）持续正压气道通气（CPAP）：是指在患儿有自主呼吸的条件下，整个呼吸周期内均人为地施以一定程度的气道内正压力。CPAP 主要用于有自主呼吸的患儿，呼吸机不给患儿打气。

（4）压力支持通气（PSV）模式：既可作为一种独立的通气模式，也可作为一种通气功能与其他的通气模式同时使用。患儿每次自发吸气，自动接受预先设定一定程度的支持压力。患儿独自控制呼吸频率和呼、吸气时间，并与支持压力共同决定吸气流速及潮气量。主要用于撤离机械通气的过程中。

（5）呼气末正压（PEEP）：呼气末保持一定正压，使萎陷的肺泡扩张并防止其塌陷，有利于氧向血液弥散，使有血流的肺泡重新建立通气并维持改善通气/血流比例，从而提高 PaO_2。临床表现为难治性低氧血症的 ARDS 患儿最适合应用 PEEP。

3. **机械通气参数的设置**　机械通气的主要目的是给患儿一定的分钟通气量，以满足其所需的氧气和排出二氧化碳。机械通气参数的设置是在呼吸机的版面上进行：呼吸机的版面包括控制部分（呼吸机参数设置区）、监视部分（患儿资料区域）及报警部分（呼吸机状况区域）。

（1）氧浓度：选择具体氧浓度（FiO_2）的目标是使临床可接受的 PaO_2 维持在 60~100mmHg。机械通气开始时，吸氧浓度可选为 100%，以防止任何可能出现的低氧血症，机械通气过程中应根据 PaO_2 测定结果来调节吸氧浓度。长期吸入高浓度氧对肺有毒性作用，因此通气治疗目的 FiO_2 应尽可能地低，FiO_2 应设置使新生儿 PaO_2 为 60~90mmHg，婴幼儿为 98mmHg（最高限值）。通常 100% 吸氧浓度不要超过 30 分钟，80% 不要超过 12

小时,低于55%可长期使用。一般情况下无呼吸系统病变患儿吸氧浓度设置<40%,呼吸系统病变患儿吸氧浓度设置40%~80%;不推荐持续使用纯氧,因为它能快速导致吸收性肺不张,从长远看,可以导致氧中毒。如果患儿患有严重的疾病,需要高浓度氧,则纯氧不被限制。如在吸痰的前后及支气管镜操作过程中给予纯氧是项普通设置,任何可能对患儿造成危险的操作都可以提供100%的氧浓度。

(2)容量参数

1)潮气量(VT):潮气量(单位ml/kg)的设定是机械通气时首先要考虑的问题。容量控制通气时,潮气量设置的目标是保证足够的通气,并使患儿较为舒适。儿童潮气量一般为6~8ml/kg。潮气量大小的设定应考虑以下因素:胸肺顺应性、气道阻力、呼吸机管道的可压缩容积、氧合状态、通气功能和发生气压伤的危险性。潮气量设置过程中,为防止发生气压伤,一般要求气道平台压力不超过15cmH_2O。对于压力控制通气,潮气量的大小主要决定于预设的压力水平、患儿的吸气力量及气道阻力。

2)分钟通气量(MV):目前多数呼吸机通过调节潮气量(VT)和呼吸频率(f)来调节MV[单位L/(kg·min)],即:$MV = VT \times f$。并由呼吸机自动计算出,不需预先设定。

3)流量:流量(单位L/min)可分为主供气流量和偏流(bias flow),主供气流量大小设定主要是保证通气压力和容量恒定,如流量偏低,在特定模式供气时可出现PIP或VT达不到设定标准,压力限制通气时最佳气体流量为压力—时间波形呈方波,容量控制通气时容量—时间波形呈正弦波。偏流为呼气相给出的供气管道气流,以清除管道CO_2并为流量触发提供背景气流,一般设定在5L/min左右。

(3)压力参数

1)吸气峰压(PIP):吸气峰压(单位cmH_2O)参数应根据气道阻力和肺顺应性而定。新生儿:肺内轻度病变15~18cmH_2O,重度病变20~25cmH_2O;儿童:肺内轻度病变20~25cmH_2O,中度病变25~30cmH_2O,严重病变>30cmH_2O。定容型呼吸机通气压力取决于潮气量、流速、气道阻力、肺部顺应性等因素。定压型呼吸机设有压力限制，以防止产生肺部气压伤。根据年龄和肺部疾病，PIP 一般不应超过 20～25cmH$_2$O，设置上应由低至高，调节吸气压力应以 1～2cmH$_2$O 为一个台阶。最佳的 PIP 既要能使肺泡打开，又要减少大流速气流对肺的强烈冲击。

2）呼气末正压（PEEP）：呼气末正压（单位 cmH$_2$O）水平的设置理论上应选择最佳呼气末正压，即对循环无不良影响、最大的肺顺应性、最小的肺内分流、最高的氧运输、最低的 FiO$_2$时的最小 PEEP，临床上应用较为困难。一般认为采用 2～3cmH$_2$O 为低水平，4～7cmH$_2$O 为中水平，8～15cmH$_2$O 为高水平；更改 PEEP 每次以 1~2cmH$_2$O 为宜，拔管前 PEEP 推荐最低为 2cmH$_2$O；新生儿一般不主张使用高 PEEP（6～10cmH$_2$O）；血流动力学不稳定的患儿不能接受较高 PEEP，因易导致肺的过度膨胀和回心血量减少。

3）平均气道压（MAP）：MAP（单位 cmH$_2$O）应尽可能地低，以减少气压伤的危险。平均气道压过高（超过 15cmH$_2$O）时发生肺损伤和心脏压迫的可能性明显增加，一般应保持在 <15cmH$_2$O，如需更高 MAP 则应插入肺动脉导管行心输出量监测。平均气道压是决定氧合作用的因素，平均气道压由呼吸机参数如吸气流速、吸气峰压、I/E 比和 PEEP 所决定，由呼吸机自动计算出（式 1），不需预先设定。

$$MAP = \frac{PIP \times Ti + PEEP \times Te}{Ti + Te} \qquad (式1)$$

（4）时间参数

1）通气频率（f）：设定呼吸机的机械通气频率（单位次/min）应考虑通气模式、潮气量的大小、无效腔率、代谢率、动脉血二氧化碳分压目标水平和患儿自主呼吸能力等因素。儿童应选择接近小儿正常的呼吸频率：新生儿，30～40 次/min；婴儿及小儿，20~30 次/min；年长儿，16~20 次/min。

2）吸气时间（Ti，单位 s）、呼气时间（Te，单位 s）及吸/呼时间比（I∶E）：呼吸机一般只调节吸气时间（Ti）。儿童的吸气时间:新生儿,0.5~0.6 秒;婴幼儿,0.7~0.8 秒;年长儿,1.0~1.2 秒;成人,0.5~1.5 秒。吸/呼时间比是指一次自主呼吸或机械通气时,吸气时间与呼气时间的比值,通常为 1∶1.5~1∶2。该比值的调节,要考虑呼吸和循环两个方面,既要使吸气在肺内分布均匀,肺泡气能充分排出,又不能增加心脏循环的负担。

3)吸气末屏气或吸气平台(EIP):调节吸气末屏气的主要目的是改善气体在肺内的分布,促进肺泡内氧向血液弥散,减少无效腔通气,吸气末屏气或吸气平台(单位%)占吸气时间的 5%~15%,或占整个呼吸周期的 30%左右,有血流动力学损害或患心血管疾病者可设在 5%~7%。

(5)同步触发灵敏度:有的呼吸机上也称为触发水平(trigger),该参数用来决定呼吸机对患儿自主呼吸的反应。灵敏度是指在该触发水平上,呼吸机能为患儿自主呼吸所触发,降低灵敏度,则患儿需要作出较大努力来触发一次呼吸;如灵敏度太敏感,患儿很易触发呼吸机,造成实际呼吸频率的增加,导致通气过度。同步触发包括压力触发和流量触发,压力触发一般设定为 1~2cmH_2O,流量触发一般设定为 0.5~2LPM。

(6)湿化:典型的加热湿化器包括带有温度读数的电气伺候控制加热器和温度报警。温度探针一般放置在患儿的气道附近。最高温度报警线设置在 37~38℃,使吸入的气体温度不会超过 37℃;最低温度报警线设置在 30℃。目前,呼吸机多带有恒温湿化器,温度自动调节(32~35℃),连接患儿前应手感呼吸机管道近患儿端接近体温。

(7)设定报警参数:报警提示患儿和呼吸机系统存在可能的危险。

1)压力限制:压力限制(pressure control)为呼吸机使用中的第一道安全防线,如压力过高形成压力平台,会导致多余气体漏出,但不从吸气向呼气转换。一般应设定小于 30~40cmH_2O,也可根据患儿的 PIP 和 PEEP 调整。低压报警一般设置在低于吸气峰压 5~10cmH_2O,用来检测管道断开连接和漏气。高压报警一般设在高于吸气峰压 10cmH_2O,通常在患儿咳嗽、分泌物增多、顺应性下降或者气管导管及呼吸机管道存在打折、扭曲等时会出现高压报警。

低 PEEP/持续气道正压(CPAP)报警一般设在低于 PEEP 水平 2~5cmH_2O。报警说明 PEEP 或 CPAP 下降,一般由漏气引起。

2)调节安全减压阀(POP-OFF):安全减压阀为呼吸机使用中的第二道安全防线,一般可定在 60~80cmH_2O。打开压缩机后氧气源压力为 0.35MPa(3.5kg/cm^2或 50psi),空压机压力为 0.35MPa(3.5kg/cm^2或 50psi),压力表指针指示绿色范围,表示可安全使用。

3)窒息报警(APNEA):窒息报警用来监控强制性和(或)自主呼吸。窒息报警(APNEA)多设定大于 15 秒,呼吸机停机或患儿无呼吸时报警,多数情况下,设置了窒息报警患儿就不会漏掉两次连续的机械通气,可为患儿提供安全的通气支持。

4)低潮气量、低/高分钟通气量及低/高呼吸频率报警:这些参数的设置没有预定的水平,操作者通常需要依靠经验判断。报警不能设置的太敏感,这会使它们被连续触发。建议如下:低呼气潮气量低于设置潮气量的 10%~15%;低分钟通气量低于平均分钟通气量的 10%~15%;氧浓度低于或高于设置氧浓度的 5%~10%。

5)其他:包括低电压、呼吸机不工作、呼吸机回路发生故障、呼气阀漏气及设置参数不正确等。

【并发症】

机械通气的主要并发症有:

1. 呼吸机相关性肺炎。
2. 通气不足和通气过度。
3. 呼吸机相关性肺损伤。
4. 氧中毒。
5. 低血压。
6. 胃肠充气与水钠潴留。

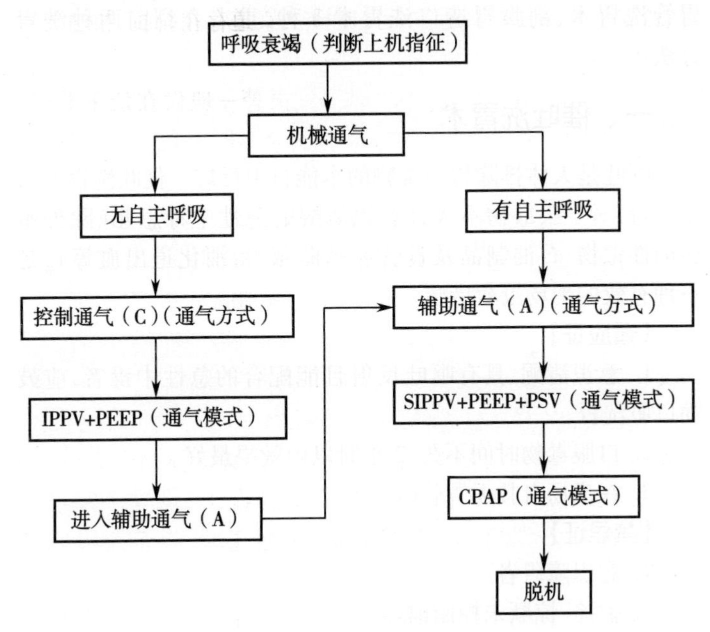

图 12-9　机械通气的基本步骤流程图

【操作后观察】

机械通气离不开血气分析，机械通气的建立、参数的调节以及撤机的依据都必须参考血气分析，根据血气分析结果及时做相应的调整和处理，才能避免各种通气并发症，使通气治疗取得理想效果。

（许　峰）

第五节　洗　胃　术

洗胃术（gastric lavage operation）是指将一定成分的液体灌入胃腔内，混合胃内容物后再抽出，如此反复多次。其目的是为了清除胃内未被吸收的毒物或清洁胃腔，为胃部手术、检查作准备。对于急性中毒如吞服有机磷、无机磷、生物碱、巴比妥类药物等，洗胃是一项极其重要的抢救措施。洗胃术有催吐洗胃术、胃管洗胃术、剖腹胃造口洗胃术3种，重点介绍前两种洗胃方法。

一、催吐洗胃术

呕吐是人体排除胃内毒物的本能自卫反应。催吐洗胃术简便易行，对于服毒物不久且意识清醒的急性中毒患儿（除外服腐蚀性毒物、石油制品及食管静脉曲张、上消化道出血等），是一种有效的现场抢救措施。

【适应证】

1. 意识清醒、具有呕吐反射且能配合的急性中毒者，应鼓励口服洗胃。

2. 口服毒物时间不久，2小时以内效果最好。

3. 在现场自救无胃管时。

【禁忌证】

1. 意识障碍者。

2. 抽搐、惊厥未控制前。

3. 患儿不合作，拒绝饮水者。

4. 服腐蚀性毒物及石油制品等急性中毒者。

5. 合并有上消化道出血、主动脉瘤、食管静脉曲张等。

6. 患儿不能耐受操作者。

【操作前准备】

1. **患儿准备** 做好患儿思想工作，具体说明要求和方法，以取得配合，有利于操作顺利进行。

2. **器械准备** 常用生理盐水、5%葡萄糖盐水、白糖水、母乳、牛奶或米汤等作为洗胃溶液，温度为37~38℃；压舌板或竹筷子、纱布等。

【操作方法】

1. 首先检查患儿生命体征。

2. 患儿取坐位，引导、诱导患儿频繁口服大量洗胃液至感胀饱为度，每次摄入量可根据患儿年龄，幼儿50~100ml，儿童200ml。

3. 取压舌板或竹筷子（均用纱布包裹）刺激患儿咽后壁，即可引起反射性呕吐，排出洗胃液或胃内容物。如此反复多次，直至排出的洗胃液清晰无味为止。

【并发症及处理】

1. **误吸、吸入性肺炎或窒息** 要求胃管口径合适，操作熟练而轻柔，昏迷患儿的胃管插入位置一定要准确判断无误后方可洗胃。要警惕洗胃过程中可能出现窒息或心搏、呼吸停止的危险。洗胃时要摆好体位，备有吸引器、氧气、气管插管、呼吸机、心脏起搏器等装置或设备。

2. **消化道穿孔或出血** 严格遵守操作禁忌证，对有消化道穿孔或出血风险的患儿禁用催吐法洗胃，如强酸或强碱对食管及胃壁有严重的腐蚀；主动脉瘤患儿，因肿瘤压迫并侵蚀食管，洗胃时也可引起食管穿孔等；有活动性消化道溃疡或近期有上消化道出血者；患有肝硬化并发食管静脉曲张者。

3. **水中毒、虚脱及寒冷反应** 避免每次注入胃内的液体量过大，洗胃中要注意保暖。洗胃液应温凉适当，紧张或躁动者给予适量的镇静剂，防止这种现象的发生。

【操作后观察】

1. 注意观察患儿的生命体征，重点注意呼吸道通畅情况。

2. 观察患儿有无消化道出血及腹痛等。

【注意事项】

1. 催吐洗胃后，要立即送往附近大医院，酌情施行插胃管洗胃术。

2. 催吐洗胃要当心误吸，同时需注意剧烈呕吐可能诱发急性上消化道出血。

3. 要注意饮入量与吐出量大致相等。

二、胃管洗胃术

胃管洗胃术是将胃管从鼻腔或口腔插入，经食管到达胃内，先吸出毒物后注入洗胃液，并将胃内容物排出，以达到消除毒物的目的。口服毒物的患儿有条件时应尽早插胃管洗胃，不要受时间限制。对服大量毒物在4~6小时之内者，因排毒效果好且并发症较少，应首选胃管洗胃法。有人主张即使服毒超过6小时也要洗胃。常用的有注射器胃管洗胃术、漏斗胃管洗胃术和洗胃机洗胃等,在此主要介绍注射器胃管洗胃术。

【适应证】

1. 催吐洗胃法无效或有意识障碍、不合作者。

2. 需留取胃液标本送毒物分析者应首选胃管洗胃术。

3. 凡口服毒物中毒、无禁忌证者均应采用胃管洗胃术。

【禁忌证】

1. 强酸、强碱及其他对消化道有明显腐蚀作用的毒物中毒。

2. 伴有上消化道出血、食管静脉曲张、主动脉瘤、严重心脏疾病等。

3. 中毒诱发惊厥未控制者。

4. 乙醇中毒因呕吐反射亢进,插胃管时容易发生误吸,应慎用胃管洗胃术。

【操作前准备】

1. **患儿准备** 核对患儿信息及治疗信息,评估患儿年龄、病情、合作程度等,向患儿或家长做解释,以取得配合。

2. **器械准备** 一次性胃管(表12-3)、一次性注射器(20ml或50ml)、水溶性润滑剂、生理盐水、纱布、治疗巾、弯盘、棉签、胶带、压舌板、开口器、1%麻黄碱滴鼻液、听诊器等。

表12-3 按体重选择胃管

体重(kg)	2	3~9	10~20	20~30	30~50	50
型号(F)	6	8	10	12	14	16

3. **操作者资质** 注册护士。

4. **消毒准备** 洗手,戴口罩、无菌手套,清洁鼻腔。

【操作方法】

1. 检查患儿生命体征 呼吸、心率、血压等。

2. 患儿取平卧位,头偏向一侧或左侧卧位。胸前垫以治疗巾,盛水桶放于患儿头部床下,弯盘放于患儿的口角处。

3. 测量胃管需插入的长度,并标记。

(1)鼻胃管插入的长度:患儿发际到剑突的长度或耳垂至鼻尖再到剑突的长度。

(2)口胃管插入的长度:口角至耳垂再到剑突的长度。

4. 将消毒的胃管前端涂润滑剂后,操作者左手用纱布捏着胃管,右手用纱布裹住胃管 5~6cm 处,自患儿鼻腔或口腔缓缓插入。当胃管插入咽喉部时,嘱患儿做吞咽动作,轻轻将胃管推进。如患儿呈昏迷状态,应轻轻抬起其头部,使咽喉部弧度增大,轻快地把胃管插入,直至胃管标记位置。

5. 在插入胃管过程中如遇患儿剧烈呛咳、呼吸困难、面色发绀,应立即拔出胃管,休息片刻后再插,避免误入气管。

6. 为证实胃管已进入胃内,可采用一边用注射器快速将空气注入胃管,一边用听诊器在胃部听到气泡响声,即可确定胃管已在胃腔内。之后固定胃管。

7. 末端接上注射器,抽尽胃内容物,必要时取标本送验。

8. 洗胃　每次注入洗胃量:新生儿 5ml,幼儿 50~100ml,儿童 200ml,再抽出弃去,如此反复灌洗,直至洗出液澄清无味为止。注意:①严禁一次灌入过多洗胃液,以免造成急性胃扩张。②洗胃液温度 37~38℃。③毒物不明者,用温开水或生理盐水洗胃;毒物明确者用拮抗剂洗胃;强酸、强碱中毒者,严禁洗胃。④洗胃时观察患儿面色、神志、呼吸等情况,发现异常应立即停止洗胃,给予对症处理。⑤对昏迷、危重患儿实施心电监护,在监护仪监测下洗胃。⑥注意观察洗出液的量、色及性状。

9. 洗胃完毕,可根据病情从胃管内注入解毒剂、药用炭、导泻药等,然后反折胃管后迅速拔出,以防管内液体误入气管。予以清洁口腔、鼻腔。

10. 脱手套,安置患儿,给予舒适体位并做好安慰;整理用物,洗手并作记录。

【并发症及处理】

1. 误吸、吸入性肺炎或窒息,甚至心搏呼吸骤停。要求胃管口径合适,操作熟练而轻柔。昏迷患儿的胃管插入位置的判定,一定要准确无误方可洗胃。要警惕洗胃过程中可能出现的窒息或心搏、呼吸停止的危险。洗胃时要摆好患儿体位，应备有吸引器、氧气、气管插管、呼吸机、心脏起搏器等装置或设备。

2. 消化道穿孔或出血。应严格遵守禁忌证，对有高消化道穿孔或出血风险的患儿，如强酸或强碱对食管及胃壁有严重的腐蚀；主动脉瘤患儿，因肿瘤压迫并侵蚀食管，洗胃时也可引起食管穿孔等；有活动性消化道溃疡或近期有上消化道出血者；或患有肝硬化并发食管静脉曲张者；应禁止用催吐法洗胃。

3. 水中毒、虚脱、寒冷反应。避免每次注入胃内的液体量过大；洗胃中要注意保暖，洗胃液温凉适当；紧张或躁动者给予适量的镇静剂。

【操作后观察】

1. 注意观察患儿生命体征，重点注意呼吸道通畅情况。

2. 观察患儿有无消化道出血及腹痛等。

【注意事项】

1. 洗胃是在危急情况下的急救措施，急救人员必须迅速、准确、轻柔、敏捷地完成洗胃的全过程，尽最大努力来抢救患儿生命。

2. 在洗胃过程中应随时观察患儿生命体征的变化，如患儿感觉腹痛、流出血性灌洗液或出现休克现象，应立即停止洗胃。

3. 要注意每次灌入量与吸出量的基本平衡。每次灌入量不宜太多，灌入量过多可引起急性胃扩张，使胃内压上升，增加毒物吸收。

4. 凡呼吸停止、心脏停搏者，应先作 CPR，再行洗胃术。洗胃前应检查生命体征，如有缺氧或呼吸道分泌物过多，应先吸取痰液，保持呼吸道通畅，再行胃管洗胃术。

5. 口服毒物时间过长（超过 6 小时以上者），可酌情采用血液透析治疗。

（许 峰）

第六节 动脉穿刺术

动脉穿刺(arterial puncture,AP)是指穿刺桡动脉、股动脉或肱动脉的常用临床穿刺技术。通过动脉穿刺可以取血进行相关化验检查,也可以进行持续动脉血压监测或动脉造影检查。

【适应证】

1. 用动脉血进行化验检查,如动脉血气分析。

2. 进行动脉血压监测。

3. 通过穿刺放入导管进行动脉造影检查,如心导管造影检查。

【禁忌证】

1. **相对禁忌证** 全身性纤溶状态,如溶栓治疗后。

2. **绝对禁忌证** 穿刺局部有感染;患儿不能耐受操作;尺动脉供血障碍。

【操作前准备】

1. **患儿准备** 与患儿家长就操作的必要性、简单过程及相关并发症进行沟通,并签署知情同意书。

2. **器械准备** 治疗盘内放置:注射器、针头、抗凝剂、试管、注射器针头回收器。

3. **操作者资质** 应熟练掌握动脉穿刺并取得相应资质及授权。

4. **消毒准备** 无菌持物钳浸于消毒溶液罐内,备安尔碘消毒液、无菌纱布及罐、消毒棉签。

【操作方法及程序】

1. 检查患儿生命体征 呼吸、心搏、血压是否平稳,是否有紧张、焦虑情绪,有无出血倾向。

2. 患儿体位 使用桡动脉或肱动脉穿刺,手腕或肘部过伸可使桡动脉或肱动脉更表浅,易于穿刺。使用股动脉穿刺,患儿取仰卧位,下肢伸直略外展外旋,更易于穿刺。

3. 优先顺序 依次为桡动脉、股动脉、肱动脉。

4. 如果使用桡动脉,应先行 Allen 试验以明确从尺动脉来的侧支血供(15%~20%的患儿手部侧支循环不充分)。患儿拳头握紧后,在腕部加压以同时阻断桡动脉和尺动脉血流,令患儿拳头重复松紧数次,然后张开手掌。此时手部呈现苍白。持续在桡动脉加压,松开尺动脉。如果尺—肱动脉代偿充分,手部应在10秒内恢复红润。如果Allen试验阳性(桡动脉分布区经10秒仍然苍白),则不宜行桡动脉穿刺。

5. 如果使用股动脉,应用NAVEL的顺序记忆腹股沟区的重要结构排列顺序。在腹股沟韧带下方二横指处,扪及股动脉搏动。从外侧至内侧,这些重要的结构依次为神经、动脉、静脉、空腔、淋巴管(图12-10)。

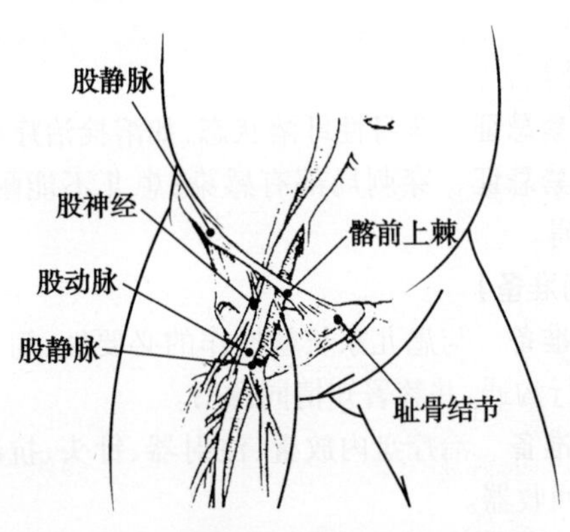

图12-10 腹股沟血管解剖结构示意图

6. 穿刺时常规消毒。左手示指和中指触及动脉搏动最明显处并固定,右手持注射器垂直刺入或者与动脉走向呈40°角刺入。

7. 如果未能穿刺到动脉,退至皮下,重新定位。

8. 穿刺成功后,快速退出注射器,穿刺部位持续加压至少5~10分钟,避免血肿,即使未能抽到血样,也需如此。

【并发症及处理】

1. **局部出血、血肿及淤斑形成** 在穿刺过程中动作要轻柔,进针要慢,边穿刺边观察注射器中有无回血,不可盲目进针,以防穿刺失败动脉破损导致皮下出血。无论穿刺成功与否,穿刺部位都应持续加压至少5~10分钟。置管后3天内避免在穿刺侧穿刺、测量血压、提重物等增加肢体压力的操作，避免腕关节剧烈过度伸屈活动。

2. **动脉血栓形成**　对血栓栓塞者应先作动脉造影，了解栓塞部位，然后将尿激酶等溶栓剂经导管从栓塞近端灌注。必要时可用导丝或导管通开血栓，再灌注溶栓药物。若溶栓失败应尽快作动脉切开取出血栓。

3. **感染**　严格执行无菌技术操作，根据病原学结果选用敏感抗生素。

【操作后观察】

1. 穿刺结束必须观察穿刺点的出血情况，检查穿刺点远端循环情况，如皮肤色泽、脉搏、毛细血管充盈时间等，注意有无供血不良现象。

2. 观察患儿呼吸、心率、血压是否平稳。

【注意事项】

1. 严格执行无菌技术操作原则及查对制度。

2. 如采集血气标本，要防止注射器内混入空气，针头拔出后即插入橡皮塞或软木塞，立即送检。

3. 股动脉穿刺易致血管痉挛、肢端坏死及髋关节感染可能，应尽量避免采血。

（许　峰）

第七节　静脉穿刺术

静脉穿刺（venous catheterization，VC）是目前临床常用的操作技术，使用人体大静脉能直接快速输注大量液体进入循环，是危重患儿抢救及大手术后患儿营养支持的重要治疗手段，同时可对患儿血流动力学及心功能进行监测。

【适应证】

1. 需要开放静脉通路，但又不能经外周静脉置管者。

2. 需要多腔同时输注几种不相容药物者。

3. 需要输注有刺激性、腐蚀性或高渗性药液者。

4. 需要血流动力学监测的危重患儿。

5. 需要为快速容量复苏提供充分保障的患儿。

【禁忌证】

1. **绝对禁忌证**　包括穿刺静脉局部感染或血栓形成。

2. **相对禁忌证**　凝血功能障碍。

【操作前准备】

1. **患儿准备**　根据操作摆放相应的体位。若患儿对疼痛有反应,应以1%利多卡因麻醉局部皮肤。

2. **器械准备**　无菌手套、无菌纱布、无菌静脉切开或缝合包、消毒液、肝素盐水、2%利多卡因、透明敷料;一次性无菌中心静脉置管套件1套:包括单腔、双腔或三腔中心静脉导管,以及穿刺针、导丝、肝素帽、皮肤扩张器。

3. **操作者资质**　应熟练掌握静脉穿刺并取得相应资质及授权。

4. **消毒准备**　选好穿刺部位,常规消毒穿刺点皮肤,铺巾。

5. **其他**　操作者应严格遵循洗手和无菌操作原则,并采取全面的预防感染措施。

【操作方法】

目前在ICU中多采用导引钢丝外置管法(Seldinger法)。常用的穿刺部位有锁骨下静脉、颈内静脉和股静脉。

(一)锁骨下静脉穿刺技术

穿刺进路的方法有锁骨下路和锁骨上路两种。

1. 锁骨下路(图12-11)

(1)体位:平卧,最好取头低足高位,床脚抬高15°~25°,以提高静脉压使静脉充盈,同时保证静脉内的压力高于大气压,从而使插管时不易发生空气栓塞。在两肩胛骨之间直放一小枕,使双肩下垂,锁骨中段抬高,借此使锁骨下静脉与肺尖分开。患儿面部转向穿刺者对侧,借以减小锁骨下静脉与颈内静脉的夹角,使导管易于向中心方向送入,而不致误入颈内静脉。

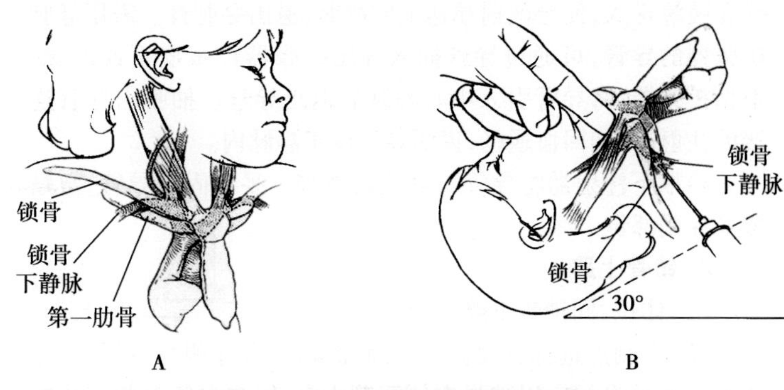

图 12-11　锁骨下静脉穿刺示意图

A. 解剖关系；B. 穿刺技术

（2）穿刺点选择：如选右锁骨下静脉穿刺，穿刺点为锁骨与第1肋骨相交处，即锁骨中1/3与外1/3交界处，锁骨下缘1~2cm处，也可由锁骨中点附近进行穿刺。如选左锁骨下静脉穿刺，穿刺点可较右侧稍偏内，可在左侧锁骨内1/3~1/4处，沿锁骨下缘进针。

（3）操作步骤

1）常规消毒、铺巾。

2）局部麻醉后，用注射器细针做试探性穿刺，针头与皮肤呈30°~45°角向内、向上穿刺，针头保持朝向胸骨上窝的方向，紧靠锁骨内下缘徐徐推进，边进针边抽动注射器使管内形成负压，当针头进入锁骨下静脉时，即有大量的血液流入注射器，此时，再继续前进0.2~0.3cm即停止进针，以防止刺伤锁骨下动脉。如果以此方向进针已较深但仍不见回血时，不要再向前推进，以免误伤锁骨下动脉，应慢慢向后撤针并边退边抽回血。在撤针过程中仍无回血，可将针尖撤至皮下后改变进针方向，使针尖指向甲状软骨，以同样的方法进针。

3）试穿确定锁骨下静脉的位置后，即可换用穿刺针置管，穿刺针方向与试探性穿刺相同，一旦进入锁骨下静脉的位置后即可抽得大量回血，此时再轻轻推进0.1~0.2cm，使穿刺针的整个斜面在静脉腔内，并保持斜面向下。将导丝自穿刺针尾部插孔缓缓送入,使导丝前端达上腔静脉,退出穿刺针。需用静脉扩张器的导管,可通过导丝插入静脉扩张器扩张皮下或静脉。退出扩张器,将导管引入中心静脉后退出导丝。抽吸与导管连接的注射器,如回血通畅,说明导管位于静脉内。

4)取下注射器将导管与输液器连接。妥善固定导管,敷贴覆盖穿刺部位。

2. 锁骨上路

(1)体位:同锁骨下路。

(2)穿刺点选择:在胸锁乳突肌的锁骨头外侧缘、锁骨上缘约1.0cm处进针。以选择右侧穿刺为宜,因在左侧穿刺容易损伤胸导管。

(3)进针方法:穿刺针与身体正中线呈45°角,与冠状面保持水平或稍向前呈15°角,针尖指向胸锁关节,缓慢向前推进,且边进针边回抽,当针头进入锁骨下静脉时,即有大量的血液流入注射器。然后穿刺针由原来的方向变为水平,使穿刺针与静脉的走向一致。

(4)基本操作:同锁骨下路。

(二)颈内静脉穿刺术

颈内静脉穿刺的进针点和方向可分为前路、中路、后路3种。最好选择右侧颈内静脉。

1. 前路(图12-12A)

(1)体位:患儿仰卧,头低位,右肩部垫起,头后仰使颈部充分伸展,面部略转向对侧。

(2)穿刺点及进针:以示指和中指在胸锁乳突肌前缘正中触及颈动脉,穿刺针与冠状面成30°插入胸锁乳突肌前缘中点,然后针头对着同侧乳头沿矢状面方向插入血管。

2. 中路(图12-12B)

(1)体位:同前路。

(2)穿刺点与进针:确认锁骨与胸锁乳突肌的胸骨端、锁骨端所形成的三角形,穿刺针从三角形顶点与冠状面成30°的方向插入,然后针头对着同侧乳头方向进入血管。如果未进入血管,撤回针头,再对着同侧肩部方向进入。临床上目前一般选用中路穿刺。因为此点可直接触及颈总动脉,误伤动脉的机会较少。另外,此处颈内静脉较浅,穿刺成功率高。

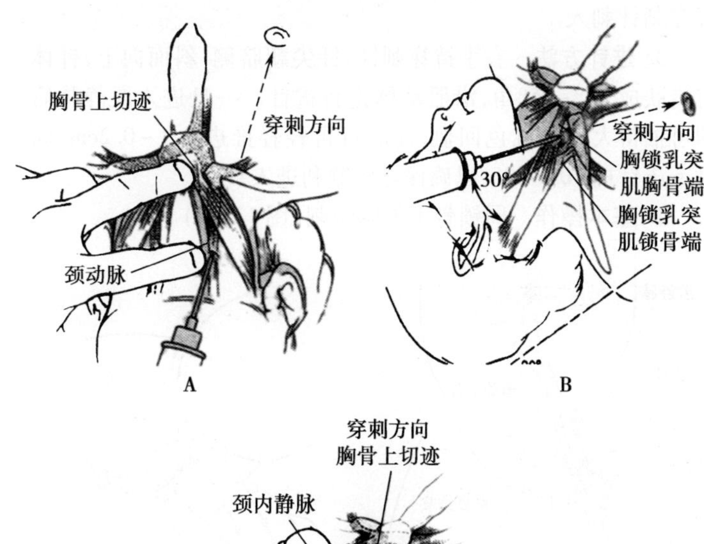

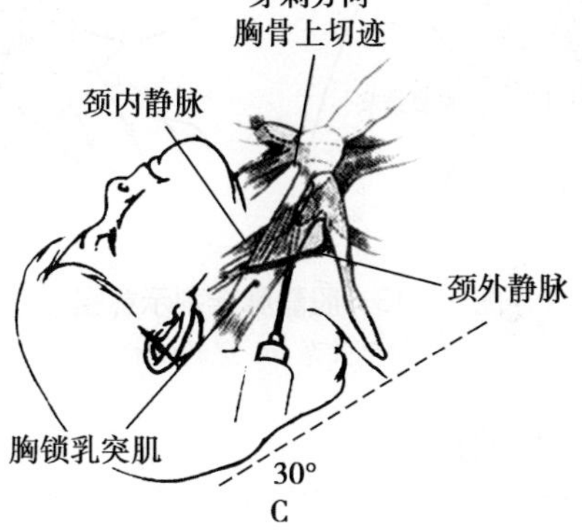

图 12-12　颈内静脉穿刺操作技术

A. 前路;B. 中路;C. 后路

3. **后路(图 12-12C)**

(1)体位:同前路,穿刺时头部尽量转向对侧。

(2)穿刺点与进针:将穿刺针在胸锁乳突肌后缘的中下 1/3 的交点刺入胸锁乳突肌胸骨端,针头直接对着胸骨上切迹。

4. **基本操作**　同锁骨下静脉穿刺。

(三)股静脉穿刺术

1. **体位**　患儿取仰卧位,膝关节微屈,臀部稍垫高,髋关节伸直并稍外展外旋。

2. **穿刺点选择**　从腹股沟韧带下一指、股动脉正中处用套管穿刺针刺入。

3. **进针方法**　右手持穿刺针，针尖朝脐侧，斜面向上，针体与皮肤成30°~45°角，沿股动脉走行进针。一旦进入股静脉后即可抽得大量暗红色回血，此时可再轻轻推进0.1~0.2cm，同时下压针柄10°~20°，以确保导丝顺利进入。

4. **基本操作**　同锁骨下静脉穿刺（图12-13）。

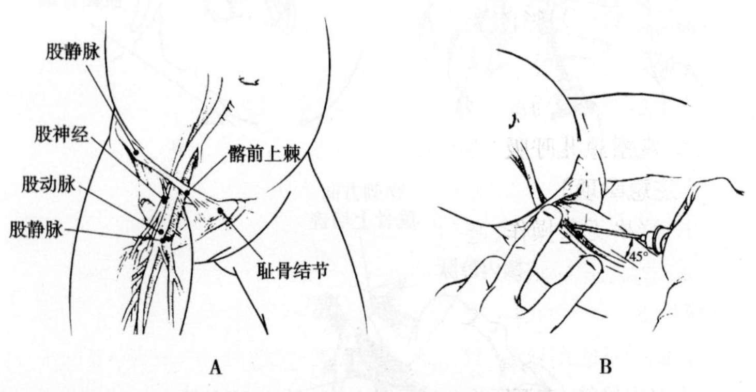

图12-13　股静脉穿刺示意图

A. 解剖关系；B. 穿刺技术

【并发症及处理】

1. **空气栓塞**　空气经穿刺针或导管进入血管，多发生在经针孔或套管内插入导引钢丝或导管时，常在取下注射器而准备插管前1~2秒，大量空气经针孔进入血管。患儿取头低位穿刺，多可避免此种意外。

2. **气胸、血胸**　穿刺后患儿出现呼吸困难、同侧呼吸音减低，应考虑到此并发症的可能，及早完善胸片，必要时行胸腔减压。

3. **血肿**　由于动静脉紧邻，操作中误伤动脉的机会必然存在。尤其是在抗凝治疗中的患儿，血肿形成比较多见。

4. **感染**　当临床上出现不能解释的寒战、发热、白细胞数升高、局部压痛和炎症等表现，应考虑拔除导管并做导管尖端细菌培养。

5. **心脏压塞**　患儿突然出现发绀、面颈部静脉怒张、胸骨后和上腹部痛、呼吸困难，继而低血压、脉压变窄、奇脉、心动过速、心音低远，都提示有心脏压塞的可能。遇此紧急情况应：①立即中断静脉输注；②降低输液容器的高度，使之低于患儿的心脏水平，利用重力尽量吸出心包腔或纵隔内积血或液体，然后慢慢拔出导管；③如经由导管吸出的液体很少，病情未得到改善，应考虑做心包穿刺减压。

6. **血栓形成**　对疑似深静脉血栓形成者，可对导管周围的肢体制动，然后行彩色多普勒超声检查。

【操作后观察】

1. 观察操作局部出血情况。

2. 观察患儿呼吸、心率、血压、操作侧肢体皮肤颜色变化。

【注意事项】

1. 严格无菌操作，避免污染导致感染。

2. 穿刺时，穿刺针针尖的落点有时可偏在一侧；或者穿刺针进入过深，顶于血管的对侧壁，可抽得回血但导丝或外套管推进会有困难。此时不能用暴力强行推进，可将穿刺针连接注射器慢慢地边抽吸边退出导管，直至回血畅通，再重新置入导丝或外套管。

3. 外拔导丝时，若遇阻力，不可用力外拔，应将导管和导丝同时拔出1~2cm，再试图拔出导丝。

4. 掌握多种进路，不要片面强调某一进路的成功率而进行反复的穿刺。

5. 有时需用X线片来检查导管顶端的位置。导管尖端理想的位置应在上腔静脉与右房交界处。

6. 认真压迫止血，防止局部血肿。

（许　峰）

第八节　骨髓腔输液技术

骨髓腔输液技术（intraosseous infusion technology）是经骨髓腔内输液给药的技术，是迅速而有效的非常规输液途径，是复苏时药物输注途径之一。

【适应证】

在紧急情况下无法快速建立静脉通路的危重症患儿，如心搏、呼吸骤停，休克，大面积烫伤，严重脱水，危及生命的惊厥持续状态等。

【禁忌证】

在紧急抢救时，骨髓腔输液并无绝对的禁忌证。但穿刺时应尽量避开肢体骨折、局部有显著感染（如蜂窝织炎、烧伤感染）、短期内有骨髓穿刺史、人工关节等部位。

【操作前准备】

1. **检查患儿** 严格掌握适应证与禁忌证。

2. **准备用品** 骨髓穿刺针、注射器、无菌手套、消毒用品、纱布、胶布。

【操作方法】

1. 穿刺点 胫骨前正中、胫骨粗隆下 1~3cm 内侧平坦处是骨髓腔穿刺常用的穿刺点。通常情况下，小儿骨髓腔输液可选择胫骨近端或远端、股骨远端，在心肺复苏时穿刺位点的选择还应以简单可行和不影响心肺复苏等抢救措施为原则，胫骨前是最理想的穿刺部位。

2. 摆好体位 穿刺侧下肢轻度外展外旋，膝关节下可用敷料等垫起，使穿刺部位充分暴露。

3. 洗手，穿刺点及周围皮肤消毒。

4. 戴手套，铺巾，再次确认穿刺点位置，检查骨髓穿刺针。

5. 穿刺 将骨髓穿刺针与胫骨长骨成 90°角垂直或稍偏向足侧刺入，当穿刺针进入骨髓腔后有阻力突然消失感，连接注射器可吸出骨髓液，注入生理盐水 10ml，检查推注时有无阻力增加、周围软组织肿胀等。如有下列情况说明穿刺成功：①当穿刺针通过骨皮质进入骨髓腔时，穿刺阻力突然降低（落空感）；②穿刺针在无其他物体支撑下仍保持固定、垂直状态；③用注射器能抽吸到骨髓；④推注液体时阻力不大且推注后无皮下渗液等现象。

6. 穿刺成功后固定，包扎，连接输液装置。

7. 骨髓腔输液通道建立后，应注意观察病情变化，监测生命体征，加强基础护理；定时观察远端血供、局部软组织有无红肿、外渗；输液时间不宜过长，在患儿病情好转时尽快建立外周或中心静脉通路，尽量缩短骨髓腔输液的使用时间。

【并发症】

骨髓腔输液的并发症并不常见，偶有骨髓炎、肌筋膜间隙综合征、骨折、皮下肿胀、骨骺损伤、胫骨骨折、脂肪栓塞等。

【操作后观察】

1. 观察局部有无水肿、出血。
2. 观察穿刺针固定情况。
3. 观察患儿呼吸、心率和血压变化。

【注意事项】

1. 由于骨髓腔输液是一项有创性操作，穿刺前需取得患儿家长的知情同意。
2. 穿刺时必须严格无菌操作。
3. 穿刺时避免大幅度摆动穿刺针。
4. 避免在同一部位反复穿刺。如果穿刺未成功，应拔出穿刺针，在另一侧腿部重新穿刺。

（陈　晖　钱素云）

第九节　中心静脉压监测术

中心静脉压（central venous pressure，CVP）是指右心房及上、下腔静脉胸腔段的压力，通过上、下腔静脉或右心房内置管测得。中心静脉压反映右房压，是临床观察血流动力学的主要指标之一，受右心泵血功能、循环血容量及体循环静脉系统血管紧张度三个因素影响。正常值为0.49~1.18kPa（5~12cmH$_2$O）。

【适应证】

1. 急性循环衰竭患儿，测定中心静脉压以鉴别是否存在血容量不足或心功能不全。

2. 严重创伤、各种休克等患儿需要大量补液、输血时,测定中心静脉压以监测血容量的动态变化,防止发生循环容量超负荷的危险。

3. 拟行大手术的危重患儿,测定中心静脉压以监测血容量维持在最适当水平,更好耐受手术。

4. 血压正常伴少尿或无尿时,测定中心静脉压可鉴别少尿为肾前性因素或为肾性因素。

【禁忌证】

1. 局部皮肤感染。

2. 凝血功能障碍。

3. 不能耐受操作或不配合操作者。

4. 穿刺静脉局部感染或血栓形成。

【操作前准备】

1. **患儿准备** 向患儿家长解释此项操作的目的、意义及可能出现的并发症,征得患儿家长同意并签字。清醒患儿操作前应取得其配合,并给予适当镇静、镇痛药物。

2. **器械准备** 包括消毒物品、中心静脉穿刺包、无菌纱布、肝素盐水、局麻药品、治疗盘、测压管、测量尺、三通接口、肝素帽、敷贴等。

3. **操作者资质** 应熟练掌握中心静脉穿刺技术并取得相应资质及授权。

4. **消毒准备** 选择穿刺静脉,解剖定位,用碘伏沿穿刺点由内向外环状消毒,半径不小于15cm。

5. **其他准备** 操作前应充分评估患儿情况,做好相关准备以及时有效处理操作过程中出现的问题及并发症,包括心电监护仪、除颤仪及抢救药品等。

【操作方法及程序】

1. **换能器测压** 应用换能器测压可连续记录静脉压和描记静脉压力波形(图12-14A)。

(1)置管成功后,通过三通管连接换能器、中心静脉导管及输液器。

(2)接通换能器电极与心电监护仪,同时调节心电监护仪在中心静脉压测定界面。

(3)肝素盐水预冲管路,排净空气。

(4)测定中心静脉压时将换能器置于右心房水平(平卧时取腋中线第4肋间)。

(5)换能器与大气相通,调零。

(6)接通换能器与中心静脉导管,行中心静脉压测定。

2. **水压力计测压** 结构简单、使用方便且经济,一般医疗单位均可实施(图12-14B)。

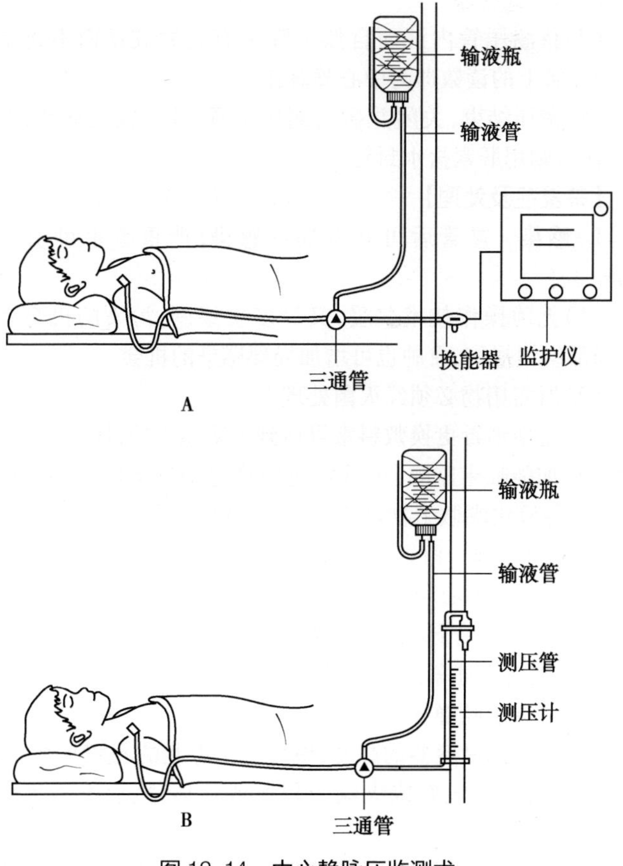

图12-14 **中心静脉压监测术**

(1)输液器接生理盐水,排液后连接三通管及测压管。

(2)测压管上端与大气连通,前端接三通并排气。

(3)消毒中心静脉导管接口后与三通管连接。

(4)检查导管畅通情况并冲管,将测压管固定在测量尺上。

(5)调零点:将测量尺的零点对准患儿的腋中线第4肋间,相当于右心房水平。

(6)转动三通,关闭输液通路,开放测压通路,使测压管与中心静脉导管相通。

(7)待测压管内液面自然下降至有轻微波动而不再下降时,测压管上的读数即为中心静脉压。

(8)测压结束,关闭并撤出测压装置,开放输液通路,若无液体输入则用肝素盐水封管。

【并发症及处理】

1. **感染** 置管后可并发局部感染,严重者也可引起脓毒症。

(1)无菌操作技术欠妥,又经多次穿刺,污染的机会就增加;局部组织损伤、血肿也可增加局部感染的机会。

(2)所需用物必须经灭菌处理。

(3)定期消毒更换敷料常可达到预防感染的目的。

(4)加强临床监测,一旦发现导管感染迹象应立即拔除导管,并做导管尖端微生物培养,换用敏感抗生素。

2. **心脏压塞** 留置中心静脉导管的患儿突然出现发绀、面颈部静脉怒张、恶心、胸骨后和上腹部痛、呼吸困难,继而出现低血压、脉压变窄、奇脉、心动过速、心音遥远,都提示有心脏压塞的可能。遇有上述紧急情况应:

(1)立即中断静脉输注。

(2)降低输液容器的高度,使之低于患儿的心脏水平,利用重力尽量吸出心包腔或纵隔内积血或液体,然后慢慢地拔出导管。

(3)如经由导管吸出的液体很少,病情未得到改善,应考虑做心包穿刺减压。

3. **气胸**　小的气胸可自行吸收，但若穿刺后患儿应用机械通气，则有可能引起张力性气胸。当穿刺后患儿出现呼吸困难、同侧呼吸音减低伴血氧饱和度下降时，应及早作胸腔穿刺抽气减压，必要时行胸腔闭式引流。

4. **血胸与水胸**　穿刺过程中若将血管壁撕裂或穿透，同时又将胸膜刺破，血液经破口流入胸腔，则形成血胸。若中心静脉导管误入胸腔或纵隔，液体注入上述部位，可引起水胸或水纵隔。胸片有助于诊断。

5. **空气栓塞**　深吸气时静脉可为负压，空气经穿刺针或导管进入血管。多发生在经针孔或套管内插入导引钢丝或导管时。患儿取头低位穿刺，多可避免。

6. **血肿**　由于动静脉紧邻，操作中可能会误伤动脉，必要时可在超声引导下行穿刺置管。在抗凝治疗中的患儿，血肿形成的机会较多，穿刺置管应慎重。

7. **中心静脉血栓**　多由血管壁损伤、血液黏稠度高、输入高渗液体、输液缓慢或肝素封管不当引起。可用尿激酶溶栓，如溶栓失败应拔出导管。

8. **其他并发症**　如心律失常、导管脱出、导管断裂等，多因操作不当引起。应注意规范操作。

【操作后观察】

1. 观察操作局部出血情况。
2. 观察患儿呼吸、心率、血压及血氧饱和度变化。

【注意事项】

1. 穿刺置管相关位置事项见中心静脉置管部分。
2. 确定导管位置正确。
3. 正确调节零点。
4. 注意胸膜腔内压的影响。
5. 保持管道畅通、无空气。

（许　峰）

第十节　电击除颤术和同步电复律术

一、电击除颤术

电击除颤术(electric shock defibrillation operation)是用较高电压、弱电流短时间电击心脏,使心肌纤维同时发生除极作用,心脏于瞬间停搏,并迅即恢复窦性心律的技术。

【适应证】

1. 心室颤动。
2. 心室扑动。
3. 无法识别R波的快速室性心动过速。

【禁忌证】

1. 无绝对禁忌证。
2. 心室停搏时进行盲目除颤无益。

【操作前准备】

1. **患儿的准备**　严格掌握适应证与禁忌证。

2. **仪器及急救器材**　根据现场除颤器配备情况和患儿年龄选择:1岁以上儿童可选AED;1岁以下婴儿首选手动除颤仪,如无法获得可考虑使用能量衰减型体外自动除颤器(AED),如两者均无法获得,使用标准型AED;手动除颤器适用于任何年龄。检查除颤器地线、示波器、充电放电性能、电极板、导联线等是否齐备及其功能状态。急救药品、氧气、吸引器、气管插管、心电图机、背垫木板等需准备齐全。

【操作方法】

1. **AED操作流程**

(1)发现患儿突然心搏骤停,按基础生命支持流程开始心肺复苏。

(2)取来AED。

(3)打开AED电源开关。

(4)取出电极片,将电极片按标示部位分别贴在心底和心尖部的胸壁。

（5）将电极片的导线插头插入 AED 接口。

（6）根据 AED 语音提示，在进行心电图分析时，所有人离开患儿。

（7）若 AED 分析显示为不可电击心律，会有语音提示，继续心肺复苏。若 AED 分析显示为可电击心律，AED 自动放电除颤，同时有语音提示。

（8）除颤结束后立刻开始胸外按压。

（9）2 分钟后 AED 自动分析决定是否继续除颤。若不再需除颤，则继续心肺复苏。若仍需除颤，根据提示重复上述操作。

2. 手动除颤操作流程

（1）发现心搏骤停，开始心肺复苏。

（2）监测心电图发现除颤指征：心室颤动或无脉性室性心动过速。

（3）取来除颤器，选择电极板，估计体重<10kg，用小电极板；估计体重>10kg，选用大电极板。

（4）在电极板上涂导电膏并涂抹均匀。

（5）打开电源开关，调节能量。首次除颤，剂量 2J/kg。若心律未转复，再次除颤时加大剂量至 4J/kg 或更高，最大不超过 10J/kg。

（6）按下充电键，充电完成后除颤器面板有显示和声音提醒。

（7）将电极板按标示位置放在胸壁，使电极板和胸壁紧密接触。

（8）大声提示所有人离开患儿。确认大家都离开后双手拇指同时按下放电键。

（9）放电完成后拿开电极板。

（10）立刻继续胸外按压，2 分钟后评估心律是否转复。如未转复，重复上述操作，再次除颤。

【并发症及处理】

1. 皮肤灼伤　轻微皮肤灼伤注意观察，无需特殊处理；皮肤灼伤严重者可涂创伤膏保护创面。

2. 心肌损伤　监测心电图、心肌酶的变化；严重时可致低心排或心源性休克，可酌情使用血管活性药物。

3. **急性肺水肿** 按急性肺水肿的诊治常规进行处理。

4. **低血压** 大部分持续短暂，在数小时内可自动恢复，如果持续降低严重影响脏器血流灌注时，可静脉滴注升压药物。

5. **心律失常** 对心室颤动波幅微小时，应立即CPR及应用肾上腺素，待心室颤动波幅增大时再给予除颤；若发生传导阻滞、窦性停搏、窦房阻滞时可给予异丙肾上腺素或阿托品，以提高心室率，改善传导。

【操作后观察】

严密监测患儿生命体征及病情变化。

二、同步直流电复律

同步直流电复律(synchronous direct current)是将一定强度的电流通过心脏，使全部或大部分心肌在瞬间除极，然后心脏自律性最高的起搏点(一般是窦房结)重新主导心脏节律。

【适应证】

1. 室上速伴有休克，或虽不伴休克但药物复律无效。
2. 可触及脉搏的室性心动过速。

【禁忌证】

1. 无绝对禁忌证。
2. 洋地黄中毒所致的心律失常，低钾未纠正。
3. 病态窦房结综合征合并的心律失常(快—慢综合征)，一般禁用电复律。
4. 非常必要转复时，需先安置心内电极起搏后再行药物或电转复。
5. 明显心力衰竭或心脏扩大。
6. 二尖瓣病变伴巨大左心房或大量反流。

【操作前准备】

1. **患儿的准备** 严格掌握适应证与禁忌证。

2. **仪器及急救器材** 检查除颤器地线、示波器、充电放电性能、电极板、导联线等是否齐备及其功能状态，特别是同步性能是否良好，即是否在放电时能保证在R波下降支上放电而不是在易损期放电。急救药品、氧气、吸引器、气管插管、心电图机、背垫木板等需准备齐全。

【操作方法】

1. 选择电极板(同除颤)。

2. 涂抹导电膏(同除颤)。

3. 打开电源调节能量,剂量 0.5~1J/kg。

4. 将除颤器监护电极与患儿连接(电极板暂不放在患儿胸壁上),或将电极板按标示位置放置在患儿胸壁(同除颤)。

5. 按导联选择键,选择合适导联,使除颤器显示心电图。

6. 按下同步键,除颤器显示同步键打开。

7. 按下充电键。

8. 若使用监护电极与患儿连接,此时将电极板按标示位置放置在患儿胸壁。

9. 大声提示并确认所有人离开患儿。

10. 双拇指同时按下放电键,放电完成后拿开电极板。

11. 评估心律是否恢复。若未恢复,可再次同步电复律或药物转律。

【并发症及处理】

1. **心律失常**　转复后可能有窦性心动过缓、交界性逸搏及房性期前收缩,此为窦房结苏醒或迷走神经张力增高所致,往往在短时间内自行消失,一般不需要特殊处理。若长时间存在缓慢性心律失常,则可能为窦房结功能障碍,须采取措施。室性异位心律少见,个别病例若出现心脏停搏或心室颤动等严重情况,可按心肺复苏处理。

2. **栓塞症**　有栓塞史者在复律前后须抗凝治疗,新近栓塞史或超声检查疑有巨大血栓者不宜作电复律。

3. **皮肤灼伤**　电极板放电区出现红斑或水疱,严重者可涂以烫伤油膏。

4. **呼吸暂停**　少数患儿持续 1~2 分钟呼吸暂停,多数能自行恢复或在人工呼吸后缓解。

5. **前胸部及四肢疼痛**　不需要特殊处理。

6. **低血压**　可能由于原有心脏损害或反复电击所致心肌

损害，后者可表现为 ST 段压低或抬高，血清酶 CK、LDH 轻度升高，多数在数小时后恢复。

【操作后观察】

严密监测患儿生命体征及病情变化。

（高恒妙　钱素云）

第十一节　颅内压监测术

颅内压（intracranial pressure，ICP）是指颅内容物（脑组织、脑脊液、血液、病损物）对颅腔壁的压力。许多重症神经系统疾病均可使颅内压增高，导致中枢神经系统障碍，严重时可形成脑疝威胁生命，连续、精确地监测颅内压是观察病情、指导治疗、评估和改善预后的重要方法。颅内压监测可以分为无创及有创两大类，无创颅内压监测的精确度和稳定性目前仍然无法判断，因此临床应用有限。本节着重介绍有创颅内压监测术。

【适应证】

1. 急性颅脑外伤　凡脑外伤 Glasgow 评分≤8 分者均应考虑颅内压监测，如脑 CT 完全正常，则可暂缓。

2. 脑血管意外　如蛛网膜下腔出血、高血压性脑出血、大面积脑梗死等。

3. 颅内肿瘤。

4. 其他脑功能受损的疾病　因其他原因导致脑水肿或颅内高压而昏迷的患儿，如颅内感染、脑积水、瑞氏综合征、肝性脑病、缺氧性脑损伤等。

【禁忌证】

1. **局部皮肤感染**　为绝对禁忌证。

2. **凝血功能障碍或有明显出血趋向者**　为绝对禁忌证。

3. **患儿不能耐受操作**　为绝对禁忌证。

【操作前准备】

1. **患儿准备**　向患儿家长解释此项操作的目的、意义及可能出现的并发症，征得患儿家长同意并签字。如患儿躁动不安，可使用镇静剂保持患儿安静。

2. **器械准备**　小切开包1个、骨钻1支、20号针头1个，18～20号腰椎穿刺针1根、5号聚乙烯导管（或鼻饲管）1根、三通管1个、压力传感器1套、无菌引流袋1个。

3. **操作者资质**　神经外科、神经内科、重症医学科医师经培训合格并取得相应资质及授权。

4. **消毒准备**　常规剃头，用碘伏沿穿刺点由内向外环状消毒，半径不小于15cm，要求消毒范围内皮肤全覆盖，消毒3遍。

5. **其他**　操作前应充分评估患儿情况，做好心电、脉氧监护并准备好相应抢救药品及仪器等。

【操作方法及程序】

根据压力传感器是否直接置于颅内，有创颅内压监测可以分为下列两类：①置入法，经颅骨钻孔或开颅，将压力传感器直接植入颅内；②导管法，将导管置入颅内，传感器在颅外，与导管中充填的液体或CSF接触进行测压。监测部位可为脑室内、硬膜外、硬膜下、蛛网膜下和脑实质。目前最常用的是侧脑室插管引流及压力监测法，该方法颅内压测定准确，同时可引流脑脊液以降低颅内压或送检。侧脑室的位置见图12-15，其具体操作方法为：

1. 检查患儿生命体征　包括意识状态、心率、呼吸、血压、血氧饱和度等，并再次核对患儿姓名、性别、住院号等身份信息。

2. 患儿体位　仰卧位，由助手固定患儿头部（图12-16）。

3. 常规消毒铺巾，戴无菌手套，穿手术衣。

4. 如患儿对疼痛刺激有反应，应局部以1%利多卡因麻醉。

5. 一般选右侧脑室前角穿刺，对前囟未闭的婴儿可在前囟外侧角处（避开矢状窦）进针；对前囟已闭的患儿在眼眶上方、冠状缝处切开皮肤、皮下组织，以骨钻钻开颅骨内外板。

6. 在进针处或钻孔处以20号针头与头皮垂直进针刺开硬脑膜，然后改用18～20号有芯穿刺针向着同侧外眦方向前进，每前进0.5cm即取出针芯一次以观察有无脑脊液流出。当有脑脊液流出时即停止进针，其深度依年龄而定，一般为3～5cm。

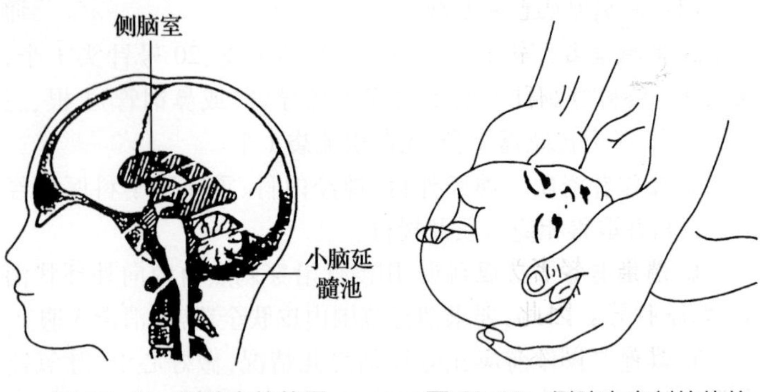

图 12-15 侧脑室的位置 图 12-16 侧脑室穿刺的体位

7. 取出穿刺针头,改用 5 号聚乙烯导管(鼻饲管亦可)灌满肝素生理盐水沿着原穿刺针经过的途径插入侧脑室。导管进入侧脑室的标志:①导管内原来静止的液体呈搏动性;②放低导管位置脑脊液可自管腔内流出;③抬高导管位置液体可流入侧脑室。

8. 在导管两侧皮肤皮下各缝合一针,用丝线固定导管,无菌敷料覆盖伤口。

9. 将导管经三通与压力传感器相连,传感器系统预先注液排气。

10. 将传感器导线插入监护仪。

11. 调整传感器的位置,使其与室间孔在同一水平,大约为外眦与耳屏连线中点,调整三通使传感器与大气相通,调零(图 12-17)。

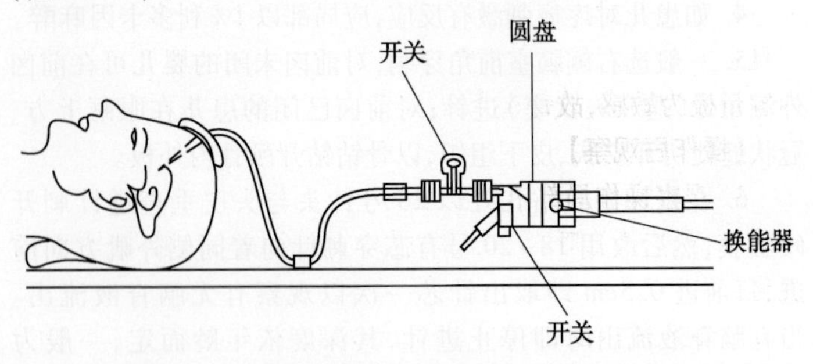

图 12-17 侧脑室插管引流及压力监测法的连接

12. 将引流袋连接在三通管上并暂时关闭此端，调整三通使传感器与患儿脑室导管相连做连续压力监测，如监测装置安放成功，屏幕上应有颅压波形及数据。

13. 压力过高时调整三通打开引流端引流脑脊液，并可通过降低引流袋的高度以决定脑脊液的引流速度。

【并发症及处理】

1. **感染**　轻者为伤口感染，重者可发生脑膜炎、脑室管膜炎、脑脓肿等。因此，在监测过程中应始终注意无菌操作，一般导管留置时间不宜超过5天，时间越长感染的机会越高。当发生感染或可疑感染时，应拔除导管并全身使用抗生素治疗。

2. **出血**　为有创颅内压检测中的致命并发症，可由于操作中导管直接损伤血管或脑脊液引流太快所致。因此，有凝血功能障碍及出血倾向的患儿不宜做有创颅内压监测。一旦发生颅内出血，应止血、纠正凝血功能，必要时手术治疗。

3. **脑实质损伤**　脑室穿刺方向不当或导管置入过深可能损伤尾核、内囊、丘脑前部神经核群或下丘脑。

4. **医源性颅内高压**　通常发生在技术失误的情况下，如管道冲洗系统开放过度或意外将其连接至输液通路。在监测过程中，应严格按照操作规程处理。

5. **脑脊液漏**　脑脊液沿针孔漏出，常见于颅内高压患儿而少见于颅内压正常者。固定患儿头部，局部放置火棉胶或局部缝合都有疗效。

6. **导管阻塞**　可能因血凝块、脑组织碎片、骨碎片造成。一旦发生可用生理盐水冲洗导管，但须注意，颅内高压患儿对颅内容量极为敏感，故每次注入液体不能超过0.2ml。

【操作后观察】

1. 观察操作局部出血情况。

2. 观察患儿呼吸、心率、血压、意识、瞳孔、血氧饱和度变化。

3. 观察颅内压，如颅内压>20mmHg，可控制性引流脑脊液或使用脱水剂以降低颅内压。如颅内压异常增高，需行头颅CT

检查以明确病因。

【注意事项】

1. 在操作及监测过程中需始终遵循无菌操作原则和操作规程。

2. 穿刺侧脑室不成功拟改变穿刺方向时,需将穿刺针退至硬膜下再重新进针,严禁在脑组织中向不同方向试探。

3. 为了获得准确的监测数据,监测前及监测过程中监护仪与传感器需调零。监测的零点参照点(即传感器位置)应与室间孔在同一水平。

4. 颅内压应至少维持在 3mmHg 以上,否则导管可能不通畅。

5. 行控制性持续性闭式引流术时,将压力控制在 15~20mmHg 很重要,不能将压力控制过低,否则会引起脑室塌陷,且达不到治疗蛛网膜下腔出血引起的脑积水与脑血管痉挛的效果。行脑脊液引流期间应定期(4~6 小时)关闭引流管,测压了解颅内压。

6. 非颅内情况引起的暂时性颅内压增高(如呼吸道不通畅、躁动、体位不正、高热等引起的颅内压增高)时,不宜进行颅内压监测。

(许 峰)

第十二节 营养支持技术

当患儿无法经肠道摄取营养或摄入不足时,可以完全或部分通过静脉输送包括水、碳水化合物、氨基酸、脂肪、电解质、维生素、矿物质、微量元素等营养素,称为胃肠道外营养(parenteral nutrition,PN),胃肠道外营养包括全胃肠道外营养(TPN)和部分胃肠道外营养(PPN)。胃肠道外营养的目的是维持营养状态,支持正常的生长发育,提高组织修复维持能力。

【适应证】

1. 早产儿禁食 1 天,新生儿禁食 3 天,或已明确不能耐受肠内喂养者，应尽早肠外营养支持。

2. 婴幼儿、儿童和青春期少年如因营养状况、疾病以及手术或药物等治疗，经肠内未能获得充足的营养达5天以上，应考虑肠外营养支持。

【禁忌证】

1. 休克，严重水电解质紊乱、酸碱平衡失调者，未纠正时禁用以营养支持为目的的补液。

2. 严重感染、严重出血倾向、出凝血指标异常者慎用脂肪乳剂。

3. 血甘油三酯>2.5mmol/L（227mg/dl）时暂停使用脂肪乳剂，直至廓清（血甘油三酯应在停用含有脂肪乳的肠外营养液至少4小时后测定）。

4. 血胆红素>170μmol/L（10mg/dl）时慎用脂肪乳剂。

5. 严重肝肾功能不全者慎用脂肪乳剂以及非肝肾病专用氨基酸。

【操作方法及程序】

1. 在严格无菌的条件下置外周静脉或中心静脉导管。

2. 确定患儿每天需要的液量（表12-4，表12-5）。

表12-4 新生儿不同日龄每天液体需要量[ml/(kg·d)]

出生体重	<1000g	1000~1500g	1500~2500g	>2500g
第1~3天	100~105	90~100	80~90	70~80
第3~7天	130~140	120~130	110~120	90~120
第8~28天	140~150	130~140	120~130	100~110

表12-5 患儿肠外液体推荐量[ml/(kg·d)]

年龄	0~1岁	1~2岁	2~3岁	3~6岁	>6岁
液体量	80~150	80~120	80~100	60~80	50~70

3. 确定患儿需要的能量以及氨基酸、脂肪乳、葡萄糖的每日需要量（表12-6，表12-7）。

表 12-6　儿童 TPN 能量、氨基酸和脂肪推荐用量

年龄	能量 kJ/(kg·d)	氨基酸 g/(kg·d)	脂肪 g/(kg·d)
早产儿	250.8~334.4	2~3.5	2~3.0
足月儿	250.8~334.4	2~3.0	2~3.0
28 天~1 岁	250.8~292.6	2~3.0	2~3.0
1~3 岁	209.0~292.6	1.5~2.5	1.5~2.5
3~6 岁	167.2~250.8	1.0~2.0	1.0~2.0
>6 岁	125.4~209.0	1.0~2.0	1.0~2.0

表 12-7　儿童 TPN 葡萄糖推荐量[g/(kg·d)]

	第 1 天	第 2 天	第 3 天	第 4 天
早产儿	10	14	16	16
足月儿	8	12	14	14
1~3 岁	6	8	10	12~14
3~6 岁	4	6	8	10~12
>6 岁	3	5	8	<10

能量分配的指南为蛋白质 8%~15%、碳水化合物 45%~60%、脂肪 25%~40%。当非蛋白能量与氮的比例为 150~300：1(应激状态为 100~150：1)时,正氮平衡实现得最好。

新生儿生后 12~24 小时即可应用氨基酸(肾功能不全者例外),从 1.0~2.0g/(kg·d)开始[早产儿建议从 1.0g/(kg·d)开始],按 0.5g/(kg·d)的速度逐渐增加,足月儿可至 3g/(kg·d),早产儿可增至 3.5g/(kg·d)。<3 岁的婴幼儿推荐选用小儿专用氨基酸;≥3 岁的儿童和青少年可选用成人配方。

早产儿建议采用 20%脂肪乳剂,中长链混合型脂肪乳剂优

于长链脂肪乳剂。剂量从 0.5g～1.0g/(kg·d)开始，按 0.5g/(kg·d)的速度逐渐增加。一般总量不超过 3g/(kg·d)。

葡萄糖输注从 4～8mg/(kg·min)开始，按 1～2mg/(kg·min)的速度逐渐增加，最大输注速率一般不超过 11～14mg/(kg·min)，间歇输注 PN 时，最大输注速率不能超过 20mg/(kg·min)。婴儿葡萄糖摄入不应大于 18g/(kg·d)，可能发生应激性高血糖的重症患儿葡萄糖摄取必须限制在 5mg/(kg·min)[7.2g/(kg·d)]以内。

4. 确定患儿每天需要的电解质、维生素及微量元素(表 12-8，表 12-9)。

表 12-8　儿童 TPN 电解质推荐用量[mmol/(kg·d)]

年龄	钠	钾	钙	磷	镁
早产儿	2.0～3.0	1.0～2.0	0.6～0.8	1.0～1.2	0.3～0.4
足月儿	2.0～3.0	1.0～2.0	0.5～0.6	1.2～1.3	0.4～0.5
1～6 个月	2.0～4.0	2.0～4.0	0.8	0.5	0.2
7～12 个月	2.0～4.0	2.0～4.0	0.5	0.5	0.2
>1 岁	2.0～4.0	2.0～4.0	0.2	0.2	0.1

表 12-9　儿童 TPN 维生素推荐摄入量

	婴儿[剂量/(kg·d)]	儿童(剂量/d)
维生素 A(μg)	150～300(500～1000IU)	150(500IU)
维生素 D(μg)	0.8(32IU)	10(400IU)
维生素 E(mg)	2.8～3.5	7
维生素 K(μg)	10	200
维生素 C(mg)	15～25	80
维生素 B_1(mg)	0.35～0.5	1.2
维生素 B_2(mg)	0.15～0.2	1.4
维生素 B_6(mg)	0.15～0.2	1

续表

	婴儿[剂量/(kg·d)]	儿童(剂量/d)
维生素PP(mg)	4.0~6.8	17
维也素 B_{12}(μg)	0.3	1
维生素 B_5(mg)	1.0~2.0	5
生物素(μg)	5.0~8.0	20
叶酸(μg)	56	140

铁、铬、铜、碘、锰、钼、硒和锌是参与许多代谢过程的必需微量元素。临床上一般应用微量元素混合制剂。

5. 推荐使用“全合一”方法配制和输注肠外营养液，具有易管理、相关并发症少、利于各种营养素的利用、节省费用等优点，建议在层流室超净台内严格按无菌操作技术配制并现配现用。

【注意事项】

1. 当营养液配方的渗透压超过900mmol/L时，建议采用中心静脉置管途径，且可长期保留而不刺激血管及液体渗漏引起静脉炎或组织坏死，缺点是可引起导管相关的败血症、血管损伤、血栓等。

2. 中心静脉置管后(包括PICC)应常规行影像学检查，确定导管尖端部位，并排除气胸，超声导引穿刺例外。中心静脉导管应每2天更换纱布敷料，至少7天更换透明敷料，不推荐穿刺部位使用抗生素药膏。

3. 临床使用脂肪乳剂时应注意 ①脂肪乳的输注速度不应超过0.15g/(kg·h)，即全天量在16~24小时内输完，避免因脂肪乳输注过快致脂肪超载综合征。②应常规监测血甘油三酯浓度，若婴儿超过2.5mmol/L(227mg/dl)或较大儿童超过4.4mmol/L(400mg/dl)，应考虑慎用脂肪乳剂。③肠外营养时有高胆红素风险的婴儿应该监测血脂、血胆红素和白蛋白水平，必要时调整脂肪用量，当血总胆红素>170μmol/L(10mg/dl)时慎用脂肪乳剂。④严重呼衰时不推荐使用高剂量[>2g/(kg·d)]脂肪乳剂，但应保证必需脂肪酸的摄入量。⑤严重血小板减少症患儿应慎用脂肪乳剂。⑥建议使用20%脂肪乳剂；肝功能异常及需长期使用脂肪乳剂的患儿，建议选择中长链脂肪乳剂，如有条件，也可选择橄榄油/大豆油混合制剂。

4. 在开始和停止输注时，葡萄糖输注速率必须逐步增加和降低，以避免高糖血症和低糖血症。必须监测血糖浓度，当出现葡萄糖合理输注仍不能控制高血糖时，应考虑应用胰岛素（新生儿不推荐使用胰岛素）。

5. 液体量应根据儿童年龄和体重变化而变化，并相应地调整；手术后或有瘘及其他部位体液丢失的患儿，其水电解质的需要量应作调整。

6. 长期肠外营养时，应补充微量元素，并定期监测。胆汁瘀积患儿的微量元素水平应严密监测，防止铜中毒。肾功能损害的患儿无法排泄硒、钼和锌，应慎用。

7. 注意监测并发症，要警惕导管相关的并发症如感染、阻塞、中心静脉血栓、肺栓塞和意外损伤；代谢性并发症如电解质、无机盐、葡萄糖、必需脂肪酸、维生素和微量元素失调。肠外营养液和（或）潜在疾病可能损伤其他组织，如导致肝胆疾病、代谢性骨病和生长障碍。

（许 峰）

第十三节 监护仪使用方法

心电监护仪（electrocardiogram monitor）是一种自动化、智能型仪器，主要用来监护患儿的体质参数，在保障危重患儿的生命安全上起着重要作用。

【适应证】

病情危重，需要连续性监护生命体征者。

【禁忌证】

无禁忌证。

【操作前准备】

1. 护士准备 着装整洁，洗手，戴口罩。

2. 患儿评估

（1）年龄、病情、诊断和治疗情况、监测目的及合作程度等。

（2）心前区有无粘贴电极片的禁忌。

（3）患儿基础血压、治疗用药情况及近期血压变化。

（4）患儿吸氧浓度、指（趾）端循环、皮肤完整性以及肢体活动情况。

3. 环境准备　病房安静、清洁、明亮、无阳光直射。

4. 用物准备　心电监护仪功能完好，心电、血压、经皮血氧饱和度等插件齐全，连接导线、电极片、配套血压袖带、血氧饱和度传感器。

5. 核对医嘱，携用物至患儿床旁。

6. 辨识患儿，向年长患儿及家长解释监测的目的及过程，取得理解与配合。

【操作方法】

1. 连接心电监护仪电源，打开主机开关。

2. 粘贴电极　患儿平卧或半卧位，选择大小合适的电极片贴于胸腹部皮肤完整处，正电极（黑）位于左锁骨中线锁骨下，负电极（白）位于右锁骨下，接地电极（红）一般情况放置于左下腹，特殊情况可放于任何位置。如有污垢可用温水擦拭干净后再贴。

3. 连接心电导联线，协助患儿取舒适卧位。电极线妥善放置，避免压于患儿身下。

4. 设置机器模式　根据患儿年龄选择新生儿/儿童/成人模式。

5. 心率、心律、呼吸监测

（1）根据情况选择所需要的心电导联，一般选择Ⅱ导联作为显示波形，调节波幅。

（2）根据年龄、病情、基础心率等设置心率和呼吸适当的报警范围。

（3）正确记录屏幕上显示的心率和呼吸数值。

（4）监测过程中应注意患儿有无异常心电波形，排除各种干扰和电极脱落，发现异常及时通知医生处理；带有起搏器的患儿要区别正常心律与起搏心律。

6. 血氧饱和度监测

(1)选择合适的血氧饱和度接头或指套,正确安放于患儿手指、足趾处,接触良好,松紧度适宜。

(2)设置 SPO_2适当的报警范围,报警低限设置为90%。

(3)正确记录屏幕上显示的 SPO_2值。

(4)视患儿循环状况定期更换血氧饱和度接头或指套的位置,以免造成灼伤、压疮或血液循环受阻。

7. 血压测量

(1)根据医嘱设置血压测量的间隔时间。

(2)根据患儿年龄、病情、基础血压设置报警上下限。

(3)协助患儿取舒适卧位,露出手臂并伸直,排尽袖带内空气,将袖带绑至肘窝上 1~2 横指,松紧以放进一指为宜,按"START"。

(4)测量完毕,正确记录屏幕上显示的血压数值。

8. 报警应始终处于开启状态。

9. 报警处理　根据患儿情况可先按静音键,如 2 分钟后报警原因未解除,机器将再次报警。复位报警前要先检查哪些参数正处于报警状态,一旦按"复位"所有处于报警状态的参数均被复位。

10. 测量完毕,关闭心电监护仪。取下电极片,清洁患儿胸部皮肤。协助患儿整理衣服,取舒适卧位。

11. 整理用物,洗手。

【注意事项】

1. 放置电极片时,应避开伤口、瘢痕、中心静脉插管、起搏器及电除颤时电极板的放置部位,避开乳头乳晕位置。

2. 定期更换电极片及其粘贴位置,注意皮肤的清洁。

3. 心电监护不具有诊断意义,如需更详细了解心电图变化,需做常规导联心电图。

4. 正常值为各年龄段正常生命体征的±10%,否则为异常。

5. 血压袖带需专人专用。做好袖带的更换、清洁和消毒。

6. 每次测量时应将袖带内残余气体排尽,以免影响测量结果。需要连续监测时,要定期放松袖带并更换位置。

7. 血压监测应在患儿平静时进行。偏瘫患儿选择健侧上臂测量。

8. 当血压测量数值异常时,应查看袖带是否过紧或过松、有无漏气、患儿体位、是否移动,确认无误后重复测量,或者使用血压计复测血压。

9. 休克、体温过低、低血压或使用血管收缩药物、贫血、偏瘫、指甲过长、周围环境光照太强、电磁干扰及涂抹指甲油等都对血氧饱和度监测结果有影响。

10. 血压测量和血氧饱和度测量不要在同一侧肢体上进行,以免影响监护结果。

11. 使用完毕后,导线应清洁、分类整理,放置在塑料袋内备用。

12. 做好仪器的防尘、清洁、消毒等。

(钱素云)

参考文献

1. Neumar RW, Shuster M, Callaway CW, et al. Part 1: executive summary: 2015 American Heart Association guidelines update for cardiopulmonary resuscitation and emergency cardiovascular care. Circulation, 2015, 132 (18): 315-367.
2. Hazinski MF, Nolan JP, Aicken R, et al. Part 1: executive summary: 2015 international consensus on cardiopulmonary resuscitation and emergency cardiovascular care science with treatment recommendations. Circulation, 2015, 132(16): 2-39.
3. Nolan JP, Hazinski MF, Aicken R, et al. Part 1: executive summary: 2015 international consensus on cardiopulmonary resuscitation and emergency cardiovascular care science with treatment recommendations. Resuscitation, 2015, 95: 1-32.
4. 江载芳,申昆玲,沈颖.诸福棠实用儿科学.第8版.北京:人民卫生出版社,2015.
5. 樊寻梅,何庆忠.实用急救与危重症抢救技术图解.北京:人民卫生出版社,2000.

6. 张亚梅,张天宇.实用小儿耳鼻咽喉科学.北京:人民卫生出版社,2011.
7. 张素英.小儿气管切开术并发症及防治.中华耳鼻咽喉科杂志,2000,35(3):223-225.
8. 李春华,黄中华,黎黎,等.气管切开手术进展.临床耳鼻咽喉科杂志,2005,19(18):268-270.
9. 喻文亮.小儿机械通气.上海:上海科学技术出版社,2012.
10. 王保国.实用呼吸机治疗学.第2版.北京:人民卫生出版社,2005.
11. 李庆华.呼吸机临床应用问答.北京:人民军医出版社,2006.
12. 周建新.机械通气与呼吸治疗.北京:人民卫生出版社,2007.
13. 孙波.常用呼吸机的设置调节.实用儿科临床杂志,2007,22(18):1364-1367.
14. 楼建华.儿科护理指南.第2版.上海:上海科学技术出版社,2006.
15. 高碧秀.洗胃操作时易产生的并发症及其预防.中国现代药物应用,2011,5(24):121-122.
16. 赵祥文,樊寻梅,魏克伦,等.儿科急诊医学.北京:人民卫生出版社,2010.
17. 陈静蓉,陈莉桦,李素萍.新生儿桡动脉置管采血监测血气分析的护理.临床护理杂志,2008,7(1):35-36.
18. 赵祥文.儿科急诊医学.第3版.北京:人民卫生出版社,2010.
19. 中华医学会.临床技术操作规范麻醉学分册.北京:人民军医出版社,2009.
20. 朱继红,余剑波.危重症医学的操作、技术和微创监测.北京:人民卫生出版社,2008.
21. Guidelines 2000 for cardio pulmonary resuscitation and emergency cardiovascular care. part 10 pediatric advanced life support. Circulation,2000,102 : 291-342.
22. Vidal R,Kissoon N,Gayle M,et al. Compartment syndrome following intraosseous infusion. Pediatrics,1993,91:1201-1202.
23. 李健,李艳军,史爱华.80例PICC置管术患儿的观察与护理.中国实用护理杂志,2006,22(10):46-47.
24. Diana T. Central venous access device infections in the Critical Care Unit.Crit.Care Nurs,2006,29(2):117-122.
25. 任培土,阮新贤,鲁葆春,等.深静脉穿刺置管后严重并发症的原因.

中华急诊医学杂志,2006,16(9):856-858.
26. 唐小君,赵继华,杨越,等.呼气末正压对患儿中心静脉压影响的研究.中国现代医生临床探讨,2010,48(29):117-118.
27. DeBehnke DJ,Swart GL. Cardiac arrest. Emerg Med Clin North Am,1996,14(1):57-81.
28. 中国神经外科医师协会,中国神经创伤专家委员会.中国颅脑创伤病人颅内压监测专家共识.中华神经外科杂志,2011,27(10):1073-1074.
29. 杨勇.颅内压监测技术的进展.中国微侵袭神经外科杂志,2008,13(6):284-286.
30. 邱海波,黄英姿.ICU 监测和治疗技术.上海:上海科学技术出版社,2009.
31. 中华医学会肠外肠内营养学分会儿科协作组.中国儿科肠内肠外营养支持临床应用指南.中华儿科杂志,2010,48(6):436-441.
32. 中华医学会肠外肠内营养学分会儿科协作组,中华医学会儿科学分会新生儿学组,中华医学会小儿外科学分会新生儿学组.中国新生儿营养支持临床应用指南.中华儿科杂志,2006,44(9):711-714.
33. 李雁群,王彬,赵利,等.儿科营养手册.第 2 版.北京:中国轻工业出版社,2008.
34. 樊寻梅.实用儿科急诊医学.第 2 版.北京:北京出版社,2005.
35. 徐润华,徐桂荣.现代儿科护理学.北京:人民军医出版社,2003.

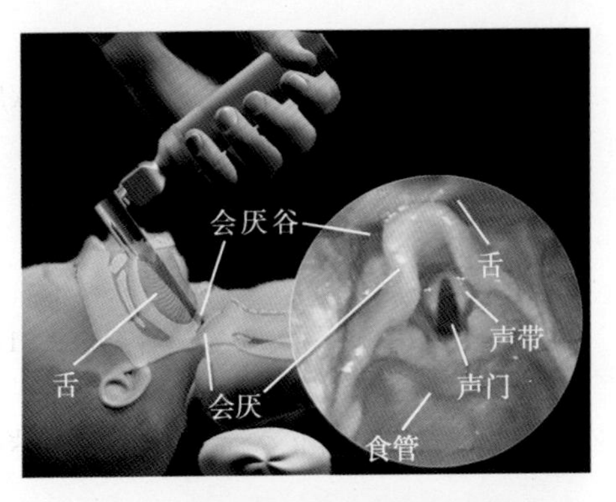

图 2-3　新生儿气管插管示意图

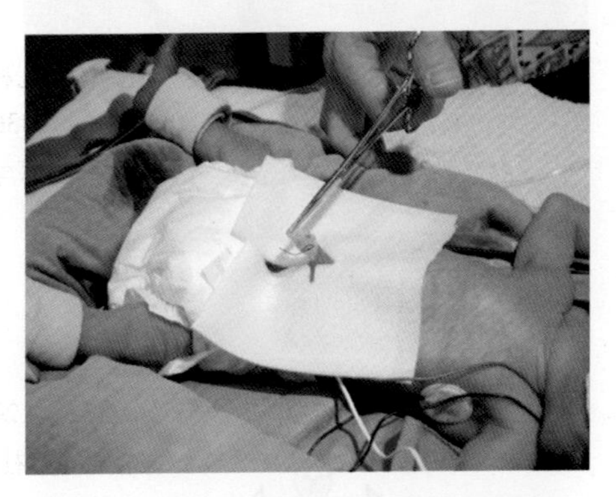

图 2-4　新生儿脐动脉置管术铺巾消毒操作

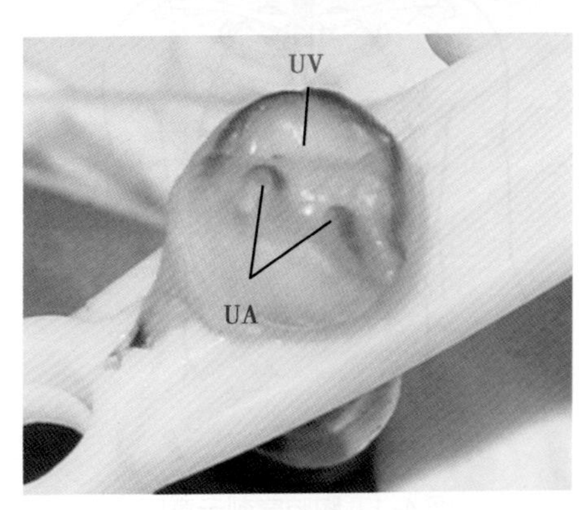

图 2-5　新生儿脐动静脉置管术位置

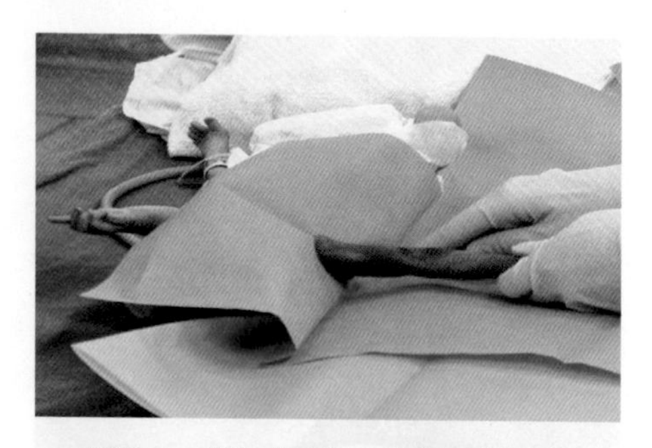

图 2-6　新生儿 PICC 穿刺部位消毒

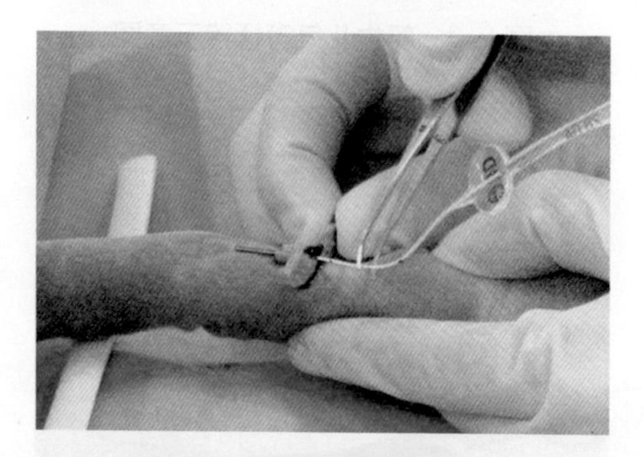

图 2-7　新生儿 PICC 送管过程

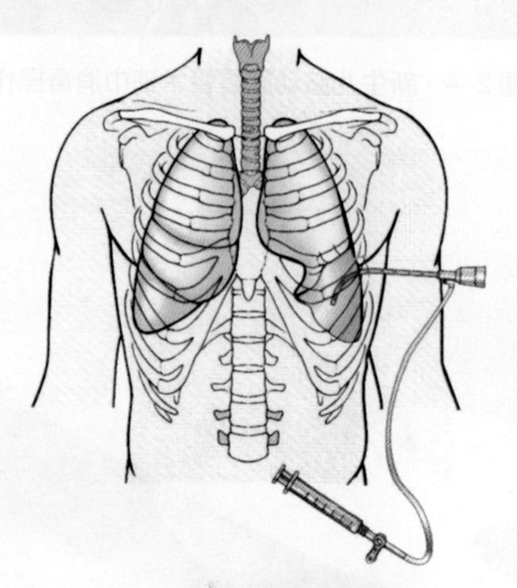

图 4-1　胸腔穿刺示意图

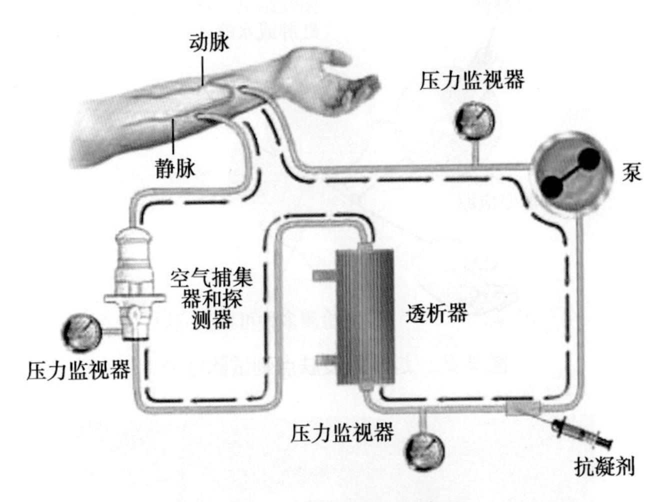

图 8-14　血液透析示意图

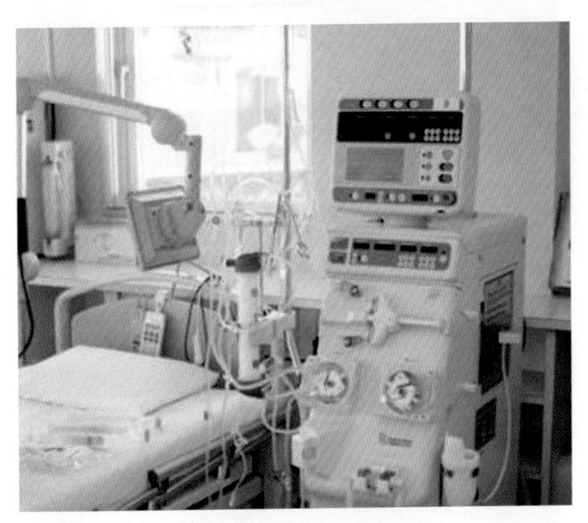

图 8-15　血液透析机

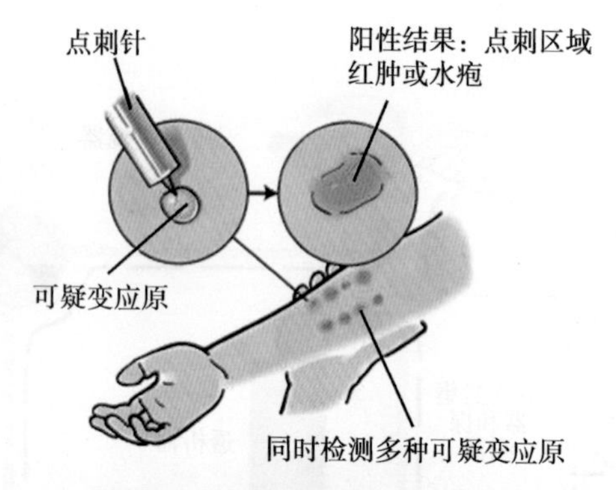

图 9-2　过敏原皮肤点刺试验红晕

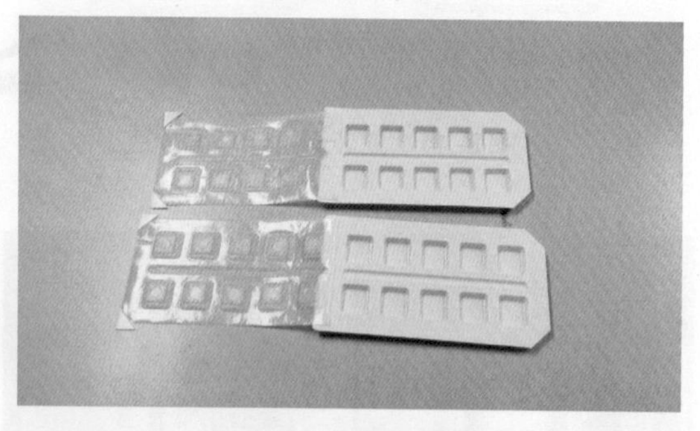

图 9-3　去除保护纸

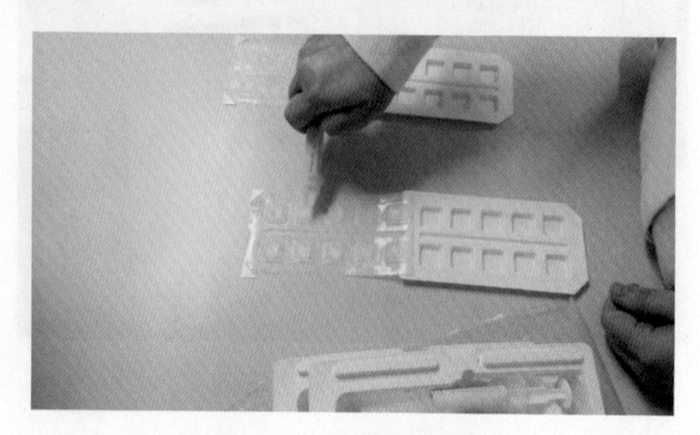

图 9-4　滴液体试剂

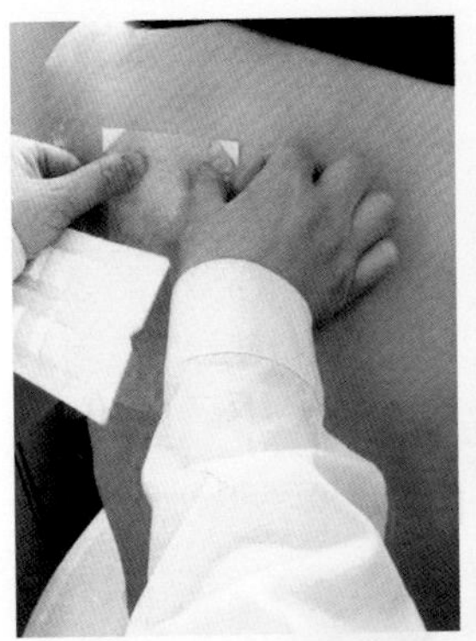
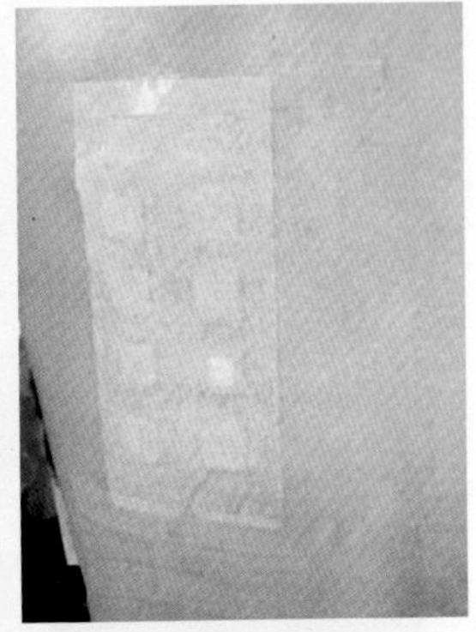

图 9-5　排出空气

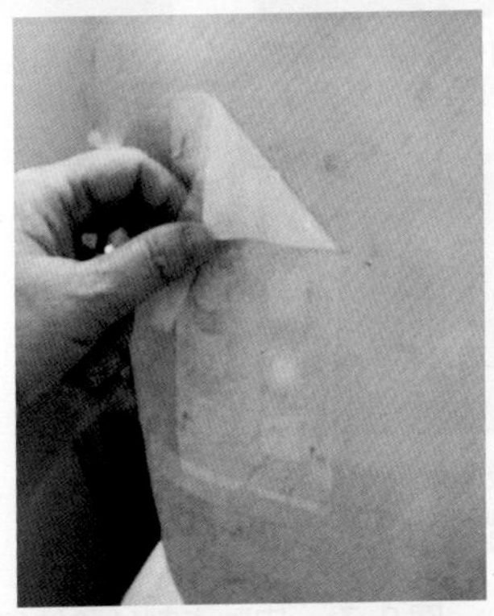

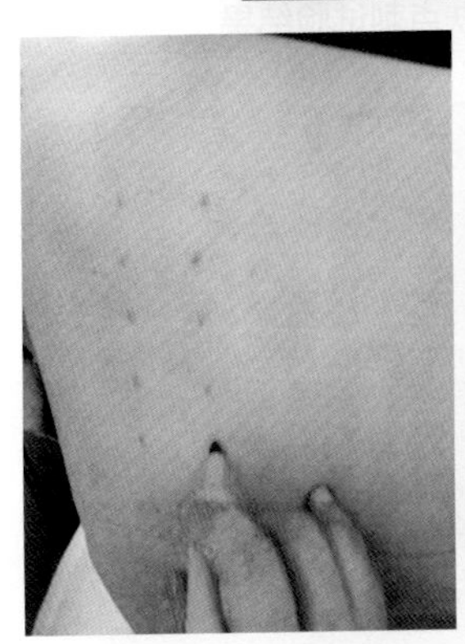
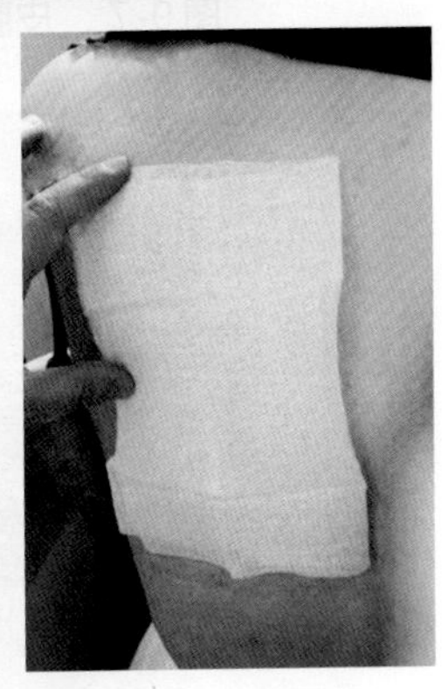

图 9-6　观察结果

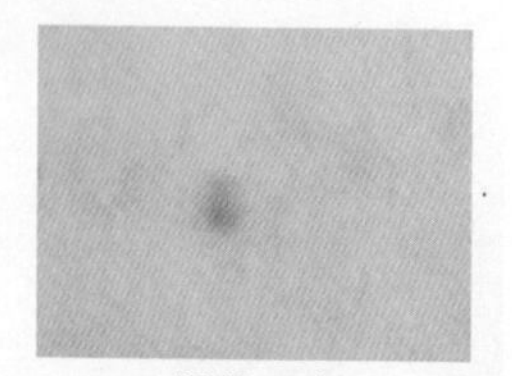

-：阴性反应

+?：可疑反应（仅有轻度红斑）

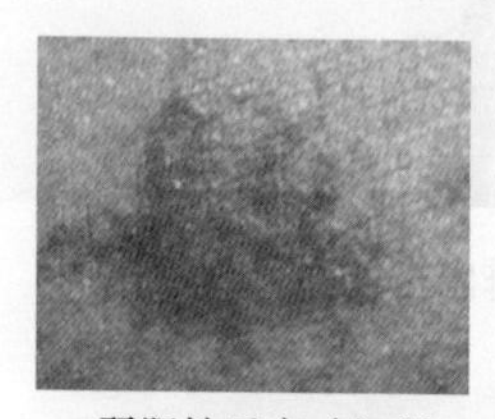

+：弱阳性反应（红斑、浸润，可有少量丘疹）

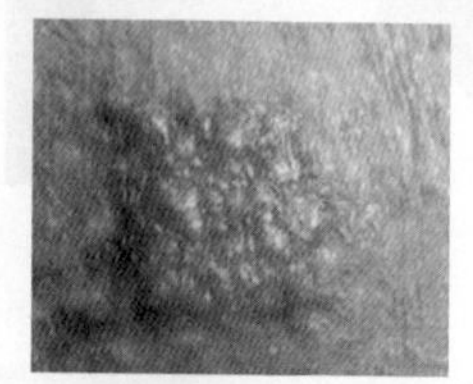

++：强阳性反应（红斑、浸润、丘疹、水疱）

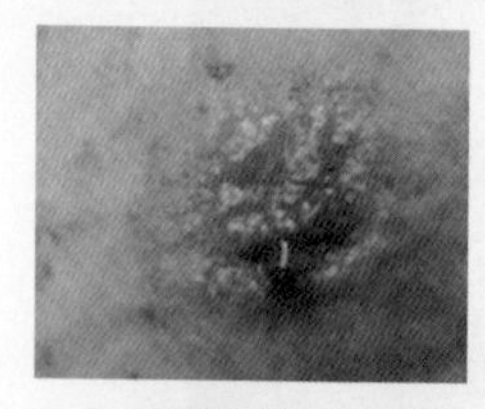

+++：极强反应（红斑、浸润明显、丘疹、出现水疱及大疱）

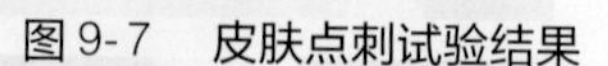

图 9-7　皮肤点刺试验结果

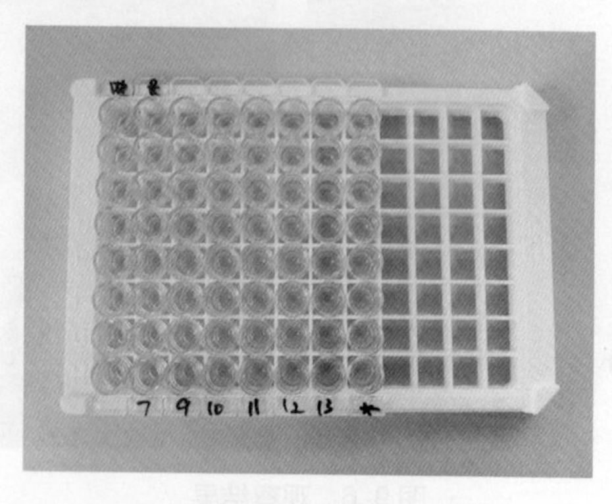

图 9-8　孵育

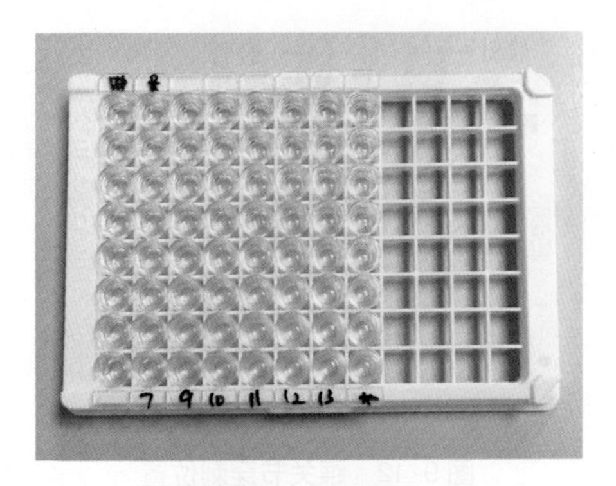

图 9-9　洗版

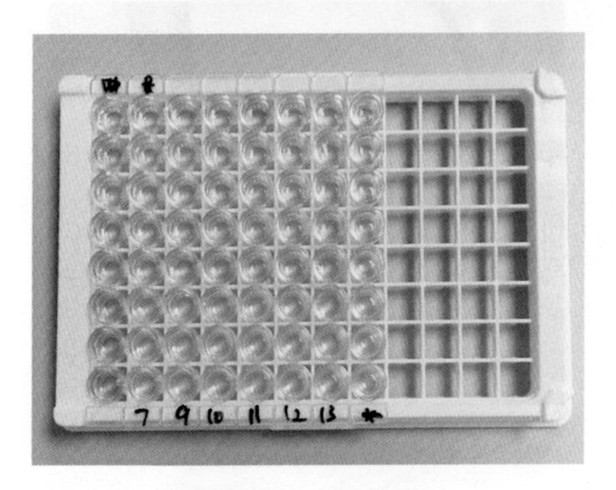

图 9-10　记录结果

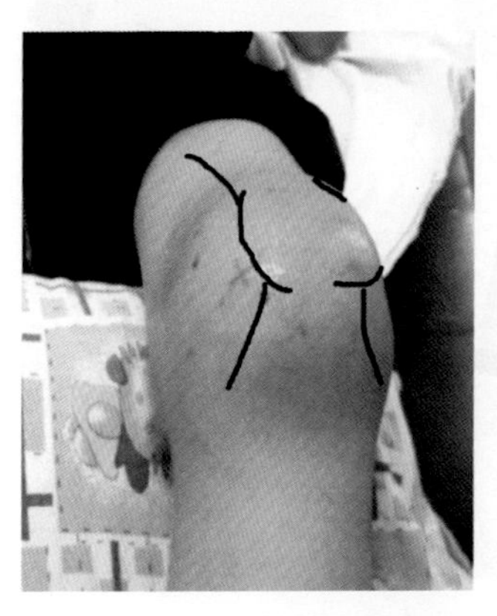
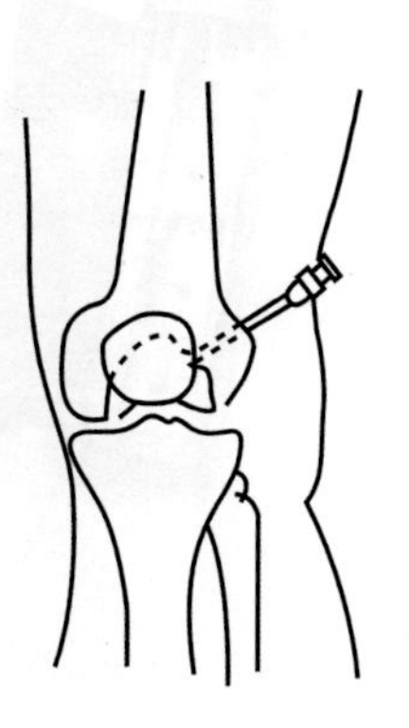

图 9-11　膝关节穿刺位置

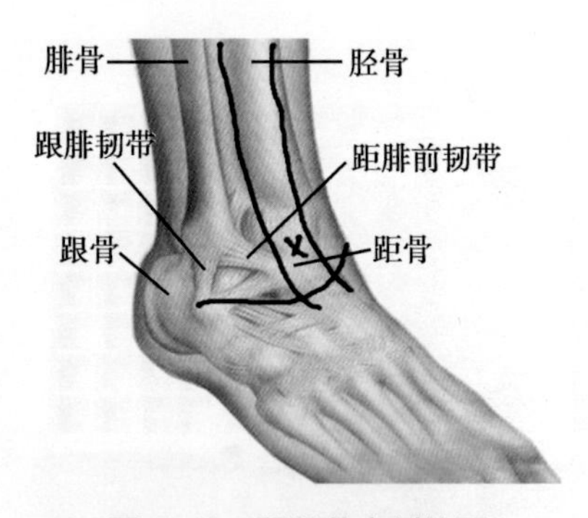

图 9-12　踝关节穿刺位置

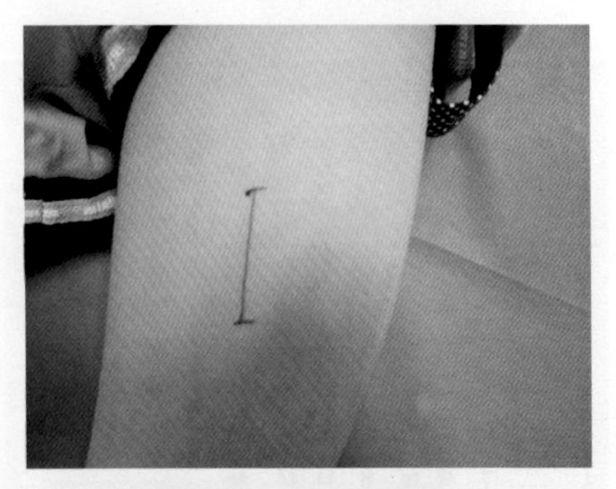

图 9-13　肌肉活检部位

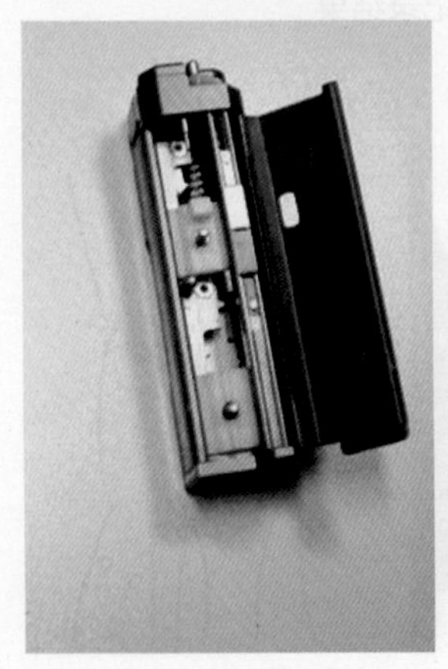
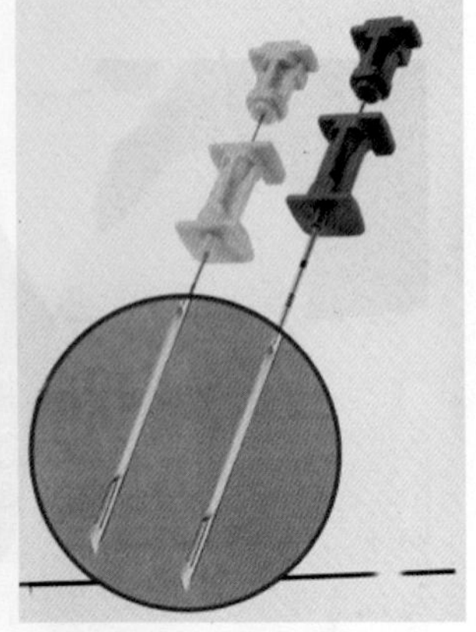

图 9-14　自动活检枪

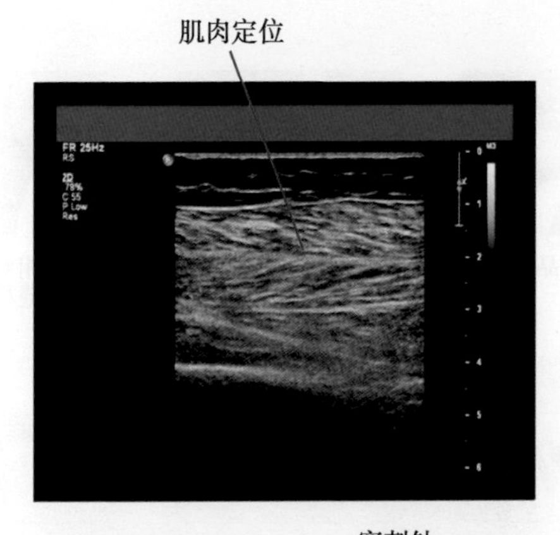

穿刺针

图 9-15　定位

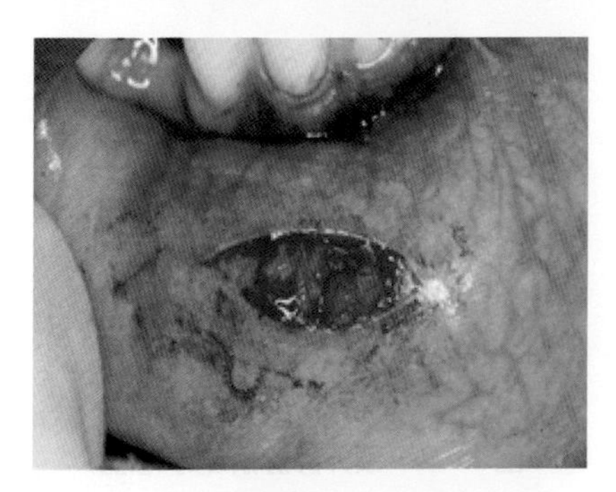

图 9-16　下唇水平切口露出唾液腺

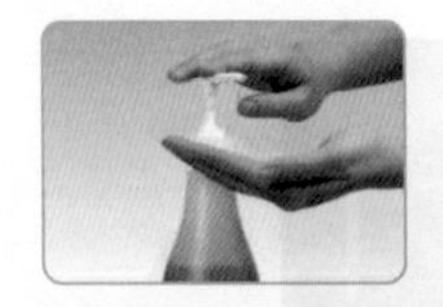

①取适量产品于手心

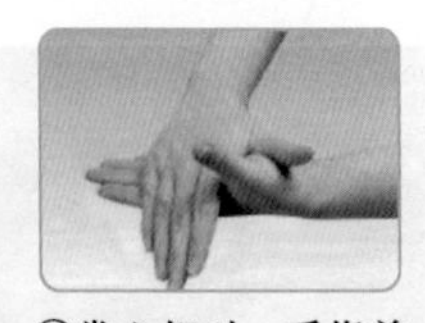

②掌心相对，手指并拢相互揉搓

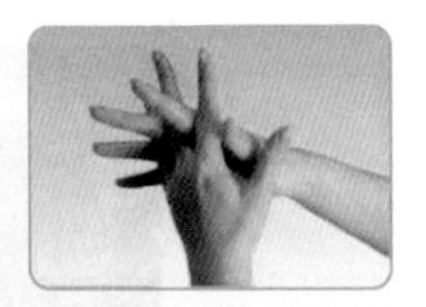

③掌心相对，双手交叉沿指缝相互揉搓

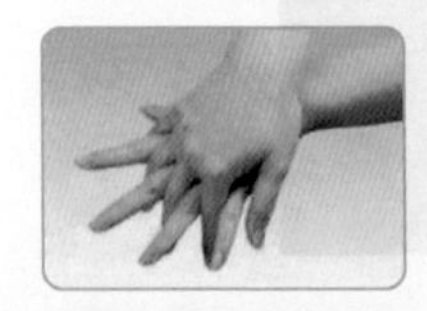

④手心对手背沿指缝相互揉搓

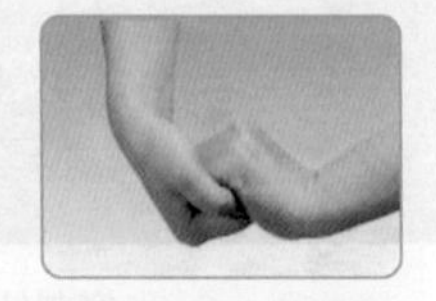

⑤弯曲各手指关节，双手相扣进行揉搓

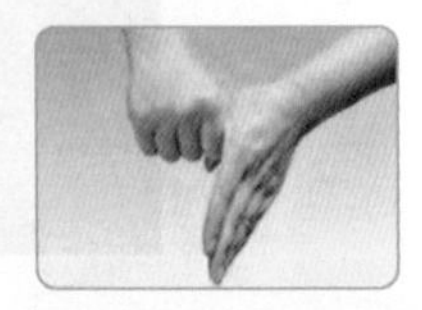

⑥一手握另一手大拇指旋转揉搓，交换进行

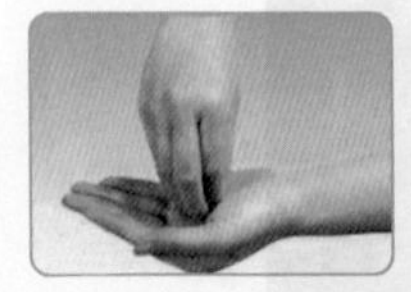

⑦一手指尖在另一手掌心旋转揉搓，交换进行

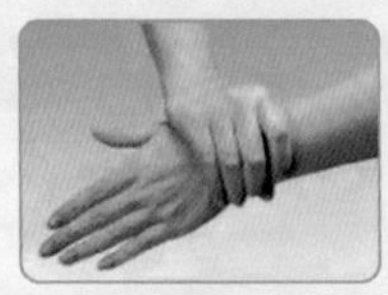

⑧如有必要，揉搓手腕，交换进行

图 11-1 标准洗手方法

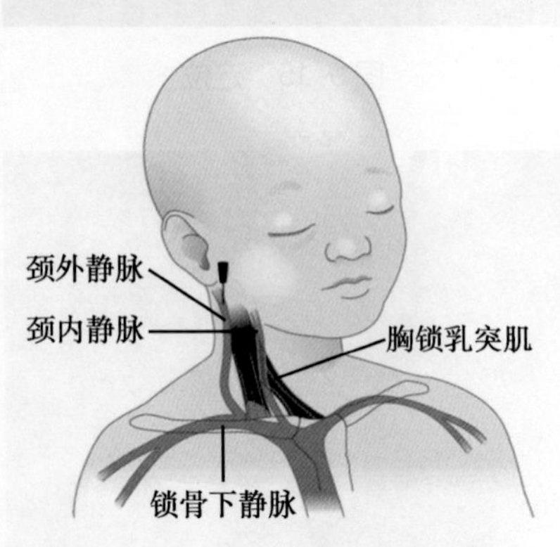

图 11-4 颈外静脉解剖示意图

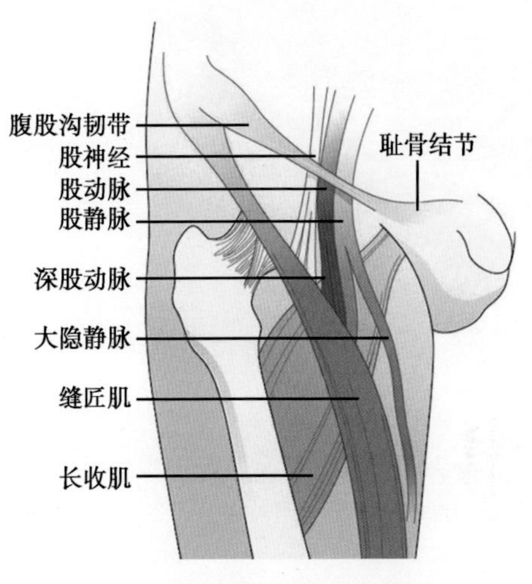

图 11-5　股静脉解剖示意图